U0258289

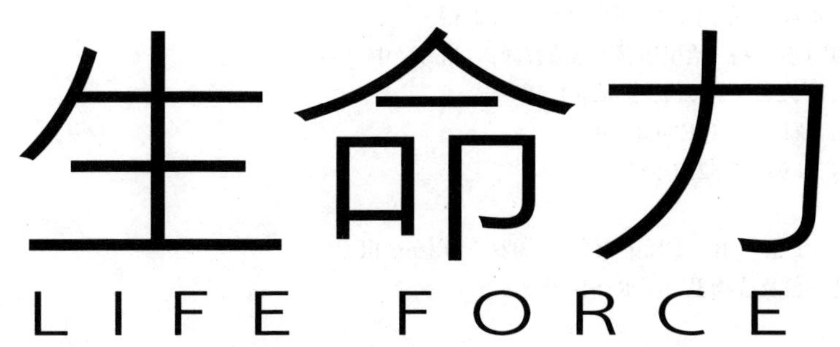

How New Breakthroughs in Precision Medicine Can Transform the Quality of Your Life & Those You Love

[美] 托尼 · 罗宾斯（Tony Robbins）彼得 · 戴曼迪斯（Peter Diamandis）罗伯特 · 哈里里（Robert Hariri）著

杨清波 译

中信出版集团 | 北京

图书在版编目（CIP）数据

生命力 /（美）托尼·罗宾斯，（美）彼得·戴曼迪斯，（美）罗伯特·哈里里著；杨清波译．-- 北京：中信出版社，2023.7（2025.5 重印）

书名原文：LIFE FORCE

ISBN 978-7-5217-5504-6

Ⅰ．①生… Ⅱ．①托… ②彼… ③罗… ④杨… Ⅲ．①保健－普及读物 Ⅳ．① R161-49

中国国家版本馆 CIP 数据核字 (2023) 第 069733 号

生命力

著者： ［美］托尼·罗宾斯 ［美］彼得·戴曼迪斯 ［美］罗伯特·哈里里

译者： 杨清波

出版发行：中信出版集团股份有限公司

（北京市朝阳区东三环北路 27 号嘉铭中心 邮编 100020）

承印者： 北京盛通印刷股份有限公司

开本：787mm×1092mm 1/16 印张：39 字数：562 千字

版次：2023 年 7 月第 1 版 印次：2025 年 5 月第 2 次印刷

京权图字：01–2023–2643 书号：ISBN 978–7–5217–5504–6

定价：128.00 元

本书所获赞誉

来自科学界与医学界最杰出的领军人物：

这本书堪称经典之作。托尼·罗宾斯和彼得·戴曼迪斯在书中对科学、医学和生活方式等方面的最新发展做了精彩的介绍，让我们认识到这些发展现在可以最大限度地帮助我们改善健康状况，延长寿命。对那些希望现在身体机能处于最佳状态，将来免受疾病侵袭的人来说，这本书不可错过。

大卫·辛克莱博士

哈佛医学院遗传学教授，哈佛大学保罗·F. 格伦衰老生物学研究中心联合负责人，《长寿：当人类不再衰老》作者

我们正处在生物技术革命的洪流之中，这场革命有可能让大多数疾病得到治愈，改善健康状况，将人类的寿命延长几十年。托尼·罗宾斯和彼得·戴曼迪斯为所有人绘制了一幅高效、实用的路线图，可以让人们最大限度地保持健康，增强活力。这本书旁征博引、深入浅出，用通俗易懂的方式为我们介绍了 CRISPR（规律间隔成簇短回文重复序列）、基因治疗和干细胞等技术，让读者对未来充满希望与憧憬。

乔治·丘奇博士

哈佛医学院遗传学教授，哈佛大学、麻省理工学院健康科学与技术专业教授，韦斯生物启发工程研究所创始成员

你不会后悔购买这本书。它向我们展示了行业最新资讯和重要的科学数据，内容丰富翔实，旨在延长人类寿命，改善人类健康。托尼和彼得采用优美生动的叙事手法，呈现给读者一份丰盛的有关基本健康信息的大餐。也许最重要的是，这本书不仅分析了“该做什么”，而且阐述了“该如何做”，其中的建议切实可行。总之一句话：这本书会改变你，让你变得更健康。

马修·沃克博士

加州大学伯克利分校神经科学教授，谷歌公司睡眠专家，《我们为什么要睡觉》作者

这本书是一部富有远见卓识的上乘之作，书中收录了关于健康和治疗的最新科学信息，可以帮助你改变生命的质量和长度。强烈推荐！

迪恩·欧宁胥博士

预防医学研究所所长兼创始人，加州大学旧金山分校医学院临床教授，
《根治心脏病》（*Reversing Heart Disease*）和《消除！》（*UnDo It！*）作者

大师级专家托尼·罗宾斯长期以来一直致力于帮助人们培养正确的成功心态，但在这本书中，他改弦易辙，为我们提供有关全身健康方面的有用经验以及精准医疗发展的路线图，告诉我们如何借势，改善健康状况，延长整体寿命。

迈克尔·罗伊森博士

克利夫兰功能性健康诊所名誉首席健康官，五本《纽约时报》畅销书获奖作者

这本书将帮助你找到答案。这本书涵盖了当今正在改变健康与医学领域的最重要的创新者、发明和技术。

雷·库兹韦尔

发明家，未来学家，有着 30 年精准预测的纪录，
曾被比尔·克林顿总统授予美国国家技术创新奖，
被《企业》杂志称为“托马斯·爱迪生的合法继承人”

这本书生动地呈现了现代医学中的奇迹，带我们踏上充满希望与健康的未来之旅。这段旅程就在我们脚下。

迈哈迈特·奥兹

医学博士，哥伦比亚大学纽约长老会医院主治外科医生

托尼·罗宾斯为你提供了目前较难获取的信息，其中有关医学方面取得突破的故事层出不穷，这无疑会激励你，为你提供有效的解决方案，从而促进你的身心健康，提高生活质量。

马克·海曼博士

克利夫兰功能医学临床中心战略与创新主任，14 次获评畅销书作家，
国际知名医生、研究员、教育家、活动家

你将在这本书中发现一座宝库，里面藏着诸多或由来已久或刚刚显露端倪的秘密，它们可以改善你的健康状况，让你延年益寿。托尼·罗宾斯和彼得·戴曼迪斯在这本书中汇集了 100 多位健康、医学和技术领域顶尖专家的见解，读者可以利用这些见解做出更明智的决定，从而增强体质，增进心智，提高整体生活质量。

埃里克·威尔丁

医学博士，巴克衰老研究所总裁兼首席执行官，
加州大学旧金山分校医学院副教授，美国科学促进会会员

这本书展示了在治疗和预防痴呆、癌症和心血管疾病方面即将取得的突破。这本书内容权威，所提供的策略实用高效，切实可行，可以让我们更健康、更长寿。托尼和彼得通过引人入胜的故事让精准医学革命的前景变得通俗易懂。这本书是所有希望自己和世界拥有最健康未来的人的应读书！

鲁迪·坦齐博士

《自我疗愈》作者，哈佛大学神经学教授，麻省总医院麦坎斯大脑健康中心联合负责人

来自最优秀的
运动员：

托尼·罗宾斯在他的新书中为我们提供了最重要的资源，可以帮助我们保持最佳状态，过上更健康、更有活力的生活。

克里斯蒂亚诺·罗纳尔多

“最佳射手”，5 次金球奖得主，获 33 座职业生涯奖杯，7 次联赛冠军，
5 次欧洲冠军联赛冠军

在这本书中，你会了解最新的技术突破和治疗方法，它们可以帮你治疗疾病，强身健体。这本书介绍的非手术解决方案帮助我从无法站立超过 10 分钟，到可以毫无痛苦地重新打高尔夫球和网球。这本书将极大地改善你的生活质量！

杰克·尼克劳斯

高尔夫球运动员，120 场职业锦标赛冠军，18 次职业大赛冠军

托尼·罗宾斯帮助我发现了自己真正的潜质。在托尼的帮助下，我为自己设定了新的标准，把我的网球比赛以及我的生活提升到了一个全新的水平！

塞雷娜·威廉姆斯

23 次大满贯冠军

来自最杰出的
行业领袖：

当托尼·罗宾斯专注于某一主题时，他会与该领域的杰出人士交谈，以获得最重要的概念，并将其巧妙地综合起来，然后采取通俗易懂且有趣的方式进行阐述，将其像一份包装精美的礼物一样呈现出来。这本书是托尼·罗宾斯最优秀的作品，针对的是人生最重要的问题——我们如何生活得更长久，更有质量？对那些正在寻找答案的人来说，此书不可不读。在这本具有里程碑意义的书中，托尼向我们展示了科学领域正在取得的令人惊叹的突破，并且告诉我们如何利用这些突破来提高生活质量，延长寿命。

瑞·达利欧

桥水基金创始人兼联席首席投资官，《原则》作者

托尼·罗宾斯为我的生活和工作提供了无比强大的力量和敏锐深刻的洞察力。

彼得·古伯

曼德勒娱乐公司董事长兼首席执行官，洛杉矶道奇队、金州勇士队总裁

此人天赋异禀，极具感染力。

比尔·克林顿

美国前总统

托尼·罗宾斯是个天才……他能在战略上引导人们应对任何挑战，这种能力无与伦比。

斯蒂芬·永利

永利度假村首席执行官兼创始人

托尼·罗宾斯的战略和方法从一开始就是我们文化的核心。他是Salesforce公司领导层的骨干之一，也是Salesforce成长为一家价值超过250亿美元的公司的关键人物之一。没有托尼和他的指导，这家公司不会有今天。

马克·贝尼奥夫

软件公司Salesforce创始人、董事长兼首席执行官

托尼真正教给我这个曾坐在威尼斯海滩上卖T恤的孩子的是，要敢于冒险，要采取行动，然后才能真正有所作为。作为一个遵循这些策略生活了25年的人，我想告诉你的是：我还会一次又一次地回来，寻求更多的东西。

马克·伯内特

电视制作人，曾5次获得艾美奖，代表节目包括《幸存者》《创智赢家》《先声夺人》

托尼具有超人般的能力……他是促使人们改变的催化剂。与其说他是鼓励，不如说他是帮助人们挖掘已经存在的东西。

奥普拉·温弗瑞

艾美奖得主

来自最优秀的金融家：

罗宾斯是我共事过的最出色的财经主持人。他的使命是将世界上最优秀的金融家的见解带给普通投资者，这一点确实令人鼓舞。

艾伦·格林斯潘

曾在四位总统治下担任美联储主席

托尼来我的办公室进行45分钟的采访，结果持续了4个小时。这是我一生中最发人深省的采访之一。他的精力与激情颇具感染力，让人充满活力。

约翰·博格

先锋领航集团创始人

托尼·罗宾斯是开启人类心智的锁匠——他对人性有独特的见解，知道如何打开你的思维，让你迎接更大的可能性。

保罗·都铎·琼斯二世

都铎投资公司创始人，全球十大顶级交易员之一

来自最优秀的
演艺界人士：

不管你是谁，不管你多么成功，多么快乐，托尼都会让你有所收获。

休·杰克曼

演员，制片人，艾美奖和托尼奖得主

托尼·罗宾斯是个天才，而且在持续进步。他激励我饰演的洛奇不断出拳进攻。

西尔维斯特·史泰龙

演员

我曾经担心我的成功会让我的家庭失去一些东西，但托尼消除了我的担忧，让我看到我已经帮助了数百万人。这可能是我有过的最强烈的感觉。

梅利莎·埃瑟里奇

歌手，词曲作家，两次格莱美奖得主

如果你想改变自己的状态，如果你想改变最终的结果，那就来找托尼，他就是那个可以帮助你的人。

厄舍

格莱美获奖歌手，词曲作家，企业家

此人身上具有什么人人都渴望的品质？他是个身高超过 2 米的天才！

黛安·索耶

《ABC 世界新闻》《早安美国》前主持人

托尼·罗宾斯深知成功的节奏，非常善于启发、激励他人，他的方法改善了我的生活质量。我只和最优秀的人合作，而托尼就是最优秀的。

昆西·琼斯

音乐家，制作人，格莱美奖得主

和托尼·罗宾斯一起工作，我感觉自己势不可当。从那一刻起，我对自己想要实现的目标以及如何实现目标不再存有任何疑问，因为我非常清楚自己想要什么，所以我成功了，成为世界冠军。

德里克·霍夫

舞蹈家，编舞家，曾 5 次获得美国 ABC 广播电台《与星共舞》节目冠军

托尼·罗宾斯提供了一种绝佳的工具，让你可以审视自己的生活，制定目标与任务，清楚前进途中的困难，确定前进的方向。

唐娜·卡兰

传奇时装设计师，DKNY 时装品牌创始人

顾问委员会

我们要感谢顾问委员会的 11 位成员对本书的支持。他们都是各自领域的领军人物，非常感谢他们的合作。

迪恩·欧宁胥——医学博士，预防医学研究所创始人、所长，加州大学旧金山分校医学院临床教授，《根治心脏病》和《消除！》作者

大卫·辛克莱——博士，哈佛医学院遗传学教授，哈佛大学保罗·F. 格伦衰老生物学研究中心联合负责人，《纽约时报》畅销书《长寿：当人类不再衰老》作者

乔治·丘奇——博士，哈佛医学院遗传学教授，哈佛大学、麻省理工学院健康科学与技术专业教授，韦斯生物启发工程研究所创始成员

迪帕克·斯里瓦斯塔瓦——医学博士，格拉德斯通研究所所长，加州大学旧金山分校医学院儿科、生物化学与生物物理学系教授

埃里克·威尔丁——医学博士，巴克衰老研究所总裁兼首席执行官，加州大学旧金山分校医学院副教授，美国科学促进会会员

珍妮弗·加里森——博士，巴克衰老研究所助理教授，全球生殖长寿与平等联盟创始人，加州大学旧金山分校医学院细胞分子药理学助理教授

卡罗琳·德卢西亚——医学博士，美国妇产科医师学会会员，从事妇产科工作 30 多年，替代疗法专家，无创性健康治疗领域领军人物

鲁迪·坦齐——博士，哈佛大学神经学教授，麻省总医院遗传与衰老研究室主任，麦坎斯大脑健康中心神经病学副主任兼联合负责人

朗达·帕特里克——博士，著作颇丰的科学家、教育家，FoundMyFitness 公司创始人，研究领域包括衰老研究（在索尔克生物研究所进行）、遗传学和表观遗传学在健康状况中的作用、将身体暴露在激素压力源下的益处，以及正念、减压和睡眠的重要性

赫克托·洛佩斯——医学博士，JUVN3 控股有限责任公司联合创始人，补充安全解决方案有限责任公司和应用健康科学中心有限责任公司联合创始人兼首席医疗官，Ortho-Nutra 和 NutriMed Solutions 公司首席执行官

马修·沃克——博士，加州大学伯克利分校神经学教授，谷歌公司睡眠专家，《我们为什么要睡觉》作者

谨以此书献给那些在生活中永不满足的人——无论是对自己当下的状态与能力，还是对自己分享与付出的程度。还要献给我生命中最爱的人，与我相濡以沫 22 年的妻子，我的贤内助塞奇、我的孩子、孙子，以及我的大家庭。感谢上帝让我拥有你们，我对你们每个人的感激之情无以言表。

——托尼·罗宾斯

谨以此书献给我的父亲哈里·戴曼迪斯，一位可敬而光荣的内科医生、医学博士，他活到 89 岁高龄。也将此书献给我了不起的母亲图拉·戴曼迪斯，86 岁的她老当益壮！愿她活到 100 岁！

——彼得·戴曼迪斯

我想把这本书献给我的家人——亚历克斯、杰克、黑利和玛吉，希望我们正在进行的工作能让那些让我们的努力变得有意义的人健康地活上几年，甚至几十年。

——罗伯特·哈里里博士

目 录

序 言

雷·库兹韦尔

杰出的发明家、思想家和未来学家，拥有 30 年精准预测的纪录，被美国《公司》杂志评为顶级企业家之一，该杂志称他是“托马斯·爱迪生的合法继承人”。他因在语音识别等计算机科学领域取得的开拓性和创新性成就而被授予美国国家技术创新奖，这些成就克服了许多障碍，丰富了残障人士和所有美国人的生活。

我心中有一份极为简短的名单，对于名单上所有人的要求我几乎总是来者不拒，而托尼·罗宾斯和彼得·戴曼迪斯在这份名单上位列榜首。所以，当他们请我为这本书作序时，我没有丝毫犹豫。托尼、彼得和我一样，都相信人类思想的力量可以改变世界，包括我们自身的寿命。无论我们面临什么样的困境，商业问题、健康问题、人际关系问题，以及我们这个时代巨大的社会和文化挑战，都有一种思想能使我们克敌制胜。我们能够而且必须找到这种思想。一旦找到，我们就要贯彻这种思想。这本书会帮你找到问题的答案。它涵盖了当今世界正在使健康与医学领域发生改变的最重要的创新者、发明和技术。随着人工智能开始揭开我们身体和大脑的神秘面纱，我们正处于医学发展日新月异的前沿。然而，许多传统的医疗保健从业者仍然被过去的模式束缚，没有把医学作为一种信息技术来实践。这意味着我们每个人都必须掌控自己的医疗保健问题。在这方面我有一些经验。

我父亲在我 15 岁时突发心脏病，1970 年死于心脏病，那年我 22

岁（他 58 岁）。我相信自己有能力解决遇到的问题，也意识到自己可能继承了父亲的心脏病基因，所以我把这一健康挑战列入了我的长期任务清单。1983 年，我 35 岁，被诊断出患有 2 型糖尿病。传统的治疗导致病情进一步恶化（致使我体重增加，这加重了糖尿病），所以当时我决定，是时候把这些个人健康问题列为我的首要任务了。我全身心投入健康与医疗文献的研究，另辟蹊径，提出了自己的治疗方法，包括饮食营养、生活方式和补充剂，并最终在 1988 年消除了所有糖尿病症状。根据此次经历，我写了一本健康方面的畅销书《健康生活的 10% 解决方案》，之后又写了两本获奖的保健类作品：《奇妙的旅程》（2004 年）和《超越：永远健康生活的九个步骤》（2009 年）。

在了解个人健康状况的同时，我还忙于两项发明工作：首个能够准确再现大钢琴和其他管弦乐器声音的音乐键盘和首个商业化的大词汇量语音识别系统。如今，这种技术的衍生物就是苹果的语音识别助手 Siri。作为一个发明家，我意识到成功的关键是时机。大多数发明和发明者都失败了，不是因为他们的小玩意儿不能用，而是因为他们发明的时机不对。因此，在 20 世纪 80 年代初，我开始热衷于研究技术发展趋势，跟踪计算能力和性价比，我发现技术正在呈指数级发展。这在当时是比较激进的想法，因为它彻底改变了我们的直觉，也就是我们的线性思维方式。

基因组计划开始于 1990 年，大约在 1995 年，我开始发现应用于该计划的技术呈指数级增长。基因组计划进行到七年半的时候，仅仅搜集到 1% 的基因组，这使得早期的批评者说，需要 700 年才能完成该计划。对此我的回答是，这个项目正在按计划进行，1% 到 100% 只需增长 7 倍。事实上，这个项目的发展速度每年都要翻一番，7 年后全部完成。自基因组计划结束以来，同样的指数级发展一直在继续。破译第一个基因组耗资超过 27 亿美元，而如今，其成本不到 600 美元。我们所说的生物技术的所有其他方面，对基因组的理解、建模、模拟以及最重要的重新编程，都在以指数级的速度发展。

我们现在能够在人工智能的指导下，利用生物技术预防、治疗并

（很快）治愈疾病，因为我们正开始像重新编写计算机程序一样重新为我们的生理编程。以澳大利亚弗林德斯大学的研究人员发明的“涡轮增压”流感疫苗为例。他们用一个生物模拟器创造了数万亿种化合物，然后用另一个模拟器来观察哪些化合物可以作为增强免疫的药物来对抗疾病。他们现在研制出一种最佳的流感疫苗，正在进行人体试验。

目前临床生物技术应用的涓涓细流将在21世纪20年代末成为一股滔滔洪流。在过去的3年里，我们在人工智能快速模拟、测试和解决生化问题的计算能力方面达到了临界点。自2012年以来，用于训练最佳计算机模型的计算量每三个半月就翻一番，因此经过9年的发展，增长是最初的30万倍。这为人工智能打开了一扇大门，（相较于人类）可以在极短的时间内找到医疗解决方案。最终，我们会越来越信任这些人工智能驱动的模拟，也会完全接受其结果，不会花费几个月进行人体试验。很快，我们将能够模拟每一个健康问题的数以万亿计的可能解决方案，并在数小时或数天内对其进行全面测试。

等到21世纪30年代，医用纳米机器人（血细胞大小的计算机）能够进入我们体内，从我们的神经系统内部对抗疾病，并通过毛细血管进入我们的大脑。在那里，纳米机器人将为大脑的新皮质和云端提供无线通信。此时，创意与创新将不再受制于我们头骨的大小，它们将在云端自由地以指数级增长，我们的智能将是以前的10亿倍。不过现在我这样说可能有点儿超前了。

我的观点是，为了从人工智能和医学即将到来的快速融合中获益，我们今天必须尽一切可能保持健康，健康的时间越长越好。从现在开始，我们应该最大限度地利用最新的医学知识来帮助我们消除患病的可能，并大大减缓衰老过程。

提高生活质量、延长寿命的工具已经掌握在我们手中，我们只需要勇敢地质疑那些限制我们使用这些工具的过时的假设。托尼和彼得就秉承这样的生活原则，所以他们写了这本书。各位也可以做到。

前　言

恭喜各位选中本书！我们很高兴带领大家踏上科学突破之旅，其中许多成就今天就可以使用，能够立即提高生活质量，也许还能延年益寿。下面我们首先简单了解一下你们将在本书中学到的相关内容。

如何获得充沛的精力与强大的力量，如何达到最佳状态

- 学习如何利用身体中的天然化合物在细胞水平上驱动能量，从而瞬间提升能量。
- 发现 4 种活力成分。世界某著名遗传学教授使用这 4 种成分将自己的生物学年龄逆转了 20 岁。
- 利用经过科学证明的 10 分钟锻炼（每周一次！），可以增加力量和肌肉质量，促进新陈代谢，让你的骨密度提升高达 14%。
- 学习健康的第三个支柱，这是你可以做的最简单的事情之一，可以提高日常注意力，改善情绪，提升活力，根本不需要咖啡因或其他兴奋剂。
- 使用最新的可穿戴装备和仪器，全天为你提供个性化的健身、睡眠和恢复数据，让你的身体达到最佳状态。

如何（无须手术）加速愈合与再生，延长寿命

- 干细胞如何帮助中风或脊髓切断后的患者恢复四肢功能，如何帮助人们从韧带撕裂等损伤中恢复过来，以及如何缓解白血病儿童的病情。
- 一种新的基因疗法，被证明只需注射两次就能恢复视力。
- 一种新的注射剂，拯救了数百名焦虑症患者、创伤后应激障碍患者的生命。
- 3 个新的强大而有效的科学突破，用以消除背痛。
- 一种无切口的脑部手术，使用聚焦超声技术在几分钟内显著缓解帕金森病的症状，目前正在试验将其用于阻断大脑中的成瘾模式。
- 一种取得突破性进展的分子疗法，只需注射一次，就可以在 12 个月内生长出新的原始软骨，从而消除骨关节炎。
- 人工智能、CRISPR 和基因疗法等指数型技术正被用于解答衰老之谜，告诉人们如何延缓衰老、阻止衰老，甚至逆转衰老。

健康减肥和创新抗衰老疗法

- 美国食品药品监督管理局（FDA）批准的两种解决方案，可以帮助控制食欲，其中一种平均可以减重 22 磅①。
- 简便易行、价格合理的头发护理疗法，可将头发的生长速度、光泽度和浓密度提高 60%，并且不含刺激性化学物质，也没有令人不适的副作用。
- 根据你的 DNA（脱氧核糖核酸）、生活方式以及环境因素，为你的皮肤量身定制的新型抗衰老药物，使你无论多大年龄都能保持皮肤红润有光泽。
- 利用无创技术永久性地消除脂肪、紧致皮肤（无须手术，不留疤痕）。

① 1 磅 ≈ 0.45 千克。——编者注

- 一种身体自然产生的物质，可以让你不用打针，就相当于注射了肉毒杆菌，还能让你长出新头发。

对付头号杀手的新方法

- 癌症：如何利用化疗和放疗之外最有希望的替代方案，以及可以在症状出现之前检测出 50 多种癌症的革命性血液检测，赢得抗癌斗争。
- 心脏病：美国食品药品监督管理局批准的一项新的人工智能测试，可以提前 5~10 年预测心脏病，提供预防心脏病的方法。
- 糖尿病：每剂量几便士的药物，可以安全治疗和预防 2 型糖尿病，并可能让你远离癌症、心脏病和阿尔茨海默病。
- 阿尔茨海默病：一家公司正在应用 CRISPR 基因编辑技术缓解阿尔茨海默病的症状，如焦虑和抑郁。
- 中风：虚拟现实耳机、高科技传感器和电子游戏如何提高中风幸存者的敏捷性与灵活性。

未完待续……

第一部分
生命力革命

欢迎大家与我一道开启此次旅程，回答一些生活中最重要的问题，
成为你个人健康的首席执行官。
在这一部分，你将了解干细胞如何推动再生医学革命，
发现最新的预防性、预测性、个性化诊断工具，
这些工具可以真正拯救你和你所爱之人的生命。
同时，你还会发现 4 种活力成分，
哈佛大学遗传学家和长寿专家大卫·辛克莱博士利用这 4 种成分将
自己的生物学年龄逆转了 20 岁！

01

生命力：人类最重要的天赋

探奥索隐，激发强大生命力

健康的人有一千个愿望，而生病的人只有一个愿望。

——印度谚语

我漫步穿行在恢宏大气的梵蒂冈圣彼得广场，通过巨大的圆形柱廊，眼前宏伟壮观的景象深深地震撼了我。当沿着白色大理石台阶拾级而上走向梵蒂冈教皇大会堂时，我看到所有人都突然转身。循着众人的目光，我注意到一位笑容慈祥、表情谦和的老人正向我走来。直到与对方握手、直视对方的眼睛时，我才猛然意识到这位老人就是圣父教皇大人。

我此次前来梵蒂冈，是为了参加一次具有里程碑意义的会议，会见世界上一些最杰出的科学家。他们聚集在这里参加由教皇方济各亲自主持的会议，而我则受邀为在场的再生医学领域先驱做总结性发言——这是我此生的无上荣耀。

在刚刚过去的 3 天里，会议内容精彩纷呈，引人入胜，我们聆听了一批杰出的科学家、医生和医疗卫生领域企业家的演讲。他们热切而充满激情地介绍了自己正在研发的用以对抗致命疾病和破坏性疾病的解决方案。他们分享了令人惊叹的发现，这些新方法可以在细胞和分子水平上让身体复原，可以使肌肉、关节和血管再生，修复受损的器官，战胜以前似乎无法治愈的疾病。他们带我们深入了解干细胞治疗、基因治疗以及其他重大创新疗法，这些疗法能够增强身体的固有能力，使身体得以修复或再生。你很快就会发现，其中许多新进展颇为令人震惊，甚至连没有宗教信仰的人都可能认为它们是某种神迹。

作为全球13亿天主教徒的精神领袖，教皇方济各希望这些科学奇迹可以造福全人类。教皇在欢迎致辞中说，他非常高兴能把“来自不同文化、社会和宗教”的我们聚集在一起，为了共同的使命齐心协力，帮助“那些受苦受难的人”，并“为天下苍生的福祉”互通有无，交换知识。

事实上，教皇本人是此次历史性事件的直接组织者。从这一点可以看出，再生医学已经取得了长足进展，这个领域的一些开拓性方法潜力无限，可以消除痛苦，恢复健康，增进福祉。

在罗马，我们亲眼看见这些难以置信的突破所产生的影响。我们遇到一个15岁的孩子，他曾身患白血病，当时生存概率不到1/3。然而，通过一种新型干细胞疗法，十多年后的今天，他的身体仍然非常健康。我们还收到一些晚期癌症患者的来信，他们用尽了化疗和放疗手段，最后被宣告无法医治，只有回家等待死亡。但他们没有放弃，而是尝试了一些令人惊奇的新疗法（你会在本书看到这些疗法），结果，两年后他们不但没死，反而奇迹般活得很健康！

撰写本书就是为了帮助你理解这些令人惊叹的奇迹，希望你能充分利用诊断技术、生物技术和再生医学所带来的这场革命，这场革命让我的生活发生了难以想象的变化。它正在彻底改变传统的医疗保健，有望增强我们的力量与活力，并有可能延长我们的寿命。我希望你能够成为首批从这些科学发现中受益的人，因为根据我自己的经验，我深知这些科学发现能够极大地改善你的生活质量。事实上，我即将在书中与你分享的实用知识可能会拯救你或你所爱之人的生命。

本书旨在向你提供最新信息，让你了解目前可用的令人惊叹的医疗手段和医疗方法，以及其他可能很快被美国食品药品监督管理局批准的手段与方法。这些新方法可以使你在许多最常见的健康问题失控之前将其解决。不妨想象一下，利用这些新方法，我们能够发现0期癌症，那时它完全可治并且最终可以被治愈。利用这些新方法，了解你的遗传风险因素，采用可行的手段，降低或阻止这些风险成为现实，这不是很有价值吗？不妨再想象一下，这些方法可以改变你的生活方式，从而让你避免患上心脏病和糖尿病等退化性疾病。你也许知道，目前有家公司正在对一种治疗手段进行三期临床试验，这种手段可以治愈关节炎，帮助你像青少年一样再生出新鲜的软骨。许多研究成果令人难以置信，听起来要等上二三十年才会出现。但事实上，它们正在涌现。

生物技术和医疗保健革命的发展速度正呈几何级数增长，原因有两个。第一个原因是大规模的资本流入。新型冠状病毒感染给许多人带来了灾难，但也极大地刺激了投资。尽管疫情大流行，但 2020 年的风险投资比以往任何时候都多，其中仅医疗初创企业就获得了创纪录的 800 亿美元的投资。大量的资金投入推动了更多更大胆的医疗和生物技术创新从研究进入市场。

第二个原因是，生物学现在成为一种信息技术，这意味着医学领域正在以极快的速度变得更好、更便宜。

由于科技飞速发展，医疗的每个阶段都在被重新审视。在医疗前期阶段，传感器和网络正在颠覆医学诊断技术；在医疗中期阶段，机器人和 3D 打印技术正在彻底改变传统的医疗流程；在医疗后期阶段，人工智能、基因组学、细胞医学、基因疗法和基因编辑正在改变医学本身。

总之，生物技术正在将疾病治疗改造成名副其实的医疗保健，正在把我们从小到大所熟悉的“一刀切”的医疗体系转变为一种全新的模式：前瞻性、主动性、个性化的精准医疗。

随着科技的迅猛发展，医疗保健不仅从上到下发生了翻天覆地的变化，而且成本直线下降，这一点就像日常生活中的其他领域一样。例如，大家还记得昔日手机的价格吗？事实上，早在 20 世纪 80 年代，我就有了第一台商用型号的摩托罗拉手机，当时花了我 3 995 美元，相当于今天的 1 万多美元。[1] 那部手机有 1 英尺 ① 多长，近 2 磅重！而且充

① 1 英尺 = 30.48 厘米。——编者注

满电需要 6 小时，却只能通话 30 分钟。今天，通过大多数的手机服务合同，你可以免费获得最新款的苹果手机，其计算能力是将阿波罗 11 号宇航员送上月球的那台计算机的 100 倍。

或者再比如，计算机依靠微芯片运行——微芯片是计算机的大脑。第一块微芯片包含 4 000 个晶体管，每个晶体管的价格为 1 美元。当今最先进的微芯片拥有超过 6 万亿个晶体管，其成本只有区区 1 美分，而速度却是之前的 6 500 倍，以前的价格是现在的 420 万倍！

我们获得信息、教育和娱乐的渠道也呈指数级增长。每天上传到优兔的新视频总时长相当于 82 年，其中包括世界上几乎所有大学的完整课程。

这些发展趋势与医疗保健有什么关系？我们不妨这样思考一下：不到 25 年前，读取一个完整的人类基因组（也就是一个人生长发育的全套遗传指令）要用十多年时间，花费 27 亿美元。而今天，只需要不到 600 美元，一夜之间就能够完成。[2]

我们现在掌握的技术可以"改写"基因组，治疗镰状细胞贫血和某些先天性失明。干细胞可以使曾经被认为无法修复的肺重新生长。使用增强 T 细胞或自然杀伤细胞（NK）的"生长"药物可以强化我们的免疫系统。此外，如今还有一些药品级别的非处方补充剂，可以恢复或增强我们的活力与热情，尽可能提高我们的生活质量。

你对我说的感兴趣吗？你准备好同我一起开始这次探险之旅了吗？事实上，我刚才提到的那些新方法只是你将在后面章节中看到的冰山一角。

但在我们进一步探讨再生医学的奇迹之前，在分享更多关于这些改变人生、拯救生命的方法之前，我需要先给你讲一个故事。我要解释一下当初是什么促使我来到梵蒂冈，我自己的生活发生了什么，让我重新思考我所知道的关于健康和医疗保健的一切。其实，说实话，如果 10 年前你告诉我，我会和这些科学巨星有来往，我肯定会呵呵一笑，不以为然。

那么，我是如何在所有人当中脱颖而出，成为细胞和分子医学突破性进展的传道者的呢？我又是如何得知我们的身体可以自我更新、自我治愈，直至相信科幻小说正在变成科学事实的呢？

简言之，我是如何与你相逢于此时此地，准备向你讲述所有这些举世瞩目的技术突破的？我又是如何相信这些技术进步可以帮助你和你的亲人生活得更健康、更长久、更充满活力、更精神饱满、更快乐的？

摆脱痛苦，获取力量

不要以我的成功来评判我，

要以我跌倒后重新站起来的次数评判我。

——纳尔逊·曼德拉

南非前总统

像我们所有人一样，我之所以能走到今天，是因为一系列决定，其中一些决定是刻意为之的，是经过深思熟虑的。但当回首往事时，我毫不怀疑有些决定是外部环境使然，我是被指引着找到正确答案的。在当时的情况下，周围环境困难重重，重塑了我的核心信念，让我愿意抓住改变一切的机会。我相信你在生活中一定经历过这样的时刻，你也清楚我在说什么。有时候，发生的事情非常可怕，你感到极其痛苦，再也不想经历这种事情，也不想让你在乎的人经历，但之后，你意识到当时那段艰难岁月让你有所成长，让你更关心、更有动力改善自己或自己所爱之人的生活质量。正是诸多痛苦的经历促使我撰写本书，最黑暗、最艰难的岁月赋予了我对生活的深刻见解。而今我准备与你分享这些见解，希望可以改善你的健康状况，提高你的幸福指数，提升你的生命力，让你的生活变得真正有意义。

这一切都得益于艰苦的成长环境。我这么说大家不要误会，其实我的家庭充满了爱，不过我的成长过程也充满了暴力、混乱、不安全感和恐惧。我母亲在很多方面都很出色，却一直在与酒精和处方药的成瘾做斗争，很多时候，我们身无分文，买不起食物或衣服。我渴望得到答案，渴望学到任何可以减轻我痛苦的东西。

从我记事起，我就讨厌看到别人受苦。这就是为什么我花了超过45年的时间帮助数百万人找到最有效的策略，让他们摆脱原来的处境，达到真正想要达到的高度，实现他们的梦想，直至过上充实的、有意义的生活。因此可以这样说，我一直痴迷于帮助人们摆脱痛苦，获取力量，升华自己。但刚开始的时候，我并没有哪个成功的榜样可以效仿。那么我该怎么办？我从哪里才能获得洞察力和灵感呢？

当时我把目光投向书籍——读书成为我最惬意的逃避现实的手段。我发现，通过阅读拉尔夫·沃尔多·爱默生的散文，我可以进入哲学的世界。通过阅读维克多·弗兰克尔的《活出生命的意义》，我可以进入心理学的世界。所以我参加了一个快速阅读课程，并给自己定了一个目标：每天读完一本书。正如你可能已经预料的那样，这个目标实现起来有点儿费劲！但当时我对知识可以说到了如饥似渴的地步，在7年时间里我读了700多本书，我一直孜孜不倦，学而不厌，不放过任何可以帮助我的内容或任何愿意听我讲述的人！上高中时，我被称为“百事通先生”——只要你有问题，我就能给出答案。

17岁那年，我依靠当看门人养活自己。就在那一年，我人生中第一次受到上天的眷顾，我遇到了吉姆·罗恩。吉姆是一位著名的个人发展演说家和商业哲学家，他帮助我认识到，要想改变事物，我必须改变自己；要想活得更幸福，我必须变得更优秀。一味地哀叹过去并不能让我拥有更光明的未来，只知抱怨目前的压力也无济于事。不要寄希望于自己时来运转，也不要对着星星许愿。

吉姆教给我的是：如果你想在任何事情上取得成功，无论是建立一家利润丰厚的企业，构建能抵御狂风暴雨的投资组合，还是打造健康的生活方式，让自己拥有无限的精力，你都需要研究那些已经取得你所追求的成果的人。换句话说，成功是有迹可循的。一个人若在所有长远目标上都取得了成功，无论是减肥、发展业务，还是维持非同寻常的关系，他依靠的一定不是运气。这种人之所以能够成功，是因为他们做事情的方式与你不同。因此，你需要确切地了解他们的做法，以及他们是如何掌握那些成功所需的技能的。

吉姆让我开始关注生活中屈指可数的成功人士，而不仅仅是夸夸其谈之辈。我开始懂得榜样的价值，那些与众不同的成功者可以帮你找到行之有效的方法，让你不用把精力都花在试错上。如果已经有一条现成的通向成功的捷径，为什么不沿着它前进呢？

别忘了，我自己也是“百事通先生”，我一直如饥似渴地阅读，不断研究我想掌握的各个领域中最成功的人，不断使用他们久经考验的策略。没过多久，我就搜集到足够多的答案，自己也成为一名人生导师。我从一对一的咨询开始，逐步发展到小型的研讨会，然后扩大到几百人的团体活动。不久之后，我开始与奥运金牌得主、商界亿万富翁和世界上一些最优秀的演艺界人士合作，从中我获得了强烈的使命感。

现在想来，那种生活真的十分美好。我有机会分享我学到的深刻见解和策略，帮助他人发掘他们的内在力量、勇气和目标。最重要的是，可以弄清楚如何获得更快捷、更迅速、更令人满意的结果。但事实上，那时的我和今天的我完全不一样。在职业生涯的早期，我还不知道如何处理存在于我们每个人大脑中的古老的“战或逃”模式。我猜你也有过这样的经历——在你感觉极端不确定的时候，你的大脑在刺激之下会虚构出一些过于离谱的灾难性场景。如果你为电视电影写剧本，这些场景会给你带来巨额财富！我一定看过很多这样的电影，因为我开始对自己的未来产生可怕的预感。

从理性上讲，我明白我的事业腾飞绝非偶然：为了完成一项任务，我每天工作 18~20 个小时。但一个可怕的想法不断在我脑海中浮现：如果我这么快成功的原因是我注定要英年早逝呢？自从开始沉溺于这些非理性的恐惧之后，我的大脑就不断制造出更多的恐惧。这就像多年来我一直教导人们的那样：注意力在哪里，能量就流向哪里。所以你最好调整好自己的注意力！

但是这种预感太疯狂了！我不仅对早逝存在焦虑，还担心自己的死亡过程会是缓慢而痛苦的。我想象自己可能不是被卡车撞到然后当场死去，而是身患癌症，经历多年的痛苦折磨，在腐烂中慢慢死掉。我甚至还为此做过噩梦。这种情况一直持续了很久，直到有一天，噩梦变成现实，一份癌症诊断书把我的世界搞得翻天覆地。

但确诊的不是我。

我当时的女朋友莉兹有一天冲进我的公寓，泣不成声地告诉我："我妈妈得了癌症，医生认为她最多只能活 9 个星期。"

当时我的感觉就像腹部挨了一拳，整个人无法呼吸。我爱莉兹的妈妈金妮，我简直不敢相信自己听到的消息。我强忍住泪水，问道："这怎么可能？"金妮后背上长了一个大包，就在肩膀下方，所以去看医生。现在她被告知自己得的是癌症，而且她的子宫里也有肿瘤。更严重的是，医生认为已经没有必要进行治疗，因为她的癌症已经发展到不可逆转的地步。她所能做的就是安排好后事，勇敢地面对死神（可能 40 多岁就离世）。

这个可怕的消息令我十分震惊，但是，我永远无法在未经努力之前就接受痛苦、折磨或失败。我要寻求解决方案。我知道，成千上万的人被确诊罹患无法治愈的癌症，最终却战胜了它，他们中的许多人采用了放疗或化疗以外的非传统疗法。说不定这些人的成功留下了可以帮助金妮的线索呢？

于是我开始工作，阅读所有我能找到的关于癌症的资料。偶然间我读到一本小书，作者是堪萨斯州的一位牙齿矫正医生，他曾战胜过胰腺癌，他将此归功于一项营养计划，该计划显然让他排出了体内的毒素。与此同时，他还用浓缩的胰酶使身体恢复了活力。这一方法颇有争议，今天我不会推荐它，因为现在我们有更好的选择。但在当时，金妮已经没有什么可失去的了，也没有什么更好的选择，于是她接受了这种实验性的方法，并且坚信这种方法能挽救她的生命。

令人难以置信的是，短短几天，金妮就感觉好多了。几周后，她的身体开始自我净化，她感觉更好了。两个半月后，金妮的医生对她的彻底好转感到万分震惊，最后说服金妮去做探查性手术，这样他就能知道发生了什么。当医生给她检查时，他发现原来拳头大小的肿瘤已经萎缩到指甲大小。医生对此百思不得其解。金妮向他解释她是怎样使自己痊愈的，但医生没有兴趣听她解释，也根本不相信饮食和心态会产生如此深远的影响，于是用一种居高临下的语气对金妮说："你不明白，目前这只不过是一种自发的缓解。"

今天，我很高兴地告诉你们，金妮活得很好，已经 80 多岁了——在被告知只剩下 9 个星期的生命后，她又活了 40 多年！

那次经历彻底改变了我。直到今天，我依然无法解释到底是什么方法治愈了金妮的身体。但我可以告诉你一点：金妮的康复强化了我的核心信念，那就是即使在最艰难的情况下，我们也能找到解决方案。这件事也教导我，我们需要以开放和探究的心态寻找这些答案，永远不要毫不怀疑地认为"专家"一定是正确的。当然，有时传统的"护理标准"可能是最好的方法。但我们都必须有自己的主见，并且展开广泛调查，不能把对我们健康的监督外包给其他任何人，不管他们办公室墙上钉着多少张文凭。我们不能盲目地相信他们的方案都是正确的。同样，我们也不能盲目地效仿普通人。既然普通人并不是特别健康，你为什么要这么做呢？

在见证了金妮的生活从被癌症搅得翻天覆地到恢复正常之后，我明白了一个简单的道理：没有什么比健康更重要。这件事让我相信照顾好自己的身体才是最重要的。有些人表现得好像工作或金钱比健康更重要。想想看，有些亿万富翁在被诊断出患有痛苦的慢性疾病或绝症之后，只要能恢复身体健康，他们愿意放弃一切。

我们选择的生活方式——尤其是营养、锻炼、睡眠和心态——在优化我们的健康方面发挥着重要作用，稍后我们会对此进行更详细的讨论。在这些方面，不起眼的简单改变就能够对我们的生活质量和日常精力产生巨大的影响。因此，我决定全力以赴，采用健康的生活方式，充分提高自己的力量与活力，提升成长与分享的能力，让自己的生活尽可能接近完美。

于是，我开始像报丧女妖一样疯狂地锻炼。在我成为素食主义者的时候，素食在美国还不是很流行——美国向来是超大号煎牛排、烤肋排、芝士汉堡和炸鸡的故乡！你如果听说我偶尔锻炼得太过火，也不要感到惊讶。我对自己的要求几近苛刻，以至有几天我发现跑步甚至走路都会感到背痛。但我变得无比强壮，精力充沛，第一次感觉到我真正地与自己的力量、精神以及我的生命力联系在一起。

神奇的身体

我们必须愿意放弃我们计划好的生活，才能拥有等待着我们的生活。旧皮必须蜕掉，新皮才能长出来。

——约瑟夫·坎贝尔

美国作家

当你我感到精力充沛、身体运转正常时，我们往往会认为健康是理所当然的。但如果停下来想一想，你就会发现，人体是有史以来最复杂、最精密、最令人敬畏的机器。

不妨思考一下如下事实：

- 我们神奇的身体由大约 30 万亿个人体细胞组成，并且每天产生 3 300 亿个新细胞。
- 我们肠道菌群的细胞数量远远超过人体细胞。有多少个呢？大约 39 万亿个！
- 我们的大脑大约有 1 000 亿个神经元，和银河系中的恒星数量相同！[3]
- 人类的眼睛有何奥秘？它包含超过 200 万个活动部件。
- 我们的大腿骨比混凝土还结实。
- 我们的皮肤每分钟大约脱落 4 万个细胞，也就是每天脱落 5 000 万个细胞；你什么都不用做就能把它们替换成健康的细胞。

- 红细胞可以在不到 20 秒的时间内穿过我们全身。
- 假设把一个人的血管首尾相连，它的长度将超过 6 万英里[①]，相当于地球赤道周长的两倍还多。
- 信息以每小时 268 英里的速度通过大脑突触，比印第安纳波利斯赛车场赛道上的最高速度还要快。

更重要的是，我们都是免费得到这些神奇设备的——这可能就解释了为什么很多人不好好照顾自己的身体！但我决心充分利用我所得到的一切，必须发挥出自己的最佳状态。我的使命是带领其他人达到新的高度，我必须这么做。

随着业务在世界各地不断拓展，我马不停蹄，到处出差，最多的一年我访问了 16 个不同的国家，去了 100 多个城市。在舞台上，我需要吸引 1 万到 1.5 万人的注意力，甚至在一座体育场里，观众多达 3.5 万人。我的每个项目持续 4~7 天。在舞台下，我为像塞雷娜·威廉姆斯和康纳·麦格雷戈这样的世界级冠军，以及像 NBA（美国男子篮球职业联赛）冠军金州勇士队和国家冰球联盟斯坦利杯冠军华盛顿首都队这样的球队提供咨询和培训。这些非凡的运动员期待我能像他们一样，超越人类所能达到的极限。假如我整天躺在沙发上吃着饼干和薯片，我不确定他们会不会愿意听我的建议！所以我把我的身体变成了一辆高性能的汽车，为我提供无限的能量。

如果你要帮助人们取得重大突破，你首先需要的是能量，而且是非常多的能量。没有最高水平的力量和活力，任何人都无法持续采取必要的行动来突破限制或恐惧。我的工作就是让这种高能量状态持续下去，我要冲进人群，冲上体育场的楼梯，激励成千上万的观众每天连续 12~14 个小时投入其中，日复一日，夜复一夜。其中很大一部分动力是我们共同产生的能量。如果你参加过我的活动，你就会明白我的意思。这种能量是无限的，在你体内和周围爆炸，在你的大脑和身体里洋溢跳

① 1 英里≈1.609 千米。——编者注

动。那是一种完全释放的感觉，你知道自己可以让任何事情成为可能。它会让你进入一种精神的巅峰状态，让你在一个全新的层次上解放自己，自由自在地去生活、去爱、去展现。这就是转变的源泉。

为了做到这一切，我对自己的身体提出了疯狂的要求。事实上，几年前，一个名为“应用科学与运动表现研究所”的组织开始测量我的身体在这些高强度活动中的表现。研究员在我身上绑了一个价值 6.5 万美元的精巧装置，跟踪监测我的所有情况，从心率变化到乳酸的累积量。他们每小时检测一次我的血液和唾液，以测量我全天的激素水平。9 个小时后，装置停止运转，但我又坚持了 3 个小时！他们不敢相信他们所看到的，于是又在 4 场不同的活动中对我进行测试，但每次得出的结果都相同。数据显示，我一天跳 1 000 多次。研究人员说，这很了不起。我的体重是 282 磅，每次落地产生的力量是体重的 4 倍，这意味着每跳一次，我要承受 1 000 多磅的压力，一天跳 1 000 次，就要承受 100 多万磅的压力。我每天燃烧 11 300 卡路里，这相当于打两场半 NBA 比赛，或者跑 3 场马拉松。

这还不算完！第二天我会重复一遍，紧接着日复一日，循环往复……

托尼·罗宾斯一天释放的力量

燃烧热量

托尼·罗宾斯每天在舞台上平均燃烧 11 300卡路里，相当于

- 跑3场马拉松
- 打10场冰球
- 打2.5场NBA比赛

乳酸阈值

相当于一场NBA比赛的两倍，是大部分人个体乳酸阈值的4倍多！（你如果在和朋友一起跑步时临界值达到4，你大概无法边跑边说话。而托尼在临界值为18时仍在说话，且持续12~13小时！）

身体压力

超过1 000次跳跃，相当于100多万磅的压力（282磅 × 4 × 1 000次 > 100万磅）

生化应激水平是跳伞的5倍

生理构造

托尼·罗宾斯的骨密度比普通人高99.9%

托尼·罗宾斯比NFL职业橄榄球大联盟的边线队员瘦15磅

应用科学与运动表现研究所对斯坦利杯和超级碗冠军、海豹突击队队员、奥运金牌得主进行了研究，并发表了数百项关于长寿的研究成果。
以上信息基于应用科学与运动表现研究所3年来对托尼·罗宾斯的5项研究。

我告诉你这些并不是为了给你留下深刻印象，只是想让你知道，让身体处于绝对的巅峰状态对我来说是多么重要。这就是我成为一名全职生物黑客的原因，这就是我不断寻找新手段来加强和提高我的能量、活力和耐力的原因。

如果你想知道我现在的状态，那么我告诉你：我并没有因为年龄的增长而放慢脚步。今天，62 岁的我觉得自己胜过当年，身体更加强壮。与 25 岁时相比，我现在跑得更快，举起的重量更多。这一切都要归功于精心设计的训练方案、尖端技术、健康饮食和再生医学的力量。

再说一遍，我告诉你这些并不是为了炫耀，而是因为我想让你知道对你来说什么是可能的。毕竟，我写这本书的目的是帮助你释放你生命力中纯粹的、充满活力的、涡轮增压式的能量。除了长期保持自己的活力和力量，你甚至能让它随着你年龄的增长而增加，还有什么礼物比这更好吗？如果能改变大多数人听天由命的那种体能持续（或急剧）衰退的标准模式，还有什么是你不能放弃的？

不过，话说回来，我不想给你营造一种错误的印象。和你一样，我也有问题，并且问题很严重。我的健康，甚至生命都经历过非常危险的时期，那个时候我的信念受到前所未有的考验。

在我 31 岁的时候，我遇到过一次这样的考验，当时我正在指导世界上一些最有影响力的人，感觉自己站在世界之巅。有一天，为了延长我的直升机飞行员执照，我去医生那里做例行体检。当时，我非常健康，也很重视健康，并没有意识到自己可能会有问题。但几天后的一个晚上，我很晚才回到家，发现我的助理在门上贴了一条信息："你的医生一直在打电话，他说你必须给他回电话——情况比较紧急。"不过，当时已经过了午夜，我只能在语音信箱里留言。

在这种情况下你会怎么想？说实话，我的想法比较直接：天哪，我一直坚持锻炼，保持健康，怎么可能得癌症呢？我向来注意饮食，疯狂训练，难道是环境中的化学物质造成的？还是说满世界飞行让我受到了太多的辐射？当你处于不确定的状态时，你的思维有时会偏离轨道。我决定摒弃这些想法，打消这些念头，直面现实。那时候，我已经形成了一种核心信念，那就是勇者无畏。俗话说：“懦夫死一千次，勇者只死一次。”一切等到天亮再说。

第二天，我怀着多年来从未有过的恐惧感，打电话给医生，询问到底是怎么回事。“你需要做手术，”他告诉我，“你脑子里有个肿瘤。”

我感到震惊和困惑，他怎么可能从常规体检中知道这一点？

医生是个脾气暴躁的家伙，态度极其恶劣，似乎没有受过礼仪教育。他告诉我，他认为我体内含有异常数量的生长激素，所以他又额外做了一些血液测试。（我在高二那年身高5英尺1英寸[①]，一年内长高了10英寸，现在身高6英尺7英寸，穿16码[②]的鞋——即使不是夏洛克·福尔摩斯，也能做出这般推理。）但随后医生更进一步，他怀疑我十几岁时身高猛增、一年内长高10英寸，是由大脑底部脑下垂体的肿瘤导致的。他告诉我，那个肿瘤是我脑子里的定时炸弹。

我原定第二天飞往法国南部，参加我举办的“与命运有约”研讨会。但是医生想让我缺席那次活动，抓紧时间做手术。他显然不太了解我。我不打算接受初诊结果，不想因为恐惧而仓促做出决定，也不想临时变卦，事到临头取消活动，让成千上万人失望！于是我飞往法国，举办研讨会，然后在意大利的菲诺港玩了几天，放松一下。但作用不大，我以前对疾病和死亡的恐惧不断涌上心头。难道这就是最后的结果吗？难道我注定要英年早逝吗？

为了克服恐惧，我曾经花了数年时间训练和调节我的身心，以获得持续的力量感和确定感。这是激励自己采取行动的唯一方法。然而，不知为何，此时的我被抛回到童年时那种可怕的不安全感之中，一切都是不确定的。

我不知道自己会活着还是死去。但没过几天，我决定必须直面这种情况。于是，我在飞回家之后马上去做了脑部扫描。我记得我从磁共振成像仪中出来时，瞥了一眼实验室技术人员脸上黯淡的表情，就在那一

① 1英寸 = 2.54厘米。——编者注
② 16码（美制）= 33.5厘米。——编者注

刻，我知道他看到了某种不祥的东西。医生复查了扫描结果，确认我患了垂体瘤。肿瘤已经失控膨胀，将大量生长激素推入我的身体，造成了一种被称为巨人症的状况。不过它曾经自己缩小过一点儿，医生无法解释怎么会这样，也不知道其中的原因。总之，肿瘤依然很大，所以他催促我立即做手术。他警告说，如果不立即手术，可能会产生灾难性的激素过剩，引发心力衰竭或其他致命后果。

医生的治疗方案存在一个问题，就算我真的能从手术中活下来，我的内分泌系统也极有可能遭到破坏，我将无法继续从事我为之奋斗一生的事业。对我来说，这是完全无法接受的。至少，在考虑这种风险之前，我需要听听别人的意见。但这位医生属于那种老虎屁股摸不得的人，只要有人挑战他的权威，他立刻就会暴怒。他拒绝帮我推荐另一位专家。

我从金妮战胜癌症的经历中深刻体会到的一点是，没有人能垄断医学智慧。我坚决不能在没有调查其他选择的情况下就轻易地把自己的生命交到某个医生手上。我在波士顿找到了一位世界著名的内分泌学家，他再次扫描了我的大脑。我永远不会忘记他的善良和同情心——这与第一个医生截然相反。他明确告诉我，手术太危险，我不需要做手术。

不过，他建议我每年去瑞士两次，注射一种实验性药物，这种药物可以防止肿瘤生长，并降低患心脏病的风险。当我问到这种药物的副作用时，他说："说实话，这种药会造成严重的能量损失。"

听他这么说，我回应道："恐怕我做不到。如果萎靡不振、无精打采，我根本无法完成我的人生使命。另一个医生说我必须做手术，而现在你告诉我必须吃药，我该听谁的？"

这个风度翩翩的男人眼神炯炯，面带微笑地说："托尼，你说得没错。屠夫想的是宰杀，面包师想的是烘焙，外科医生想的是动手术，而我是内分泌科医生，所以我想给你开药。但有一点你要清楚，如果服药，我们能确定的因素会更多。"

我回答："但即便如此，我们也不能确定这种药所有的副作用。目前没有迹象表明我的心脏有任何问题，而且我从十几岁起就明显患有这种疾病。如果我听之任之，什么都不做会怎么样呢？"

医生说：“既然这么说，如果你能定期检查，我想也不失为一种选择。”

在接下来的三个月里，我先后看过另外 6 位医生，其中一位医生提出，除了定期做检查以确保我的病情没有恶化，其他什么都不用做。他给出的理由很有说服力，虽然他承认我的血液中含有大量的生长激素，但他指出了其他人似乎都忽视的一点——我的病情没有造成任何负面影响。相反，我体内大量的生长激素可能增强了我身体的恢复能力，我能从工作带来的巨大压力中快速恢复体能。这位医生告诉我：“你体内有个巨大的天然宝藏，我认识一些健美运动员，他们一个月得花 1 200 美元才能得到你现在免费得到的东西！”

最后，我听从了他的建议，决定不做手术，也不吃药。结果如何呢？我的决定可能救了我一命。6 个月后，美国食品药品监督管理局禁止人们使用那种曾被推荐给我的药物，因为研究表明那种药物会致癌。30 年后，尽管那个肿瘤依然存在于我的大脑底部，但它还没有引起任何问题，也没有阻止我过上我所能想象的最幸福、最神奇的生活。

所有这些医生都是善意的，他们都想给我一种确定感，都想让我觉得无论是药物治疗还是手术，我都会没事的。但试图从外界获得确定感是要付出代价的。从那时起，我开始明白，获得确定感的唯一真正的力量在于我们自己。我必须做个决定：如果我的生活没有出现任何不良问题，我为什么要活在恐惧中？归根结底，健康取决于做出明智的决定，养成良好的习惯，并拥有坚强的心态。记住，情绪可以影响身体健康。一项研究表明，持续 5 分钟的愤怒会损害免疫系统长达 5 个小时。[4] 所以，学会控制心态对非凡的生活质量和非凡的能量至关重要。我们将在本书的最后两章深入探讨心态的力量和控制心态的策略。

过了一段时间，我意识到焦虑没有任何作用，所以我决定不再生活在恐惧中，也不再因为大脑中某种无形的威胁而畏首畏尾。当然，我仍然定期接受检查，以确保脑内肿瘤没有生长，确保心脏仍然正常工作。但与此同时，没有什么能阻止我充实而无畏地生活，直到我死去的那一天。

成为自己健康的首席执行官

不要谁的话都听，否则会被人认为无脑！

——G. K. 切斯特顿

与脑瘤的抗争强化了我的信念，那就是你我必须为我们生活中最重要的决定承担全部责任。本书的核心原则之一是，你需要担任自己健康的首席执行官。我们不能让其他任何人决定我们的命运，不管他们多么博学，多么有爱心。专家可以指导我们，但绝对不能指挥我们。当涉及家庭、信仰、财务或健康问题时，只有你才能做出关键的决定。因为，最终你必须接受你的决定所带来的结果。

这一点在实际中有什么意义呢？这意味着你要学会让自己知道什么是有效的，这样你就可以做出明智、独立、经过深思熟虑的决定，从而保护和改善你的身体健康。这意味着对你听到或读到的任何东西，你都要保持一种合理的怀疑态度，因为其中一些可能存在误导或害处——甚至是致命的。这意味着在做任何重要的医疗决定之前一定要广泛征求意见，因为即使是最好的医生也会犯错误，就像你和我可能（这种情况肯定极少！）在我们自己的专业领域里犯糊涂一样。你应该去征求谁的意见呢？显然，不能随意选择对象。你需要寻找能力出色、经验丰富的专家，尤其是擅长解决你的具体问题的专家。

但我并不是要你相信我的话，一个专家的意见是不够的。2017 年发表的一项研究分析了 286 名患者的医疗记录，这些患者的医疗服务提供者曾将他们推荐到梅奥诊所进行二次诊断。[5] 研究报告发现，两次诊断“明显不同”的情况占 21%。也就是说，第二次诊断与第一次诊断相矛盾的情况超过 1/5！ 更重要的是，有 2/3 患者的第二次诊断比第一次诊断“更明确 / 更精细”。在这 286 个病例中，第一次诊断和第二次诊断意见相同的仅占 12%！[6]

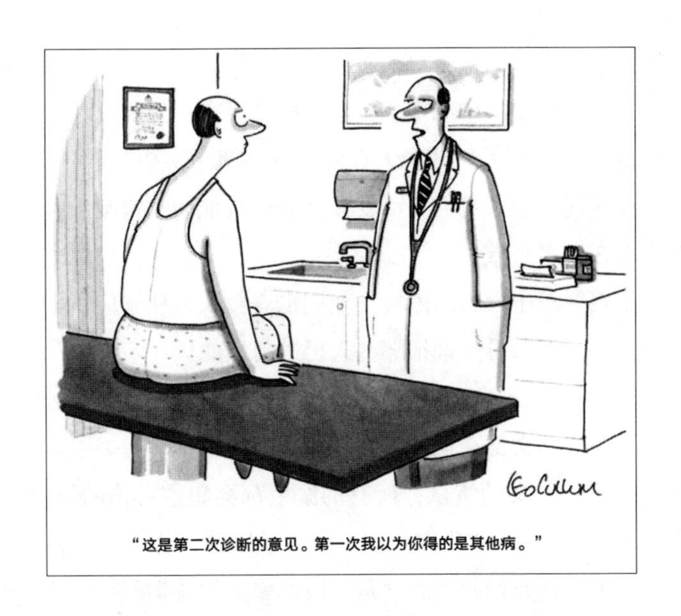

“这是第二次诊断的意见。第一次我以为你得的是其他病。”

我想在此澄清一点——我不是来破坏你对医学界的信心的。根据我的经验，医生是我见过的最敬业、最勤奋、最可敬的人。还有什么比把自己的生命奉献给帮助和治疗他人更令人钦佩的呢？但梅奥诊所的研究证实了我曾经得到的一个教训——当时那么多顶尖专家对如何处理我的肿瘤意见都不一致。这个教训便是：医生可能是真诚的，其错误可能也是真诚的。

怎么会这样呢？首先，我们的身体非常复杂，可以用很多不同的方法来解读医学数据。医生们也面临着一个挑战，那就是他们脚下的土地一直在移动——随着新研究、新技术和新治疗方案的不断涌现，他们在医学院学到的很多东西很快就过时了。2017 年，哈佛医学院报告称，医学知识的半衰期为 18~24 个月，预计在你读到这本书的时候，半衰期将直逼 73 天！这说明了什么？这说明医生在医学院学到的一半以上的知识 18~24 个月之后将不再有效！太惊人了吧！你能想象，在照顾患者、处理紧急问题的持续压力下，要跟上所有这些变化有多困难吗？

也许一个简单的比喻就能帮你理解医生的艰难处境。把自己想象成一名医术高超的医生，一心想悬壶济世，拯救苍生。你正沿着河边走，突然听到有人尖叫，看到有人溺水，于是你不顾个人安危，跳进湍急的河流，抓住溺水之人，拖着对方游到河岸，疯狂地给对方做口对口人工呼吸，直到对方吐出腹中的水，重新开始呼吸——至此，你救了那个人的命！接着，你听到另外两个人在湍急的河流中尖声呼救。虽然很累，但你还是跳进河里救了他们。可就在你完成对他们的抢救后，你又听到另外四个人在尖声呼救……

这就是当今医生面临的困境。他们忙着救人，疲于应付，根本没有时间和精力去上游看看是谁把那些人扔进河里的！

布列根和妇女医院外科医生、哈佛医学院教授、麦克阿瑟“天才奖”得主阿图·葛文德在他的《阿图医生·第1季》一书中坦率地谈到了行医的困难。葛文德承认，所有的医生都会犯“可怕的错误”，包括最受尊敬的外科医生：“我们希望医学领域以知识为本，严格有序，操作规范，但事实并非如此。医学是一门不完美的科学，是一项知识不断变化、信息难以确定、个人容易犯错，同时存在极大风险的事业。诚然，我们做的事有科学依据，但也依靠习惯、直觉，有时还依靠单纯猜测。”

在过去的20年里，

制药行业远远偏离了其最初开发和生产有用的新药的宏伟目标，

现在已经基本上沦为销售机器，出售的新药效果颇为可疑。

——玛西娅·安吉尔

美国医生，作家，2004年成为《新英格兰医学杂志》第一位女主编

最后，你我需要充分了解、洞悉我们的医疗保健，还有另外一个原因。我相信你在上面的引语中已经看到，制药行业也有自己的问题。有很多优秀人才在制药公司工作，他们开发的药物拯救了无数生命。所以请不要轻易得出错误结论，认为我反对当代医学——事实恰恰相反。这本书收录了大量当今一些最伟大的医学突破。尽管如此，我们也不能忽视这样一个事实：制药业是一个利润丰厚的行业，各种丑闻层出不穷。成功研究、开发一种药物并将其推向市场可能需要超过10亿美元，难怪一些没有道德底线的人会不择手段，利用谎言横加操纵，牺牲你我这样的患者，中饱私囊。

近年来最臭名昭著的医疗丑闻之一与普渡制药有关，该公司自诩“研发止痛药的先驱，而疼痛是人类痛苦的主要原因”。听起来很高尚，不是吗？但实际上，普渡制药通过大力推销奥施康定获得了巨额利润。奥施康定是一种臭名昭著的成瘾性止痛药，这种药物助长了美国阿片类药物的泛滥。普渡制药故意在奥施康定的安全记录上欺骗医生，谎称服用这种药物的患者只有不到 1% 会上瘾。[7] 根据美国疾病控制与预防中心的数据，1999 年至 2019 年，近 50 万美国人死于服用过量的阿片类药物。仅 2020 年就有 9.3 万人因此死亡，创历史新高。[8]

你能想象开这些药的医生是按照制药公司的建议开的吗？再提示一次，医生没有时间研究市场上出现的每一种药物。你能想象医生得知真相时的恐惧吗？他们试图减轻患者的痛苦，结果却发现他们的治疗方案基于错误的信息，导致一些患者上瘾，甚至死亡。最近，普渡制药同意支付 83 亿美元的和解金，以解决一系列刑事和民事指控，这一赔偿仅占阿片类药物泛滥给美国经济造成的数万亿美元损失的极小一部分，更不用说那些被毁的生命了。[9] 该公司的所有者萨克勒家族同意支付 45 亿美元的破产和解金，以换取终身法律保护，但这发生在他们从奥施康定中获利超过 120 亿美元之后。[10] 2021 年 7 月，在几代人中家喻户晓的强生公司和三家同样知名的最大的药品经销商达成了 260 亿美元的和解协议，此前多个州威胁要将这几家公司告上法庭，称它们淡化了阿片类药物的成瘾性。[11]

许多其他“大型制药”公司也卷入法律争议。辉瑞同意支付当时创纪录的 23 亿美元，以了结联邦政府对其非法和危险营销 4 种不同药物的指控。[12] 举报人指责 Questcor 制药公司和收购该公司的马林克罗制药公司向医生行贿，以提高一种治疗婴儿癫痫的药物的销售。在 19 年的时间里，这种药物的价格上涨了近 97 000%，从每瓶 40 美元涨到了 3.9 万美元。如果这听起来公平，不妨试一下要求你的客户加价 97 000%，或者，如果你为别人工作，为什么不要求你的老板给你加薪

97 000% 呢?

奥施康定丑闻可能是制药公司把自己的经济利益置于患者安全之上最极端的例子。但实际上，整个制药行业具有强大的动机，让我们购买可能适合也可能不适合我们的药物，这就是我们一打开电视就会看到铺天盖地的处方药广告的原因。为了让你了解他们花了多少钱才哄骗我们选择某种特殊的治疗方法，我们来看看这个例子：仅在 2019 年，就有超过 5 亿美元用于阿达木单抗在美国的广告宣传，这是一种用于治疗类风湿关节炎和其他炎症性疾病的畅销药物。[13]

我不知道你是怎么想的，但我总是被处方药电视广告中每个人看起来健康、美丽的样子逗乐。他们总是载歌载舞，或者玩呼啦圈，或者送女儿一辆闪亮的新车，时刻洋溢着喜悦，生活幸福得简直无与伦比……直到广告的结尾，你听到一长串潜在的副作用，发现你的膀胱可能会爆炸，或者你可能会停止呼吸甚至额外长出一双手臂！

我并不是想在这里显得愤世嫉俗，但是，如果涉及我们的健康，风险极高，我们就不能掉以轻心，不能当冤大头，不能毫无疑问地接受所有销售或推荐给我们的产品。这就像你不能不到现场仔细看房，也不花钱请人查验，就根据房地产经纪人天花乱坠的介绍买一套房子。

无论是服用可能有可怕副作用的药物还是做风险较高的手术，在采取极端措施之前，我们都需要特别小心谨慎。在某些情况下，有必要考虑一下相对保守或者无须手术的选择。你很快就会看到，再生医学的一个优点是，它与大多数人所依赖的简单粗暴的传统疗法有着本质的不同。再生医学不仅仅是治疗症状，它的目标是扭转或治愈疾病。

如果不是在 54 岁那年发生了一场威胁到我整个生活方式的可怕事故，我可能永远都不会了解精准医疗的力量，也不会了解本书所讲的许多再生医学方面的突破。我不得不承认，我当时的表现更像一个 14 岁的孩子，在爱达荷州的太阳谷，踏着滑雪板，从山顶疾驰而下，结果出现严重失误，我狠狠地摔了下去，巨大的撞击力把我的肩膀震得粉碎。

结果是我的肩袖撕裂了，它是连接上臂和肩膀的肌腱和肌肉。这些年来，我经历了很多疼痛。但这次的疼痛可以说痛彻心扉，十分严重，我不知道该怎么办。如果用 1 到 10 来打分，我给这种疼痛打 9.9 分！我的神经高度紧张，甚至连深呼吸都感到疼痛。出事后的两个晚上，我总共睡了两个小时。

我见了三位专家，他们都建议我做手术。但恢复过程将是缓慢而艰难的，而且如果进展不顺利，我可能会因伤停工 6 个月，甚至更长时间。另外，长期预后也不是很好。我可以去做手术，然后花数月时间进行强化康复治疗，但最终可能会再次撕裂虚弱的肩膀。医生还警告说，我的手臂可能会动作僵硬，无法抬到肩膀以上。如果胳膊耷拉在身体一侧举不起来，我还怎么在舞台上振臂高呼、高亢激昂地激励鼓舞成千上万的观众呢？在那种情景下，我就像个胳膊被反绑在背后的职业拳击手！

我相信，只要努力寻找，我就一定能找到更好的解决方案。于是我全力以赴，研究每一个能想到的方法。几天后，我遇到了一位整形外科医生，他告诉我手术不是最好的方法，有一种设备可以立即缓解我的疼痛，并可能帮助我痊愈。不到 24 小时后，我就找到人用这种设备给我治疗了，结果我的疼痛从 9.9 分降到 5 分左右，这意味着我至少可以条理清晰地思考问题，并最终能再次安然入睡。在本书“无痛生活”一章中，我将告诉你更多关于这种脉冲电磁场技术（PEMF）的内容。大量的研究已经证实，这种技术可以使骨骼的愈合速度加快 50%。[14] 我相信，如果你受伤或遭受严重疼痛，需要强力缓解，脉冲电磁场技术可能是一种很好的解决方案。

尽管我的疼痛已经得到控制，但我不再是年轻时的自己了。我还会在舞台上倾尽全力，可是突然间手臂可能会失去知觉。或者，当一天进行到一半时，一切似乎都很正常，但突然间，疼痛就像电钻一样袭来。我还活着，但我失去了生活质量。我一点儿也没有意识到，我的健康危机即将变得越来越严重。

我去看了另一位医生，他给我做了检查，给出了一个令人震惊的结论。他看着我的眼睛说：“你所熟悉的生活已经结束了。”他给我看了一张我脊柱的图像，然后解释说：“你有严重的椎管狭窄。”我并没有感到多么意外，因为我的背痛很严重，已经持续了近 10 年。但医生警告说，我的情况非常严重，如果身体再受到一次剧烈的撞击，我就可能四肢瘫痪。从滑雪板上摔下来，或者在舞台上重重地一跳，都可能是灾难性的，甚至连跑步都是不可能的。

经过几十年高强度的体力消耗，我的身体似乎开始崩溃。我的生活一直由我的精力和思想决定，我一直致力于为人们提供服务，并一直不遗余力，尽我所能。但现在看来，整座大厦似乎随时都可能倒塌。

我不知道你是否有这样的经历——感觉自己萎靡不振，精力不济，缺乏活力，于是开始担心自己每况愈下、形销骨立。如果你有过类似经历，你就可以想象当时我的那种不确定感和恐惧感。但我不打算放弃，也不相信这种损伤不可逆转，不相信我的命运已经注定，于是我一如既往，行动起来，开始寻找解决方案。

神奇的康复

我们必须不断地改变、更新自己，

使自己富有朝气；否则我们就会僵化。

——约翰·沃尔夫冈·冯·歌德

幸运的是，我向我认识的最聪明、最懂技术、最具前瞻性的人，我亲爱的朋友彼得·戴曼迪斯寻求建议。彼得从小梦想成为一名宇航员，但他的父母希望他成为一名医生。因此，在麻省理工学院获得分子遗传学和航空航天工程双学位后，他又在哈佛医学院获得了医学博士学位。

不过最终，彼得另辟蹊径，开辟出属于自己的事业，其专业知识的广度和深度令人赞叹。他的众多成就之一是创立 XPRIZE 基金会，他是 XPRIZE 基金会的创始人兼执行主席。该基金会举办竞赛，激励创新者在医疗保健、人工智能、航空航天和环境领域取得突破。他的第一个 XPRIZE，安萨里 XPRIZE，激励人们创造出一艘可靠的、可重复使用的、私人资助的载人飞船，成功地降低了前往太空的风险和成本，使私人太空旅行变得可行。这项技术随后获得理查德·布兰森爵士的许可，他授权成立了维珍银河公司，并催生了一个新行业。之后彼得又创办或与人合伙创办了24家公司，还与人共同创立了一家风险投资基金公司，投资健康和长寿领域的前沿业务。此外，彼得还写了三本畅销书，并被《财富》杂志评为“全球50位最杰出的领袖人物”之一。彼得花样式爱好、虐狗式成功的背后，有什么共同点呢？彼得坚信，我们可以利用技术建设一个更美好、更健康、更富饶的世界。

考虑到我这位朋友的独特背景，没有人能比他更适合引导我找到最先进的医疗解决方案，也就是那种最前沿的技术了，这些技术最初只为相对较小的圈子里真正了解情况的人所用。彼得恰好处于这个圈子的中心。这不仅仅因为他是一个天才，对最新技术的进步了如指掌，而且因为世界上许多最杰出的创新者都为他的热情、激情和乐观所吸引。

当我向彼得寻求指导时，他建议我不要急着做手术，不管有多少医生把手术作为我唯一可行的选择。相反，他建议进行干细胞治疗。说得更具体一些，他建议我和他的好朋友罗伯特·哈里里医生谈谈。起初我很惊讶，因为我记得哈里里是个神经外科医生。“他的确是一名神经外科医生。”彼得回答，“但同时也是世界顶尖的干细胞专家，没有人比他更优秀。”

我当时并没有意识到这一点，但这有点儿像想要更多地了解篮球，这时有人告诉你：“为什么不见见我的朋友勒布朗·詹姆斯呢？他能教你怎么玩儿。”

下面简单介绍一下哈里里。罗伯特·哈里里，医学博士，哲学博士，一流的神经外科医生，世界知名生物医学专家，开创了使用干细胞治疗各种致命疾病的先河。哈里里是再生医学领域的传奇人物，因为他是第一个从人类胎盘中提取出异常强大、具有治愈作用的干细胞的人。这是一个改变游戏规则的突破，我们将在下一章详细讨论。哈里里拥有170多项已发布和正在申请的发明专利。同时，他还是一位连续创业者，也是Celularity公司的董事长兼首席执行官。这是一家临床阶段的生物技术公司，引领着细胞医学的下一个变革。

哈里里跟我介绍了不同类型的干细胞，并解释说它们并不都是生来平等的。当时，干细胞治疗的市场就像当初蛮荒的美国西部，许多治疗方法毫无把握，许多行医者滥竽充数，害人不浅。哈里里告诉我应该避开哪些坑，告诉我应当去哪里接受最好的治疗。他说："你需要最强壮、最年轻、最强大的干细胞，需要 10 天大的具有生命力的干细胞。"

几周后，我接受了第一次干细胞治疗。稍后我会从头到尾给大家讲述这件事，因为我想让你确切地了解这些再生疗法涉及什么，以及它们对你的帮助有多大。但现在，我开门见山地告诉大家结果：彼得和哈里里让我走上了一条我根本想象不到的康复之路。我受伤的肩膀在几天内就完全康复了——没有做手术。我的手臂从来没有僵硬得动弹不得，直到今天仍然活动自如，就好像我从未发生过滑雪事故一样。

但令人更惊讶的事情发生了——如果不是发生在我身上，我都不相信会发生这样的事情。第一次治疗过后没几天，一天早上，我从床上爬起来，突然意识到 14 年来我背部的灼痛完全消失了。这简直太神奇了，绝对是个奇迹。

各位亲爱的朋友，这就是我写这本书的原因。我今天之所以能著书立说与各位交流，完全得益于我身体的康复。在过去的几年里，我经历了一段改变人生的旅程。在这个过程中，我亲身体验到了再生技术这一勇敢的新天地是如何从根本上改变我们对健康、能量、体力和寿命的理解的。

我的康复始于我刚刚提到的干细胞疗法，但我逐渐意识到，这项技术革命的范围远不止干细胞，因此我想和你分享我所学到的关于许多转化工具的知识，这些工具现在可以用来倒转你的生物钟，使你的身体恢复活力，重新焕发生命力。我可以向你保证：一旦下定决心使用这些工具，并亲眼看到它们对你的健康和幸福的影响，你的生活就会焕然一新。

我自己这段神奇的康复经历将我带到了梵蒂冈，让我见到了教皇，同时让我与世界上一流的再生医学家进行交流。不过话又说回来，我既不是科学家，也不是医生。与罗伯特·哈里里博士不同，我没有花几十年时间在研究实验室里埋头苦干。我甚至都不知道像我这种体型的人能不能穿得下他们的实验服！所以，当我刚开始考虑写这本书时，我邀请哈里里和彼得与我合作，我很荣幸他们同意与我一起完成这本书，并分享他们出类拔萃的专业知识。

幸运的是，我们三个人都处于人生的同一个阶段，我们的主要关注点都是为他人服务。考虑到这一点，我们将把这本书所有的利润都捐赠出去，以改变人们的生活。首先，我们将捐赠 2 000 万份餐食给“供养美国”慈善组织，这是我所知道的帮助那些最需要帮助的人最有效的组织之一。事实上，我已经捐赠了我前三本书的所有收益，而且额外发起了“10 亿餐挑战”公益活动。到 2025 年，我们将提前提供 10 亿份餐食，目前已超过 8.5 亿份。本书的其他收入将被捐赠给医学研究领域的一些最杰出的领军人物，希望支持这些全球顶尖研究者与癌症、心脏病、阿尔茨海默病等疾病展开斗争。我们还希望推动一些杰出科学家的前沿研究，这些科学家将在接下来的章节与诸位见面。我们很高兴能参与进来，加速他们拯救数百万人的努力。我想让你知道，当你读这本书的时候，你不仅是在寻找改善自己生活的答案，也是在为医学研究做贡献，而且是在经济困难时期为那些最需要帮助的人提供食物。

在撰写本书的过程中，我们还大量借鉴了 11 位世界级专家的指导，他们是本书顾问委员会的成员，帮助我们找到了我们所选择关注的科学家、医生、发明家和企业家。顾问委员会成员名单已在本书开头部分列出。

有一次，在与这个优秀团队的一些成员开会时，我们开玩笑说，如果把他们的智商加起来，总数将超过 100 万分！在接下来的章节中，你将看到更多关于顾问委员会成员的信息，他们都是再生医学领域最杰出的专家学者。

我还想强调的是，这本书的内容并非基于我个人的观点。答案不是来自我，因为我不是这方面的专家。我的作用是为大家服务，充当大家的智慧搜索引擎。我将帮助你清除所有的噪声与干扰，向你介绍其中的关键人物，让你认识真正的内行高手——那些真正取得突破、值得你了解的创新者。你可以相信，这些人一定会引导你找到最有效的健康解决方案。

这和我在《钱：7步创造终身收入》一书中扮演的角色差不多，那是我写的一本投资方面的书，在《纽约时报》畅销书排行榜上排名第一。我不是投资方面的专家，但幸运的是我接触过一些历史上最优秀的投资者。于是我采访了投资领域50多位行业巨头，其中包括瑞·达利欧、沃伦·巴菲特、保罗·都铎·琼斯和卡尔·伊坎等亿万富翁。我分享了他们最重要的见解，并将其归纳为实现财务自由的7个简单步骤。正如我前面所说，成功是有迹可循的。

这一次，我将带你进入一个非常不同的游戏——健康寿命革命，认识一下其中的大师级专家。他们许多人的名字对你来说可能很陌生，但在这一领域，他们都是精英中的精英。我将在他们的帮助下，向你介绍最有效的工具、技术和策略，以恢复你的活力，优化你的健康。

很多解决方案现在已经投入使用了，这意味着你可以根据我们即将分享的信息立即采取行动。但是，再生医学领域发展极快，因此我们还将重点介绍一些最重要的进展，包括我们预计在未来一年、两年或三年内可能出现的许多变革性疗法。事实上，在这本书中，我将带你踏上一段旅程，认识世界上一些最杰出的专家，并与你分享195家以上的公司，这些公司在创造这些改变生活的创新解决方案方面处于领先地位。对于其中的许多成就和突破，我深信不疑，并且已经以个人身份对其中的28家公司进行了投资。不过，我希望你能明白一点：无论是彼得还是我，都无意也不会向你提供投资建议。此外，这些公司中的大多数都是私营的，没有公开上市，也不对公众开放投资。其中一些创新解决方案已经进入人体临床试验阶段，其效果可以说相当令人震撼，你可能认为它们几十年后才会出现，但事实上，它们转瞬之间就会到来。

在此，先剧透一点点。

- 想象一下，注射干细胞可以刺激心肌细胞和血管的新生，从而治愈受损的心脏。

- 想象一下，通过注射而非手术，帮助免疫系统加速溶解实体肿瘤，战胜长期被认为无法治愈的癌症，或者预防阿尔茨海默病或帕金森病。
- 想象一下，3D 打印机可以从移植于患者自身的干细胞中创造出无限量急需的新肾脏，保证器官不会产生排斥反应。
- 想象一下，一种外用洗剂可以刺激头皮，长出新发，而且没有传统的副作用。
- 想象一下，一次注射就可以让膝盖或背部长出新的原始软骨，治愈骨关节炎。
- 想象一下，干细胞喷枪可以在不植皮的情况下治愈二度烧伤，只需几天或几周，而之前的治疗方法需要几个月甚至几年。[15]

上面列出的这几点，只是已经存在或正在快速发展的震惊世人的几项创新。我很高兴你能读到这些非同寻常的全新解决方案，它们几乎预示了无限的再生可能。我保证，此次阅读之旅一定会让你惊叹不已，精神振奋！

内容提要

及吾无身，吾有何患。

——老子

首先，我想问你一个问题：是什么让你选择了这本书？让我来猜一猜。

- 你现在感觉很好，希望在未来的许多年里都保持这种状态。你懂得充分利用每一种尖端技术带来的机会，让自己精力充沛，避免可预防的疾病，增强免疫系统。

- 又或者你是一名运动员，正在寻找提高成绩的新方法，想追随老虎伍兹、拉斐尔·纳达尔和克里斯蒂亚诺·罗纳尔多的脚步。所有这些冠军都使用过再生医学技术，不用手术就从伤病中恢复过来，仅用数周（而不是数月）恢复到最佳状态。
- 或者你是你所在领域的顶尖人物？你努力工作，终于功成名就，过上了自己渴望的生活，但最近却感到疲惫不堪、精神不济。现在你希望重新激发自己的活力，重拾昔日的热情，冲刺新的高度。
- 又或者，你像我一样，兴致勃勃地在快车道上飞驰，感觉棒极了——直到突然轧到一个坑洞或撞上一个巨大的路障。现在你需要最新的科学技术，最不具侵入性的解决方案，以及最理想的结果。
- 你追求长寿，但不只是想活得更长，还想获得超高的生活质量。
- 最后，也许你想让自己健康长寿，想看看能否从某些专家那里了解到一些科学技术和疗法，可以让你再健康地生活几十年。说不定在未来的某一天，能让你从 100 岁变成 60 岁。

如果你符合上述任何一种情况——也许不止一种，那么请放心，这本书就是为你准备的。无论年龄多大，无论处于人生的哪个阶段，无论身体状况如何，你都能在这本书中找到大量实用的解决方案，帮助自己达成所愿。

现在你可能已经看到，这是一本大厚书。但我希望你能坚持读下去，因为这本书解答了生活中一些最重要的问题。我们的目的是帮助你实现你内心最雄心勃勃的个人目标，并克服你或任何你关心的人可能面临的困难。顺便说一下，你可能没有意识到这一点，但统计数据显示，对大多数书来说，读完第一章的读者不超过 10%！如今你选了这样一本大部头的书，那就充分说明你决心提高自己的能量、活力和力量。对我来说，我当然希望你能读完整本书，因为书中包含的信息价值连城，可以应用到健康与活力的方方面面。既然你已经读到这里，那么我希望你能坚持读完，为此我十分感激，而且我知道你也会十分感激！不过，为了帮助你更好地阅读本书，让我先带你快速浏览一下本书的主要内容。这本书分为五个部分。

第一部分　生命力革命

这一部分探讨了多种方法，能让你的身体产生更大的能量，并更快地愈合。我们会了解为什么我们会变老，以及科学家为什么开始认为我们可能不需要变老。在这介绍性的一章之后，我们将深入研究生命的原材料——干细胞，它是身体再生的基础疗法。然后，我们将为你介绍最新的预防、预测、个性化诊断工具。毫不夸张地说，这些工具可以拯救你的生命。随着继续往下读，你会发现事实的确如此，因此不要错过这一章！我们还将向你展示如何通过简单的激素测试帮助你绘制再生路线图，从而让你产生比以往任何时候都更多的能量、力量和动力。在这一部分的最后，我们将介绍世界上最受尊敬的一位长寿专家针对衰老的根本原因提出的全新观点，同时还将介绍我们如何以他为榜样，减缓衰老的步伐，甚至逆转我们的生物钟。这名杰出的哈佛大学研究员揭示的基本机制为我们后面章节的许多重要工具和疗法奠定了基础。

第二部分　再生医学革命的英雄

我们将深入探讨一些打破常规的技术，这些技术正在改变我们所熟悉的医学，以及一系列轰动一时的工具，这些工具似乎是任何已知的东西都无法比拟的。我将带你去认识一下书中的英雄们，正是这些特立独行的创新者将再生医学从实验室工作台带到患者的床边。这些英雄包括：玛蒂娜·罗斯布拉特，她在女儿患上罕见的晚期肺病后，开创了一个全新的器官置换行业；卡尔·朱恩博士，他主持了 CAR-T 细胞的研究，这种活性药物在没有化疗或放疗的情况下扭转了血液和骨髓癌症的治疗局面；美国生物科技公司 Biosplice 团队，该团队正在破译细胞间通信的罗塞塔石碑，似乎即将找到治疗骨关节炎的方法。在第五章“器官再生的奇迹”中，你将了解到，干细胞 3D 打印技术已经帮助数百名患者获得了移植用的皮肤和机器制造的膀胱，从而可能很快结束那种将死之人苦苦等待器官移植的情况。在第八章，我们将探索基因治疗和基因编辑技术如何修复受损的心脏，恢复基因受损的视力，消除与阿尔茨海默病相关的焦虑，并且可能阻断衰老过程本身。

其中一些突破性疗法目前已经面市，而有些疗法仍在美国食品药品监督管理局的严格审批过程中，需要经过第一阶段（是否安全？）、第二阶段（是否有效？）和第三阶段（是否可大规模使用且优于现有疗法？）的测试。[16] 但是，你现在不需要排队等待未来技术进步后再采取行动，提高生命力。这里只举一个例子：一种非侵入性的门诊治疗方法，使用聚焦超声技术可以在几个小时内缓解帕金森病引起的无法控制的震颤……而且看起来这种疗法可能会真正解决阿片类药物成瘾的问题。

第三部分　现在你能做什么？

这一部分是必读的，因为我们将与你分享一系列实用工具，从而提升你的身体与情感能量。在“终极活力药剂”一章中，我们将向你介绍几种广泛使用的、具有强大安全性的“返老还童”补充剂，其中既有天然的“基因开关”，比如多肽，也有一些科学家认为可以预防癌症和心脏病的美国食品药品监督管理局批准的廉价药物。我们也将分享一些基本的健康要素：营养、禁食、睡眠以及运动。我们会向你推荐我们最喜欢的小装置和可穿戴设备，你可以用它们来调整自己的习惯，监测自己的进步，并评估最适合自己独特体质的方式方法。最重要的是，我们将向你展示我们发现的工具，它们可以在最短的时间内产生最强大的效果。

为了深入了解核心原则，我们将向你介绍各种各样的饮食，尤其是饮食背后的基本原理。这些饮食经过科学证实，可以增强活力，改善健康，延长寿命。我们将介绍良好睡眠对健康的影响——既能影响睾酮水平，也能调节血糖。我们将讨论肌肉质量对塑造健康的重要性。我们将介绍哪些常规运动能最有效地提高人体机能，其中包括每周 10 分钟的锻炼，可以增加你的力量和灵活性。（而且你会乐此不疲！）我们甚至会解释如何通过细胞再生和其他与美容相关的技术来恢复青春，这样你就可以看起来像你感觉的那样年轻力壮、朝气蓬勃，完全不用理会你的实际年龄。我们将邀请两位世界级专家来解开女性健康的谜团，并帮助我们理解影响女性生活质量最关键的因素。

第四部分　应对六大健康杀手

我们将解决大多数人面临的最大健康威胁，并为你带来最好的预防手段和替代疗法。这些健康威胁包括：

1. 心脏病
2. 中风
3. 癌症
4. 炎症和自身免疫病
5. 糖尿病和肥胖
6. 阿尔茨海默病

这一部分将在前几章的基础上展开，探讨基因疗法、干细胞技术、器官移植以及其他手段的最新进展是如何在对抗人类最大健康杀手的战争中提供火力强大的新式武器的。再说一遍，你可能不需要阅读第四部分关于疾病的所有章节，你可以根据自己或身边亲人的需要，随意选择阅读你认为最重要的章节。

第五部分　长寿、心态和决定

在最后这一部分，你会发现我们对年龄的概念——对“老年”或

“中年”的概念——即将彻底改变。我们将着眼于人工智能、传感器、网络、CRISPR以及基因治疗等加速发展的技术，此类技术正在推动一场长寿革命。我们将理解为什么世界上许多深受尊敬的科学家认为80岁的人可以年轻得像只有50岁，并且很快100岁的人可以年轻得像只有60岁。你能想象这对你来说意味着什么吗？随着年龄的增长，你竟然“越活越年轻”，在本应别无选择、只能衰老的人生某个阶段，你竟然能保持甚至增强活力！

基于对许多即将实现的技术的了解，彼得·戴曼迪斯希望自己能活得远远超过100岁。对此我不敢赌他会输！尽管如此，我们都知道活得久可能是一件喜忧参半的事情。对一个饱受病痛折磨的人来说，延长几十年的寿命听起来更像是一种惩罚，而不是一种奖励。最好的礼物就是让我们的身体恢复活力，等到将来七老八十，甚至90岁、100岁的时候仍然精神抖擞，老当益壮，无病无痛。换句话说，我的目标以及我对你的希望，不仅是生命的数量，还包括生命的质量。我想要的不仅是长寿，还要健康长寿。

提高生活质量的秘诀是什么？虽然身体健康是无价的，但没有什么比我们的心态更重要，因为心理与情绪力量强大，能治愈我们身体的方方面面。本书的最后两章将向你介绍安慰剂的神奇力量，告诉你我们的思想是如何治愈我们的身体的，以及你能够做出的最重要的可以改变你生活质量的决定。

无论如何，请务必阅读本书最后两章，这两章可能是你在整本书中读到的最重要的章节。为什么这么说？因为无论怎样对待自己的身体，如果管理不好心理与情绪，我们都无法体验我们真正渴望和应得的生活质量。这两章将向你展示心理治愈的力量。此外，这两章还会引导你生活在美好的状态中，提升你的心理、身体和精神状态，使你与自己生命力的联系比以往任何时候都更加紧密。你可以摆脱恐惧，生活得自由自在，更好地享受生活，热爱生活，成就更多，分享更多——可以在更高的层次上体验生命的惊人奇迹。

所以，现在为什么不花点儿时间制订一个游戏计划呢？你可以为自己设定一个目标，比如一天读一章，或者一周读两章，这样大约 12 周你就可以读完这本书。或者，如果你像我一样对本书的主题充满热情，也许你会花一个长周末读完这本书。我可以向你保证，当这段阅读旅程结束后，你不仅会了解最新的突破和技术，以增强你的力量、活力和能量，而且会了解如何与疾病做斗争并切实预防疾病。拥有这些洞察力不仅会让你自己受益，也会让你的家人或任何你所爱的人受益。此外，接下来的每一章一开始都有一个简短的摘要，这样你就知道接下来会看到哪些内容，以及会得到什么承诺。

现在，这一阅读旅程听起来是不是值得一走？我保证，当我们一起揭秘改变我们生活的一些最强大的工具时，你肯定会感受到敬畏和鼓舞。下面，我们就开始此次旅程吧……

02

干细胞：大自然的修复工具

再生医学革命的驱动力

再生医学革命正在向我们走来。

就像钢铁之于工业革命、微芯片之于技术革命，

干细胞将成为下一场革命的驱动力。

——凯德·希尔德雷思

干细胞行业研究公司 BioInformant 创始人

在这一章，我们将介绍干细胞，它是人体每个组织和器官的基本组成部分。最重要的是，我们将与你分享每天产生的令人信服的临床成果。目前一些早期成果已经实现，绝对令人惊叹不已。在本章中，你将了解到：

- 像老虎伍兹、拉斐尔·纳达尔和克里斯蒂亚诺·罗纳尔多这样的运动员都曾使用干细胞疗法代替手术治好了韧带撕裂和退行性背部疼痛，治愈周期通常只需几周而不是几个月。[1]
- 5 名老年性黄斑变性（一种进行性疾病，通常会导致失明）患者的视力得到稳定。[2]
- 美国加州一名年轻人在一场车祸后颈部以下瘫痪，现在他已经恢复了双手和手臂的功能，正在尝试再次行走。[3]
- 一名 4 岁男孩克服重重困难，借助他刚出生的妹妹的干细胞战胜了白血病。

- 一名少女摆脱了镰状细胞贫血带来的终身痛苦。
- 一名因多发性硬化而瘫痪的 26 岁女子现在正在滑雪场上滑雪！

总而言之，超过 100 万人曾经目睹干细胞改变了他们的生活，甚至挽救了他们的生命。[4] 这一章对我来说很特别，因为我是他们中的一员。要了解更多关于这些惊人突破的信息，请跟我来。你即将读到的东西可能也会改变你的生活。

生物初起是干细胞，它是生物体生命的起源。

——斯图尔特·塞尔博士

免疫学家，研究干细胞和癌症之间的关系已有 50 年

当年第一次见到罗伯特·哈里里博士时，我还在忍受肩袖撕裂带来的灼痛。哈里里集外科医生、科学家、企业家三种称号于一身，是干细胞生物学领域的先驱之一。不知为什么，我曾把他想象成一个身穿白大褂、瘦骨嶙峋、秃顶的老家伙。哈里里在他的领域中属于顶尖人物，所以我觉得他可能会很内向，也许还有点儿傲慢。但事实证明我错了！这个肌肉发达、魅力十足的家伙走了进来，一头浓密的头发，非常热情，举止十分谦逊。哈里里说话开门见山，简明扼要，让我终生难忘，我立刻意识到我们会成为很好的朋友。20 年来，他一直致力于将最好、最安全的干细胞疗法引入美国大众市场——将反应性疾病治疗转变为主动、精准的医疗保健。哈里里博士是少有的决心改变世界的人，关键是他有智慧、有见识、有经验，而且还有斗牛犬般的坚忍意志，能把事情办好。

我知道你听说过干细胞，这是我们每个人与生俱来的宝贵财富。干细胞具有两种独一无二的超强能力。与其他细胞不同，干细胞可以终生分裂和自我更新。更重要的是，它们就像一把细胞万能钥匙，可以解锁几乎无限的治愈能力。它们可以分化成我们身体需要的任何类型的细胞，可以修复或替代我们皮肤、骨骼、肌肉、血液、视网膜、肝脏、心脏和大脑中比较特殊的组织。除此之外，干细胞还能增强我们的免疫系统，帮助我们保持健康、强壮。[5]

简言之，干细胞是人体的修复工具。它们提供的原材料——分子信号和生长因子——使我们能够抵御疾病，恢复伤情，提振精力，改善机能，让我们呈现出最佳的状态。

在和哈里里博士谈话之前，我做过详细调查。我知道世界上最严格的医疗监管机构之一美国食品药品监督管理局监管着干细胞在 80 多种血液和免疫系统疾病中的应用，包括白血病和淋巴瘤。我知道全世界有 100 多万人接受了干细胞移植，无病生存率高达 90% 以上。还有数十万人已经通过了自身免疫病、阿尔茨海默病、帕金森病和许多其他慢性疾病的临床试验，证明了干细胞疗法的安全性。

我认识几个关节有问题的人，他们发誓要接受"未经检验的"干细胞治疗。此外，我还发现，有几项小型研究表明干细胞治疗的确有好处。但是，当去看三位不同的专家，试图解决撕裂的肩袖引起的巨大疼痛时，我听到的却是一片否定的声音。

"干细胞之说还没有被证实。"他们告诉我。

他们坚称，干细胞并没有被批准用于治疗我的疾病。

其中一人表示："不值得冒这个险。你的病情很严重，需要立即手术，不要异想天开！"

也许你自己的医生也说过类似的话。这种情况经常发生在那些开始寻找官方"标准疗法"之外的替代方案的患者身上。我听取了那些专家的意见，因为他们都非常厉害，成就斐然，而且我也相信他们都希望我得到最好的治疗。但我无法摆脱那种挥之不去的直觉——适合我的解决方案无法在手术台上找到。我平均每年都会前往 12~16 个国家的 115 个城市登台演讲（其中有些城市是多次前往）。我对自己答应的事情向来非常认真，决不反悔，因此手术后长达数月的康复对我来说是行不通的。

为了得到我需要的帮助，我不得不前往另一个国家——在那里，我的身体可以在某种自然的疗愈下自我康复。我必须承认，当时我不太想在美国国内进行干细胞治疗，因为美国诊所从患者自己的脂肪组织或骨髓中提取自体细胞（这是个很大的词，指的是从自己体内提取的细胞），其过程具有侵入性，十分痛苦，而且更糟糕的是，治疗效果并不可靠。这种方法充其量能让我体内的旧干细胞重新投入工作，并寄希望于只要许个愿或祈祷一下它们就能完成治疗。经过几个星期的调查，我觉得自己已经走入死胡同，状态极其糟糕，身心俱疲——直到遇到罗伯特·哈里里博士。

哈里里开门见山地告诉我，来自脂肪的自体干细胞具有明显的临床局限性。他解释说，我们的组织和器官经历不断更新和恢复的过程，这是一个由我们的干细胞自然驱动的过程。问题的关键是：从我们出生的那一刻起，我们的干细胞库就开始枯竭。这一过程被称为“干细胞衰竭”，被认为是衰老的主要原因之一。随着年龄的增长，我们的一些干细胞会被耗尽。它们中的大多数还在，但已经失去了修复或替换受损组织的能力。

当我们达到 25 岁或 30 岁时，衰减的速度开始加快。到 80 岁的时候，我们的干细胞数量可能只有婴儿时期的千分之一，而剩下的寥寥无几的干细胞也只能勉强维持生命。我们的身体——我们经过优化的自然再生机器——开始遇到自己无法解决的问题。

哈里里非常健谈，他对我说：“你可以把自己的身体想象成一座美丽的大厦。大厦刚建成的时候，配备了一大批维护和维修人员，他们知道在出现问题时该怎么做。在小问题变成大问题之前，他们会设法解决管道泄漏或接线短路等问题——对此你甚至都不用过问。随着时间的流逝，你的豪宅日渐陈旧，维护人员七零八落，死的死，老的老，再也无法登高修缮屋顶，也不能及时清理主卧室里的霉菌。更糟糕的是，他们用来维修的材料逐渐用完，剩下的材料也不如原来的好。如此一来，终有一天房屋会倒塌。”

当时我 56 岁，非常认可哈里里的观点：我体内日渐衰老的干细胞可能无法治愈我的肩膀。哈里里说，比较理想的情况是，我们应该从健康分娩后的胎盘中——里面含有非常丰富的新鲜干细胞——召集精兵强将前来增援。

胎盘是一种保护胎儿不受伤害的器官，为胎儿提供成长所需的氧气、营养和生长因子，或者诚如彼得所言，胎盘是“大自然自己制造婴儿的 3D 打印机”。正如哈里里会告诉你的那样：“人类在出生时处于生理上的最佳状态——从那之后就开始走下坡路。”胎盘细胞在零岁时冷冻起来，可以处于最佳状态，因为它们的 DNA 不会被病毒或紫外线破坏，不会被酒精、烟草或在高空穿透飞机的宇宙辐射污染。它们最接近纯天然。最重要的是，它们来自健康新生儿的自然分娩，这就使得它们不但数量丰富，而且使用起来不存在道德伦理问题。

在康奈尔大学接受外科训练期间，哈里里对一名未出生的脊柱裂患者在子宫内进行的胎儿外科手术很感兴趣。脊柱裂是一种脊柱无法完全闭合的疾病，损伤脊髓，导致先天缺陷。外科医生打开怀孕妈妈的子宫，取出胎儿，缝合其背部以覆盖脊柱，然后将其放回子宫。几个月后孩子出生，哈里里博士惊奇地发现，这个婴儿长得很好，身上没有一丝疤痕，就好像从来没有做过手术一样。此时哈里里意识到：如果能利用这种再生能量，我们就真的能够重建自身。

你知道我们人类 X 战警的潜力还没有被完全发掘吗？在与凯斯西储大学干细胞教父阿诺德·卡普兰共同撰写的一篇论文中，哈里里指出，只要伤口没有缝合，婴儿甚至一些幼儿被割断的指尖都可以再生。他们能引导身体的“内在蝾螈”再生出失去的组织！

胎盘还有另外一个好处。它作为一种防御系统，保护发育中的胎儿免受各种各样的威胁。这个器官含有超强的抗癌免疫细胞……这可能就是我们几乎从未听说过怀孕的妈妈将癌症传给孩子的主要原因。

你现在相信了吗？我当时深信不疑。但接着哈里里博士告诉了我一个坏消息：尽管胎盘源性细胞在任何允许使用的地方都有明显的安全、有效的记录，但在美国，胎盘源性细胞尚未被批准用于整形外科治疗。正如哈里里解释的那样，美国食品药品监督管理局责任重大，需要指导、确保这些疗法使用的安全性，目前还有很多工作要做。我的治疗似乎近在咫尺，却又遥不可及，真的很令人沮丧。

不过对我来说幸运的是，哈里里有着斗牛犬般坚强的毅力，没什么问题能难住他。他知道巴拿马的一家诊所获准用胎盘细胞以外最好的细胞——来自脐带的高质量干细胞——来治疗患者。他强调说："脐带不是胎儿组织，完全不是。"他告诉我，几十年来，婴儿的脐带和胎盘在出生后就被丢弃了——尽管它们"比你自己老化的干细胞强大得多"。哈里里博士和我分享了一个又一个患者的故事，告诉我他们用这些原始干细胞治疗后取得了各种显著的积极效果。

我以患者的身份问了一个大家都想知道的问题：这种治疗的费用要多少？我联系了巴拿马那家诊所，了解到治疗费用从 1 万美元到 2.5 万美元不等。膝盖、脚踝或肘部的治疗通常只需 5 000 美元，但肩袖的治疗要比这些部位的治疗贵得多。

尽管我十分信任哈里里，但还是被这个价格惊得瞠目结舌："要 2.5 万多美元，你在开玩笑吧？"

但正如哈里里提醒我的那样，肩部手术的花费可能也要那么多，甚至更多，这还没有算上几个月康复期的花费。而且，即使做了手术，也没有人可以保证我能恢复到受伤前的状态。

不过，我犹豫了。当时我根本不知道采用这种治疗方法将是我一生中最划算的一笔交易。当时，我的神经疼痛几乎无法忍受。肩膀只要稍稍错位，就像遭到电击一样，痛得十分厉害，这让我简直喘不过气来。再这样下去我的事业就岌岌可危了，绝对不能犯任何错误。为什么在所有知名专家都把我引向相反方向的时候，我却要听哈里里的话前往中美洲呢？

然后，我做了在这种情况下我通常会做的一件事——评估风险与回报。如果干细胞不起作用，我最坏的情况会是什么？我还是可以去做手术的。但如果干细胞起作用了，我就能立即摆脱疼痛，完全恢复肩部功能，而且恢复时间也短得多。既然如此，为什么不给干细胞一个机会呢？我不知道你怎么想，但如果要我在针和刀之间做选择，你每次都可以给我针！

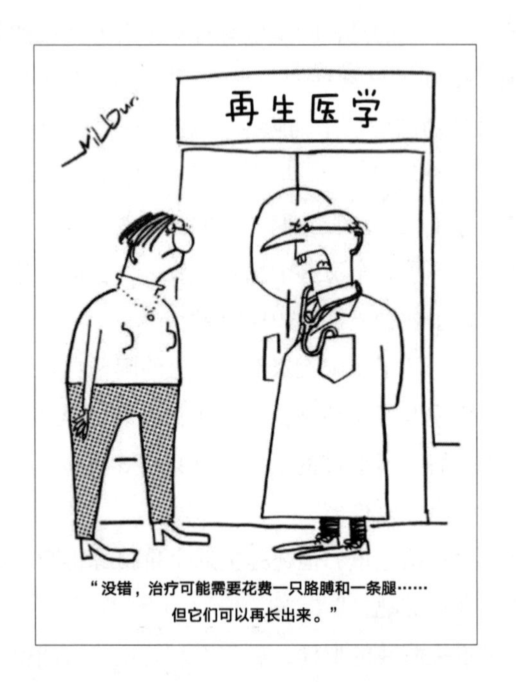

“没错，治疗可能需要花费一只胳膊和一条腿……但它们可以再长出来。”

最重要的是，我信任哈里里博士。这位来自皇后区的工薪阶层家庭的孩子，一路奋斗成长为世界顶级神经外科专家，显微外科手术领域无与伦比的创新者，然后成为再生医学之父。他挑战了传统智慧，找到了另一条康复之路——这条路不是由有毒的化学物质铺就的，而是由生命的原始组成部分活细胞铺就的。

多年来，哈里里博士挽救了很多人的生命。但他是如何发展到今天这一步的，却是一个引人入胜的传奇故事。这个故事告诉世人，如果我们坚守初心（对哈里里来说，这种初心就是帮助别人、解除他们的痛苦以及改变再生医学领域的强烈愿望），那么我们任何人都可以找到生活的答案。

年轻血液的力量

哈里里博士对干细胞力量的痴迷始于 20 世纪 80 年代初，当时他还是纽约康奈尔大学双修医学与哲学的博士生。在准备毕业论文的过程中，他打算做一些真正有意义的事情。因此，他致力于研究心脏病和心脏病发作这个世界头号杀手的主要起因——动脉粥样硬化。

根据当时的传统观点，动脉粥样硬化是由高血压和高胆固醇等代谢问题引起的。但哈里里怀疑这可能是由与年龄相关的炎症引起的。在自学了显微外科手术之后，哈里里做了一件事，这件事改变了我们对干细胞历史的理解。简单来说，他把年轻小鼠和年长小鼠的微血管进行了互换。

接下来发生的事情令人震惊。首先，年长小鼠似乎变得更年轻了。它们的毛发变得更厚更黑，肌肉变得更强壮，穿过地下迷宫的速度更快。与此同时，接受了年长小鼠血管的年轻小鼠正好相反。它们似乎更加昏昏欲睡、无精打采，机体走下坡路，开始出现故障。

哈里里想知道“年轻血液”中是否有可以帮助老年动物痊愈的因素，因此，他在两组移植的组织上做了一个切口，以测量损伤修复的速度。

结果哈里里又一次有了惊人的发现。年长小鼠的受伤组织在年轻小鼠体内迅速愈合，速度惊人。事实上，其愈合速度甚至比他植入年长小鼠体内的年轻血管还要快。哈里里博士凭借这一非同寻常的发现，完成了一项大多数人认为不可能实现的壮举。

尽管哈里里和其他人要证明我们的干细胞会随着年龄的增长而减少和变弱还需要几年的时间，但种子已经种下了。哈里里意识到，炎症是“衰老时钟上的秒针，它虽然代表的时间单位小，但一直在转动，其状态会侵蚀器官和组织，损害干细胞库”。

从那以后，哈里里说：“我的论点变成了衰老实际上是干细胞的问题。”更重要的是，小鼠实验表明，你可以在某个有机体内让时间倒转——既可以减少时间，也可以增加时间。干细胞具有减轻炎症、愈合组织、恢复器官和重现年轻功能的能力。这意味着什么？这意味着衰老是可逆的！

正是在那个时候，哈里里意识到，将来干细胞移植肯定会成为一种颠覆性的医疗技术，涉及范围极其广泛。他说，目前所缺少的只是一种“可以像药品或任何其他治疗方法一样被医生使用”的产品。但哈里里也知道，只依赖胚胎或胎儿干细胞，这个领域永远不会发展壮大。他想，一定还有更好的方法。

胎盘的力量

胎盘是干细胞的补给站。

——罗伯特·哈里里博士

几年后，哈里里找到了这种方法。哈里里下班后匆匆赶去看他女儿亚历克斯在孕期前三个月的超声检查结果，胎儿只有花生大小——完全正常。让哈里里吃惊的是胎盘，它看起来比预期的要大得多，而且与未出生的孩子不成比例。像以前所有的医学院学生一样，哈里里所受的教育告诉他，胎盘是母体和发育中的胎儿之间进行物质交换的器官，上面遍布密集的血管，用来输送重要的营养素和氧气——不多也不少。不过哈里里想知道，如果这就是胎盘的全部作用，胎盘为何不与其滋养的胎儿同步发育？究竟是什么原因让胎盘在如此短的时间里长那么大？

哈里里可能不是第一个注意到这种异常现象的医学科学家，但他可能是第一个痴迷于研究这种异常现象并深入了解胎盘生物学价值的人。他推测，这个器官之所以被忽视，是因为它“出来时看起来非常怪异，而且血淋淋的。也许作为一名创伤外科医生，我丝毫没有那种恶心感，所以更容易建立正确的认识”。

哈里里在成为医生之前受过工程师训练。工程师都知道形式服从功能。因此，胎盘肯定不仅仅是一个界面那么简单。哈里里认为它肯定以某种方式控制发育，控制婴儿的生长速度。如果是这样，其原理何在？又是如何控制的？

哈里里的工程师思维一直在琢磨这个问题。有一天，他从医疗垃圾箱里取出一个胎盘，带回实验室，他心里想：“人们会认为我是个疯子。”

当他给胎盘灌注液体并开始进行拆解时，“它看起来不像血管界面，而像一个生物反应器。这是一个小叶片状器官，有密集的组织和大量的细胞，这些细胞在分裂、繁殖和分化，正从胎盘的血液流向胎儿的血液”。

哈里里说，那时“我突然意识到，也许胎盘是胎儿干细胞的补给站。人们把如此宝贵的器官扔掉，简直是暴殄天物，这着实让我生气”。

接下来发生的事情大家都知道了。哈里里离开了康奈尔大学，创立了美国生命银行，这家银行使用专利技术采集、测试脐带血和胎盘干细胞，并将它们保存在氮冷冻柜中。这项服务提供给想要“储存”新生儿干细胞的父母，以保存孩子原始的、未被破坏的 DNA 及其多能干细胞。这有什么意义？这些干细胞将来可能用于器官再生或修复损伤。这还真算得上是个未雨绸缪的银行账户啊！

在接下来的 20 年里，哈里里投身干细胞研究。他的研究团队由著名的洛克菲勒大学的张晓奎博士和纪念斯隆 - 凯特琳癌症中心的叶倩博士主持，他们证实胎盘制造了大量的多能干细胞。多能是什么意思？多能指的是这些细胞几乎可以发育成任何组织或器官：皮肤、大脑、心脏、骨骼、肺、胰腺或膀胱。相比之下，从脐带血中提取的脐带血干细胞只能分化成不同类型的血细胞。

在未分化的状态下，胎盘多能干细胞包含一套完整的信息，这些信息储存在我们的 DNA 中，并且处于开箱即用的状态，就像老式笔记本电脑中的安装盘一样。

正如哈里里解释的那样：“你过去常常从安装盘上运行计算机，对吗？安装好软件之后就把磁盘收走，好好保护它，不让任何东西破坏里面的软件，比如电磁辐射源，为的是以防将来再用到它。如果计算机里的软件开始出问题，你只需删除出问题的软件，然后重新安装就可以了，它又像新的一样。”

“对于胎盘干细胞，我认为我可以将其放入深度冷冻柜，从而保护 DNA 中的生物软件。如此一来，当有人需要时，我们可以给他们带有完整的、未被破坏的基因组的干细胞，以及所有蛋白质和酶的蓝图，等等。这就是我的理论。”

作为干细胞的好处是，我们长大后可以随心所欲，想成为什么就成为什么。

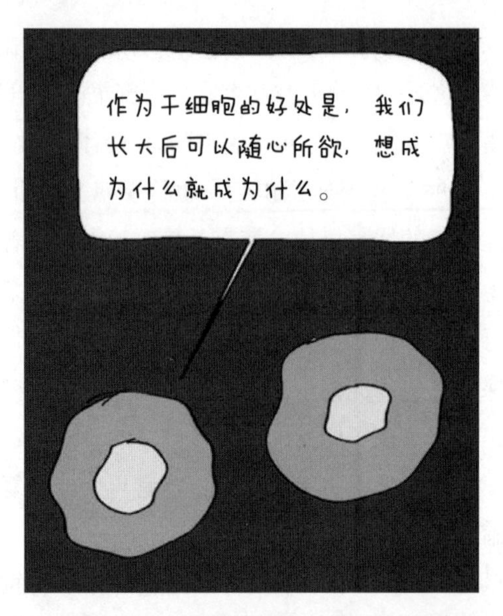

婴儿出生后，胎盘组织一旦被丢弃，就不可能再找回那些完美的干细胞，也就是我们完美的安装盘。哈里里永远不会忘记一对儿夫妇，他们的家庭医生劝阻他们不用储存第一个儿子的脐带血。当他们的第二个孩子得了白血病，急需进行干细胞移植时，这对儿夫妇哭着来找哈里里。一种潜在的治疗方法从他们指间溜走了。

彼得·戴曼迪斯为他的双胞胎儿子在美国生命银行储存了胎盘，我也为我的宝贝女儿储存了胎盘。我们对这家机构进行了投资，希望组织储存能够成为常态。正如哈里里所说："科学总是在不断发展，有着巨大的应用前景。如果你的宝宝生来就有一套备用的肺或肾，你为什么要在出生时把它们扔掉呢？"

与取自我们自身脂肪组织或骨髓的自体干细胞不同，使用胎盘干细胞对捐赠者没有任何风险和不适。其操作可以实现标准化，并且像现成的药品一样，在短时间内就可以买到。如此一来，导致其他疗法如此昂贵的围绕服务产生的费用就被取消了。干细胞产品一旦被大规模生产出来，所有人就都能负担得起。

全球每年大约有 1.4 亿新生儿出生，鉴于此种情况，胎盘干细胞可能会引领未来，促进面向大众的再生医学与精准医疗的发展。无论财富或收入如何，每个人都可以得到胎盘干细胞治疗。一个胎盘就能提供超过 10 万剂的治疗剂量，比脐带或任何其他来源的剂量都多。

哈里里利用这些信息建立了一家名为 Anthrogenesis 的初创公司，然后将其与全球最大的生物技术公司新基公司合并。在接下来的 7 年里，哈里里利用主管新基公司细胞治疗部门的机会，发现了更多关于细胞药物治疗糖尿病、克罗恩病、皮肤创伤和烧伤的潜力，甚至还包括让最有天赋的科学家苦恼的恶性实体肿瘤！2017 年，哈里里与彼得·戴曼迪斯合作成立了一家新企业 Celularity 细胞医学生物技术公司。我也投资了这家公司，它现在是一家在纳斯达克上市的公司。这种"生物炼化技术"为一系列现成的治疗方法设定了标准，从多能干细胞到修饰 T 细胞，再到自然杀伤细胞（NK）。

哈里里介绍说："Celularity 公司已经开始改变游戏规则，使用源于胎盘的自然杀伤细胞治疗白血病和其他血癌。"一旦得到美国食品药品监督管理局的批准，该公司就有能力为无数其他癌症提供数百万种治疗方法。这对胎盘来说是一场多么疯狂的逆袭啊——从医疗垃圾变成了具有非凡疗效的液体黄金！

至于胚胎干细胞，哈里里认为它们不适合广泛的临床应用。撇开伦理问题不谈，他认为胎盘细胞在药物开发方面具有绝对优势："许多受精卵可以进入囊胚期胚胎，但还不足以完成足月妊娠。当你仔细观察胚胎干细胞系时，你会发现其中有很大一部分——多达 80%——有明显的染色体异常。这些缺陷通常会导致孕妇在足月前停止妊娠。对胚胎干细胞来说，这是一场质量控制的噩梦。"

哈里里接着说："我认为，来自健康新生儿胎盘的干细胞，带有质量保证图章——'经由大自然母亲批准'。"

在开始研究胎盘干细胞 10 年后，哈里里发现了证据，证明开发再生疗法新平台的想法是可行的。来自新奥尔良的 4 岁男孩昆廷·默里被诊断患有急性淋巴细胞白血病。由于他的骨髓中充满了未成熟的白细胞，昆廷的存活概率被估计在 30% 以下。

幸运的是，这个男孩的母亲怀了第二个孩子，一个女孩，母亲在昆廷确诊时已经有 5 个月的身孕。当乔里出生后，她的医生立即将其血样送到新基公司进行分析。哈里里希望用双管齐下的方法治疗昆廷：“脐带血细胞将重建他的骨髓。此外，我相信胎盘细胞将提高脐带血细胞的效力，并可能具有抗肿瘤作用。”

每个人都屏住呼吸。这兄妹二人的脐带血匹配概率约为 25%。用哈里里的话说就是“这是一种基因大冒险”，不过这次成功了。乔里的胎盘和脐带血被运到美国生命银行进行冷冻保存。2008 年 3 月，美国食品药品监督管理局出于“同情”，特批此次手术，昆廷也成为接受脐带血和胎盘细胞供体移植的第一个美国患者。

这个小患者奇迹般地度过了危险期。事实上，昆廷恢复得非常快，与一般的脐带血移植接受者相比，医院提前一个星期就让他出院了。10 年后，昆廷在梵蒂冈会议上分享了自己的经历，那是那周分享得最感人、最有影响力的故事之一。

昆廷至今仍处于缓解期，这个少年非常活泼好动，喜欢吹长号和玩电子游戏。无论哥哥做什么，妹妹乔里都会因此受到赞誉。毕竟，假如没有她——没有她给哥哥的干细胞，就没有现在的昆廷！

干细胞——自然界的再生引擎

来到巴拿马的第一天，我进行了第一次无痛的半小时干细胞静脉注射和三次肩袖注射，感觉还好。在第二次治疗后，我出现了通常所说的“细胞因子反应”，觉得浑身发冷，不停发抖，但我并没有害怕。他们告诉我这很正常：“你的身体正在愈合，休息一下就好。”大约 20 分钟后，我的身体停止了颤抖。第二天早上，在最后一次治疗之前，我醒来了……奇迹发生了。14 年来第一次，我站起来什么不适都没有！脊椎不僵硬……肩膀突然变得很灵活，没有刺痛感……丝毫的疼痛感都没有！

最令人惊奇的还在后面。在经历了那么多年椎管狭窄带来的痛苦之后，我现在站得笔直坚挺，背部没有一丝疼痛，反而感觉柔韧自如，比过去几十年都要好。你肯定知道一句话：我感觉自己换了个人！毫不夸张地说，我当时就是那种感觉，我就是那个彻底获得新生的人。

6年后，我的肩膀仍然十分健康，活动自如。我没有特别娇惯自己的肩膀，说实话，我甚至都快忘记自己的肩伤了。当初我义无反顾地选择了少有人走的路，结果我的身体自愈了，靠的是大自然造物主纯粹的生命力：干细胞。

当我刚回到家的时候，没有人相信所发生的一切，连我的教练都不相信。他说："不做手术，你怎么能这么快就治好肩膀呢？简直太不可思议了！"

不久之后，我见到了我的一位好朋友，一位企业家和电影制片人，他的肩袖也撕裂了。我跟他讲了干细胞治疗的效果之后，他很感兴趣。但他去看了洛杉矶一些最好的外科医生——都是给明星运动员治疗的医生，他们说的同昔日给我看病的专家说的如出一辙："干细胞肯定没用，纯粹是白日做梦。"

于是我的朋友去做了手术。看着他遭受的痛苦，以及随后花在康复上的大量时间，我感到既悲哀又难过。但从那之后，我的运气变好了一点儿，我成功地说服其他人接受不同意见，尝试干细胞疗法，而我也很高兴看到他们奇迹般康复了。

就我而言，我也从治疗中获得了意想不到的好处。我与蒂姆·罗耶博士共事了大约一年，他是世界上最顶尖的神经心理学家之一。NFL职业橄榄球大联盟中的顶级球队在选择下一个赛季的四分卫之前都向他咨询。罗耶博士测量运动员的大脑能力，并预测如果这种能力得到提高，他们可能会取得什么样的成就。他帮助我最大限度地发挥自己的能力，让我在我的商业活动和生活中都能保持最佳状态。

罗耶博士记录了我的脑电波检测结果。等我从巴拿马回来后，他再次对我进行测试，然后惊讶地说："太不可思议了！你的大脑现在能够完成我在几个月的训练中一直试图让它去做的事情，而且能立即轻松做到！你到底做了什么？"

我告诉他我采用干细胞治疗的经历，他听了之后说："我必须了解更多这方面的信息。"于是他打电话给罗伯特·哈里里博士："我想和你谈谈托尼的事。我不知道他一直在做什么，但他的量化表现有了显著的提高。他的大脑看起来年轻了 20 岁！"

长话短说，再生医学改变了我的生活——也许也能改变你的生活。我的经历并不罕见。包括老虎伍兹、拉斐尔·纳达尔、亚历克斯·罗德里格斯和科比·布莱恩特在内的数十名世界级运动员，都曾因伤痛采用干细胞治疗——他们的伤痛一度威胁到他们的运动生涯。

高尔夫运动传奇人物杰克·尼克劳斯从十几岁起就受到慢性背部疼痛的困扰。他没有选择做脊柱融合手术，而是选择在德国接受干细胞治疗。他在梵蒂冈会议期间上台发言，杰克说，脊柱治疗非常顺利，他还要再去治疗他的肩伤。"我现在无论是打网球还是打高尔夫球，都感觉不到疼痛了，"这位 78 岁的老人语气中带着欣喜，"我成了干细胞治疗的铁杆粉丝。"我从日常跑步者、健身爱好者和联赛球员那里，从与你一样的人们那里，都听到过类似的反馈！

在巴拿马经历了奇迹般的康复之后，我的脊柱和肩膀发生了惊人的变化，我开始痴迷于向别人展示干细胞的功能。但我知道，干细胞治疗在普及性上还有所欠缺。我问哈里里："你打算如何把这些信息告知公众，让他们能够接触到这些不可思议的技术？"

几个月后，哈里里给出了答案。他构想出这样一个地方，在那里我们可以与各种各样的人合作，了解并满足他们的需求：运动员和生物黑客一心想要提高成绩，普通民众希望精力更充沛，有人试图战胜重大的健康挑战，或者找到非传统治疗手段。哈里里和彼得决定成立一家名为 Fountain Life 的新公司。在拥有免疫学和遗传学硕士学位的著名外科医生比尔·卡普博士的领导下，他们汇集了先进的诊断技术（磁共振成像、CT、基因组学）以及 Celuarity 公司最先进的治疗手段。卡普博士非常热衷于治病救人，而且具备一种罕见的能力，能找到任何问题的真正根源。（有些人称这为常识，但你我都知道这根本不是常识！）在从零开始建立了 9 家医院之后，他决定不再从事疾病护理业务，而是准备开展更主动、更有预见性、更具个性化的医疗服务。

他们一起邀请我作为联合创始人加入他们。我们的新企业已经在美国各地开设了 6 家 Fountain Life 中心，并有望在 2023 年底前扩展到美国 9 家，海外 3 家。

你可以将 Fountain Life 视为你的私人健康教练，它能识别当今最先进、最有效的治疗方法，并将其传授给自己的会员。你仍然可以做自己健康的首席执行官，而 Fountain Life 可以帮助你最大限度地提高自己的力量、能量以及生活质量。这家公司独特的健身中心采用一项获得专利的、靠人工智能驱动的时长 30 分钟的锻炼方法来帮助你锻炼肌肉，这是保持活力、延长健康寿命的重要组成部分。Fountain Life 的客户包括商界亿万富翁、足球妈妈和匹兹堡钢人队。

你住的地方附近没有 Fountain Life 中心？我这里有个好消息，你不必等候排队加入再生医学革命。我们已经开发了一款新的应用程序，名为 FountainOS，它可以评估你的真实健康状况，获得人工智能驱动的诊断套件，并帮助引导你开启健康旅程。你的医生甚至可以用它来为你协调一些最先进的测试。在关于诊断的第三章，你会了解更多关于这方面的信息。

我为什么要加入 Fountain Life 公司呢？因为我亲身体验过先进诊断和细胞治疗的巨大好处，希望人人都能享受到这些好处。另外，为了自己和我的家人，我想站在科技发展的最前沿。最重要的是，我与我的联合创始人有着共同的愿望，希望能扩大这些神奇疗法的使用范围，让其惠及更多人。

我和彼得、哈里里、比尔·卡普的使命是普及再生医学，使其走进千家万户。我们正在利用许多新的突破性治疗方法的影响，以及异体干细胞——异体这个词很重要，其基本含义是指干细胞来自别人，而不是患者自身。随着时间的推移，我们决心找到一种方法，将高质量的现成的细胞药物和治疗的成本削减 90% 或者更多。这样一来，治疗普通骨关节炎的费用就会降到 2 000~3 000 美元。

归结起来就是：哈里里有一个美丽而大胆的梦想，而我想成为其中的一员。他设想出一个世界，在那个世界里，我们所有人都能够给我们的自然再生引擎充电，从而对过早死亡和慢性疾病的起因进行控制。他希望运动员能够发挥更高水平，希望普通人能够拥有非凡的能量和较高的生活质量。

毫无疑问，这是一个野心勃勃的愿景，但也是我喜欢哈里里、彼得和比尔的地方，是让我感觉最有活力的地方。我们几个人做什么都全力以赴。（最重要的是，我们都是飞行员。几年前，哈里里和彼得成立了火箭赛车联盟，这是世界上第一个民用的定制火箭推进飞机——纯粹为了好玩！）在任何需要定点导航和快速加速的航行中，我希望哈里里、彼得和比尔站在我这边。

而且，我喜欢和天才们一起玩。根据我的经验，当你和非常聪明的人在一起时，你也会受到对方的影响。这就是所谓的近朱者赤吧！

现在暂且说到这里，在深入研究干细胞及其巨大的前景之前，请允许我带大家一起听一下罗伯特·哈里里博士的原话。哈里里，该你讲话了！

* * *

谢谢，托尼……我想介绍一下托尼刚刚分享的那个故事的背景。托尼·罗宾斯是一名极限运动员。他身高 6 英尺 7 英寸，体重 280 磅，体能一流，堪比 20 岁或 30 岁的年轻人，根本不像一个 62 岁的人。任何人都无法限制他在舞台上的表现，其他人根本无法与他匹敌。

在托尼肩袖撕裂并被诊断出椎管狭窄后，我知道传统的退行性关节疾病治疗方法很难让他恢复到他渴望达到的水平。说实话，一旦进行关节置换，那就等于越过了雷池，再无逆转的可能。因此，对托尼来说，干细胞治疗是一个合理的选择。即便失败了，也可以回去重新做手术。

但干细胞治疗没有失败，现在我们有了世界上最值得信赖的声音，他曾冒着生命危险去研究干细胞的工作原理。因为托尼亲身体验了治疗效果，所以他所说的具有真正的权威性。像其他人一样，他投入了时间和精力去了解专家们的观点。

Celularity 公司的创立，是我 20 年来努力开发细胞药物的产物，旨在以高质量、低成本、大规模的临床应用提供细胞药物，其中包括自身免疫病，这是导致中青年妇女死亡的十大原因之一。[6]

在癌症免疫治疗中，我们旨在“打破干扰因素”，我们的目标是让普通人能负担得起目前高达六位数的治疗费用，并且有保险可用。在未来 10 年左右的时间里，我可以预见这样一个时代：细胞疗法的成本不会高于现在治疗炎症疾病或癌症的生物疗法，而安全性和有效性则高出很多。

在世纪之交，我们开始从废弃的产后胎盘中分离出独特的干细胞。现在是时候迈出下一步了。让人们认识到细胞疗法是治疗他们健康问题的一种实用选择，是摆在我们面前的挑战。

我和托尼、彼得，还有我们的搭档比尔·卡普博士认为，细胞医学的未来前景无限广阔，从治愈癌症到修复关节、心脏或大脑，不胜枚举。我们已经知道这些手段有多么强大，而人们也开始认可这些手段的安全性。现在我们 4 个人都很着急，因为从道义上讲，有必要加速这些进步，让每个人都能使用它们。（而且我们都不再年轻了！）我希望我们能有机会为你或你爱的人服务，无论是帮助预防严重疾病，还是在你最需要的时候提供支持。谢谢！

*　*　*

谢谢你，哈里里。现在让我问你一个简单的问题。你是否有过这种经历：你在买了一辆车或一套衣服之后，突然发现你买的东西随处可见？一旦知道某个东西很重要，我们的大脑就会变得超级敏锐，无论它出现在哪里，我们都能立即发现它。自从开始在媒体和医学期刊上关注干细胞的研究突破，我感觉自己好像每个月都有重大发现。这让我意识到，干细胞是当今再生医学革命的支柱，是每天都在创造奇迹的事物。为了引起大家的充分注意，我们在此搜集了一些正在改变医学领域的引人入胜的发展成果。下面的 8 个案例会让你大吃一惊：

1. 斯坦福大学的研究人员发现，7 名中风患者在将干细胞直接注入大脑后，其运动功能有了显著改善，这让他们感到震惊。更令人惊讶的是，他们都是在中风 6 个月后接受治疗的，而中风通常被认为是永久性损伤，可是其中一位 71 岁的坐轮椅的老人突然又能走路了。在另一个病例中，一名 39 岁的妇女中风两年多后病情好转，重拾信心，后来与男友结了婚，而且怀孕了！

2. 20 岁的克里斯·伯森在驾车时撞上了一根电线杆，车祸导致他颈部以下高位截瘫，患上了医生所说的“慢性和完全性”脊髓损伤，即知觉和肌肉功能完全丧失。随后，他在南加州大学的神经修复中心参加了一项希望不大的干细胞试验，结果没过两周，克里斯的胳膊和双手恢复了知觉和力量。三个月后，他已经能够整天摆弄智能手机，能够自己吃早餐、拥抱父母，甚至能进行一些力量训练。在接受治疗之前，克里斯说：“以前我只是一具行尸走肉，现在我可以过自己的生活了。”他的下一个目标是再次行走，这并不像你想象的那么遥不可及。在罗格斯大学的一项研究中，20 名有类似损伤的患者在接受了脊髓干细胞治疗和强化物理治疗后，有 15 人可以行走 11 码[①]。

3. 我读到过关于珍妮弗·莫尔森的报道，她年仅 26 岁，由于多发性硬化的严重恶化，胸部以下失去知觉。在加拿大渥太华参加了一项实验性试验后，她接受了骨髓干细胞移植和化疗。现在她能像个冠军一样滑雪和划皮划艇！像她这种情况的参与实验的人中，70% 病情稳定下来，没有进一步恶化。他们是第一批不使用常规药物而找到有效治疗方法的多发性硬化患者。珍妮弗说：“我得到了第二次生命。”

4. 与此同时，在伦敦，来自携带艾滋病病毒抗体捐赠者的干细胞被植入一名携带艾滋病病毒和霍奇金淋巴瘤男子的体内，结果他的两种病情都得到了缓解。他成为第二个用细胞药物“击败”艾滋病病毒的人。虽然抗反转录病毒疗法在治疗艾滋病病

---

① 1 码 = 91.44 厘米。——编者注

毒方面非常有效，但干细胞可以为真正治愈艾滋病指明方向。

5. 一名 57 岁的心脏病专家患了严重的出血性中风，导致右侧肢体偏瘫。为此，美国食品药品监督管理局给了罗伯特·哈里里在 Celularity 中心的团队特别许可，允许他们使用胎盘干细胞治疗这名专家。这名专家和家人坐了一个小时，一边看电视，一边开玩笑，几乎没有注意到在输液。没过三个星期，他就能够自己站起来了，右臂恢复了 50% 以上的功能。在接受了几次治疗后，他的身体已经完全好转，可以回去工作了。这到底是细胞疗法的作用还是自然的康复过程？我们还不确定。“但无可争议的是，”哈里里说，“这种治疗的耐受性很好，这为正在进行的研究打开了大门。”

6. 查德威克·普罗德罗莫斯博士是一名毕业于普林斯顿大学、在约翰斯·霍普金斯大学和哈佛大学接受过培训的整形外科医生，他因在 ACL（前交叉韧带）重建方面的开创性工作而享誉国际，并为整形外科行业编写了这一主题的教材。他力主保存关节，不提倡关节置换，这使他成为使用干细胞治疗关节炎、避免骨关节置换的世界领军人物。由于美国食品药品监督管理局的限制，查德威克在美丽的加勒比海岛国安提瓜和巴布达开了一个诊疗中心，因为该国总理贾斯顿·布朗已经宣布，他的目标是让这个美丽的旅游胜地成为世界干细胞之都。在这种环境下，查德威克能够使用培养的细胞，能够让他所见到的大多数严重关节炎患者免于关节置换，同时能够让患者完全避免使用破坏性可的松，以及所有止痛和抗炎药物。美国每年进行的关节置换手术远远超过 100 万次，对公共卫生的影响令人震惊。

7. 日本大阪大学的研究人员正在种植成片的成人皮肤，用于培育诱导多能干细胞，这些干细胞可以长成人类眼球的部分器官，包括视网膜、晶状体等。该团队治疗过一名因角膜病变而几乎失明的女子，角膜是眼睛前部的透明薄片，这种损害被认为是

"永久性的"。一个月后，这名女子的视力明显恢复。

8. 最后要讲的这个故事，曾让我感动得流下眼泪。16 岁的海伦·奥万多来自美国马萨诸塞州，她生来就患有镰状细胞贫血，这种遗传性血液疾病会让幼童患者疼痛，还会导致心脏病和中风。很长一段时间以来，医生们对这种疾病束手无策。但是，在注入了自己的转基因干细胞后，海伦的骨髓开始产生形状正常的红细胞。在接下来的几个月里，海伦的症状逐渐消失。她加入了学校的舞蹈团，舞蹈是她生活中的最爱。6 个月后，在波士顿儿童医院进行的检查中，海伦的血红蛋白计数几乎正常，镰状细胞这个祸根终于被打败了。我在海伦的脸书页面上看到了下面几句话，"今年对我来说是最艰难的一年"，但现在，她继续说，她将"开始一种新生活，我要过我有生以来最好的生活"。谁能说得比这更好呢？

干细胞喷枪可以治愈身体最大器官——皮肤——的严重烧伤。细胞再生术中再生喷枪的工作原理大致就像油漆枪，只不过它是把你自己的皮肤细胞喷到受损的皮肤上。这种治疗方法几乎不留疤痕，感染风险极小，因此现在是二度烧伤皮肤移植的实验替代品，也有可能治疗三度烧伤，也就是最严重的烧伤。[7]

我随随便便就可以给你讲几十个这样的故事。目前正在进行的干细胞临床试验数以千计，用于治疗帕金森病、阿尔茨海默病、心脏病、肝病、2 型糖尿病和 1 型糖尿病等等。如果你体内的某个东西"坏了"，很可能某个地方会有个科学家相信干细胞可以将其修好。

保罗·鲁特·沃尔普是埃默里大学的生物伦理学家，他的工作就是做一个怀疑论者。他总是毫不犹豫地抨击他所谓的"迷信进步"，也就是那种对某一光鲜亮丽的新思想的无条件崇拜。然而，就连沃尔普最近也在推特上说，干细胞研究"正在转好，开始提供倡导者所设想的治疗方法"。

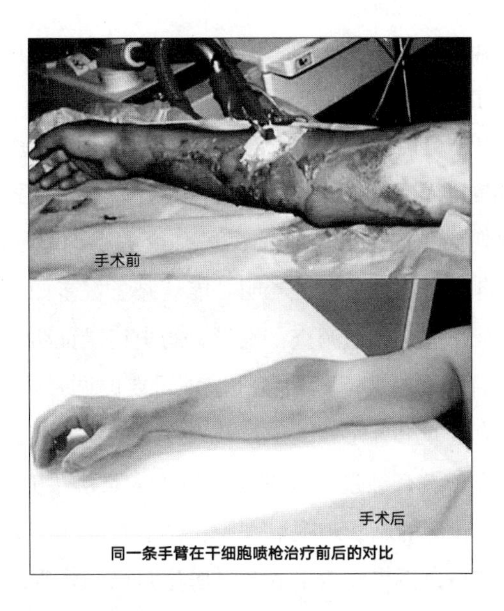

同一条手臂在干细胞喷枪治疗前后的对比

这听起来对每个人都是双赢，不是吗？干细胞、外泌体和其他细胞疗法能成为通往人类更健康未来的捷径吗？这些疗效神奇的产品之所以进展缓慢，根本原因在于难以破解美国食品药品监督管理局的批准僵局。大家不要误解我的意思，监管工作也很难。动态活细胞与传统药物非常不同。过时的工具和指导方针束缚了美国食品药品监督管理局的手脚，它在保护公众和促进创新之间来回游走，举棋不定。我敢肯定它会被这样的标题困扰：

优兔上的评论吸引患者前往阴暗的干细胞诊所（《连线杂志》）
干细胞治疗在鲜有证据证明其有效的情况下蓬勃发展（《纽约时报》）
分娩组织的奸商（《纽约客》）

我们都知道，媒体有时会因负面消息而走极端。但我不是想和媒体人作对。事实上，干细胞行业确实存在一些问题。仅仅在美国就有1 000多家监管松散的诊所，天知道海外还有多少家——那里简直是蛮荒的西部。不过有些属于合法经营，由经验丰富的医疗专业人员管理，尽力遵守基本的规定和卫生标准。但是，即使是这些诊所，在患者随访、质量控制和剂量标准化方面也存在不足。即使他们中最优秀的人，有时也会承诺过多，言过其实。

有些情况更糟，可以说十分糟糕。一些不法分子利用美国食品药品监督管理局的漏洞打擦边球，或者心存侥幸，妄图在越界时能够躲掉法律的制裁。他们会承诺治好爷爷的痴呆，治愈小约翰尼的孤独症或脑瘫；他们声称自己能让盲人重见光明，能让跛子健步如飞——但实际上所有这些都没有经过充分的调查，也没有历史记录证明实际效果。他们通常会告诉人们，他们被招募来参加一项重要的调查“研究”，因为他们知道有很多绝望的患者愿意预先付款来参与这项研究。

在有些地方，没有经过正规训练的技术人员滥竽充数，乱搞一气，他们经常从患者腹部的脂肪中提取细胞，然后在非无菌的环境中将其注回患者体内。你不会指望你孩子的儿科医生自己制作青霉素，对吧？然而，许多干细胞临床医生几乎就是这样做的，却还要求你相信他们。

大多数情况不会发生事故，唯一的损失就是客户的银行账户，一次失败的治疗要支付 5 000 美元、3 万美元或 5 万美元的费用，而这种治疗从一开始就没有任何成功的可能。在少数引发大量报道的案例中，治疗结果可能是一场噩梦。在加州圣迭戈，一家诊所将干细胞和天花疫苗混合，用于一种未经证实的危险的癌症治疗。在佛罗里达州，3 名患有黄斑变性的老年女性在双眼同时注射了从脂肪组织提取的干细胞后失明了——双眼同时注射严重违反了手术规定。此外，临床前研究已经将人类胚胎干细胞与小鼠体内被称为畸胎瘤的良性肿瘤联系起来。

毫无疑问，这些事件耸人听闻。正如哈里里博士在与我分享他几十年的临床经验时所说：“符合美国食品药品监督管理局的《现行药品生产质量管理规范》（CGMP）且通过了新药临床试验申请，说明细胞药物安全可靠且耐受性好。”“与传统的化学药物和生物制剂相比，”哈里里补充说，“细胞药物在实验室和临床都有良好的安全记录。”

佛罗里达州的医疗事故是严重失职造成的。他们给患者注射了非法制造的质量不合格的细胞，结果发现一种化学污染物最终损害了那几位女性的视网膜——这是一连串意想不到的后果。然而哈里里明确指出，虽然理论上干细胞有可能在错误的地方引发错误的组织生长，但这种情况极其罕见，而且如果有严格的临床标准和质量控制，任何风险都可以最小化。

你可以不相信我的话，但就像哈里里博士说的，美国食品药品监督管理局要求公司遵守高度严格的检测和质量标准。绝对没有数据表明来自胎盘或骨髓的干细胞是恶性肿瘤的“火源”。哈里里说：“来源正确的健康干细胞似乎不会增加罹患癌症的风险。事实上，我们相信干细胞疗法可以增强我们的免疫系统，降低患癌风险。”

为什么干细胞如此安全？简单来说就是，它们不会在体内停留很长时间。这种治疗方法并不是那种神奇的可以持续一生的一次性疗法。自从我在巴拿马接受治疗以来，我的肩膀再没有出现过任何问题，我很感激干细胞为我提升能量，帮我的身体增强活力，所以我定期调理养护自己的身体，一年注射一次或两次干细胞。

通过罗伯特·哈里里博士和阿诺德·卡普兰博士等开创性科学家的研究，我们知道大多数注入人体的干细胞在几天内就会被排出体外，只有少量留下，最多能维持几个月。它们分泌出大量的信号分子，激活我们现有的细胞，从而产生最大的影响。这些生物活性分子是干细胞的秘密武器，可以阻止细胞过早死亡和疤痕组织，刺激新鲜血管的生长，帮助我们的自身免疫反应正常化。最重要的功能是什么？干细胞分泌物能将我们的“老”细胞恢复到更年轻、功能更强的状态。

正如卡普兰博士所指出的，异基因干细胞（取自捐赠者的健康干细胞）“已经被注入全世界 3 万到 5 万人的体内，而到目前为止，我们还没听说有任何事故发生”。你觉得这种说法有说服力吗？在我看来很有说服力，足以让我继续进行改变人生的干细胞治疗。

但我们必须明确一点：医学界没有免费的午餐。这就像股票市场一样，最成功的交易者是那些寻求非对称风险回报的人。他们想要的是风险最小、潜力最大的收益。这也正是你应该做的：权衡你从世界上任何地方的任何专家那里学到的任何东西，包括你在本书中读到的内容。这是我们提高生活质量、延长健康寿命的必经之路。正如美国食品药品监督管理局指出的：“所有的医疗方法都是好处与风险并存。”[8] 换言之，没有任何一种治疗方法是完全没有风险的。

背部手术就是一个很好的例子。在俄亥俄州劳工赔偿局的一项数据研究中，超过 700 名患者被诊断出椎间盘突出或类似的疾病。接受脊柱融合术的那组患者只有 26% 病情好转，能够重返工作岗位；与之相比，没有进行手术的患者 67% 病情好转。[9]

信不信由你，阿司匹林也存在很大的风险，能引起过敏反应、肠道出血甚至中风。[10] 非处方药减充血剂也是如此。不要让哈里里或其他一些医学专家研究他汀类药物——这种药物的副作用很明显。

直到最近，干细胞领域在两种有缺陷的模型之间出现了两极分化。像斯坦福大学这样的精英机构管理的精品临床试验可能只有几十个受试者，每位患者的费用高达六位数。从纯科学角度来说这相当理想，但也是一种不可持续的商业模式。另一种极端模式是大街上的干细胞诊所，它们对后续治疗的兴趣几乎在刷爆患者信用卡的那一刻就结束了。当人们承诺过多最终却没有兑现时，他们最不想做的事就是告诉你实际成效。你想知道干细胞行业真正的悲剧吗？数以百万计接受干细胞疗法的患者最后不知所终，无法查到他们的资料，这些所谓的“游客”走出诊所的旋转门后，就再也没有任何消息了。

面对可以帮助如此多患者的巨大机会，Fountain Life 公司已经开始着手为优化健康寿命制定无懈可击的标准——一切从零开始。我们的使命主要基于以下三点：

- 首先是诊断。利用最新的技术，你可以看到当前你体内的状况——此时任何问题仍在可控范围内，还没有发展成严重疾病。（更多内容将在下一章介绍。）
- 其次是效果。无论你是一名职业运动员、健身狂魔，还是加班战士，Fountain Life 公司都可以引导你制订切实可行的计划，磨炼你的身心，让你成为更好的自己，充满无限活力！
- 再次是最新的再生治疗方法。根据诊断、效果及两者结合的方式，给出个性化的治疗方案，其中包括干细胞治疗，NAD+

前体补充，激素治疗，胎盘外泌体，等等。

Fountain Life 公司的转型目标之一是将再生医学，也被称为精准医学，带入主流医学领域。怎么做呢？我们的计划是在美国食品药品监督管理局批准的新药临床试验申请中搜集干细胞疗法的数据。我们将从机构审查委员会（IRB）搜集数据进行审查和验证，然后提交美国食品药品监督管理局，作为新生物疗法审批过程的一部分。

目前时机已经成熟。美国食品药品监督管理局正借助《21 世纪治愈法案》，努力加快推进细胞疗法合法化的步伐。该机构决定加快对严重或威胁生命的疾病的审批时间，如囊性纤维化、杜氏肌肉营养不良症、肌萎缩侧索硬化等。我和彼得、哈里里、卡普博士等人渴望尽我们所能来实现这个新时代——加速再生医学的发展，造福每一个有需要的人。

如果想找到宝藏，首先需要一张藏宝图

我们必须把干细胞从实验室带到企业，再带到临床。

——阿诺德·卡普兰

干细胞科学的偶像

彼得·戴曼迪斯预测，到 21 世纪末，干细胞治疗的成本将“低于今天一台笔记本电脑的价格”。对于膝盖和肘部这种相对较轻的治疗，价格已经降到了这一水平。最终，你可以在私人医生的诊室接受这些治疗，大部分费用由个人保险或医疗保险承担。如果这听起来不太可能，不妨想想艾滋病的治疗史。不久前，艾滋病简直就等于死刑判决。而现在，它被当作一种慢性疾病进行常规治疗——这一发展已经拯救了数百万人的生命。

30 年前，在偶然瞥见女儿超声检查结果之后，哈里里的生活轨迹发生了改变；30 年后，他仍然怀揣伟大的梦想。他相信，我们“即将利用活细胞的力量来治疗所有主要的致死疾病：退化性疾病、癌症以及

自身免疫病等等”。

哈里里从未误导过我，我也毫不怀疑我们正处于令人兴奋的再生医学新时代的风口浪尖，但有一件事一直困扰着我：这个国家的人和全世界的人——包括像你这样的人，这本书的读者——怎样才能充分利用这些改善生活的疗法呢？他们怎样才能知道自己需要什么，以及什么时候需要呢？他们怎样才能最好地保护自己免受衰老的摧残呢？

哈里里和彼得告诉我，避免严重健康问题的第一步是早期诊断和预防。事实上，根据哈里里博士的说法，专家们说，在危机到来之前，比如在 45 岁或 50 岁之前，开始干细胞治疗是值得的。你肯定希望在怪物还小的时候杀死它，绝对不希望它长成哥斯拉。这就是我在几年前和彼得、哈里里投资了人类长寿公司（HLI）——我的朋友与名人堂生物技术专家克雷格·文特尔在这家公司通力合作，推动医疗诊断领域的发展，也是当初我投资 Celularity 生物技术公司的原因。

在下一章，我们将向你介绍一些你自己就能做的检测——不仅是为了让你表现出最佳状态，而且是为了发现心脏病、癌症和阿尔茨海默病的早期预警信号。我们还将指导你检测你从环境中积累的有毒金属，提高你的健康质量。这些毒素会影响你的记忆力、思维清晰度和整体能量水平。最重要的是，我们将告诉你如何优化你的激素水平。当我们四五十岁的时候，有时甚至三十几岁的时候，我们会发现自己的活力、体力和性欲都在显著下降。好消息是，这些下降是可逆的。

我们都知道，想找到宝藏，首先需要一张藏宝图。要到达你想去的地方，你必须首先知道你现在身处何方。同样，当涉及健康问题时，你需要掌握尽可能可靠的数据来判断你目前的状态，确定你的目标。如果你不喜欢这些答案，你也要了解自己需要改变什么。我们即将与你分享的突破性技术可以开展早期治疗，挽救生命，或者（老天保佑）给你带来无价的心灵安宁。为了了解这方面更多的内容，让我们进入下一章，看一看诊断与预防方面的最新科学如何让你从一些最可怕的健康恐惧中解脱出来，明确身体的确切需求，改善健康，增强活力，增加力量。接下来，让我们了解诊断的力量……

03

检测与诊断：拯救生命的技术突破

检测方面的进步可以让疾病及早确诊，
从而及早治疗，让患者及早康复

若无法衡量，便无法改进。

——彼得·德鲁克

现代管理学之父

当你开始一段旅程时，你需要一个旅行计划，需要知道从哪里开始，要到哪里去，以及如何到达那里。你需要一张地图，必须确定你现在的位置和你想要去的位置。无论是去往某个地方的实际旅程，还是改善健康、增强活力的旅程，知道自己的出发点对实现目标至关重要。你是一个梦想跑马拉松的电视迷吗？你是否渴望更多的精力，以便在工作中无往不胜？ 你是一个需要更多精力去应付孩子和各种相关事务的宝妈吗？或者你是一个想要提高成绩的职业运动员？了解你的出发点可以帮助你到达终点。

在这一章，我将与你分享最新的技术——五项关键的检测技术，可以帮助你评估自己的健康状况。前三项技术针对的是我们社会中最可怕、最难对付的健康杀手：心脏病、癌症和阿尔茨海默病。另外两项技术可以帮助你在任何年龄都保持旺盛的活力，无论你是 30 岁出头还是 80 多岁，它们都可以帮助你清除体内的金属毒素，让你最大限度地发挥你的能力，而不是让你慢下来。

作为人类，我们天生就对自己的身体状况持乐观态度，会想当然地认为自己比较健康，认为我们身体里的30万亿个细胞都在正常运转，我们的器官、组织、激素和神经信号都在正常工作，发挥着重要作用，保证我们的生存和健康。然而，我们都听说过有这样的人，他们看上去很健康，却在网球场上死于中风，或者因胃痛去了急诊室，结果却发现已经到了癌症晚期。

我们如何确保自己真的保持着最佳的身体状态，能够充实精彩地生活下去呢？我们如何确保我们的身体没有任何需要立即注意的问题？如果出现了问题，我们如何获得早期预警，以便能及早解决？

大多数人认为每年的体检可以发现所有问题，问题在于，尽管医生训练有素，技术娴熟，但很多体检只包含基础项目，无法发现复杂病情。恕我直言，轻敲膝盖，窥探耳朵，听听心跳……这些操作在1920年就开始了。当然，总比什么都没有好。但这有点儿类似于你现在还选择用笨重的早期型号计算机，其重量比今天时尚的苹果Air系列笔记本电脑重50磅，后者的重量仅为2.8磅，且具有闪电般的处理速度。这就好像你的旁边有辆布加迪，钥匙就插在点火开关里，你却选择开那辆老旧的T型车。我很兴奋地告诉你，目前出现的一些令人惊叹的全新诊断技术就相当于你能想到的医学上的苹果Air系列笔记本电脑或布加迪豪华跑车，这些革命性的检测手段正在改变我们保持健康和活力的能力。

如果你是那种害怕发现自己体内可能发生的事情的人呢？如果你不想知道，那就继续往下读！当你了解了这些强大的全新诊断工具后，你可能会改变主意。这些诊断技术可以帮助你精确地了解你体内的情况，并及早提醒你可能出现的任何问题，这样你就可以在问题很小、很容易解决的时候采取迅速而果断的行动。你可以把这些诊断工具视为发动机检查灯。你将在本书中听到与其有关的各种信息，比你可能在大多数医生诊室里遇到的诊断技术要先进很多年。

我怎么能如此肯定呢？华盛顿特区美国医学研究所2003年的一份报告估计，一项新技术从被发现到被临床采用，平均需要17年的时间！我们没有那么多时间。如果说书中有哪件事是我想让你明白的，那就是当涉及健康问题时，知识的确就是力量。如果你能在最初阶段就发现健康隐患，那么不仅解决起来更容易，你通常也可以完全消除问题。

所以，让我们快速地看一看目前可用的关键诊断检测技术，它们可以及早发现疾病，并在最可治疗的时候解决问题。为了理解这些检测技术的重要性，让我们花一点儿时间来看看三个头号健康杀手——心脏病、癌症和阿尔茨海默病——的统计数据。

- 截至 2021 年 9 月，全球已有 455 万人死于新型冠状病毒感染。但是，这种流行病造成的死亡人数与一个更可怕的杀手相比就相形见绌了：心血管疾病。

事实上，每年有 1 800 万人死于心血管疾病，其中每 37 秒就有一个美国人因此死亡。但现在，人工智能和成像技术的结合可以在心脏病或中风发作前的几年帮助确定谁可能有患病风险，并且最重要的是，它还能告诉你如何预防。

- 癌症是另一个杀人恶魔，每年全世界有 950 万人死于癌症。癌症非常普遍，近 40% 的美国人可能会被诊断患有癌症。但现在，一种新的强大的血液检测方法可以在癌症的最早阶段检测出 50 多种不同类型的癌症，此时也是最容易治疗的阶段。
- 阿尔茨海默病可能是所有疾病中最可怕的——这是有充分理由的。每三个老年人中就有一个死于阿尔茨海默病或其他类型的痴呆。但现在，人工智能可以确定你的大脑是否显示出阿尔茨海默病的迹象，或者你是否已经脱离了危险。早期诊断是正在开发的核心治疗方法的第一步，我们将在第二十二章加以讨论。

我们刚才提到的检测技术有助于检测疾病，但同样重要的是保持平稳运转，测量性能水平，就像你使用汽车仪表板上的仪表来了解发动机的工作情况一样。油加满了吗？刹车片是否状况良好？同样，有两个因素会严重影响我们的生活质量，却没有被列入常规检测项目：激素水平和重金属含量。激素水平欠佳是导致体能下降、精力不足，甚至出现脑雾的最大可解决原因。重金属会悄无声息地在你的体内积聚毒素，并且产生类似的影响。快速简便的血液检测可以帮助你发现问题，找到对策，让你的身体恢复到最佳状态。

- 如果你想体验最佳的精力与性活力，激素平衡至关重要。随着年龄的增长，我们体内的激素水平会下降，但你知道睾酮和雌激素对心脏健康都很重要吗？是的，它们能让你的动脉保持清洁。虽然我们倾向于认为激素替代疗法（HRT）是激素水平骤降的唯一解决方案，特别是对处于更年期的女性来说，但现代科学发现，激素优化也可以在情况失控之前帮助解决问题。让我给你举个例子。我们普遍认为，男性的最佳睾酮水平为 250~1 000 ng/dl（纳克 / 分升）。可问题是，如果你的激素水平略高于最低水平 250 ng/dl，没有人会建议你寻找激素替代品，但有些男性会感到疲倦，无精打采，失去动力，除非他们的激素水平达到 700~900 ng/dl 或更高。
- 测试激素水平及其对生活的影响，对保持最佳精神状态和身体状态至关重要。
- 此外，我们认为我们的环境，包括我们吃的食物，都充满了有毒金属，如镉、铅、汞等。例如，以前我认为多吃鱼（里面含有一种健康的蛋白质）对身体有好处，但我不知道我喜欢的鱼（金枪鱼和剑鱼）富含汞。
- 直到我记忆开始衰退，感到极度疲惫，我才去做了一次简单的血液检测，结果显示我患有严重的汞中毒。大多数人甚至没有想过高浓度金属可能会导致他们精力不济、肠胃不适和脑雾，但其危险程度比你想象的要大得多。事实上，当我建议人们接受检测时，近 1/3 的人最终告诉我，他们体内积累了某种形式的有毒金属。我想让你知道这种检测，它可以提醒你体内金属的危险浓度。最重要的是，告诉你如何净化、恢复你的自然活力和生命力。

这些新的可用的诊断检测技术意味着你不需要坐等疾病来袭或健康情况变差，相反，你可以主动出击。但是这个世界上有两种人：一种人想用信息武装自己，另一种人觉得知识很可怕。

我不得不承认，我曾经属于第二种人。万一医生发现的本来是个小问题，结果却小题大做、过度治疗，那该怎么办？但是，随着接受的教育越来越多，我逐渐意识到及早发现问题的重要性。最终我还是出现了一些健康问题——如果能更早发现这些问题，解决起来会更容易。于是，我成了一名信息战士，我觉得自己知道得越多，就越有能力根据确凿的证据，而不是猜测，做出最合理的决定。

自我教育很重要，逃避现实不是解决问题的办法。忽视某个问题，或者根本就没有意识到问题，并不意味着问题不存在。不妨问问自己：你是愿意在能够治疗、治疗起来简单、治疗费用低廉时尽早发现问题，还是愿意在几乎没有有效治疗方法的时候发现问题？你有能力将问题掌握在自己手中，能够避开或减轻这些疾病的影响，延长自己的健康寿命。如何做到这一点呢？保持强烈的求知欲，努力让自己变得见多识广！

在接下来的章节中，你将了解干细胞革命、超声波治疗、3D 打印器官以及基因疗法等，它们可以让盲人恢复视力，治愈遗传疾病。这些创新技术和你将听到的许多其他创新创意都令人颇为兴奋。但在我们具体讨论之前，你必须对自己的健康状况有一个基本的了解。而这些全新的诊断检测技术就是为了让你清楚地了解自己的基本健康状况，并知道如何加以改善。我们谈论的是生命质量的精髓——活力、精力、热情，以及在 30 岁、40 岁、50 岁、60 岁、70 岁、80 岁及以上时享受生活的能力。

幸运的是，这些新的诊断方法很容易获得，而且相对于病情明显恶化后才发现疾病所造成的花费和不便来说，成本相对较低。涉及个人健康，如果说有什么不容置疑，那就是无知不是幸福，无知是痛苦，是疾病，会导致不必要的、本可避免的手术，甚至死亡。所以，你是否愿意寻找最新的工具来保护自己，最大限度地发挥自己的潜力，并从生活中获得最大的回报？让我们从对付头号健康杀手心脏病的方法开始。

检测心脏疾病

预防为主，治疗为辅。

——本杰明·富兰克林

美国政治家、科学家

在写作本书的最后阶段，我接到了比尔·卡普博士的电话，他是 Fountain Life 公司的首席执行官。这家以诊断与健康为特色的公司是我和本书的合著者彼得和哈里里共同创办的。比尔是一名受过免疫学和遗传学硕士教育的整形外科医生，他的任务是主动出击，在疾病发展之前发现疾病，将医学从“疾病护理”转变为“健康护理”。比尔在电话中兴奋地告诉我近年来心血管疾病领域取得的最重要的突破之一：利用人工智能读取心脏扫描结果，区分安全斑块和危险斑块。如果在未来的 3 年、5 年或 10 年内，你有可能心脏病发作，这种名为“Cleerly”的新型人工智能引导的 CCTA（冠状动脉 CT 血管成像）可以检测出预警信号，从而让你采取措施预防。Fountain Life 公司是最早接触到这项令人难以置信的技术的组织之一，卡普博士对此充满热情。他告诉我：“托尼，你一定要来做这个扫描。”

对我来说，不用考虑，我完全赞成他的提议。我认为预防是长寿的关键。就在卡普博士告诉我这种新的扫描技术时，我不禁想到了我的岳父。我这个岳父是你能想象到的最勤奋的人之一，他是一位白手起家的企业主，一生都在木材行业打拼，为人非常正直。然而，当他快 80 岁的时候，我注意到他的一些变化。他的态度变了，精力也变了，出现了一些健康问题，这在他这个年龄并不奇怪。他担心自己可能会心脏病发作或中风。随着年龄的增长，很多人都会如此，内心开始滋生恐惧和不确定性。我知道，当我 60 岁的时候，我甚至对自己的寿命产生过一些想法，经常想我还能活多少年？

我和岳父一起上了飞机。当我们到达位于佛罗里达州那不勒斯的 Fountain Life 中心时，卡普博士向我们展示了一些图表和图形，这些图表和图形准确地说明了人工智能如何进行常规 CT 扫描并将其放大，这样你就可以实际查看每一条动脉，并区分钙化胆固醇斑块和非钙化胆固醇斑块。前者比较稳定，不太可能破裂，因此是安全的；后者属于软化的不稳定的胆固醇斑块，可能意味着坏消息。你会得到一个分数，它可以准确地显示你的处境，这样你就知道自己应该在饮食、运动和药物方面做出哪些改变，以降低患心脏病的风险。这真是令人震惊：心血管科学从未有过如此精确的检测技术。

我和岳父都处在可能会有这种软化的胆固醇斑块的年龄，但知道了软化程度之后我们可以想办法进行清理，让我们的心脏像以前一样强壮。经过检查发现，我这位伐木工出身的岳父身体健壮得像头公牛。当他看到扫描结果时，医生告诉他，他体内软化的胆固醇斑块数量非常少，很容易修复。听闻此言，他立马发生了变化，说他的双脚又被安上了弹簧可能有点儿太老套，但这正是我亲眼所见。我的检查结果也很好。事实上，我的身体状况比三年前要好，这是卡普博士将我目前的 CT 扫描与我之前的扫描进行比较后发现的，而我之前的扫描已经用人工智能进行了分析。科技真是太神奇了！它是让我们更加健康幸福的关键。

这种人工智能引导的 CCTA 彻底改变了我岳父的心态，也改变了我的心态。看到如此好的检测结果，我们感到非常安心和振奋，它让我们相信，我们应该继续目前的饮食和健身方案，不需要任何医疗干预。除此之外，此行还有一个收获。我岳父已经开始出现髋部问题，如果你一直处于疼痛之中，你会觉得自己老了。幸运的是，Fountain Life 公司不仅进行了一系列诊断检测，而且提供了一些目前最前沿的康复疗法和再生疗法，其中一种疗法只需要 10 分钟，我们将在第十一章“无痛生活”中详细介绍。它包括医生使用超声检测来识别硬化的结缔组织和被困的神经，然后注射一些生理盐水和胎盘基质——从胎盘中分离出来的最新的尖端生物制剂——来释放被困的神经，使身体的软组织恢复活力。只过了 10 分钟，我岳父走起路来就十分平稳顺滑了！

我永远不会忘记那天晚上乘飞机返回时的情景。当时岳父看着我说：“你要知道，托尼，这些人让我知道了什么是一切皆有可能。现在我活动起来跟以前完全不一样，没有做手术，可我感觉状态很好。我不知道我是愿意活到 110 岁还是 120 岁，但我可以先活到 100 岁，那样的话还有 20 年！也就是你和我女儿结婚的时间。我仿佛又活了一世！”

看到岳父又一次对未来充满信心（不管他能活多长时间），知道他将体验更高质量的生活，我感到非常高兴。充满希望的未来，胸有成竹的平和心态，以及元气满满的健康身体，正是我写这一章的原因。

彼得·戴曼迪斯在完成自己的年度诊断检测后（其中包括本章介绍的相同检测，也包括你可以进行的同样的检测），也描述了类似的感受。“我把这个过程叫作‘数字上传我自己’，”彼得说，“简直令人难以置信！人工智能可以分析超过 150G 的医疗数据，由医生进行解释。我不好奇自己的身体在做什么，因为我知道它在做什么。如果身体出现小问题，我可以马上处理。在最近的一次检测中，我发现我的健康状况是过去 5 年来最好的！这让我感到欢欣鼓舞，充满力量。”

我和岳父进行 CCTA 扫描可以提前几年预测心脏病发作的可能性，更重要的是，它让我们明白现在该做些什么来预防心脏病，不让它发作。多亏了人工智能，我们可以在问题很小的时候发现它，并在它变得无法解决之前加以处理。稍后我们将在书中看到，现在人类头号健康杀手心脏病正变得越来越可以治愈。但请记住，及早治疗一定是最有效的！

利用纽约一家名为 Cleerly 的公司创建的 CCTA 扫描的最大好处之一是，该公司先进的技术可以破译扫描结果，使其更加准确和有用。令人信服的是，Cleerly 能在心脏病发作之前清楚地区分安全斑块和危险斑块。通常，在有些病例中，医生即使尽最大努力阅读传统的CT扫描结果，也很难分辨出其中的区别。事实上，Cleerly公司的首席执行官兼创始人、心脏病学家詹姆斯·敏在2019年发布的数据显示，整整2/3被送去进行有创性导管插入术以测量血流的患者实际上都没有心脏病！[1] Cleerly公司首先确定是否有必要进行心脏手术，从而大大降低了不必要的心脏手术的数量。

如果我早点进行这种检测，医生就能分辨出我体内硬化的胆固醇斑块和软化的胆固醇斑块，早三年得到答案，我就不用那么担心了！我很感谢我的礼宾医生，来自纽约的G博士，他专攻心血管疾病，为我们的团队带来了CCTA。此外，将人工智能应用于CCTA扫描只需几分钟就能得到结果，而人工分析需要数小时。

Cleerly公司的另一个优点是它不针对专家。相反，它的目的是帮助初级保健医生更好地理解图像，使他们能够指导患者走上更加健康的道路，而不必经常转诊给专家。

Fountain Life公司接诊的一位患者就属于这种情况。这位患者是房地产投资人，50多岁，看起来很健康。他成功地减了30多磅，降低了血压和胆固醇，激素水平也比较稳定。随着时间的推移，他变成了一个全新的人，每天锻炼，饮食健康。然而，当他申请人寿保险时，他体内的钙含量值为1 000，这就像是在公牛面前挥舞红旗，保险公司断然拒绝了他的申请。

但你知道接下来发生了什么吗？Cleerly公司的检测表明，保险公司大错特错，这名患者没有任何危险的软化和不稳定病变的迹象。Fountain Life公司给保险公司写了一封信，解释说，Cleerly公司的分析提供了一种研究心脏病的新方法，这种方法更精确、更准确。我们都知道，保险公司其实非常不愿意改变决定，但在这件事上，保险公司改变了决定。这个人得到了他需要的人寿保险，而保险公司得到了一种全新的、更准确的评估心脏健康的方法。但更重要的是，这名患者不再感到恐惧，不再担心什么时候可能会心脏病发作。事实上，这件事改变了他，给他留下了深刻的印象，他成了Fountain Life公司的支持者，向这家公司投资了 100 万美元。

这和我岳父的经历基本上是一样的。其他医生告诉他，他可能需要侵入性检测，甚至可能需要做心脏支架，但 Cleerly 公司发现他的大部分斑块比较稳定，没有什么可担心的，因为稳定的斑块不会引发心脏病，而少量不稳定的斑块可以在一些新药物的帮助下转化为稳定的斑块。我岳父为他的心脏健康担心了好几个月，但 Cleerly 公司给出的明确结果让他重获新生。这家公司同样可以帮助你和你所爱之人。

如果你想让自己或家人做一下 CCTA 扫描，你应该知道这种工具和其他复杂的技术现在正得到广泛使用。我们之所以分享了来自 Fountain Life 公司的例子，是因为我知道可以在这家公司进行扫描，但我不想让你觉得在其他地方就找不到这种技术。注意：只有处于最前沿的医生才知道这些检测技术。如果你在某个地方找不到知道所有这些检测技术的人，我们为你的医生或你个人创建了一个途径，你可以利用我们的 FountainOS 应用程序。从本质上讲，它是一个一站式的商店，可以访问所有最新的诊断检测技术。我再说一遍，其中一些检测可以在家中完成，也可以由你的医生订购。所以请记住，虽然我对 Fountain Life 公司充满热情，但如果你不住在我们中心附近，你仍然可以借助 FountainOS 应用程序使用这些检测工具，它可以帮助你或你的医生在几分钟内轻松搞定。

癌症早期诊断

意识是关键。在缺乏信息的情况下，我们谁也不知道发生了什么，以及什么可能危害我们的健康。

——艾琳·布劳克维奇

一提到“癌症”这个词，很多人就会感到恐惧。

2020 年，美国癌症协会预测，这种疾病将夺走 60 多万人的生命，仅在美国这个国家每天就有 1 600 人死于癌症。不过，癌症死亡人数在下降。事实上，从 2014 年到 2018 年，女性癌症总死亡率每年下降约 2.1%，男性每年下降 2.3%。自 1991 年癌症死亡率达到峰值以来，近 300 万人的死亡得以避免。[2] 同样的好消息来自与癌症相关的大量治疗方法，你将在第八章和第十九章读到这方面的内容。正如你已经知道的，要想战胜癌症并生存下来，你能做的第一件事就是尽早发现它。

所以在革命性的泛癌早筛（GRAIL）技术出现之前，事情就已经在朝着正确的方向发展了。在本书后面关于癌症的一章，第十九章，我将会告诉你这个戏剧性故事的每一个细节，这个故事是这种改变游戏规则的血液检测发展的基础——血液检测可以在症状出现之前，在因感觉不适而去看医生之前，早早地在最初阶段就诊断出癌症。但是泛癌早筛技术有一个非常明确的目标：重塑癌症诊断的前景。泛癌早筛技术于 2021 年春天正式亮相，而 Fountain Life 公司是第一批提供这种令人难以置信的检测的地方之一，这是其所有成员基础检测的一部分。在泛癌早筛技术出现之前，只有几种癌症能被检测出来，如乳腺癌、结肠癌、宫颈癌、前列腺癌和肺癌等，而且我们只能检测到 20% 的癌症，这意味着 80% 的癌症直到不断恶化、开始造成麻烦时才会被发现！现在随着泛癌早筛技术的上市，它有可能彻底改变癌症诊断领域。

虽然泛癌早筛技术可以通过简单的血液检测查找 50 多种不同类型的癌症，但同所有检测技术一样，这种检测并不完美。它不能检测每一种癌症，尤其是脑癌或肾癌。但这就是使用全身磁共振成像的原因。磁共振成像是一种功能强大的成像技术，它使用磁铁而不是辐射来形成人体内部的高分辨率图像，这种图像可以发现潜伏在任何地方的早期固体癌症。泛癌早筛技术与磁共振成像相结合，可以在早期阶段检测出完整的癌症谱系。你知道这意味着什么，对吧？及早发现等同于及早治疗，意味着侵入性治疗更少，总体生存率更高。

我们可以思考一下比尔·卡普博士令人震惊的统计数据：运用这一章介绍的现代诊断工具，约 14% 的被检测者会发现他们患有严重疾病，这意味着大街上行走的人，1/7 有严重的健康问题，但他们自己并不知道。不过如果能掌握这些工具，就可以诊断和治疗。

一些全科医生可能会质疑做这么多检查是否明智。他们可能会指出："频繁检查，肯定会发现问题的。"但这正是问题的关键所在！卡普博士说："我们都在变老，都在经历磨损，我们的任务是让你保持最佳健康状态，在病情恶化之前发现问题。"

换句话说，使用常规的全身磁共振成像技术来检测癌症或其他疾病，如动脉瘤，是预防医学的巅峰，属于终极体检。这就是这一点如此重要的原因，尤其是当它涉及癌症时：当癌症在第四阶段，即最晚期阶段被发现时，前景非常黯淡。相比之下，如果在第一阶段，也就是最早阶段发现癌症，患者的存活率非常高。事实上，一项针对 10 多万名患者的大规模研究分析了癌症早期检测的效果。分析结果表明，早期检测的存活率为 89%，而晚期检测的存活率仅为 21%。[3] 从根本上说，第一阶段完全康复的可能性比第四阶段要大得多，因此你可以看到，康复机会关键在于早期检测。

为了阐明早期检测到底有多重要，下面我给你讲一个 60 岁男士的故事。这位男士在妻子的敦促下来到 Fountain Life 公司，原因是她听说这里可以为会员提供先进的诊断方法。这位男士在科技行业工作，刚刚做了体检，因而试图搪塞妻子的请求："我很好，身体很棒，医生说我壮得像头牛，不需要任何检测。"但妻子并没有放弃——而他现在正为此感谢她。

为了让妻子开心，这个男人虽说不情愿，但还是来到 Fountain Life 公司进行了全面检查。全身磁共振成像检测结果令人震惊：膀胱癌一期。这个人的初级保健医生没有做错任何事，也没有忽视任何事。事实上，除了磁共振成像技术，其他任何方法都检测不出早期膀胱癌，而磁共振成像不是年度体检的常规项目。他的尿检呈阴性，而且尿液中没有隐血，所以没有理由怀疑他体内有癌在悄悄生长。但因为他听从了妻子的意见，所以及早发现了问题，并立即开始治疗。

现在，膀胱癌的治疗比较残酷——如果癌症深入膀胱，通常必须切除整个膀胱，最终在你的身体一侧会留下一个袋子，余生你必须佩戴这个袋子，用于收集尿液。但是早期的膀胱癌通过门诊手术很容易治疗。

那个人就是这样被治好的。卡普博士说：“他已经痊愈，现在只需要接受常规随访就可以了。”

这个病例的特别之处在于，这个人的初级护理医生是一名礼宾医生，正是那种专门从事个性化护理的医生，你可能期望他做一些深入研究，从而发现健康问题。然而，常规的磁共振成像并不是传统的礼宾健康护理或大多数其他预防性护理的一部分。卡普博士说：“这个人认为他得到了最好的护理，但我一直告诉人们，‘礼宾护理的确很棒，但这通常意味着你只是站在传统护理的前沿’。”

> 根据美国国家癌症研究所的数据，早期检测出来的存活率为89%，而晚期检测出来的存活率仅为21%。

显而易见，传统的护理不是最先进的护理，因为它没有利用最新、最重要的创新技术。我们都应当得到更好的护理，都应该利用最具创新性的技术。在癌症的最早期阶段将其检测出来，我们才能过上更美好、更长久、更健康的生活。再说一遍，如果你想要进行这项检测，世界各地有许多全身磁共振成像中心。

检测早期阿尔茨海默病和痴呆

痴呆是我们最害怕的疾病，比心脏病或癌症还要可怕。

——戴维·珀尔马特博士

神经学家，曾五次成为《纽约时报》畅销书作者

我有一个令人难以置信的关于衰老和痴呆的数据要和大家分享：在任何一个给定的时间点，有600万美国人患有阿尔茨海默病或轻度认知功能损害（轻度认知功能损害可能是阿尔茨海默病的前兆）。你相信吗？事实上，在2000年至2019年的近20年里，阿尔茨海默病的死亡人数增长了145%，而另一个头号杀手心脏病的死亡人数却下降了7%。美国国立卫生研究院估计，随着人口老龄化，到2060年，这一数字将增长一倍以上，达到1 500万。[4]

心脏病和中风很可怕，癌症也很可怕，但阿尔茨海默病怎么样呢？它可能是所有临终疾病中最可怕的，因为它会偷走我们的记忆，偷走我们与所爱之人的联系，让我们失去独立生活的能力，还会对我们所爱的人造成巨大的伤害。任何身边有人患过阿尔茨海默病或痴呆的人都知道，这种疾病最后的结局是多么残酷和不人道。

卡普博士亲眼看到阿尔茨海默病对人们内心造成的恐惧，其中包括他的一个朋友。卡普的这位朋友50岁出头，是名成功的律师，同时还是一名半职业高尔夫球手，为一家颇受欢迎的高尔夫杂志评估高尔夫球场。他的父母也是运动员。他从小就非常活跃，同父母一起在运动中长大。随着年龄的增长，他的父亲患上了阿尔茨海默病，他的母亲紧跟着也患上了这种疾病，二人被安置在同一家阿尔茨海默病治疗机构。卡普的朋友担心将来他也会步父母的后尘。

在10年的时间里，卡普的朋友眼看着自己的父母日渐衰弱，亲历他们一个接一个去世，对命运感到极度不安，担心自己最终也会陷入同样的境地，成为家庭的负担。最终，他决定不再胡思乱想未来可能发生什么，利用Fountain Life公司现有的技术，对自己大脑的磁共振成像进行复杂的人工智能映射。这项技术来自一家名为Combinostics的数据驱动型临床评估软件开发公司，利用人工智能分析大脑组织。它测量了大脑的132个区域，应用人工智能来确定你的大脑是否显示出阿尔茨海默病迹象，或前阿尔茨海默病以及帕金森病的迹象。同时，该技术还可以测量你大脑各部分的体积，确定它们是增加了还是减少了，确定你的大脑中是否有任何血管疾病。所有这些数据点结合在一起，可以深入观察你的大脑，发现异常或疾病模式，判断不同类型的神经功能衰退，包括痴呆和阿尔茨海默病。

除了Combinostics公司的检测，卡普博士的这位朋友还做了基因检测，以评估自己是否在基因方面容易患上阿尔茨海默病。你可以想象，他非常紧张，但当卡普博士告诉他所有的检测结果后，他欣喜若狂。幸运的是，所有的检测结果都是阴性的，他顿时感觉一下子卸下了千斤重担。仅仅因为他有足够的勇气利用我们现在拥有的用于早期检测疾病的不可思议的技术手段，他的整个状态发生了变化。

你可能会想，如果检测结果证明你可能会得阿尔茨海默病，那么该怎么办？我们将在第二十二章看到，曾经意味着必死无疑的疾病现在在第三阶段临床试验中有了许多有效疗法，而且最近获得批准的一些疗法似乎能显著减缓病情发展。别嫌我喋喋不休，我想说的是，你越早开始治疗，效果就越好，无症状的时间就越长。

下面我给你讲述另外一个故事。故事的主人公是一位 70 多岁的富裕女士，当年嫁给了一家大型金融服务公司的首席执行官。她是被家人带到 Fountain Life 公司的，当时他们正准备把她送到一家专门护理阿尔茨海默病患者的疗养院。她的家人听说了 Combinotics 公司的技术，于是抱着有利无害的想法决定检测一下，确认一下她的诊断。人工智能解读的扫描结果显示，她的大脑有 50 处白质病变。虽然也令人担忧，但这不是阿尔茨海默病，而是莱姆病！是的，你没看错：她没有得阿尔茨海默病，而是得了一种可以治疗的由蜱虫传播的疾病。这名女士来自美国东北部一个已知有蜱虫的小镇，但她从未接受过莱姆病检测。医生给她开了 30 天的抗生素，然后她完全康复了。尖端技术让这位女士不必去疗养院，也彻底改变了她的人生轨迹，那种感觉就像是一次重生。

那位父母死于阿尔茨海默病的律师也有类似的感受。他是怎么庆祝劫后余生的呢？在得知检测结果后不久，他参加了铁人三项赛。卡普博士说："并不是说他之前的身体不够好，而是因为现在他重获新生，知道自己死于阿尔茨海默病的可能性非常低。"那个人的新目标是什么？努力让自己在每个阶段都保持健康。

我和彼得、哈里里也都有这个目标，这也是我们写这本书的原因。我们相信这应该是每个人的目标。

血液检测的力量

生活中的一切……必须保持平衡。

——唐娜·卡兰

当今诊断库中最有价值的工具之一是奎斯特诊断公司和美国实验室控股公司等机构提供的各种现代血液检测手段。它们已经开发出低成本的精准手段，用以分析和报告 50 多种不同的血液生物标志物，以帮助你和你的医生评估你的身体是否在正常参数内运行。这些血液检测分析的是什么？具体包括维生素营养水平、胰岛素和葡萄糖标志物、胆固醇、炎症标志物、激素水平，以及系统中是否含重金属等。

我们先谈谈激素。生活中一个不争的事实是：随着年龄的增长，人的激素水平开始波动并下降。一般到了 40~50 岁，人体的激素水平就会开始下降，也可能更早，有些人在 35 岁时就开始下降。对一些人来说，激素水平的下降是断崖式的。激素水平很重要，因为激素是精力、活力、力量、美丽、能力和专注的主要驱动力。当激素水平下降时，这些也会下降。你将在下一章了解更多这方面的内容，但关键是要明白，进化从未将人类的身体设计成能活过 40 岁。事实上，就在 200 年前，普通人的寿命只有 35 岁！从进化的角度看，一旦繁衍完后代，你是否还活着就无关紧要了。而人类的进化极为缓慢，所以对我们这些现在活到 60 岁、70 岁、80 岁甚至更大年纪的人来说，进化的工作做得并不好，我们没能让自己的激素水平在一定年龄之后仍保持峰值。

在传统体检中，最容易被忽视的一个方面是人的激素水平。人们更多地关注血糖、胆固醇、血红蛋白和肾功能，而不是关注人们健康状况中最关键的部分：性激素。性激素不仅是控制性健康的信使，而且在许多生理功能中发挥着关键作用，包括血糖调节、炎症、神经状态、心脏健康、肌肉健康和骨骼代谢等等。

许多人在 50 岁左右总体健康水平开始下降，这已经不是什么秘密了，这个时期激素水平下降的速度也更快。由于更年期的原因，女性的这种衰退速度比男性快，女性激素失衡会导致体重意外减少或增加，这取决于她们体内的波动。在第十章“终极活力药剂”中，我们将深入探讨传统上所谓的激素替代疗法（HRT），我们的顾问之一赫克托·洛佩斯博士称为激素优化疗法（HOT），这是一种能更全面观察临床状况的方法。激素对健康的影响非常大，因此我们应该对受影响的年龄组每6个月进行一次简单的检测。记住，最佳的激素平衡对健康寿命至关重要！

你不要觉得激素水平下降属于正常情况！激素可以补充到最佳水平，从而改变生活。对男性来说，睾酮是健康和幸福的最重要因素，它不仅影响传统的男性特征，而且是一种主要的神经调节激素。以卡普博士的一位患者为例，此人35岁，男性，有颅脑损伤（TBI）史，体重一直在增加，患有严重的抑郁症，几乎无法保住工作。很多医生都诊断他患有抑郁症，但医生开出的抗抑郁药几乎不起作用。当去Fountain Life公司见卡普博士时，他已经到了山穷水尽的地步，马上就要离婚了。在对他的激素进行测试后医生们马上发现，本来应该是700 ng/dl的睾酮水平，现在只有97 ng/dl！在重新注射睾酮后，他很快摆脱了抗抑郁药，体重减轻，找到了一份稳定的工作，婚姻也恢复了活力。

女性有自己独特的激素需求。对女性来说，最重要的激素是雌激素，它和孕激素一起赋予了她们传统的女性特征。对女性来说幸运的是，妇产科医生更注重激素健康，所以会更经常地评估她们的激素状况。然而，她们错过有效激素治疗的情况也并不罕见，特别是在绝经后。

这里有个典型病例。一位70岁的女士来Fountain Life公司做检测。当年她在40多岁进入更年期时，妇产科医生告诉她不要服用激素替代品，因为那样的话有患乳腺癌的风险。不幸的是，Fountain Life公司的医生对她的冠状动脉进行了一次扫描（使用的就是我们在本章早些时候提到的CCTA扫描，也就是我和我岳父做过的那种），结果显示她患有严重的冠状动脉疾病，有很多不稳定的斑块。卡普博士强调，假如20年前她服用了生物类激素，这种情况本来完全可以避免。我给你讲这个故事，不是为了吓唬你，而是为了教育你。掌握了正确的信息，你就能够提出正确的问题，就可以进行正确的激素检测，从而优化健康，改善生活。

女性健康很重要。一些过时的研究对女性健康存在很多荒诞的说法。因此我们在第三部分拿出一整章专门讨论这个问题，重点介绍两位非常受人尊敬的医生：珍妮弗·加里森博士，她是加利福尼亚州马林县巴克衰老研究所助理教授，本书顾问委员会成员；卡罗琳·德卢西亚博士，她是无创性健康治疗的先驱，从事妇产科工作近 30 年。

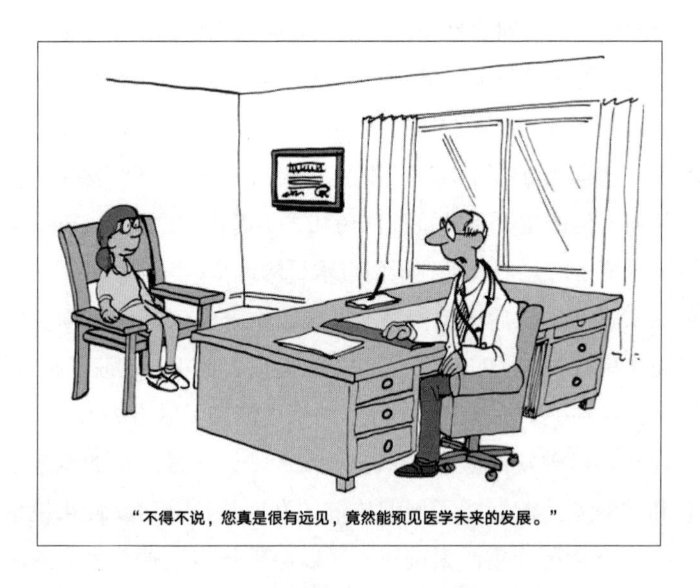

“不得不说，您真是很有远见，竟然能预见医学未来的发展。”

我知道这很难理解，但问题的关键是，你不仅有能力预防疾病，而且有能力通过一些检测，最大限度地提高你的健康和活力，延长健康寿命和整体寿命。在下一章，你将会认识一些专家，他们正在逆转衰老过程，逐渐减缓衰老，最终达到阻止衰老的目的。我们会向你介绍一位杰出的哈佛大学的科学家，此人正在破解衰老的密码。我们还会介绍另外一些研究人员，他们意识到年龄不过是一个数字，一种社会建构，你根本不需要用它来定义你。相反，我们将告诉你如何利用重获的精力、活力和力量来定义年龄。

激素检测

如果你感觉自己动力不足，缺乏激情，或者精力不像 5 到 10 年前那般充沛，那么激素可能是罪魁祸首。好消息是，通过简单的血液检测很容易就能发现原因。

男人和女人有许多相同的激素，尽管比例不同。达到恰当的激素平衡可以帮助优化健康，因此一定要找一个精通激素调节治疗的医生，确保你的医生只使用经过仔细筛选的生物类激素进行治疗，并监测你的健康状况，以防任何潜在的副作用。

- 男性激素健康的基本评估应包括：总睾酮、游离睾酮、二氢睾酮（DHT）、雌二醇（E2）、性激素结合球蛋白（SHBG）和脱氢表雄酮（DHEA）。
- 女性激素健康的基本评估应至少包括：雌二醇、孕酮、睾酮、游离睾酮、性激素结合球蛋白和脱氢表雄酮。这也有助于评估其他雌激素代谢物。

同样，这些检测可以在远程医疗医生的配合下在家完成，有很多组织都可以做这种检测。或者，如果你想和我们的组织合作，欢迎你通过前面提到的应用程序联系我们。

重金属检测的重要性

既然我们说到了检测，我还想鼓励你去做一下重金属检测——这还得从我几年前的一次意外经历说起。如前所述，当时我肩袖撕裂，于是做了一系列体检，包括验血以检测有毒金属。后来，医生让我打电话给他。令我吃惊的是，他告诉我，我体内的汞含量过高，有心搏骤停的危险。他对我说："罗宾斯先生，我们在 0 到 5 级的范围内测量汞含量，如果你的汞含量达到了 3 级、4 级或 5 级，那就非常危险，必须把它从神经系统中清除出去。我测量过的汞含量最多的人达到了 75 ng/dl，而你的含量是 123 ng/dl。”

医生的话让我目瞪口呆。然后医生问我最近记忆力是否出现问题。“是的，”我说，“在舞台上经常忘词。”这件事我甚至连妻子都没有告诉，因为我不想让她担心。医生告诉我：“很多人被误诊为痴呆，但其实是汞中毒。”然后他问我是否还感到异常疲惫。我回答：“我觉得我这辈子从来没有这么累过。我以为这只是日程安排得太满的原因。”事实证明，疲惫是汞中毒的另一种症状，它会破坏人体细胞中的线粒体，让人感觉精疲力竭。

这是什么原因造成的？我对自己的饮食一直非常谨慎。我把食物纯粹当作能量补给，而不是为了满足口腹之欲，所以我每天都吃大量的沙拉和鱼。金枪鱼和剑鱼是我的最爱，我几乎每天都吃。但我没有意识到的是，金枪鱼和剑鱼寿命异常长，一生吞食大量小鱼，因此它们体内积累了非常多的汞，因而实际上是它们在毒害我。此外，我还发现，从基因上讲，我不能很好地甲基化，这意味着我的身体不容易修复我的 DNA 或调节我的激素，从而使问题复杂化。我为什么要告诉你这些？因为进行重金属检测对你来说非常重要。检测本身没什么大不了的，就是简单的血检。检测出我汞中毒的公司叫 Quicksilver Scientific。值得庆幸的是，这家公司的创始人兼首席执行官克里斯托弗·谢德博士为我提供了一个逐步排毒的方案。如果我没有接受测试，没有参加汞排毒计划，我可能不会活到今天。事实上，我想说的是，在我推荐进行检测的人中，大约有 1/3 的人体内积累着某种形式的有毒金属。你需要将其排出体外，像我那样，做个简单的血液检测。

重申一次，所有这些听起来可能有点儿麻烦，但实际上，几小时就可以完成所有检测——心脏疾病的 CCTA 扫描，癌症的磁共振成像和泛癌早筛技术，以及检测重金属和激素水平的血检等。金属检测和激素检测甚至在家里就可以进行。或者你可能会说：我只担心心脏疾病，那就做 CCTA 扫描就好。正如我们所言，你的医生可以单独安排你去做这种检测，或者也可以通过 FountainOS 应用程序，因此不会花费很多时间，却真的可以改变你的生活质量，甚至挽救你或你所爱之人的生命。

福利大放送：5 种简单的检测手段，可以对你的生活产生巨大影响

精准医学带来了一套全新的诊断能力，可以从根本上改变你的健康。下面让我快速与你分享另外 5 种检测手段，这是我和 Fountain Life 公司的许多客户定期做的检测，一共用时不到 10 分钟，其中有些甚至可以舒适地在家中完成，你只需要将结果送去分析就可以了。

1. 骨密度对人的长期健康和幸福至关重要。如今，在 50 岁以上的女性中，每两人就有一人会因骨质疏松症而骨折。现在有一种简单、无创的检测手段，可以测量骨密度、骨强度、全身脂肪和肌肉总量的百分比，提供必要的数据，以确定是否建议通过骨质疏松治疗来预防骨折。很多运动员都做过这种检测，我也做过。这种检测只需 3 分钟，辐射极低，被称为"双能 X 线吸收测量法（DEXA）骨密度 + 代谢扫描"，是测量骨质疏松症最先进的测试方法。

2. DNA 分析。完整的 DNA 分析，对你的基因组进行测序，并用正确的人工智能算法对结果进行分析，可以深入了解你在许多健康状况下的遗传风险和你的携带者状态，指的是可以遗传给后代的特征。通过简单的面颊拭子，你可以提前知道自己对某些药物会有什么反应，了解你对某些癌症或其他疾病的倾向性是高还是低，还可以了解你的身体特征和食物不耐受等有助于决定生活方式的事情。此外，现在有一些公司会搜集所有最新的基因组发现和相关性，如果你携带的某个基因有新发现，他们会给你（和你的医生）发送一份新闻简报。这是多么神奇啊！

3. 微生物分析。你可能知道你体内的微生物（你的微生物群）甚至比细胞还要多。在绘制微生物群图谱方面的最新突破被称为"胃肠道图谱微生物评估 +"，这是一种创新的临床工具，使用最先进的技术从单个粪便样本中测量胃肠道微生物群 DNA。了解胃肠道内的情况非常重要，更值得一提的是，这种检测可以舒适地在家中进行。如果你的肠道有问题，或者你感觉精力不济，很可能是你的微生物群在起作用。这种分析可以告诉你你出了什么问题，并为你提供解决方案。

4. 皮肤健康分析。人工智能面部成像 + 分析技术使用人工智能来评估皮肤的健康状况和年龄。计算机成像技术还能让 Fountain Life 的专家模拟出太阳伤害和衰老对你 80 岁之前皮肤外观的影响。这些检测结果帮助我们的团队制订出一个定制的皮肤再生和抗衰老计划，以治疗和防止未来的皮肤损伤。你可以在第十五章，在关于美的章节中找到很多解决方案。

5. 你的真实年龄是多少？在本书后面你会发现，你有一个实际年龄和一个生物学年龄。有些人比实际年龄老得快，有些人则老得慢。你想不想知道自己属于哪种情况？这个简单的检测是健康寿命和整体寿命的头号生物标志物。它通过检测 DNA 中的表观遗传标记以确定有效的生物学年龄，还提供了一整套与衰老相关的指标，包括端粒长度测量（染色体末端小保护帽的长度）和当前的衰老速度。我去年做了这种检测，当时我的实际年龄是 61 岁，但我的生物学年龄只有 51 岁，这非常令人鼓舞！

下一步是什么？

我希望我能让你和我一样兴奋，因为这些新技术能够帮助我们预测健康问题，体验内心的平静，并最大限度地发挥我们的体力和潜力。再说一次，虽然我们为自己在 Fountain Life 公司所做的一切感到非常自豪，为我们的团队给客户带来最先进的工具和再生治疗的突破技术感到自豪，但是这些检测可以由你的医生来做，或者你可以访问我们的应用程序。我们设计这款应用程序的目的，就是让任何使用它的人都可以使用 Fountain Life 中心提供的 90% 的相同技术，即使你不住在 Fountain Life 中心附近。

然而，如果你比较幸运，住在 Fountain Life 中心附近，我们欢迎你顺路进来看一看。截至本书出版之时，我们共有 6 家中心，分别位于佛罗里达、纽约和宾夕法尼亚。我们计划到2023年底，在达拉斯、芝加哥、洛杉矶、迪拜、印度和多伦多等地增设中心。如果你是圣迭戈或旧金山的居民，你可能想要参观一下我们的姊妹组织——Health Nucleus，该组织是人类长寿公司的一部分。人类长寿公司是由彼得和哈里里与基因组学先驱克雷格·文特尔共同创立的。而我本人既是客户，也是投资者。在Health Nucleus内，你可以使用许多相同的技术。再说一遍，你不一定只能去Fountain Life中心做这些检测，医疗行业内很多从业者都可以检测，你的医生可能已经接触这些技术了。

事实上，现在有很多数字工具可以帮助你优化你的健康状况，你在家里就可以做很多事情。如今，各种装备一应俱全，既有信用卡大小名为Uhealth的设备，可以用来测量心率，也有手掌大小名为Tyto的手持式检查工具包和应用程序，可以让你自行进行医疗检查，你的医生可以实时远程查看。你喉咙痛吗？Tyto的摄像头可以清楚地看到你喉咙里面的情况。你可以在本书末尾的参考资料部分读到更多有关这些技术方面的内容。

我们在书中的目标是给你提供工具，让你成为你个人健康的首席执行官，由包括临床医生和营养学家在内的专家在背后提供支持。我们的真正目标是让普通人获得比传统医生更多的关于他们健康的信息。

其中一个最大的优点是，你可以随时了解自己的健康状况，并记录下所有的数据和进展。而且能够比较你的生物学年龄和实际年龄也是相当不错的。我们甚至使用运动步态技术来检测你的步态变化，这些变化可以表明神经系统问题，包括脑震荡、帕金森病和阿尔茨海默病，你只需拿着手机前后走10步就可以了！

所以，让我们继续前进，发现所有可以延缓衰老、降低患慢性病风险、延长健康寿命的方法。

那么你应该怎么做呢？在面对三大疾病——心脏病、癌症和阿尔茨海默病时，让自己心平气和，同时通过简单的血液检测来优化激素，增加精力、动力和活力。你如果有这种想法，现在就行动起来，让自己得到想要的答案。

我希望通过这一章让你意识到技术已经发展到什么地步，希望能说服你不要等到有病乱求医。这一章就要写完的时候，我妻子给我打了个电话。她刚从洛杉矶回来，去那里拜访了我们的一位好朋友，也让这位朋友看看我们 4 个月大的女儿。拜访快要结束的时候，我妻子感觉到我们的朋友有些异样。追问之下，这位朋友透露说与她相爱 40 年的丈夫刚刚被诊断出患有脑瘤，并被告知还有 6 个月的时间。我和妻子都哭了，因为我们非常爱这对儿夫妇，但这也是我写这一章、写这本书的真正原因。再说一遍，请大家记住，预防、及早发现问题比什么都重要！

请记住，人体就像赛车一样，我们中的很多人都在努力过着充实的生活，一味地猛踩油门，根本不去检查发动机的状况。但即使是赛车手，也有各种各样的仪表来告诉他们发动机内部是什么状况。

所以，请给自己一份礼物，让自己知道引擎盖下面是什么状况，也让你所爱之人知道他们的健康状况。最后，我还要不厌其烦地再提醒一次：问题在萌芽状态时，解决起来更容易！不要等到问题越来越严重，到最后你已经无能为力时才想起解决。

现在让我们进入下一章，下一章很重要，其中涉及的疾病是我们每个人都必须面对的，无论我们多么强壮，多么健康，那就是科学家现在所说的“衰老的疾病”。信不信由你，现在有了新的希望，我们可以活得更长久、更健康。话已至此，接下来就让我们看看哈佛大学的长寿专家是如何开始逆转我们的生物钟的。

04

生命时光机：延缓、阻止，甚至逆转衰老

表观基因组、去乙酰化酶和线粒体的神奇力量

如果我们年轻的时间能更长久一些，那该是一种什么情景？
不是延长几年，而是几十年。
如果生命中最后的那些年看起来没有那么血雨腥风，
与之前的岁月没有太大不同……那该是一种什么情景？
如果通过拯救自己，我们也能拯救世人，
那又该是一种什么情景？
——大卫·辛克莱
《长寿：当人类不再衰老》作者

这是人类历史上第一次，科学家正在破解密码，以期弄清楚人类衰老的原因，以及我们可以为此做些什么。在本章，你将了解：

- 一位来自哈佛大学的著名长寿专家是如何提高自己的精力并保持生物学年龄比实际年龄年轻 20 岁的。
- 什么是“衰老信息理论”，以及该理论如何开启延缓、阻止甚至逆转衰老进程的可能性。
- 为什么你的 DNA、你的基因组决定不了你的命运，可以如何修改你的表观基因组以避免退行性疾病的发生和生活质量的改变。
- 线粒体的作用相当于细胞的发电站，可以提供高水平的细胞

能量，为你的身体、思维和心理提供动力。

- 去乙酰化酶基因的复杂活动既能修复你的 DNA，又能调节你的基因组，可能是逆转衰老进程的关键。
- 最近的一项发现震惊了长寿研究领域，它证明基因疗法能够让小鼠“时光倒转”——可以有效地改善它们的健康，恢复其视力，并让它们的视神经重新生长。

人们常说年龄只是一个数字，但对大卫·辛克莱来说，年龄是两个数字。他既是 53 岁，又是 33 岁。如果这听起来令人困惑，请继续听我说，因为这个解释可能会改变你的生活，或者至少会改变你对你的健康寿命的预期。所谓健康寿命，指的是你在这个地球上保持健康、活跃和身体机能完善的年数。

大卫·辛克莱博士是全球再生医学领域顶级权威之一。他是哈佛医学院遗传学终身教授，在哈佛大学和他的祖国澳大利亚分别开设了两个最先进的研究衰老的生物学机制的实验室，创立了近 12 家生物技术初创公司，撰写了一本《纽约时报》畅销书，获得 35 项发明专利。辛克莱担任生物制药公司 Life Biosciences 的董事长，该公司下辖诸多从各方面抗击衰老、开展药物研发的子公司。如果至此你对辛克莱的印象还不深刻，那么我再告诉你一点，他入选《时代》杂志“世界上最具影响力 100 人”榜单。

你是不是也觉得他非常了不起？但几年前，当彼得·戴曼迪斯第一次告诉我必须认识一下这位“长寿领域的领军人物”时，说实话我并没有多么兴奋。我还记得自己当时对彼得说：“等一下，彼得，我不需要长生不老。这对我现在的生活有什么影响？我感兴趣的是如何提高我们的精力、力量、灵活性和活力——提高我们今天的生活质量，而不是将来如何。”

但彼得很坚持。他告诉我辛克莱取得的重大突破——一项逆转我们生物钟的突破性研究，向我解释了这位科学家令人振奋的“衰老信息理论”。根据辛克莱的说法，大多数慢性或退化性疾病——那些劫持我们能量、降低我们健康的疾病——并不是与生俱来的。实际上，它们是不良“信息”的结果，这些信息使我们的基因在错误的时间或身体的错误位置“开启”或“关闭”。这就像计算机硬盘上被破坏的代码，只发生在分子层面上。

1995年，辛克莱加入了麻省理工学院伦纳德·瓜伦特的先锋实验室，并与人合作，共同发现了酵母细胞衰老的原因。自那以来，辛克莱一直在努力解开为什么我们的身体会随着时间的推移而衰老这个谜题。他的第一本书《长寿：当人类不再衰老》是作者几十年来呕心沥血集大成之作，其间进两步退一步，反反复复，他用蠕虫、苍蝇、小鼠和猴子做过无数实验。

所有这些辛苦研究的结果是什么？辛克莱得出结论，衰老的9个典型特征——从枯竭的干细胞到紊乱的蛋白质，再到减弱的新陈代谢——实际上并不是导致衰老的原因，而是DNA损伤和基因调控不当的结果。他发现，从酵母、细菌到智人，“宇宙中的每一种有机体”的运行机制都是相同的：“衰老，其实很简单，就是信息的丢失。”这是*衰老是熵*的另一种说法——由于丢失或损坏的数据导致的紊乱。这就像一个有损坏代码行的计算机程序，也忘记了计算机代码的位置！此时你的细胞没有能力正常发挥作用。

我可以告诉你其中的关键点吗？环境和生活方式的选择真的很重要——甚至比人们曾经认为的还要重要。

大卫·辛克莱是一位名副其实的叛逆者，一位颠覆大师，是独角兽中的独角兽——一个真正的原创思想家，地球上最稀有的生物。他提出了三个革命性理念：

理念1： 衰老是一种疾病，这意味着它不是不可避免的，也不是必须接受的。

理念2： 衰老是一种单一疾病，但有许多表现，比如心脏病、癌症、糖尿病以及自身免疫失调等。

理念3： 衰老是可以治疗的，甚至是可逆的。

先花点儿时间消化一下这三句话，想一想其中的含义。再思考一下当硅谷的企业投入数百亿美元和无数人工智能技术来治疗退行性疾病，恢复我们的生命力时，它们可能得到的回报。需要明白的一点是，并不是所有的科学家都同意辛克莱的所有观点。他研究的领域刚刚兴起，其中的争论很激烈，共识仍未达成。但是，如果他的信息理论有意义（许多诺贝尔级的聪明人都相信它是有意义的），我们将在本章分享的见解可能会改变你和你所爱之人的一切，可能会为你打开一扇崭新的大门，几乎能让你在任何年龄都健康、强壮、活力充沛！

我很荣幸大卫·辛克莱能够成为本书顾问委员会成员，很荣幸能够支持他为提高这个星球上人类的生活质量所做的令人惊叹的、革命性的务实研究，也很荣幸在本章把他介绍给大家。请继续读下去，你肯定会惊叹不已，颇受激励与鼓舞！

大卫·辛克莱的逆龄食谱

你可以想象，辛克莱事务繁多，足以把两三个普通人累到筋疲力尽。但每次见到他时，他总是活力四射，意气风发，斗志昂扬。辛克莱长着一张娃娃脸，机智敏捷，聪慧过人，还有一种调皮的幽默感。实话实说，他是年轻的化身。为什么这么说？辛克莱的实际年龄——他出生证明上的年龄——是 53 岁，但他的生物学年龄——根据他血液中的生物标志物判断的年龄——比实际年龄大约年轻 20 岁。大家一定要记住，重要的是我们的生物学年龄。这个数字能最准确地预测我们还能活上 30 年、50 年，甚至更长时间。（我们将在本章后面更详细地讨论这一点，但辛克莱的生物学年龄是通过一种类似于伦敦大学学院生育专家史蒂夫·霍瓦特发明的黄金标准“表观遗传时钟”计算得出的。）科学表明，我们衰老的速度并不相同。看看我的朋友汤姆·布雷迪，他刚刚第七次赢得超级碗冠军，年仅 43 岁。汤姆现在赢得的超级碗冠军比任何 NFL 职业橄榄球大联盟球队队员的都要多！如果你想在任何竞争中都保持这种最佳表现，无论是在工作还是生活中，那就请继续往下读。

辛克莱是怎么做到的？他是通过何种戏法让自己变得同一个比他小 20 岁的人一样健康的？他是单凭运气赢得了基因彩票，还是说他知道了什么，做了什么？你我需要弄明白其中的奥秘才能效仿他。

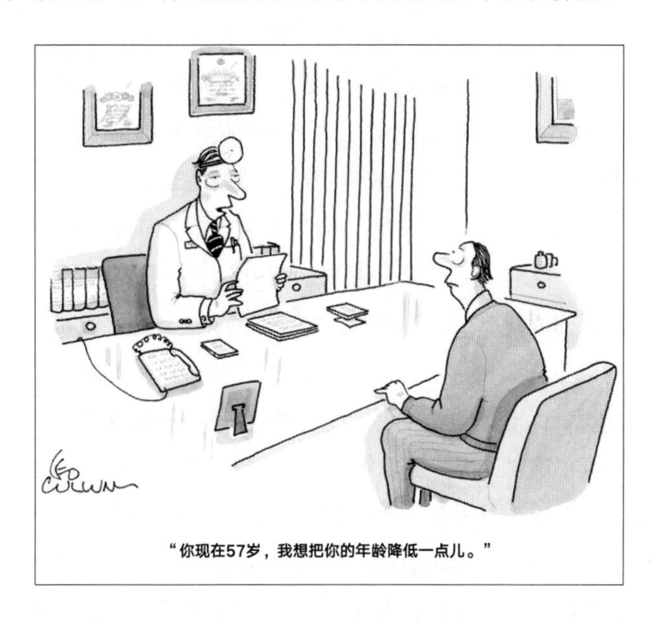

“你现在57岁，我想把你的年龄降低一点儿。”

事实证明，辛克莱利用他广博的长寿科学知识，选择了一些具有深远影响的生活方式，极大地改善了他健康长寿的前景。第一，他在饮食方面非常谨慎，尤其是严格限制牛羊肉等红肉，几乎不吃任何糖。第二，他每天只吃一顿正餐——以此限制卡路里，很多人发现这是自己能做的最明智、最健康的事情之一。第三，他控制饮酒量。第四，他努力保证每晚 8 小时的睡眠。第五，他每周至少运动三天。

正如我们将在第三部分讨论的那样，生活方式的改变会影响你的生活，像上面这些简单的做法，会对你的健康、精力、活力和寿命产生巨大的影响。最重要的是，这些做法很容易理解，也很容易复制。即使不是哈佛大学的长寿专家，你也明白糖吃多了可能没好处！

事实上，辛克莱的生活方式健康但并不特别。尽管他非常相信运动的好处，但他也坦承自己并不是一个健身爱好者。更重要的是，他并没有那么好的基因，他的家谱上有很多糖尿病患者，过早死亡和残疾的比例也很高。

那么，辛克莱年轻的秘诀是什么呢？至少从某种程度上讲，原因在于在过去的 5 年里，他几乎每天都服用少量的活力补充剂和简单的药物。

辛克莱的血糖和炎症标志物过去很高，但现在降到了健康水平。他 83 岁的父亲安德鲁也服用这些恢复活力的补充剂——这或许有助于解释为什么老人不再遭受疼痛或记忆缺陷的困扰。精力充沛的安德鲁每天步行 3~4 英里，在健身房的运动量超过了他的儿子，业余时间用来登山和徒步穿越非洲的塞伦盖蒂平原。辛克莱说："与 10 年前相比，他简直像变了一个人，无论是身体还是精神，都比以往更加活跃。"

如果你想知道，那么我告诉你，辛克莱的养生之道并没有什么特别之处。他服用维生素鸡尾酒 D_3 和 K_2，这是一种简单的、改变生活的突破，很少有人知道。D_3 已被科学证明可以增强骨骼，平衡激素，增强免疫系统——这一点很重要，因为随着年龄的增长，我们的免疫反应会减弱。根据梅奥诊所最近的一项研究，缺乏维生素 D 的人更有可能被检测出新冠病毒呈阳性，并在感染后出现急性呼吸衰竭或死亡。[1] 在苏格兰，政府甚至为那些被隔离在室内、日照不足的易感染人群免费提供维生素 D 补充剂。

与此同时，维生素 K_2 实际上可以防止我们的动脉被钙斑堵塞，而钙斑是心脏病发作的主要原因。（如果你想在无症状的心脏病引发大问题之前检测出它，而你已经读过我们前面一章，那么你应该知道一种新的非侵入性冠状动脉 CT 扫描，它由一家名为 Cleerly 的初创公司开发，使用人工智能来预测任何潜在堵塞的风险。）

此外，辛克莱在他的早餐酸奶中加入了 1 克白藜芦醇（为的是最大限度地吸收酸奶）——这是一种有效的抗氧化剂，存在于葡萄和红酒中，可以保护我们的大脑和心脏。你可能知道，白藜芦醇曾风靡一时，直到一些研究表明，在没有脂肪的情况下，白藜芦醇的吸收会降低 10%~20%。根据辛克莱的说法，白藜芦醇与酸奶（或其他脂肪来源）一起食用至关重要。辛克莱还服用 1 克二甲双胍，这是治疗 2 型糖尿病的十分重要但非常便宜的药物，即使你没有糖尿病，它也可能产生深远影响，可以提高我们对胰岛素的敏感性，从而降低血糖。辛克莱认为，这种普通的神奇药物是健康寿命的金矿。我们将在第十章告诉你更多关于二甲双胍的信息，以及最近的一项研究，该研究表明，二甲双胍可以预防癌症、心脏病和痴呆等各种疾病。[2]

最后一点同样重要，辛克莱还服用 1 克 NMN（β - 烟酰胺单核苷酸）非处方补充剂，我们将很快回到这个话题，并在第十章更详细地讨论。这种化合物由人体自然产生，转化为一种叫 NAD+ 的分子，它在调节和激活细胞中起着核心作用。问题是，随着年龄的增长，我们产生的 NAD+ 越来越少，这就需要补充 NMN。如果在谷歌或亚马逊上搜索，你会发现有十几种不同的品牌在销售其声称的 NMN，60 片装的价格从 24 美元到 95 美元不等，但问题在于，很多这些补充剂在实验室检测时实际上并不含有 NMN。在很多情况下，它们所含的不是稳定的分子形式，可以在 60 天内降解。在第十章，我们将与你分享我们认为你可以考虑的安全选择。你可以每月花 50 美元在网上买到类似的东西，这可能比你花在 Wi-Fi 上的钱要少，但你需要注意药品货源。[3] 辛克莱相信早期的研究结果，认为这种补充剂安全可靠。除了他父亲，他弟弟也在吃，而且他家里的狗也吃这种补充剂。

但是，在你掏出信用卡之前，我要提醒一点，虽说各种 NAD+ 的前体为动物的健康寿命带来了显著的回报，但我们还不能确定它们对人类的好处或风险。辛克莱也警告说，没有哪一种神奇的分子能解决我们所有的疾病。他比几乎所有人都清楚，传闻证据无法替代严格、受控、双盲的临床试验。

不过……据世界上一些最受尊敬的科学家所说，回报可能是惊人的。如果辛克莱的假设得到证实，他选择的补充剂或类似的东西实际上就可以减缓时间的破坏，改变人类历史的进程。我们可能会停止衰老，甚至恢复到我们 20 多岁时那种习以为常的精力旺盛的状态，这种影响极其深远。正如辛克莱在他的畅销书《长寿：当人类不再衰老》中所写的那样：“如果我们不用担心时光流逝，那么会怎么样？如果我告诉你，很快——事实上用不了多久——我们就不用担心时光流逝了，那么又会怎么样？”

毫无疑问，这是个极端的命题。如果你觉得难以理解，我能理解——我这样说并无双关之意。但是你很快就会发现,《长寿:当人类不再衰老》中所描绘的未来并不是什么不切实际的幻想。我们正在迅速接近知识与技术的一个临界点,正处在重大进步的边缘,这种进步将极大地增加我们的能量,延长我们的健康寿命和生命。科学就在眼前——在很多情况下,它现在已经变成了现实。辛克莱的补充剂鸡尾酒只是众多技术中的一种,具有巨大的潜力,能够推动我们进入一个光明的新世界,我们将更长寿、更健康、更有活力、更有创造力。

克洛索:一种可以解锁以延长寿命的基因

现在有另一种强大的恢复活力的物质:一种叫"克洛索"的天然人类酶。根据总部设在圣迭戈的一家名为 Klotho Therapeutics 的公司的说法,人类克洛索基因水平越高,老年人的存活率就越高。[4] 虽然临床前的动物数据不能保证什么,但我们目前所知耐人寻味。小鼠的克洛索基因被"强行取出"之后,寿命缩短了 80%。但是如果操纵这种基因,使其水平升高,小鼠的寿命比正常小鼠延长了 30%,相当于人类多活了 20 多年。由于在整个动物界都发现了相同的蛋白质,科学家相信,有理由乐观地认为人类也会从中受益。

正如 Klotho Therapeutics 公司首席执行官兼创始人吉姆·普兰特向我们解释的那样,克洛索与 NAD+ 十分相似。随着身体的老化,我们会出现这种关键性抗炎功能缺陷。普兰特的公司已经研发出一种小分子药丸,有望"解锁"克洛索基因,将其"信息"恢复到年轻水平,并阻止退化性疾病的发展。该公司的首次人体临床试验将针对急性肾脏疾病,那里的克洛索浓度最高。但该公司也计划解决癌症、心脏病、糖尿病和虚弱等疾病。由于克洛索能穿透血脑屏障,因此研发人员乐观地认为它能帮助预防痴呆。事实已经证明,适量的克洛索与增大脑容量、增强记忆力以及其他认知功能有关。[5]

在我们回到 NAD+ 之前,我想讨论一些更基本的问题。让我们关注一下科学家喜欢称为"第一原则"的东西,这是一种指导我们解决最基本生存难题的规则。如果我们的生活质量和健康状况是由我们的能量、活力或生命力决定的……那么还有什么比这个关键问题更基本:是什么产生了我们身体的能量？是什么在为我们体内 30 万亿个细胞提供能量？更重要的是，随着时间的推移，我们如何以及为什么会失去能量？为什么那么多年轻人成为通常与老年人有关的疾病的牺牲品，比如糖尿病、癌症和心脏病？最重要的是，我们怎样才能使我们的生命力恢复到年轻时的巅峰状态，并在漫长的一生中保持旺盛的活力，最终进入成熟而活跃的老年期？

这里有一条线索：最有力的答案可以在生命里最小的元素中找到。

了解线粒体：你的能量生成器

印度人称为“息”，中国人称为“气”，
基督徒称为“恩典”或“圣灵”，
世俗主义者可能称为“活力”，或者直接称为“生命力”。
身体里的每一个细胞每天都必须有新鲜的能量供应才能茁壮成长。

——卡洛琳·密斯

美国作家，《人们为何不能治愈，以及如何才能治愈》
（*Why People Don’t Heal and How They Can*）作者

一段时间以来，我明白了我们的生活质量是由我们的情绪决定的。如果你有 10 亿美元，但你总是生气，你的生活就是生气；如果你有漂亮的孩子，但你总是担心，你的生活就是担心。但情绪不是孤立存在的，它们很大程度上受到你的生理机能，尤其是你的能量的影响。能量不足会带来负面情绪。一两个晚上没有睡好，你会有何感觉？此时你处于一种低能量状态。另一方面，高能量会激发积极的情绪。不妨想一想当你休息得好、心绪平静的时候是什么感觉，你会感觉非常乐观、非常自信，对不对？

问题的关键在于，你的能量是由你体内的宇宙决定的：你体内大约有 30 万亿个活细胞，它们是你身体每个组织、器官和系统的基本单位。根据现在掌握的资料推断，我们的生活质量就是我们细胞的生活质量——这样说没有任何问题。当我们的细胞健康、强壮时，我们就充满活力。当我们的细胞处于平衡状态，也就是科学家所说的体内平衡时，我们的情绪也会平衡。正如你将看到的，我们需要高水平的细胞能量才能在身体、思想和精神上处于良好状态。

我们认识的人中有人似乎新陈代谢“快”，有人似乎新陈代谢“慢”。事实上，我们的身体是由多种代谢途径驱动的。新陈代谢将一种化学物质转变成另一种化学物质，可以调节激素、睡眠周期以及免疫系统等等。但是我们大多数人首先想到的代谢——也是本章的关键——是葡萄糖代谢，即将碳水化合物和糖转化为能量的化学反应。这一过程发生在我们的线粒体内，而线粒体是细胞的微型鼓风炉，让我们每天都在运转，就像是我们生命力的发生器！彼得·戴曼迪斯有一对儿 10 岁的双胞胎儿子。两个小家伙整天情绪高昂，精力充沛，仿佛被涡轮增压似的！他们的线粒体一直在全速燃烧。美国国立卫生研究院资助的一项研究指出：“也许没有任何结构（除了线粒体）能同时与年轻人的能量和老年人的衰老有如此密切的联系。”[6]

线粒体为我们体内的每一个细胞提供能量。它们生活在细胞质中，细胞质是细胞外膜和细胞核之间的盐水。线粒体最大的任务是输入营养物质，将其分解，并转化为名为 ATP（腺苷三磷酸）的复杂分子，即细胞的电池组。

我们需要 ATP 来屈伸肌肉，感觉冷热，消化营养，排除像二氧化碳这样的废物——从根本上说，我们的身体需要 ATP 来做所有事情！动物的进化等级越高，其生存所需的能量越多，因此所需的 ATP 也就越多。如果线粒体罢工，那就没有 ATP——没有 ATP，就没有生命！我们人类可以在没有食物的情况下生存三周，在没有水的情况下生存三天左右。但是，仅仅三分钟没有氧气就会对大脑造成损害，因为氧气是“燃烧”线粒体中的葡萄糖并生成 ATP 所必需的。[另一个“有趣”的事实是：氰化物之所以如此致命，是因为它以线粒体为攻击目标，阻止线粒体使用氧气或制造 ATP。一点点氰化物（不用一滴）就可以在 30

秒内杀死一个中等身材的人！］

大卫·辛克莱认为，线粒体是细胞的达·芬奇密码，我们如果能破译，就极有可能从中发现生命、活力、衰老和死亡的秘密。辛克莱说，在他的团队正在进行的健康寿命和长寿原因的研究中，“我们不抱任何偏见，而是让细胞和动物告诉我们在衰老过程中是什么在起作用，结果最终指向的都是线粒体”。

衰老：一切疾病的根源

老年不是一次战斗，而是一场大屠杀。

——菲利普·罗斯

美国传奇小说家

无论我们是 20 岁、40 岁还是 60 岁，我们每时每刻都在变老。变老的不仅仅是你和我，随着人类寿命的延长，整个世界都在老龄化，而且这一趋势还在加速。1800 年，人类平均预期寿命只有 30 岁左右。但到了 2019 年，由于抗生素、疫苗的使用和卫生条件的提高，再加上儿童死亡率大幅下降，人类平均预期寿命已飙升至 73 岁，美国等拥有强大医疗保健和现代卫生系统的西方国家人们的平均预期寿命比这还要高得多。

到 2050 年，世界上 60 岁以上的人口（我的新同伴）将是现在的两倍——超过 20 亿人，几乎占地球上总人口的 1/5。幸运的是，我可以告诉你，如果我们遵循本书中专家分享的许多原则，我们延长的寿命将比以往任何时候都更积极、更有活力、更健康。

尽管最近的统计数据显示，阿片类药物过量、自杀和慢性肝病（所谓的绝望疾病，与新冠病毒感染疫情的封控有关）有所下降，但在美国，一般人现在可以活到 79 岁。统计数据显示，一旦活到 65 岁，我们平均就能再活 19 年。一个健康的 80 岁老人，如果没有绝症，很有可能再活10年或更长时间。

尽管我们的寿命显著增加，但是我们的整体生活质量目前却停滞不前。尽管我们在对抗病毒和细菌感染方面取得了巨大进步，但每年仍有170多万美国人死于慢性疾病。总的来说，超过2/3的死亡病例与人类六大健康杀手中的一种或两种有关：心脏病、中风、癌症、炎症和自身免疫病、糖尿病和肥胖、阿尔茨海默病。我们将在本书第四部分讨论所有这些疾病以及最新的突破性治疗和预防手段。

这里有一个问题：造成这些致命疾病的最大风险因素是什么？是吸烟，是睡前喝酒，还是胡吃海塞麦当劳薯条？

答案是，以上都不是。

到目前为止，最大的风险因素是衰老。尽管吸烟会使患癌症的风险增加5倍，但根据辛克莱的研究，衰老会使这种风险增加500倍。（仔细想想，这是有道理的。你听说有几个12岁的孩子患上了动脉硬化或肺癌？）衰老本身就是所有疾病的根源，包括大多数传染病。虽然养老院只报告了美国4%的新冠病毒感染病例（截至2021年中期），却占了死亡总数的31%。[7] 根据美国疾病控制与预防中心的数据，85岁及以上人群死于新冠病毒感染的可能性是20多岁人群的630倍，其中许多人感染病毒时没有任何症状。为什么会有这么大的差异？因为老年人患有致命的潜在疾病，如心脏病或糖尿病，或医生所说的"并存病"——这些疾病与衰老有很大关系。

在这一点上，越来越多的顶尖科学家同意辛克莱的观点，尽管医疗机构仍在苦苦追赶。2018年，世界卫生组织最终将"老龄化相关疾病"纳入其国际编码手册，这是朝着正确方向迈出的不情愿的一步。要明白这一点：美国国立衰老研究所——美国唯一一家预防性医疗保健联邦研究中心，而不是反应性疾病护理中心——从美国国立卫生研究院获得的资金仅占其总资金的7.5%。[8]

辛克莱认为："我们如果在衰老研究和疾病研究上投入同样多的钱，现在就会有大量（获批准的）药物。"辛克莱说，等到抗衰老药物能像今天的他汀类药物一样自由开处方时，我们就知道我们已经扭转了局面。

那么，什么是衰老？

没有能量，生命会瞬间消失，细胞结构也会崩溃。

——阿尔伯特·森特·哲尔吉

生物化学家，诺贝尔奖得主

但是我们所说的“衰老”到底是什么意思呢？事实证明，白发、健忘、白内障以及听力下降只是明显的后期结果。衰老综合征本身在我们20多岁的时候就已经生根，而且在很长一段时间内都是隐性的，就像凶狠的大白鲨在水面下悄无声息地掠过，直到有一天突然发起攻击。

人到中年，我们的细胞会变大、变胖，细胞膜的渗透性变差，吸入氧气或排出废物的难度变大。细胞分裂变慢，导致我们的微小血管变薄，肌肉收缩。细胞会变得更僵硬，对我们的关节、循环系统和呼吸道都不是什么好事。

正如膝盖骨与大腿骨相连一样，组织的改变也会导致器官的改变——尤其是我们的心脏、肺和肾脏，它们会逐渐失去功能。早些时候，我们可能没有注意到我们已经过了人生的巅峰时期。就像精心建造的办公大楼一样，我们的器官被设计得功能超多，能力超强——20岁的心脏可以泵出10倍于身体所需的血液。但过了30岁，我们每年都会失去一些功能储备。[9]（这就是人到中年不再和孩子赛跑的原因！）我们的激素和干细胞水平也在30岁到40岁之间急剧下降。为什么？因为进化并没有打算让我们活过35岁。一旦繁衍了后代，维持了物种生存，我们来到世上的任务就算完成了。最典型的结果是什么？我们会出现衰老的所有可怕特征，比如慢性疾病、痴呆，以及虚弱和跌倒等“老年综合征”。

衰老也是一个极其复杂的问题，涉及无数方面。因此，想要弄清真相是一项艰巨的任务。长寿研究的先驱者、推动辛克莱在该领域开始研究的伦纳德·瓜伦特博士说：“衰老不是哪个方面出问题了，而是许多方面同时出现问题，并且彼此掣肘，迅速衰退。”或者，就像塔德·弗林德在《纽约客》杂志上说的那句令人难忘的话：“解决衰老问题不仅仅要弄清楚衰老原因，还要弄清楚从何处入手预防和延缓衰老，以及为什么要这么做。”

他们说的话很有道理。但你手中拿的这本书都是关于你今天可以使用的经过验证的解决方案，以及未来即将面世的工具。有一些非常聪明的科学侦探正在寻找线索，每天都在接近我们身体问题的根源。毋庸置疑，大卫·辛克莱就是其中最顶尖的侦探之一。他一下子想出了一个大胆、刺激、绝妙的主意。你准备好了吗？辛克莱认为，衰老是信息丢失或失真的结果。他认为，我们晚年生活不幸的根源在于细胞通信和调节出现崩溃——概莫能外。

人类的基因密码十分神奇。我们最初的“信息”是一本指导手册，它将精子和卵子之间的丝丝浪漫演化成一个 8 磅重、拥有数十亿细胞的新生儿——所有这些都发生在 9 个月的时间里！这本指导手册，也就是我们的基因组，指导人体基因相同的干细胞变成神经细胞、心脏细胞、肌肉细胞或皮肤细胞。在大多数情况下，一切都很完美，婴儿所有的系统都在运行，就像保修期内全新的特斯拉。

但随着时间的推移，问题出现了。我们不断受到辐射、压力和环境毒素的破坏，忍受着糟糕的饮食，缺乏真正的锻炼，身体和情感健康被严重忽视。这就是美国的癌症发病率居高不下的原因，尽管我们已经了解了很多关于预防癌症的知识……或者也是儿童糖尿病患者每年都在增加的原因。

但我们在此承诺：我们几乎可以一生都不生病。我们可以为我们的生物学故事写一个新的结局，也可以重新撰写故事的中间部分。

如果辛克莱的衰老信息理论是正确的，如果我们能够重新启动我们的基因组，并将那些主要指令修正到原始状态，那么我们距离一生永葆青春就没那么遥远了！我们将停止任何意义上的“变老”。从生物学角度来说，我们会变得更好，更有热情，更有力量，更加不知疲倦，更加充满活力，我们会变得更健壮、更活跃！

圣杯的故事

我们之所以落到这步田地……是沟通失败造成的。

——电影《铁窗喋血》里的监狱典狱长

让我们先熟悉一些背景知识。我想帮你弄清楚三个术语，这三个术语听起来高深莫测，但在理解衰老过程，最重要的是在改变你今天所体验的能量水平方面，却有很大的帮助。这三个术语分别是基因组、表观基因组和去乙酰化酶。

你的基因组是什么？你身体里的每个细胞都有一套相同的指令——来自你母亲的 32 亿个字母和来自你父亲的 32 亿个字母。这些字母组成了你的 DNA，被称为你的基因组。你的基因组编码了大约 3 万种蛋白质，它们是酶和生命的基石。你的基因组在出生时编码的蛋白质和你 80 岁时编码的蛋白质是一样的！

所以，如果你的基因组在你的一生中真的没有发生改变，你 80 岁时的基因组基本上和你 20 岁时的一样，那么为什么你 80 岁时看起来不像 20 岁时的样子呢？

这就是表观基因组的作用所在。你的表观基因组（epigenome 这个单词的前缀“epi”的意思是“表层”）是一种细胞软件，控制着你的 DNA，也就是你的基因组，告诉每个细胞应该打开哪些基因，关闭哪些基因。这就是为什么 DNA 相同的细胞会有非常不同的功能，为什么一个细胞会变成肌肉，而另一个细胞会形成神经元。虽然你的基因组是一套指令——就像钢琴琴键，每个键都能发出一个音符，但你的表观基因组才是钢琴演奏者，只有它们才能决定演奏时哪些键应该在什么时间发出声音。从生物学角度讲，表观基因组是由化学化合物和蛋白质组成的，这些化合物和蛋白质附着在 DNA 上，在你的一生中，决定你的 3 万个基因哪些应当打开，哪些应当关闭。

说到我们的健康、寿命以及我们的身体和精神每天的运作方式，我们的基因和 DNA 并不是我们的命运主宰。控制基因表达的表观基因组才是决定我们命运的主要机制。很多人被催眠了，相信了相反的观点，所以我必须再说一遍：我们的基因不是我们的命运。这可不是我说的，让我们听一听大卫·辛克莱是怎么对我们说的："如果看一看有关双胞胎的研究，看看针对成千上万人的研究，你会得出这样的结论：在我们年老时，只有 20% 的健康和寿命是由基因决定的——这个结论令人颇为惊讶。"

剩下的 80% 由什么决定？由表观基因组决定。在生物学家和遗传学家之间，这个问题已不再是一场激烈的争论：控制基因组功能的表观遗传操纵杆比遗传密码本身更强大。重要的是，人们还发现了一些生活方式因素，认为这些因素能有力地改变表观遗传模式，如饮食、肥胖、体育活动、吸烟、饮酒、环境污染、心理压力和上夜班等等。

在这一点上，我们曾经谈到衰老是如何对你的表观基因组进行错误调节的——随着我们变老，开启或关闭错误的基因。在我们的一生中，表观基因组中的错误不断累积。在整个生命过程中，随着年龄的增长，我们的细胞 DNA 不断受到环境中烟雾、辐射和毒素等损伤诱导因素的挑战。这就是我们为什么会衰老的第三个因素去乙酰化酶发挥关键作用的地方。

去乙酰化酶是一组由 7 个调节基因组成的基因，在细胞中有两种不同的、相互竞争的功能。第一，它们控制着表观基因组，"在正确的时间、正确的细胞中启动正确的基因，促进线粒体活性，减少炎症，保护端粒"。第二，它们在指导 DNA 修复方面还有另一个关键功能。

随着年龄的增长，由于累积的损伤，对 DNA 修复的需求会增加。有道理，对吧？20 岁时，我们只接触到少量环境毒素，但到 60 岁时，我们接触的毒素是 20 岁时的 3 倍，而且由于 DNA 损伤累积，修复的需求不断增加。因此，我们的去乙酰化酶负担过重，疯狂地对一个接一个的警报做出反应。当分布太过分散时，它们就会在第二项关键的工作——调节表观基因组，即决定哪些基因应该打开，哪些基因应该关闭——上分心。

双重打击会造成什么后果？随着我们年龄的增长和 DNA 损伤的积累，我们修复损伤的能力也变得越来越具有挑战性。从整个器官系统到单个细胞，我们的身体变得失调，表观遗传噪声不断积累，本来不应该打开的基因会不断地被打开，反之亦然，本来不应该关闭的基因会不断地被关闭，从而造成表观遗传混乱！

简言之，这就是分子水平上的衰老动态：基因调控和基因修复之间的紧张关系，以及当我们的去乙酰化酶不堪重负时，我们是如何付出代价的。

这让我们想到了另一个重要的问题，这个问题的答案可以对抗人类衰老这一疾病：我们如何恢复和增强我们的去乙酰化酶？

如何帮助去乙酰化酶？答案是什么？NAD+

多亏了辛克莱，我们现在弄清楚一点：如果没有 NAD+（NAD+ 是为整个去乙酰化酶系统提供能量的关键分子）的大量帮助，我们的去乙酰化酶什么事情都做不了，包括修复我们的 DNA。因此，我们应该清醒地认识到，到 50 多岁的时候，我们失去了大约一半的 NAD+……而此时的我们比以往任何时候都需要它以最高效率运行。随着年龄的增长，我们的去乙酰化酶不仅有越来越多的工作要做，而且没有足够的 NAD+ 燃料来完成它们的工作！

这听起来是不是很可怕？事实上，恰恰相反。首先，我们将在第十章看到，你可以做一些事情来帮助你的去乙酰化酶并提高你的 NAD+ 水平。其次，如果一直循着我的思路阅读至此，那么你应该为最近科学思维的转变而欣喜若狂，因为与我们基因组中的突变不同，表观遗传衰老是可预测的、可重复的，并且根据最近的临床试验，可能还是可逆的。

想想看，毫不夸张地说，辛克莱说的是圣杯——青春之泉！一旦我们弄清楚如何将表观基因组恢复到更早的年龄，一切就会改变。从糖尿病到帕金森病，再到黄斑变性，这些“不治之症”都将成为衰老过程中的小毛病，不再是标准特征。它们是可以治疗的，甚至可以预防。一旦我们破解了这个密码，人类就能摆脱与年龄相关的疾病。辛克莱说：“想象一下，你有一种治疗心脏病的方法，但作为副产品，你也可以预防阿尔茨海默病、癌症和体质虚弱等疾病。”

现在，让我们暂停一下，进行一下总结。因为我必须承认，我们把你带入了科学的深渊，一下子要消化的东西太多了。所以，放松，深呼吸，伸展一下四肢，吃上几个油炸甜甜圈（还是别吃了，算了吧）。现在你感觉神清气爽，那就让我来告诉你这一切的意义，它不仅简单明了，而且极其重要。简言之，本章想要表达的主要信息就是：

衰老并没有被编入我们的生物程序。与死亡和税收不同，衰老不是不可避免的。

如果你想要更多的证据，让我给你介绍一些人类四条腿的朋友。

NMN和肌肉小鼠

现在人们普遍认为，我们最小的血管——微毛细血管的收缩和死亡是衰老的一个主要方面。随着血液流量的减少，组织和器官获得的氧气越来越少，废物堆积越来越多，伤口愈合越来越慢，我们会失去骨骼（骨质疏松症）和大部分肌肉。这有助于解释为什么大多数人的体能在 20 多岁时达到顶峰，以及为什么职业运动员通常在 40 岁时被迫离开赛场。

我们知道定期锻炼有助于延缓这种衰退。锻炼过的肌肉会释放刺激生长的蛋白质，这些蛋白质会让我们的内皮细胞（血管内的细胞）形成新的毛细血管。但是，如果周围没有足够的活性去乙酰化酶，辛克莱说：“就好像这些细胞对肌肉发出的信号充耳不闻。”[10] 这又一次提到前面所讲的——关键信息丢失了。

为了更好地理解正在发生的事情，辛克莱进行了一项了不起的实验。他在哈佛大学的团队给 20 个月大的小鼠（相当于 60 多岁或 70 多岁的人）注射了 NMN，即在我们的细胞内转化为 NAD+ 的前体分子。你知道发生了什么吗？动物们恢复了活力，形成了新的、更密集的网状血管，线粒体也复活了。而且随着血流量和氧气的增加，它们的肌肉变得更大更强壮。这种转变非常惊人。在两个月内，恢复活力的动物比未接受治疗的对照组多跑了 60% 的距离。它们变得和年龄只有它们一半的小鼠一样有活力。从每一个重要的衡量标准来看，它们都变年轻了！这就是为什么辛克莱和他父亲每天早上会服用 1 克 NMN 作为补充。

美国特种部队正在测试 NAD+ 助推器

说到提高 NAD+，在接下来的两三年里可能会出现一个新的游戏，它的代码是 MIB-626。MIB-626 是一种专利合成分子，类似于 NMN，但不完全相同。它正在由我和彼得投资的一家名为 Metrobiotech 的生物科技公司进行开发和测试。过去的测量发现，NMN 能够在细胞内提高 NAD+ 水平的最高值为 40%，但最近对人类的研究表明，14 天的 MIB-626 剂量可以将 NAD+ 水平提高 200%~300%！

高级研究员大卫・辛克莱说：“我们发现了一种逆转血管衰老的方法——增加体内天然存在的分子数量，增强对运动的生理反应。”

当对小鼠进行评估时，研究人员每天给 20 个月大（相当于 70 岁的人）的小鼠喂 400 毫克 / 千克的 NMN。两个月后，小鼠的肌肉血流量增加了，体能和耐力增强了，年老的小鼠变得和年轻的小鼠一样强壮。一只年轻的小鼠可以在跑步机上一直跑大约 1 千米。给一只不太强壮的成年小鼠（相当于 70 岁的人）注射这种化合物 30 天后，它可以跑 2~3 千米。

Metrobiotech 公司没有走补充剂路线（补充剂不需要美国食品药品监督管理局进行试验），而是正在寻求美国食品药品监督管理局的批准，并正在进行 1 期和 2 期试验，使用 MIB-626 治疗各种适应证，比如增加肌肉耐力和神经生成，治疗新冠病毒感染引起的肾衰竭，甚至心力衰竭，等等。

或许最有趣的是，2021 年 7 月，有消息称，美国特种作战司令部（SOCOM）已经使用 Metrobiotech 公司的 MIB-626 分子“完成了临床前安全性和剂量研究，预计将进行后续性能测试”。海军指挥官、SOCOM 发言人蒂莫西 · A. 霍金斯说：“如果临床前研究和临床试验证实有效，那么由此产生的益处包括改善人类的表现，比如提高耐力，让人们更快地从受伤中恢复过来。”

如果临床试验进展顺利，MIB-626 有望作为一种新药获得监管部门的批准，并在 2023 年底向我们所有人开放。

表观遗传的时间机器

我们的研究表明，衰老可能不必朝一个方向进行……

通过仔细调节，衰老可能会逆转。

——胡安 · 卡洛斯 · 伊斯皮苏亚 · 贝尔蒙特

索尔克生物研究所开创性的干细胞生物学家

辛克莱最近十分兴奋，因为他发现细胞重组有可能改变我们的表观基因组，让我们更健康。2006 年，一位名叫山中伸弥的日本研究人员做出了一项惊人的获得诺贝尔奖的发现，改变了医学和人类生物学的进程。他证明由 4 个基因组成的基因组可以将普通的成年细胞转化为零岁的干细胞。这些被操纵的干细胞（科学家称为诱导多能干细胞）具有神奇的能力，能够修复或替换身体任何部位的受损组织。降低细胞年龄，抹去数十年的表观遗传损伤。

10 年后，索尔克生物研究所的胡安 · 卡洛斯 · 伊斯皮苏亚 · 贝尔蒙特在过早衰老的小鼠身上开启了所有四种“山中因子”。贝尔蒙特的第一个方法产生了显著的效果，但是一些小鼠在实验中死亡。然后他修改了方法，成功地使小鼠的细胞进入“分子再生”状态。这次做对了。伊斯皮苏亚·贝尔蒙特取得了惊人壮举，使小鼠日渐衰弱的线粒体重获生机，从而使小鼠的寿命延长了30%。[11] 辛克莱说：“这是一个疯狂的实验，他可能会因此获得诺贝尔奖。”事实上，辛克莱预测，这项研究将作为21世纪的试金石文件之一被载入史册。

2019年，辛克莱的哈佛实验室站在伊斯皮苏亚·贝尔蒙特和整个去乙酰化酶领域的肩膀上，对因老年性青光眼致盲的小鼠启动了四种“山中因子”中的三种。在成年哺乳动物中，中枢神经系统（包括视神经）的细胞就当时所知还不能再生。视力一旦因青光眼而丧失，就再也没有办法恢复了……但也许现在会有办法。辛克莱的“回春”小鼠（通过表观基因重新编程重获信息）恢复了视力——“这是青光眼模型中第一个逆转视力丧失的治疗方法”。[12] 更难得的是，实验中没有一只小鼠死亡。

接下来，辛克莱的团队开始对他的衰老信息理论进行严格的测试。他们利用加利福尼亚大学洛杉矶分校史蒂夫·霍瓦特发明的黄金标准“表观遗传时钟”，测量了小鼠基因组中一种被称为“甲基化”的化学变化。霍瓦特将甲基化比作汽车上的锈蚀：你体内的甲基化越多，你的生物学年龄越大，你剩下的岁月可能就越少。

那么辛克莱发现了什么？在三种“山中因子”被开启后，他的“回春”小鼠体内的甲基化减少，变得更年轻，眼睛能够视物，青光眼不见了！去甲基化使老神经元表现得像活泼的年轻神经细胞。辛克莱打电话给霍瓦特说：“你猜怎么着，史蒂夫——你的时钟不仅仅是一个时钟，它实际上控制着时间！”（如果你想知道自己的甲基化水平和表观遗传生物学年龄，辛克莱的团队将很快推出一项基于快速无痛脸颊拭子的检测方法，只要几天就可以出结果，实际成本只有1美元。）

需要明确的一点是，许多在动物身上很有希望的治疗方法却难以跨越人体临床试验这一鸿沟，最终只能折戟沉沙。即便如此，辛克莱的研究结果也震惊了科学界。也许我们可以让表观基因组回到它年轻时的状态。如果真能如此，其影响就是惊人的！一旦我们能够安全地重新编程我们的生物钟，并将其拨回原位，那么还有什么能阻止我们让患者回到中风、脊椎断裂或第一个胰腺癌细胞形成之前的状态呢？辛克莱说："身体会愈合，仿佛又回到年轻的时候，甚至是刚出生的时候。"我们要做的就是坐上表观遗传的时间机器！

应对衰老并不是一种自私自利的行为，

这可能是我能为这个星球做的最慷慨的事了。

——大卫·辛克莱

虽然通向健康的表观基因组和丰富的线粒体的道路可能最终由 NMN 这样的补充剂铺就，但生活方式也起着重要的作用。随着年龄的增长，我们的个人习惯变得越来越重要。正如我们将在后面章节讨论的，限制热量摄入——NAD+ 模拟的一种情况——是解决问题的关键。同样关键的还有定期锻炼。

辛克莱说："这就是为什么我现在要操心自己的健康。原来我以为我们对健康的影响微乎其微，但事实并非如此。我们的寿命真的掌握在我们自己手中。"我希望你能记住这一点，因为这可能是整本书中最重要的一课。

辛克莱说，他最不愿意做的事情就是"让人们久病不愈"。他的目标不仅仅是帮助你我活到 90 岁以上，而且要我们完完整整、活蹦乱跳、精神矍铄地活到那一天。这就是我们所说的延长"健康寿命"的意思——保持年轻，直到生命的最后一天！辛克莱报告说，在临床前试验中，被注射 NMN（NAD+ 前体）的小鼠"不会患上心脏病、癌症、阿尔茨海默病，直到它们生命的最后 20% 的阶段。因此，这意味着青年时期的健康寿命延长了 20%，而不仅仅是寿命延长了 20%"。

当老掉牙的小鼠最终被慢性疾病击倒时，它们不会在痛苦中苟延残喘，而是会死得更加突然。这些发现与 Life Biosciences 公司首席医学顾问尼尔·巴尔齐莱的研究一致。在一项对 700 名百岁老人的研究中，巴尔齐莱发现了一个意想不到的现象："他们在生命的最后时刻，生病的时间很短。”[13]

“长寿红利”意味着住院时间越来越短，医疗费用微乎其微。根据美国疾病控制与预防中心的数据，百岁老人在其生命最后两年的医疗支出仅占早逝者的1/3。[14]如果我们能把典型的慢性疾病的发病时间从60多岁推迟到90多岁，光是美国一年就可以节省数十亿美元。[15]最重要的是，数以百万计的人将过上更健康、更幸福、更有益于社会的生活。

大卫·辛克莱在职业生涯的早期称自己为“科学的叛逆者”，当时他的狂热触怒了当局。他告诉我们，即使在今天，他的团队也在“逆潮流而动，因为我们对问题的看法不同，我们的发现是违反直觉的。有时我们需要20年的时间才能找到我们所提出的问题的答案”。

也许你听说过关于真理的三个阶段的深刻见解？这三个阶段分别是：

第一个阶段，真理遭到嘲笑。

第二个阶段，真理遭到激烈反对。

第三个阶段，真理被认为是不言而喻的。

在本书的下一部分，你将遇到一些天才的科学家，他们沿着真理的道路创造了非凡的成就。事实上，刚开始阅读这些章节的时候，你可能心存怀疑，可能会对自己说：*这是不可能的*。或者：*这怎么可能？*但我鼓励你坚持下去，继续往下读，因为结果是真实的。

在许多方面，辛克莱与我们的第一批英雄有很多共同之处。我们都听说过有人在等待器官移植时死去，但现在不必如此了，这得感谢那些正在改写这一历史的先驱科学家。现在，让我们来看看科学上取得的突破性成果，听起来像科幻小说，但就在我们说话的时候，它已经成功实现了：新的替代器官的再生。

现在翻到下一页——一路惊险刺激，请系好安全带！

第二部分
再生医学革命的英雄

在这一部分，你将了解到 5 种最强大的治疗、改造和再生人体的工具，读到创造这些工具的英雄们的励志故事。

这些工具和发现是你在本书中读到的许多治疗方法的基础，包括：

- 器官再生的奇迹。
- 强大的 CAR-T 细胞：治疗白血病的突破。
- 无切口脑部手术：聚焦超声对治疗帕金森病症状甚至阿片类药物成瘾的效果。
- 基因治疗与 CRISPR 的力量：一种可能治愈疾病的方法。
- 奇妙的 Wnt（细胞外因子）通路：青春的终极源泉？了解一种正在进行第三阶段试验的突破性分子，它可以在不到 12 个月的时间里让所有的肌腱再生，从而消除骨关节炎。此外，还可以了解一些替代传统化疗、放疗和手术的最新癌症治疗方法。

05
器官再生的奇迹

既然我们能持续维护，提供无限的零部件储备，
让汽车、飞机和建筑永远运转下去，
那么我们为什么不能创造出无限供应的可移植器官，
让人们永远活下去呢？
——玛蒂娜·罗斯布拉特
天狼星卫星广播公司创始人、联合治疗公司首席执行官

未来的 10 年必将精彩纷呈，在医疗保健方面会出现许多举世瞩目的进步，但其中最令人惊叹，或者影响最大的，莫过于下面这一点：我们每个人可能很快就能获得一套备用器官。如今，器官移植的等待时间可能长达数年，许多患者也许永远也等不到那一天。但是，如果人们不需要等到有人死后才能得到健康的肾脏、心脏或肝脏呢？在本章中，你将了解 5 位杰出的科学家和企业家如何应对我们所说的这一巨大挑战。以下是他们取得的一些惊人进展：

- “死亡”和受损的肺现在可以被修复并保持良好状态长达 22 小时，足以让它们被空运出去进行移植，成功率为 100%。
- 另一个基于干细胞的平台——3D 打印器官，一项已有 20 多年历史的技术——正从皮肤和膀胱快速发展到心脏、肾脏和肺等实体器官。预计在 21 世纪 20 年代结束之前，最终的回报将是无限量供应的安全且价格合理的按需移植产品，在订购后的一个月内就能生产出来。

- “人性化”的转基因猪可以为移植名单上的每个人提供足够多的现成器官，并且没有病毒污染的风险，也没有危及生命的排斥反应。移植的器官甚至可能比我们原来的器官更强壮，更有弹性！
- 另一个器官再生平台是通过将猪胶原蛋白支架与未来受体自身的干细胞相结合，从零开始重建肺器官。由于患者和再生组织之间的DNA完美匹配，患者就不会出现排斥反应，也不需要终身服用免疫抑制剂。
- 我们的淋巴结可以变成生物反应器，制造“微型器官”来支持或替代患病的原发器官。
- 按需定制的“半机械人肾脏”——注入干细胞的合成支架——可以产生正常的尿液，并将于2023年在人类患者身上进行测试。
- 此外，当阅读本章时，你会了解到一些原则，正是这些原则指导这些鼓舞人心的科学家在看似不可能的领域取得了突破。在阅读的时候，请注意他们用来创造这些突破的模式，因为你可以模拟他们的信念和行动，以解决你自己面临的挑战，或实现最初看似不可能的目标。

我知道这听起来像科幻小说，但维克森林大学的安东尼·阿塔拉博士已经用干细胞培养3D打印的人类膀胱近20年了，今天有人因为他的工作保住了生命，人生发生了改变。[1]你在本章读到的大部分内容将在2022年底到2025年被公之于众。让我们现在就开始此次旅程吧……

在所有突破这一领域的杰出人士中，有一位脱颖而出：美国联合治疗公司（简称UT）创始人、董事长兼首席执行官玛蒂娜·罗斯布拉特。玛蒂娜思维的广度和深度、强盛的求知欲以及超强的执行力超过其他任何人。她成了我的朋友，30多年来也一直是彼得·戴曼迪斯的密友。当我和彼得最近对她进行采访时，我从她身上学到的东西让我感到颇为敬畏。继续读下去，我打赌你会有同样的感受。

联合治疗公司正在改变游戏规则，为生死攸关的器官移植提供了多种选择。对其他任何人来说，这本身就是一项令人赞叹的毕生事业。但对玛蒂娜来说，这只是一系列挑战中一项最新的任务。多年前，她设想让全世界尽量都能收听到新闻和音乐，不管听众身处多么偏远的地方。结果呢？她创立了天狼星卫星广播公司。接下来，作为一名没有药学背景的律师，玛蒂娜推动了“孤儿药”的发现，拯救了自己的女儿和成千上万身患绝症的人的生命。玛蒂娜是一名作家、律师、直升机飞行员和绿色革命者。她拥有工程师的头脑和哲学家的灵魂——还有什么比这更绝妙的吗？在以男性身份度过了前半生后，玛蒂娜成为美国薪酬最高的女性首席执行官，也是上市公司中第一位公开的跨性别首席执行官。套用《星际迷航》中的那句老台词就是：她去了以前没人去过的地方。

让我首先和你分享一些玛蒂娜的传奇个人故事……然后我会更深入地解释她在器官移植领域取得的突破。为什么要多了解一下她？原因如下：有时我们所有人都会面临看似无法克服的挑战。我们大多数人会把这些挑战当作生活的一部分，并尽我们最大的努力处理我们的问题或痛苦。但也有人会设计解决方案，并将其分享给其他人，从而帮助大家——玛蒂娜就是其中之一。在你阅读接下来的几页内容时，我想请你思考一下玛蒂娜在克服最棘手的问题时所遵循的原则。因为，正如我们前面提到的，这些原则同样适用于你生活中的任何领域——包括你的健康。

你可以不相信我的话，但是《福布斯》将玛蒂娜评为“100位最伟大的商业头脑”之一，紧随贝佐斯、巴菲特和博诺之后。正如《公司》杂志所感叹的那样：“她到处打碎玻璃窗！”[2]或者，正如传奇未来学家雷·库兹韦尔所说，玛蒂娜在将自己的梦想变成现实方面有着“完美的记录”。[3]

在浩如烟海的人类奋斗案例中，极少能找到如此始终如一的励志人物。一旦被我找到，我就想弄清楚是什么让他们如此孜孜不倦、持之以恒的。关于玛蒂娜，我可以告诉你两件事。首先，她无所畏惧——尤其是不害怕犯错。玛蒂娜说过：“不犯错的人其实犯的错最大，因为他们只是原地站着不动，什么都不做。”其次，她始终痴迷于改造世界。每个人都喜欢玛蒂娜痴迷的样子，因为这意味着地球上的生活将会变得更美好。正如她在梵蒂冈告诉我的那样：“世界上最大的问题也是最大的机会。”

回到玛蒂娜还是马丁·罗斯布拉特的时候，当时她已经着眼于航天发射，也就是彼得·戴曼迪斯所说的“大规模变革之目的”。从很小的时候起，玛蒂娜就意识到，做一些从未有人做过的事情并非疯狂之举。正如我一直强调的那样，如果你想要新的答案，你就要提出新的问题——并且在提问时明确提出必须回答这些问题。玛蒂娜把这一原则体现得淋漓尽致。每走一步，她都会遭到那些“知情人士”的不屑嘲讽。但玛蒂娜告诉我们，无论别人对你说什么，无论你的道路上有多少障碍，你都要坚持不懈，直到到达目的地。在此过程中，你要全力以赴，坚定信念，绝不动摇。

玛蒂娜比我见过的所有人都更加反对做“行动的矮子”。大多数人在有了梦想或目标时，会变得很兴奋，但等到开始面对如何行动、如何实现目标时，却变得很低迷，因为他们不知道该怎么做，所以会感到很沮丧，也就失去了取得突破所需要的确定性。很快，他们就会停止尝试，最终选择放弃。但玛蒂娜从不气馁。当有重要的事情迫在眉睫时，她一定会想方设法找到解决方案，即使所有的工程细节和后勤工作还没有完全准备好。这对你来说也有意义吧？我希望如此，因为不管你的抱负是什么，正是这种决心和持之以恒的坚持才能助推成功。

玛蒂娜最近痴迷于什么？是什么让她每时每刻都活得精彩生动？她正在尝试打造一个“按需生产器官”的世界，在这个世界里，没有人会因为缺少健康的肺、肝、肾或心脏等器官而死亡。对此，玛蒂娜非常坚定，从不动摇。她说：“坚持才是王道，只要不放弃，你就会成功。”

器官再生是一个令人着迷的领域，其精彩程度堪比生动的科幻小说。但在我们深入探讨之前，我想再多介绍一下玛蒂娜，因为正是她的不屈不挠、坚决果敢，才有了今天的一切。

真理和技术将战胜扯淡和官僚主义。

——勒内·安塞尔莫

美国首家私营国际卫星通信公司泛美卫星创始人

玛蒂娜从小就喜欢看卫星通信教父阿瑟·C. 克拉克的科幻小说。20 世纪 70 年代，作为一名喜欢冒险的 19 岁大学生，她在假期前往东非的塞舌尔群岛旅行。美国国家航空航天局（NASA）在那里安装了一个用于深空任务的跟踪站。当爬上一座高山，看到眼前的巨型圆盘后，玛蒂娜顿悟了："我们好像踏入了未来。"[4] 从那时起，她"每晚睡觉前都说，如果这是我这辈子要做的最后一件事，我要用卫星把世界连接起来"。

时光荏苒，几年悄然而过。玛蒂娜在加州大学洛杉矶分校获得了法律和工商管理硕士学位，主要研究空间法和金融学。她加入了富有远见的普林斯顿大学物理学教授杰拉德·K. 奥尼尔的团队，担任卫星定位系统开发公司 Geostar 的首席执行官。Geostar 开发的车辆跟踪系统是当今全球定位系统（GPS）的早期版本。当时玛蒂娜产生了一个大胆的想法：用于跟踪汽车和飞机的信号也可以用来传输声音。她走在乡间小路上时，曾花了太多时间想找一个爵士乐电台，却没有找到。或者，更令人沮丧的是，当她最喜欢的音乐家亮相时，收音机却进入了信号盲区。于是玛蒂娜就想：为什么卫星不能用于无线电广播？为什么全世界的听众不能从任何他们能看到天空的地方收听数百个清晰的频道？为什么生活在奥马哈或里诺的人不能收听到纽约、华盛顿或旧金山习以为常的节目？

玛蒂娜本质上是一名工程师。她说过："对于无法制造或建造的东西，我没有太大兴趣。"她演算了一下自己的想法，知道这个想法是可行的。随着卫星的个头越来越大，功能越来越强，它们能够把信号发送到"嵌入汽车车顶的一块小平板上"。[5] 这就是天狼星卫星广播的起源，也就是现在的天狼星卫星广播公司。在我们的采访中，玛蒂娜清楚地说明了这一想法如何符合她进行合法太空发射的三个标准：

1. 这个全球卫星无线电服务的目标实际上可以在 10 年内完成。

2. 这一想法具有改变社会的潜力："当时我的想法是，播放数十个频道的内容，而这些内容在北美的每个城市和城镇，人们是无法通过任何其他方式获得的，从而将传播效率提高 10 倍以上！"

3. 对于这种想法，"大概 99% 的人都认为是不可能的"。

做开创性工作并不容易——其实向来都不容易。玛蒂娜总是碰到怀疑自己想法的人。一开始是一些专家，他们坚持认为，卫星无线电信号永远不可能从距离地球表面 2 万多英里的地方到达一个小型平面天线[6]，更别说信号还必须穿过树木或绕过高楼大厦。（记住，那是在手机和商业互联网出现之前。）另外，还有一些持怀疑态度的人说，美国联邦通信委员会（FCC）永远不会将其宝贵的频率分配给某个未经验证的卫星系统。（其中包括美国全国广播工作者协会，一个地面广播的游说团体。他们害怕新的竞争，想要垄断他们电子新闻采集车的频率。）但天狼星卫星广播公司在技术上领先一步。1997 年，也就是玛蒂娜创立公司 7 年后，天狼星获得了美国联邦通信委员会的许可。然而，反对者并没有就此罢休，而是宣扬订阅式电台没有任何市场——如果可以免费收听 AM（调幅）或 FM（调频）电台，谁还愿意花钱收听音乐、新闻和体育节目？

但事实证明，很多人都愿意花钱，尤其是在霍华德·斯特恩把他的节目交由天狼星播出之后。2020 年，天狼星的用户已经超过 3 000 万。[7] 玛蒂娜在我的一次“经营之道”研讨会上告诉我，她遇到过来自全美各地各行各业的数百人，他们说她的创意“帮助他们度过每一天”。在最偏远的地方，她得到女性的拥抱，因为这些女性现在可以收听到温暖感人的谈话类广播节目，可以选择自己喜欢的音乐节目。她利用先进的技术，通过无线电广播教学，让印度的年轻人能够被顶尖大学录取。（她通过相关公司和其他卫星将天狼星广播发展到非洲和亚洲。）玛蒂娜总是乐于听到这些故事。但她对天狼星的成功并不感到惊讶，因为她知道太空发射可以产生多大的能量。正如她告诉我的：“当你胸怀巨大的变革目标时，你就可以构建自己想要的现实。在你真正获胜之前，你就知道自己肯定会赢。”

人类大脑的美妙之处在于，它就像一台量子计算机，

可以吸收海量信息，然后突然想出一个解决方案。

——玛蒂娜·罗斯布拉特

天狼星还在起步阶段的时候，它的缔造者已经开始了另一场转变——一场属于个人的转变，因为当时的玛蒂娜还不是现在的玛蒂娜，仍然是马丁·罗斯布拉特，尽管长期以来她一直觉得自己与男性的标签格格不入。她压抑了自己女性的一面："我超级敏感，不想被嘲笑，不想被欺负，不想失去所有的朋友。"只有她的另一半，也是她的灵魂伴侣比娜知道真相。在更改名字和性别之前，玛蒂娜逐一征求4个孩子的意见，给了他们每个人否决权。如果他们不想让她改变性别，她就不会改变了。结果4个孩子都支持她的选择。当时年仅7岁的詹妮西丝一语中的："我爱我的爸爸，她也爱我。"

就是在那个时候，玛蒂娜和比娜发现她们最小的孩子有些不对劲。在科罗拉多州特柳赖德的一次家庭滑雪旅行中，詹妮西丝萎靡不振，嘴唇一直发青，回到家后就被抱进了楼上的卧室。他们看了一个又一个医生，没人知道孩子得了什么病。最后，在华盛顿特区的国家儿童医疗中心，医生发现詹妮西丝患了一种极其罕见且非常危险的疾病：肺动脉高压。她的肺部动脉变窄，导致血液流动受限，心脏负担过重，身体缺氧。医生告诉他们，在接下来的几年里，他们女儿的心肌会越来越虚弱，很快就会丧失功能。

玛蒂娜永远不会忘记那一天。她说："当时我对医生说，'肯定有办法的'。"但这种病无法治愈。"'肯定有办法的。'"可是没有办法，至少没有安全可靠的办法。主治医师是一位专业领域的顶尖专家，他告诉他们："我见过的患这种病的孩子都死了。"当时詹妮西丝10岁，也许还能活3年，如果幸运的话，还能活5年。当然，她会被列入肺移植名单，但可供使用的器官太少，尤其是儿童器官，所以她的希望非常渺茫。

玛蒂娜伤心欲绝，但坚决不肯放弃，从那天起，她开始了自己的下一个"登月计划"——拯救自己的女儿。那时她已经知道，对任何一个成功的企业家来说，最关键的品质是执着和全身心投入。她已经学会了如何"调整相机上的对焦镜头，不要在乎其他一切模糊虚幻的东西，只需瞄准自己必须做的事情就可以了。我必须拯救詹妮西丝，其他一切都无关紧要”。

玛蒂娜辞去了天狼星卫星广播公司首席执行官一职，把毕生的雄心壮志和成就抛在脑后，转身投入更紧迫的事情。她卖掉了自己在天狼星的大量股份，成立了一家基金会，并资助10位顶尖的医生寻找治疗肺动脉高压的方法。但6个月过后，医生们没有取得任何进展，而詹妮西丝却累得昏倒了，住院的时间比在医院外的时间还多。玛蒂娜失去了耐心，她觉得肯定有办法，自己一定会找到的。我们很幸运生活在现在这样一个时代，因为只要你知道如何阅读并愿意付出努力，任何人都能成为几乎任何领域的专家。玛蒂娜决定成为一名肺动脉高压专家。她说："这在智力上相当于一位母亲举起一辆大众汽车，来营救她被困在车轮下的孩子。"

玛蒂娜带着詹妮西丝，长途跋涉前往华盛顿国家儿童医疗中心和美国国立卫生研究院的图书馆，一本接一本地阅读生物学、生理学、解剖学、生物化学方面的著作。她学得越多，就越自信能找到治疗这种不治之症的方法。

> 我们很幸运生活在现在这样一个时代，因为只要你知道如何阅读并愿意付出努力，任何人都能成为几乎任何领域的专家。

此时，怀疑论者再一次大批出现。顶级专业人士不断提醒玛蒂娜，她没有接受过这方面的培训。如果真有某种有效的药物，那些专家早就发现了！即使她误打误撞有所发现，但肺动脉高压极为罕见，肯定也没有人愿意投资。利润从何而来？谁会把科学的解决方案变成商业产品？

幸运的是，有一种理论让玛蒂娜坚持下去：在做一件重要而冒险的事情时，需要99次否定才能得到肯定，你要欢迎并接受那些否定，因为每一次否定都让你距离肯定更近一步。正如她所说："如果相信自己所做的事情，你就必须坚持下去。"经过几个月的挖掘，玛蒂娜在一个不太可能的地方发现了金矿——她在一份不知名的杂志上看到一篇文章，文中提到了一种治疗心力衰竭的药物。这种药彻底失败了，但它有一个有趣的副作用，可以降低心脏和肺部之间的血压，而其他地方的血压不受影响——这正是玛蒂娜寻找的。她找到了药物研发公司葛兰素威康（现更名为葛兰素史克），要求购买这种神秘的药物，结果对方三次将她拒于门外。该药物仅用于充血性心力衰竭，葛兰素史克认为它对肺动脉高压无效。此外，公司不会把失败的药物授权给非专业人士。最后一点，这种药物所剩无几，而且还过了保质期。一种可能挽救詹妮西丝生命的治疗方法被遗弃在冰箱里，可能会一直待在那里。

简言之，反对意见铺天盖地。此时此刻，玛蒂娜最喜欢的另一句格言派上了用场："明知山有虎，偏向虎山行。"她需要用药资格？好的，她会拿到的。玛蒂娜招募组建了一个医疗团队，展开前场围堵，终于说服了葛兰素史克同意以 2.5 万美元的价格外加 10% 的药物收入，批准该团队在全球范围内使用该药物，不过他们认为所谓的药物收入可能为零。交易完成后，葛兰素史克交给玛蒂娜用密封塑料袋装的少量药粉，还有一个专利配方。不过，她一开始咨询的几十名药剂师都对这个配方感到困惑不解。但是，你现在也知道了，玛蒂娜是断然不会接受失败的。终于，她找到一位退休的药理学家詹姆斯·克罗，他认为自己能弄明白配方的奥秘。1996 年，詹妮西丝被确诊后不到两年，他们就成立了联合治疗公司。6 年后，也就是玛蒂娜获得医学伦理学博士学位前后，公司生产出了一种经美国食品药品监督管理局批准的药物，名为"瑞莫杜林"。玛蒂娜说，该药物"证明所有的反对者都错了"。此次月球探测器已然着陆。

不过，瑞莫杜林并不是一种完美的药物。它的半衰期很短，患者必须全天佩戴笨重的输液泵。但它帮助许多人活了下来，包括玛蒂娜的女儿。联合治疗公司后来开发了一种可吸入的药物，然后又研发出一种药丸，名为曲前列环素二乙醇胺。2020 年，詹妮西丝 36 岁，担任联合治疗公司的远程呈现和数字总监，生活过得很充实。

与此同时，玛蒂娜以 2.5 万美元的价格获得授权使用的"毫无价值的粉末"现在每年收入超过 15 亿美元。临床试验证明，这种药物可以降低肺动脉高压的发病率和死亡率。简言之，它从根本上改变了这种可怕疾病的前景。在联合治疗公司推出这种突破性药物之前，全美只有 2 000 名肺动脉高压患者存活——死亡率极高。今天，得益于这种新的治疗方法，5 万多人正在接受治疗，其中绝大多数人过着正常的生活。如果他们负担不起这种药物，联合治疗公司会免费提供。正如玛蒂娜所说："我们希望看到所有肺动脉高压患者活下去，不想看到他们死去。我们希望看到他们享受美妙人生，结婚生子，竞选市长，成为滑雪冠军——凡是你能想到的，他们都能做到。"

玛蒂娜可谓相当成功了，对吧？你可以称这为幸福的结局——只是玛蒂娜的励志故事还远没有结束。联合治疗公司的一系列药物减缓了肺动脉高压病情的恶化，但并没能根治它。对一些人来说，比如詹妮西丝，结果令人振奋；但对其他人来说，包括她女儿的一些密友，这只不过是生命结束前的苟延残喘。即使在今天，每年也有 3 000 名美国人死于肺动脉高压。对于他们——以及患有肺气肿或慢性阻塞性肺疾病等其他终末期肺部疾病的人——没有药物可以治愈。

但解决方案还是有的——只需要另一个登月计划。

替代肺

我们最深的恐惧不是我们的能力不够，而是我们的力量不可估量……
一味低调不能服务世界……当我们把自己从恐惧中解放出来时，
我们的存在自然也解放了他人。
——玛丽安娜·威廉森

今天，美国有 100 万人患有终末期器官疾病，超过 10 万人在等待器官移植，主要是肾脏和心脏。每年都有成千上万人还没有等到移植就去世了。人类寿命越来越长，汽车的安全性越来越高，因交通事故带来的器官捐献数量也在减少，因此器官短缺问题越来越严重。即使每 10

个美国成年人中有 6 人注册为器官捐赠者，需求仍然远远超过供应。这对患有终末期肺病的人来说尤其可怕，因为这种疾病每年夺走 25 万人的生命。2019 年，共有 2 714 例肺移植手术。[8] 需要移植的人获得肺移植的概率仅为 1%。

这种概率对玛蒂娜来说毫无意义。她在 2015 年的 TED 演讲中提出了挑战："既然我们能通过持续维护并提供无限的零部件储备，让汽车、飞机和建筑永远运转下去，那么我们为什么不能创造出无限供应的可移植器官，让人们永远活下去呢？" 毕竟，你不会因为轮胎坏了就把汽车丢掉，不会因为需要一个新的屋顶就把家拆掉。如果数以亿计的人"自古以来就有自然制造的器官，更不用说动物王国里的所有动物了，那么为什么我们不能也进行制造呢"？合成器官的概念没有违反任何已知的物理定律。玛蒂娜认为，从根本上说，这只不过是又一个工程问题。

肺是脆弱而复杂的解剖结构。当登记的捐赠者死亡时，绝大多数的肺会因感染性疾病或退行性疾病而被筛除，无法用于移植。在少数未被筛除的肺中，又有 80% 会在手术中被发现内部充满黏液和其他液体，它们被死亡的过程毁掉了，同样无法用于移植。就像那些未被罗伯特·哈里里抢救出来的胎盘一样，这些珍贵的生命礼物被扔进了垃圾箱！

但玛蒂娜有另一种策略来增加可供移植的健康肺的数量。在多伦多综合医院外科医生沙夫·凯沙夫吉前期研究的基础上，联合治疗公司在马里兰州银泉市建立了世界上第一个集中的肺修复设施。他们首先取出因状况不佳而被筛除的"死亡"器官，注入特殊的溶液，让这些器官在一个玻璃穹顶下复活。这个玻璃穹顶就像一个人造"身体"，器官可以在里面存活 22 个小时。在这里，有毒液体和细菌被排出，撕裂的地方被修复。肺器官的状态一旦稳定下来，支气管镜就会向美国各地的外科医生发送实时视频。

如果该器官符合医生们的标准，它就会被冷冻起来，然后空运过去进行移植。根据玛蒂娜的说法，在每一个外科医生远程接受移植肺的病例中，患者都能活着走出医院。玛蒂娜说：“我见过这些人，他们非常感激。他们把我带到装满氧气罐的车库，然后对我说，‘我们再也不需要这些了’。”

这种“体外肺灌注”（EVLP）技术以前也被尝试过，但从未达到联合治疗公司及其子公司肺部生物工程公司的规模。到目前为止，马里兰中心、位于佛罗里达州杰克逊维尔的梅奥诊所校区的联合治疗公司第二分公司以及其他类似机构已经挽救了数百名患者的生命，其中一位是曾 5 次获得全美大学生铅球比赛冠军的希瑟·莱弗林顿。2010 年，希瑟在一次红斑狼疮发作后开始靠吸氧维持生命。两年后，在和丈夫飞往西班牙的航班上她昏倒了，诊断结果为肺动脉高压。玛蒂娜说：“她的病情非常严重，我们的药都用了一遍，但病情没有得到缓解。”当时希瑟还很年轻，才 30 多岁，但前景似乎很黯淡。

2016 年，就在希瑟即将失去希望的时候，她接到了匹兹堡一家医院的电话，询问她是否愿意加入联合治疗公司的临床试验，尝试 EVLP 肺移植。没等他们询问第二次，希瑟立即答应了。联合治疗公司的医疗团队从一位 28 岁的捐赠者身上取出一对儿匹配的肺，经过 12 个小时的努力，手术大获成功，希瑟重获新生。一年后，她在美国移植运动会上获得铅球金牌。不久之后，希瑟怀孕了，生下了一个健康的宝宝，这对患有肺动脉高压的人来说几乎是不可能的。她的病被彻底治愈了。

异种移植：现成的器官

永远不要怀疑，一小群有思想、有决心的人可以改变世界。

实际上，世界一向是由这些人改变的。

——玛格丽特·米德

所有“登月计划”的最大障碍之一，是人类无法实现超长期目标。玛蒂娜将“登月”变成一系列的“登地”，把复杂的事情简单化，最终实现了自己的奇迹：先确立一年左右可以达到的切实可行、循序渐进的目标。玛蒂娜说："我仔细地把这些为期一年的子项目累积起来，10年后再看，我们取得的成就简直令人惊叹。"对于联合治疗公司创造无限供应可移植器官的登月计划来说，EVLP是他们第一次"登地"尝试，但绝不是最后一次。玛蒂娜说，一项技术越具有挑战性，"你就越需要小心对冲赌注"。这就像在不同的资产类别中分散财富投资组合。为了保证最大限度的安全，明智的做法是把鸡蛋放在不同的篮子里。

联合治疗公司已经让老虎团队在至少4种不同的器官再生平台上开展工作。这些团队相互竞争，同时为实现更大的目标相互合作。EVLP的一个不足之处是，器官不能及时送到患者手中，比如在遭遇可怕的车祸后，或者美军士兵在战场上踩到地雷时。这一过程依赖于其他人的突然死亡和过早死亡。至少可以说，这是不可靠的。因而玛蒂娜想知道：为什么我们不能打造一个现成的器官输送渠道，在一小时内就能准备就绪？

一种解决方案可能在不起眼的猪身上找到，也就是在物种间实施"异种移植"。由于大自然的巧夺天工，成年猪器官的大小和形状与人类的器官非常接近。（黑猩猩可能更接近，但它们是受保护的物种。）对心脏瓣膜来说，紧密贴合非常重要，在这一点上，猪供体已经用于人类患者。美国人一年要吃掉大约1.3亿头猪，这一总数的1%就足以满足整个国家对移植器官的全部需求。但有一个问题：恶性的超急性排斥反应。在异种器官移植后的数小时（如果不是几分钟）内，猪的器官"会在人体内引发大规模的破坏性免疫反应——远比来自另一个人的器官更严重"。[9]

对玛蒂娜来说，这个问题却是一个令人激动的机会：为什么基因工程不能删除引发排斥反应的猪蛋白质？为什么不把猪朝人的方向发展呢？她与基因组测序专家克雷格·文特尔合作，投资了利用CRISPR编辑猪基因组的研究。CRISPR是一项相对较新的技术，但已得到验证——《时代》杂志称其为"迄今为止最精确的一套分子工具，可以用于剪切、粘贴、复制和移动基因"。[10]（你将在第八章了解CRISPR和基因治疗的力量。）合作研究发现，“10 基因猪”——一种只有 10 个问题基因被敲除或被人类 DNA 取代的动物——可以做到这一点。正如玛蒂娜在 TED 演讲中说的那样，这并不是什么火箭科学，只是一项“简单的工程”，一次提取一个基因，与她一步一步发射通信卫星的方法没什么不同。

这些猪是由联合治疗公司在弗吉尼亚州的一家名为 Revivicor 的子公司进行改造的。Revivicor 是从制造出第一只克隆羊多莉的英国公司分离出来的。2017 年，玛蒂娜的公司同意资助在高校进行有关猪的心脏、肾脏和肺器官异种移植的项目。不久之后，在临床前试验中，接受猪器官移植的狒狒创造了生存纪录：到 2018 年，在慕尼黑大学，试验狒狒的存活时间超过 6 个月。[11] 美国食品药品监督管理局可能很快就会批准人体试验。在亚拉巴马大学伯明翰分校，研究人员希望将猪的肾脏移植到成人身上，将猪的心脏移植到在死亡线上挣扎的新生儿身上，哪怕只是为了在人类器官可用之前为他们争取更多的时间。[12] 亚拉巴马大学伯明翰分校突破性项目前主管德温·埃克霍夫说：“我们有一辆雪佛兰，现在甚至可能拥有一辆宝马。那还要等法拉利吗？在这个时候，你肯定只想试驾一下。”[13] 玛蒂娜的目标是到 2023 年开始异种肾脏的临床试验（“我知道人们需要肾脏，所以我正在努力帮忙”），到 2025 年开始异种心脏的临床试验。她相信，到 21 世纪 20 年代末之前，用于人类患者的猪器官移植将得到美国食品药品监督管理局的批准：“之前大多数人认为这不可能发生，现在他们意识到这已然不可避免。”[14]

如果你想知道这种情况多久能发生，我给你一个提示。就在对这一章做最后的编辑时，我收到玛蒂娜发来的短信：“托尼，事情的进展就像在你棕榈滩企业管理活动上承诺的那样！”并附了两份报道的链接，分别来自美国广播公司新闻和《纽约时报》，报道的是一则爆炸性新闻：猪肾脏被移植到人体内首次没有立即引发排斥反应，而且第二天看起来像一个正常的肾脏。该手术是在纽约市的纽约大学朗格尼健康中心进行的，是联合治疗公司开发的玛蒂娜的工作成果。这项试验打破了器官移植短缺的又一个障碍，研究人员已经在考虑对其他器官系统的影响，如皮肤和心脏瓣膜。[15]

eGenesis 是一家雄心勃勃的初创公司，诞生于哈佛大学传奇遗传学家和本书顾问乔治·丘奇博士的实验室。经过这家公司的努力，获得美国食品药品监督管理局的批准似乎不再那么遥不可及。该公司的联合创始人杨璐菡找到了一种方法，可以在猪的基因组中同时进行 62 次基因编辑，足以去除通常存在于基因组中的所有可能会在移植后感染人体的病毒。该公司最近在麻省总医院对其无病毒猪器官在灵长类动物身上进行了测试，结果令人印象深刻。这些灵长类动物在移植后存活了 9 个月，很明显，它们的寿命将超过一年。其他顶尖科学家正在从其他角度解决这个问题。在加利福尼亚的索尔克生物研究所胡安·卡洛斯·伊斯皮苏亚·贝尔蒙特的领导下，研究人员正致力于用人类干细胞在猪体内培养人体器官。麻省总医院移植外科主任詹姆斯·马尔克曼表示："每个人都能看到，我们正处于一个转折点。"[16] 正如《大西洋月刊》指出的：

> 常规的猪向人移植可以真正改变医疗保健的现状，而不仅仅是增加供应那么简单。器官将从一种偶然性的产品——依赖某个健康年轻人的意外死亡——变成一种标准化制造过程的产品……
>
> 器官移植将不再需要紧急手术，不再需要飞机运送器官，也不再需要随时待命的外科手术团队。来自猪身上的器官可以按照时间表获取，手术也可以安排在一天中的确切时间进行。肾衰竭的患者第二天就可以得到一个肾脏，并且不需要大型的透析中心。医院的 ICU（重症监护治疗病房）病床将不再被等待心脏移植的患者占用。

和玛蒂娜一样，丘奇博士的 eGenesis 公司也在通过改良猪器官来解决器官短缺危机。eGenesis 公司目前首先关注的是肾脏和胰岛细胞，而心脏、肺和肝脏将紧随其后。但丘奇准备将这场革命向前推进一步。他说："我们希望创造更强大的器官，创造出比我们体内更好的器官。"丘奇博士设想器官能够抵御细菌或病毒感染，或者延缓衰老。他说："有些人可能对这种人体‘工程学’持不同看法，但如果这意味着能拥有像迈克尔·菲尔普斯那样强壮的肺，或者像尤塞恩·博尔特那样强壮的心脏，为什么不尝试一下呢？”

丘奇说：“我们在改良过程中，从分子水平上入手，使猪更像人类，使其具有免疫耐受能力，消除猪体内的逆转录病毒。我们称它们为猪3.0，并且已经为临床前灵长类动物器官移植试验生产了2 000头这样的猪。到目前为止，接受供体器官的灵长类动物在麻省总医院已经存活了300多天。用不了多久，我们就有望从灵长类动物试验转向人类临床试验。”

尽管玛蒂娜对异种移植感到越来越兴奋，但她也在进行临床前试验，并且预备了相应的选择。她指出，即使对猪的器官做了适合人类的处理，它也会像人类器官移植一样，引发长期的排斥反应。换句话说，接受者的余生仍然需要免疫抑制药物。除了一些令人不快的副作用，这些药物还可能导致感染或癌症。对于非紧急终末期情况，患者有一年或更长的时间来寻找挽救生命的替代品，联合治疗公司正在开发第三种平台：利用患者自身的干细胞进行组织再生，从零开始构建器官。

其工作原理是这样的：他们首先从供体猪的肺中取出所有活细胞，剩下的就是结构框架，一种胶原蛋白的支架，这是构成大多数人体组织和器官的基本蛋白质。胶原蛋白的好处在于，无论来自哪里，它都是无反应性的——不会引起任何免疫反应或排斥。接下来，他们用数十亿人肺型细胞或受体自身诱导的多能干细胞对支架进行再细胞化，你可能还记得第二章的内容。从成人皮肤细胞中提取的多能干细胞被重新编程以模仿胚胎干细胞，然后它按照指令变成任何需要的组织。

或者就像玛蒂娜解释的那样：“你可以将其逆转变回干细胞，然后可以根据需要将其变成心肌细胞或肺泡细胞。”由于替代器官与受体的DNA匹配，因此不需要免疫抑制剂。据我们所知，联合治疗公司的装配线每年能生产500个人工肺支架。

多能干细胞方法是向个性化再生医学迈出的一大步。但依照玛蒂娜的宏伟设想，这不过是又一次“登地行动”。她的终极“登月计划”将涉及“按需生产”的器官，从开始到结束全程都是定制的。该技术易于推广扩展，必将淘汰传统的器官移植技术。

3D打印器官

如果你是一个创造者，你必须不断创造，
不断突破，然后再创造，再突破，不断改善，直至完美无缺。
只有达到这种程度，你才能真正收获满满。
——玛蒂娜·罗斯布拉特

第一款 3D 打印假肢于 2010 年问世。从那时起，科学家为烧伤患者创造出了 3D 生物打印皮肤；精心制作了功能性视网膜，这是我们眼睛接收所有视觉信息的器官；制造出了仿生耳朵，可以听取人类正常听力范围之外的声音。在美国维克森林大学再生医学研究中心，开创性的组织研究员和工程师安东尼·阿塔拉博士使用干细胞 3D 打印人类膀胱、治病救人已近 20 年。[17] 他现在正在领衔研究生物打印复杂组织和器官，从软骨到肾脏，无所不包。[18] 这一切都是用机器完成的，与你家里办公室里的喷墨打印机没有什么不同，除了大小——这种机器的体积与冰箱差不多。虽然阿塔拉和其他人以前做过类似的工作，但 3D 生物打印组织和器官在可负担性、一致性和精确性方面是一个巨大的飞跃。

3D 生物打印的最后一个前沿领域，也是最困难的挑战，是心脏、肾脏、肝脏和肺等实体器官，因为这些器官的细胞密度很高（仅肝脏就有 2 400 亿个细胞），结构极其复杂，对氧气和血液供应的要求极高。要想在这方面取得突破，少说也得几十年。但玛蒂娜和往常一样在赶时间。联合治疗公司与世界领先的 3D 打印公司 3D Systems 合作，力争在 2028 年获得美国食品药品监督管理局的批准。

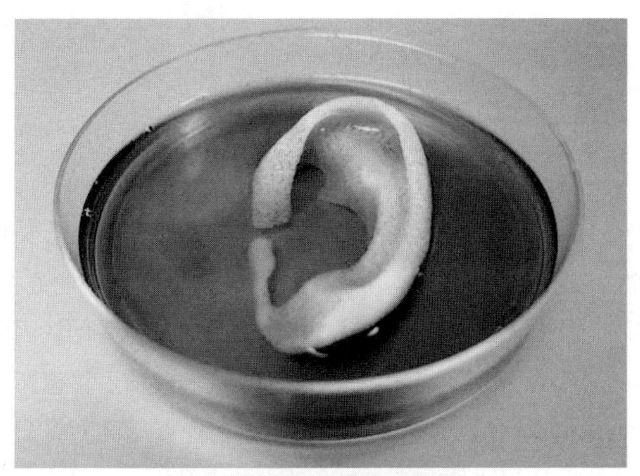

阿塔拉博士曾用干细胞为一名受伤的士兵
培育了一个3D打印的人耳，替代其被炸掉的耳朵。

联合治疗公司的生物打印器官始于一种从烟叶中提取的支架，经过基因改造以表达人类胶原蛋白，不涉及动物产品。打印机将诱导多能干细胞的“生物墨水”一层一层地铺上去，加上一种使细胞扩散和生长的载体凝胶。（每个细胞都知道该去哪里。）3D Systems 公司生物打印部主任佩德罗·门多萨在接受《麻省理工技术评论》采访时表示：“当你看到肺的复杂性，看到从孕育到出生的大自然的鬼斧神工，你就会觉得根本没办法制造或塑造它。3D 打印是我们创造这种几何体的唯一方法。”[19]

这项技术仍在发展中。目前，生物打印机可以处理 6 微米以下的解剖学细节，大约是人类头发直径的 1/4，或者是肺部最小血管的直径。这是一个巨大的进步，但肺还包含其他一些小到 1 微米甚至更小的结构。肺器官有 23 个降支，到目前为止，联合治疗公司的打印机已经掌握了 16 个。但玛蒂娜毫不怀疑他们会全部掌握：“我们有一套严格的工程方法。每年，我们掌握的降支数量都会加倍。”一旦解决了方法问题，一个现成的肺或心脏的生长速度就可能比你想象的要快——打印支架 48 小时，完成产品不用一个月。玛蒂娜指出，生物打印器官的美妙之处在于，它们可以为各种年龄、大小和体型的人量身定制：“哪怕是小孩，甚至是新生儿，我们都可以打印出合适的肺。”

你可能会认为 3D 打印这一“登月计划”震古烁今，十分大胆，足以冠绝职业生涯。但是玛蒂娜看世界的眼光比大多数人都要宽广。正如我在棕榈滩举办活动时，她对一群企业家说的那样："无论我们在拯救人们的生命方面取得了多少成就，但如果整个地球因为过热和过度污染而生病，那么每个人最终都会倒下。"航空业对全球变暖的贡献率高达5%，这个数字还在上升。联合治疗公司每个星期可能都需要乘坐里尔公务机 8 次，运送 4 例 EVLP 移植。玛蒂娜意识到，随着业务不断发展，增长到数以千计的人造器官，这对环境来说是无法承受的。因此，她修改了自己的"登月计划"声明："创造无限量供应的可移植器官，使用碳中和的飞机运送。"她的想法是使用由电动垂直飞机（或 EVA）组成的运输机队，即使用清洁电能或混合动力的直升机。如果你觉得这听起来很有未来感，那就加入俱乐部吧。同玛蒂娜一样，我自己也是一名有执照的直升机飞行员。不过之前我想，这样的事情短期内是不可能发生的。

事实证明我错了。

玛蒂娜组建了另一个老虎团队，并与在南加州的 Tier 1 工程展开合作。在不到 12 个月的时间里，他们用不到 200 万美元制造出了世界上第一架电动直升机！到 2017 年，玛蒂娜改装的 Robinson R44 创下了电动垂直起降（eVTOL）飞机最远、最高和最重飞行的吉尼斯世界纪录。

联合治疗公司正在合作建造上千个这样的电池驱动的"生命之翼"奇迹。他们将在全美的医院使用快速充电板。除了碳足迹微乎其微，电动垂直飞机产生的噪声不到标准直升机的 1/10。虽然目前还需要人工驾驶，但根据其长期发展计划（需经美国联邦航空管理局批准），未来的电动垂直飞机将实现自动驾驶，飞行距离为 250 英里。虽然这听起来有些不切实际，但玛蒂娜指出，这项技术已经存在。事实上，她用于技术测试的电动垂直飞机现在在新英格兰上空的测试飞行中每天飞行 100 多海里。而且，就在本书即将出版的时候，概念验证飞行于 2021 年 9 月进行，使用一架小型直升机将捐赠的肺从多伦多西部医院转移到多伦多综合医院。

2018 年 9 月秋分那天，玛蒂娜为 14 万平方英尺的 Unisphere 命名，这是联合治疗公司新建的马里兰州总部。它是世界上最大的零碳足迹建筑，主要由太阳能和地热等可持续技术提供动力、供暖和制冷。玛蒂娜说："我做了精心的计算，知道这一切切实可行。"她的客人是一位对该公司特别感兴趣的年轻女性。一个月前，她在美国移植运动会上获得了两枚金牌和一枚银牌，而就在两年前，她刚刚接受了 EVLP 双肺移植手术。希瑟·莱弗林顿说："这让我感觉颇为震撼，看着之前所有事情发生的地方，想到自己体内的某个器官就来自那个地方，恍惚中真的有点儿超现实的感觉。"[20]

玛蒂娜接下来打算做什么？她身上还有另外一个惊人之处，那就是无论此刻她有多么忙碌、多么投入，她总能轻松想出一两个"登月计划"。最近，玛蒂娜对用数字化复制人类生命形式、快速检测新药的想法很感兴趣。联合治疗公司二话不说，立即行动起来，成立了硅分子生物学计算实验室（CLIMB）。现在完成一个典型的临床试验需要 10 年的时间，但玛蒂娜说："我们的目标是在一天内做 10 个临床试验。通过访问一个庞大的基因组数据库，我们可以在一天内测试数百万个人类基因组中的一个分子的数字版本，并且其安全性要优于几千人的临床试验。"

从玛蒂娜的过往纪录来看，硅分子生物学计算实验室能否实现其大胆目标并不是问题，这只是时间问题。

LyGenesis生物技术公司——利用淋巴结培育器官

我们正在利用身体的自然淋巴系统来帮助我们对抗感染，
利用所有这些卓越的生物学来培育这些异位（不合适的）器官。

——迈克尔·赫福德

LyGenesis 公司联合创始人兼首席执行官

虽然玛蒂娜·罗斯布拉特、乔治·丘奇和安东尼·阿塔拉理所当然地占据了大量头条新闻，但我们还需要告诉你另外三家具有非凡前景、不畏艰难险阻的公司，它们有望在这个10年里制造出一代替代器官。

让我们先从LyGenesis公司讲起。这家公司初创于匹兹堡大学，来自这所大学的埃里克·拉加斯博士是该公司的创始人兼首席科学官，他花了10年时间研究如何重新利用患者自己的淋巴结，结果发现这些细胞工厂有能力生长出微型器官来支持或替换患病的器官。

人体大约有600个淋巴结。什么是淋巴结？淋巴结是一个小器官，我们的免疫系统用它来制造T细胞，并通过捕获细菌或病毒来抵抗感染。这就是为什么感冒时淋巴结会肿胀，因为它们需要变大来制造更多的免疫细胞。

埃里克·拉加斯的神奇想法是把淋巴结变成生物反应器。如果把肝脏细胞注射或移植到淋巴结中，它们就会生长、繁殖，最终形成一个有功能的、有可能救命的微型肝脏。LyGenesis公司首席执行官迈克尔·赫福德向我们解释说，该公司目前正进入第二阶段人体临床试验，在终末期肝病患者身上使用这些微型肝脏。这一过程首先用超声波将少量供体肝细胞移植到患者的几个淋巴结中，经过几周左右的时间，淋巴结开始过滤血液中的毒素，随着时间的推移，它们就像灰姑娘一样完成蜕变，变成成熟的微型肝脏。

LyGenesis公司将目标对准了三组患者。对于部分器官衰竭的患者，微型器官和原来的肝脏将联合起来，共同发挥器官功能。对于器官近乎完全衰竭的患者，他们将依靠微型器官来争取时间，直到器官移植成功。对于一小部分患者，主要是儿童，他们只需要少量的供体肝块就能纠正先天性酶缺乏。[21]

赫福德解释说：“这个平台的好处在于风险低、成本低。动物试验显示没有严重的副作用，而且非常高效：一个供体器官可以为多达75个患者提供细胞。它给成千上万现在被认为无望的患者带来了希望。”目前，90%的肝病患者病情严重，甚至无法进入移植名单。但是他们中的大多数人只需要轻微的药物镇静就可以接受30分钟的门诊手术。

LyGenesis公司的下一步计划是什么？研究人员正在研究动物的其

他器官，包括微型胰腺和微型肾脏。从健康寿命的角度看，最令人兴奋的是微型胸腺，因为它可以重启我们老化的免疫系统，使我们在生理上重新年轻起来。

培育肾脏

接下来，我们讲一下IVIVA Medical器官再生公司。这家公司致力于开发人造肾脏（目前需求量最高的器官），以解决终末期肾病（ESRD）的问题。在美国，这种疾病折磨着50多万名患者。虽然许多人坚持长期透析，但唯一确定的治疗方法是肾移植，可问题是供应与需求相去甚远。为了解决供体器官短缺的问题，IVIVA公司齐头并举，正在利用组织工程、3D制造和干细胞生物学等多种手段。该公司由哈拉尔德·奥特博士创立，他是麻省总医院的一名胸外科医生，以其在全器官再生方面的研究而闻名。

之前，奥特博士完善了一种方法，从捐赠者的器官中剥离细胞，然后在支架中注入新鲜的祖干细胞，这些祖干细胞可以分化成多种器官。到目前为止，他的技术已成功应用于心脏、肝脏、肺、肾和胰腺的再生。但是对急需移植的患者来说，时间是一个很大的障碍——首先要从刚去世的捐赠者身上找到保存完好的器官，然后等待干细胞发挥其魔力，这耽搁的时间太多了。奥特博士创建了IVIVA公司，设计出一种制造支架的设备，从而破除了第一个瓶颈。干细胞附着在合成支架上，培育出一种半机械人肾脏。当血液通过这台生物机器（半生物，半技术）时，它会产生正常的尿液。IVIVA公司目前由哈佛干细胞研究所执行董事布罗克·里夫领导，计划在2023年进行人体临床试验。我和彼得通过风险投资机构BOLD Capital Partners成了IVIVA公司的投资人。

迪安·卡门和先进再生制造研究所

我们要讲的最后一位器官再生英雄是传奇发明家兼工程师迪安·卡门。在描述他在这个领域的工作之前，我想确保你了解卡门所取得的诸多成就。他最为人所知的身份可能是全球高中机器人竞赛 FIRST（科技启发与确认）的创始人，未来轮椅 iBOT、电动平衡车赛格威和第一个可穿戴输液泵的发明者。卡门拥有 1 000 多项专利，被比尔·克林顿总统授予美国国家技术创新奖。

在奥巴马政府执政的最后几天里，卡门被叫到白宫，接受了一项艰巨的任务。在回忆那次会议时，卡门记得那名高级工作人员告诉他："美国各地数百个实验室目前的工作都极为出色，我们已经具备了培育胰腺细胞、神经元、心肌细胞等生物组织的潜力，但没有人将所有这些整合起来。我们想资助一个组织，将所有这些科学结合起来，创造一个全新的产业，大规模制造替代人体器官。"

与此同时，美国国防部还为此次任务提供了 8 000 万美元的拨款，以及一项为期 5 年的任务，以证明所取得的成效。卡门的第一步是组建一个非营利性组织，帮助他把这个开创性的技术从培养皿转移到工厂中。他将该组织命名为"先进再生制造研究所"（ARMI）。这一组织的宗旨是什么？建设一个"能够在尽可能短的时间内从无到有制造替代人体器官"的工业基础设施。

今天，ARMI 拥有 170 多个成员组织，其中既有顶级医学院和制药公司，也有工业制造控制系统运营公司。

就在新冠病毒袭击美国之前，卡门和他的工程师完成了他们的第一台原型机，大约 20 英尺长。卡门是这样描述它的第一次演示的："在系统的一端，我们投放了一小瓶冷冻诱导多能干细胞，然后我们 22 天没碰它。3 周后，在这个完全密封的系统的另一端，出现了一段 3 英寸长的新长出来的骨骼和韧带。"制造出来的组织质量很高，足以修复真正的踝关节或膝盖。但骨骼和韧带不过是他们所取得的成就的冰山一角。

那么，迪安下一步想把ARMI系统带到哪里呢？他说，下一步，“将在短短40天内诱导多能干细胞发展成小型、全功能、可跳动的儿童心脏”。其大小可以用于婴儿和幼童的心脏移植。这项工作最近取得了显著进展，心脏移植再生医学领域的重量级研究员多丽丝·泰勒博士宣布她将把她的整个实验室从得克萨斯州的休斯敦搬到新罕布什尔州的先进再生制造研究所。（你将在第十七章读到更多关于她的内容，了解她在“替代心脏”方面的出色研究成果。）目前，ARMI的目标是到2024年，让功能齐全的儿童心脏用于临床试验。

像玛蒂娜·罗斯布拉特一样，迪安·卡门也有惊人的成就，他经常能将不可能变为可能。所以当他说“在10年内，我们能够从零开始制造替代人体器官”时，我选择相信他。

我几乎想不出还有什么是比拥有一套备用器官更令人兴奋的事了——我们可以未雨绸缪，等我们的身体器官最终衰竭的时候再来使用这套备用器官。不久的将来可能令人兴奋，在下一章中，你将认识世界上免疫治疗领域的领军人物之一，该领域利用基因工程将我们自身不起眼的T细胞武器化，并将它们变成热探测、摧毁肿瘤的鱼雷。这位知名专家几乎失去了一切，他的资金、团队，以及他在这个世界上最爱的人，尽管命运多舛，他还是找到了坚持下去的勇气和韧性。我为他的事迹所鼓舞，我想你也会有同样的感受。

让我们与你一起分享这一惊人突破的内部故事，了解这位带头冲锋、取得突破的科学界英雄人物！让我们了解强大的CAR-T细胞……

06

强大的CAR-T细胞：白血病治疗的突破性发展

我们不是从外部对抗癌症，而是越来越多地转向内部。

——伊拉娜·尤科维奇

斯坦福大学肿瘤学家

在人们想要避免的所有疾病中，除了阿尔茨海默病，以字母 C 开头的这个词 cancer（癌症）可能是最可怕的。人类与癌症的抗争已有几十年的历史，但收效甚微。你可能知道，我们所有人在我们的一生中，都在积累导致癌前细胞的病变。当我们暴露在诸如毒素、日晒、二手烟和不健康的饮食等因素中时，癌前病变就会在我们的细胞中积累起来。当我们健康年轻的时候，我们的免疫系统会在任何伤害发生之前摧毁这些细胞及其受损的 DNA。但随着年龄的增长，我们的免疫系统会逐渐衰弱，不堪重负，这被称为免疫衰竭，最终可能无法在癌症出现的早期发现它。这些癌前细胞会不断生长、分裂，最终成为成熟的恶性肿瘤。此时，人体开始遇到真正的麻烦。

我已经跟你说过，癌症是我小时候最害怕的事情。后来，我在生活中曾多次面对癌症——一次是我女朋友的母亲，另外三次是与我关系密切的其他人：一个是我团队中的重要成员，另一个是商业伙伴，第三个是一位在我的教育公司长期担任总裁的同事的妻子。在每一个病例中，我都眼睁睁地看着他们日渐消瘦衰弱，慢慢地离去，那种痛苦无以复加。

如果你和一个被诊断出患有血癌（如白血病）的人有过亲密接触，那么你会明白这些患者是如何遭受两次打击的——先是疾病，然后是治疗。有时候很难说哪次打击更具破坏性。虽然化疗和放疗能救命，但它们也有严重的副作用——可能损伤心脏、肝脏、神经，甚至数年后出现癌症。[1]因此，在“标准护理”方法让我失去了三个朋友之后，我意识到，我们迫切需要新的替代方案，取代医疗机构20世纪的解决方案。

我的一个好朋友西丽·林德利被诊断出患有一种罕见的白血病，存活的概率只有10%，但她活下来了。为什么？首先，她尝试了一种结合干细胞的创新疗法。其次，西丽为人与众不同，始终坚信自己不会被打败。她一心想成为铁人三项运动的头号选手——甚至在不会游泳的时候她就有这种想法！她展现出惊人的意志，通过不断努力成为铁人三项运动世界冠军。她用同样的决心与白血病做斗争。医生预测西丽一年后只有10%的存活机会，但现在她已经摆脱了癌症，而且刚刚进行了摆脱癌症后的第一次10公里跑！

这一章关于如何用最新的技术武器发动对抗血癌的战争，关于为黄金时间做好准备的有希望的治疗方法！我们将在本书的第二十四章讨论心态对生物化学和健康的影响。但如果你曾经面对癌症，或者你爱的人正在面对癌症，那么你一定要阅读这一章。让我们从卡尔·朱恩博士的英雄故事讲起——是他创造了最有希望的突破之一。你将会了解到：

- 免疫疗法如何用药物（由活的免疫细胞制成的药物，而不是化学药物）增强我们的自然免疫系统，这是化疗和其他传统抗癌干预措施的一个受欢迎的替代方案。
- 卡尔·朱恩是如何克服个人悲剧和众多怀疑，设计出一种可能真正治愈一些最常见、最致命的血癌的原创疗法的。
- 如何通过自身免疫系统的自然刺激来预防，甚至治愈一些最可怕的癌症。

首个接受CAR-T治疗的患者

我的职业生涯完全不可预测。[2]

——卡尔·朱恩博士

那是 2010 年的夏天，卡尔·朱恩博士非常绝望。两周前，朱恩和他在宾夕法尼亚大学的同事用一种从未尝试过的方法治疗了一名癌症患者，他们为其注入了患者自己的白细胞，结果一波三折。朱恩在费城的实验室对这些 T 细胞进行了基因重组，使之成为一种抗肿瘤、精确制导的打击力量——如果你愿意，可以称其为一组细胞巡航导弹。

如果一切顺利，他们的课题就可以结题了。更重要的是，这项实验可能会在抗癌战争中开辟一条革命战线。朱恩相信，它可以挽救无数患有恶性血液病和骨髓恶性肿瘤的人，此类患者的其他治疗方法都失败了。

改变后的免疫细胞在培养皿中势不可当，在小鼠身上取得了奇迹般的疗效。但朱恩的“一号患者”，新泽西州一名叫比尔·路德维希的退休惩教官的情况不太好。在第三次也是最后一次注射抗慢性淋巴细胞白血病（CLL）细胞后不久，路德维希血压骤降，出现低烧。在接下来的 5 天里，他的病情持续恶化，几乎表现出了所有最严重的流感症状：剧烈的寒战、出汗、恶心、腹泻。路德维希的体核温度骤升到 105 华氏度（约 40.6 摄氏度）。（护士们扔掉了体温计，它们肯定坏了，对吧？）虽然患者表现出所有急性感染的特征，但扫描和培养结果都是阴性的——没有病毒和细菌。然而他的病情越来越重，身体越来越虚弱，肾脏开始衰竭，心脏和肺濒临崩溃。

后来，朱恩逐渐意识到路德维希当时是受到了大规模全身炎症反应的打击。这场危机是由最初的一件好事引起的：患者的免疫系统对体内白血病细胞的大规模绞杀。免疫 T 细胞在进行殊死搏斗时，会向身体注入一种叫“细胞因子”的炎症性化学物质。这个附带损害证明路德维希的治疗是有效的——这是治疗的一种表现，而不是一个漏洞。这种“靶向”的副作用现在有了一个名字：细胞因子释放综合征。在严重的病例中，比如路德维希的病例，这种副作用被称为“细胞因子风暴”，这是一种潜在的致命状况，在新冠病毒感染大流行中变得众所周知。但朱恩承认，当时他的团队“甚至不知道那是什么”。

路德维希长期以来一直认为癌症最终会夺去他的生命，现在看来，朱恩的治疗可能会抢先一步。一天深夜，患者的妻子达朗回家后，病情危急到了极点。“你必须回来，”一位医生在电话里严肃地告诉她，“比尔看不到明天的日出了。”

细胞疗法取代大剂量化疗成为几乎所有
血癌的一线治疗方法只是时间问题。[3]
——卡尔·朱恩博士

医学领域同其他各行各业一样，很少有真正的新想法。但是 CAR-T 细胞疗法完全是原创的。这是一种大胆的尝试，将基因疗法和免疫疗法结合起来，前者是专家编辑细胞的 DNA，以去除缺陷或插入有益基因，后者是通过增强患者自身的自然防御能力（即保护我们免受疾病侵袭的复杂的免疫系统）来治愈疾病。CAR-T 细胞疗法是个性化医疗的终极手段。它们是一种从患者自身组织中提炼出来的“活药物”，可以说是迄今为止发明的最复杂的癌症治疗方法。

有一点是肯定的：如果没有卡尔·朱恩无畏的奉献精神和特立独行的创造力，这种疗法就不会像今天这么先进。

朱恩是那种容易在情感上与患者产生共鸣的科学家，但是当谈到比尔·路德维希时，他更多的感受是困扰，而不仅仅是慨叹一个 65 岁患者的命运。今天，我们知道卡尔·朱恩是一位细胞医学领域的摇滚明星，被《时代》杂志评为“全球 100 位最具影响力人物”。但不久前，免疫疗法还是癌症科学领域不受待见的暴躁继子。与纪念斯隆－凯特琳癌症中心的米歇尔·萨德莱恩博士和其他 CAR-T 细胞疗法的先驱一样，大多数医疗机构对朱恩不屑一顾，私人机构对他也爱搭不理。他被迫依赖小型非营利组织提供的资金。在经历了 2008 年股市的血雨腥风之后，这些基金会没能从捐赠基金遭受的恶性打击中恢复过来，于是开始削减开支，朱恩的资金来源很快就干涸了。

10 年前，杰西·基辛格在宾夕法尼亚大学另一个实验室的一项试验中去世，从而导致这一领域的发展步履维艰。基辛格是一名精力充沛的 18 岁高中毕业生，患有一种罕见的遗传代谢疾病，在接受基因转移治疗 4 天后，他被宣布脑死亡。美国食品药品监督管理局通报了违规行为，政府和大学支付了 100 多万美元的和解金。《华盛顿邮报》称此次事故是"一种充满希望的方案遭遇的一系列挫折中的最新一次，到目前为止，该方案未能实现第一次治愈"。[4] 这项试验与 CAR-T 细胞没有任何关系，却在很长一段时间内阻碍了基因工程朝病床科学发展。

2009 年，朱恩和他的同事发表了基于实验室小鼠的临床前数据，证明了 CAR-T 细胞疗法治疗癌症的前景。美国食品药品监督管理局同意在人类患者身上进行测试，但是临床试验非常昂贵。美国国立卫生研究院下属的国家癌症研究所拒绝了三项资助请求，因为认为 CAR-T 的研究没有希望，纯属白日做梦。

朱恩回忆说："当时他们说，'一百年来癌症免疫疗法根本没有什么效果'。事实也的确如此。" 1891 年，纽约一位叫威廉·科利的外科医生给一位无法动手术的癌症患者注射了链球菌，试图增强他的免疫系统，缩小肿瘤。这种方法第一次奏效了，但对其他患者无效。随着时间的推移，治疗癌症的免疫疗法被化疗和远光放疗取代。杰西·基辛格的悲剧发生后，这种疗法让投资者感到不安。朱恩说："大型制药公司没有人愿意承担这个责任，他们说，这是你永远无法商业化的东西。" 即使朱恩利用一种 HIV（艾滋病病毒）将新的遗传密码带入患者的免疫细胞，但从市场营销的角度看，这可能也没什么作用。尽管这是一种灭活且无害的艾滋病病毒，但仍然是病毒。

朱恩因为沮丧而烦躁不安。他明明掌握了一种非同凡响的工具，而且确信能起作用，但似乎没有人听他的。他一度很想放弃 CAR-T 疗法，重新寻找更好的方法，在培养皿和啮齿类动物中培养免疫细胞——这种研究即便对患者有帮助，也可能是许多年以后的事情。朱恩说："基础科学研究很容易获得资金资助。"

但每当准备放弃时，朱恩就会想起妻子辛迪·朱恩。辛迪 1996 年被诊断出卵巢癌，他研制了一种疫苗来帮助她治疗，但效果并不持久。他知道一家名为 Medarex 的制药公司正在开发易普利姆玛，这是一种抗体药物，可以阻止癌细胞抑制免疫攻击。（它是诺贝尔奖得主吉姆·阿利森发明的"免疫检查点抑制剂"疗法的早期版本，我们将在第十九章探讨这个问题。）朱恩试图将该药提供给辛迪用于"人道治疗"，这是朱恩在治疗方面做出的最后努力，然而美国食品药品监督管理局没有批准。2001 年，辛迪去世，时年 46 岁，留下了丈夫和 3 个孩子。10 年后，当易普利姆玛最终获得批准时，朱恩吐露了自己的心声，他的个人悲剧"给了我真正的动力，促使临床上发生一些事情，这比在小鼠身上进行研究要困难得多"。所以他一直在努力寻找一种方法，组织活的免疫细胞对抗癌症。对朱恩来说，这是一场个人战争。

当比尔·路德维希出现在朱恩教授的门口时，他的实验室正笼罩在一片愁云惨雾之中。一年前，朱恩打发走了他的大部分团队成员，这是他杰出职业生涯中的低谷时期。他从一家小型慈善机构癌症基因治疗联盟手中拿到了最后 100 万美元。他计划对 14 名受试者进行人体试验，但只能负担 3 次试验费用，也就是说只有 3 次机会向世界证明他的精确制导细胞能起作用。现在一号患者已经奄奄一息。如果最坏的情况发生，那么此次试验可能不得不停止，他知道自己可能再也没有机会了。他毕生的努力都悬在一根线上，而这根线似乎随着路德维希的高烧而逐渐消失了。

但如果说此时的朱恩近乎绝望，并非只有他自己绝望，因为癌症患者比尔·路德维希知道，眼前这位科学家未经证实的细胞疗法是他最后也是最大的希望。

它可能行得通，也可能行不通。但那是我唯一的选择。

——比尔·路德维希

CLL 是成人中最常见的白血病。它会破坏人体的 B 细胞，即产生抗体以捕获异物并标记其破坏的白细胞。一旦被癌症攻破，这些细胞安全卫士就会开始懈怠工作。更糟糕的是，流氓 B 细胞繁殖失控。它们会渗入血液和骨髓，排挤红细胞、健康的白细胞和我们血液凝结所需的血小板。如果白血病得不到控制，患者可能死于内出血或严重感染。

化疗通常对 CLL 有效，5 年存活率超过 80%。比尔·路德维希已经接受了多轮化疗，加上美国国立卫生研究院的一项临床试验，几乎要了他的命。但是这些治疗都没能奏效。医生称这类患者为“难以治愈的”或无反应，CLL 患者的预后很糟糕。路德维希面临着美国食品药品监督管理局批准的最后一个选择：骨髓移植，即要求捐赠者的干细胞发挥它们的神奇作用。骨髓移植是高风险手术。当路德维希发现，输入的细胞有 50% 的概率会攻击他自己的器官，很可能会杀死他时，他放弃了，因为成功的机会不够大。

但是当路德维希得知朱恩的 CAR-T 细胞试验时，他没有犹豫。他听说过关于朱恩所在的那家宾夕法尼亚医院的口碑，知道那是一所拥有世界级医生的教学机构。那个时候，路德维希异常白细胞的数量攀升到极高的水平，他觉得自己已经没什么可失去的了。

T细胞的力量

T 细胞是免疫系统的步兵，是抵御外界入侵的重要防线。“辅助性”T 细胞通过其在血液或淋巴结中的碱基来设计我们的免疫反应。“杀手” T 细胞可以发现并杀死感染或潜在的肿瘤。一些 T 细胞对过去的入侵有记忆，从而形成一种警报系统，并可以在细胞分裂时传递下去。这就是麻疹或水痘疫苗终生保护人们的方式。如果同一种微生物再次出现，免疫系统会警觉起来，展开防御。

在漫长的进化过程中，T细胞变得训练有素，能够寻找并摧毁任何可能对身体有害的外来物质（或病原体）。头号通缉犯是携带外源DNA或RNA（核糖核酸）的细胞，比如病毒或细菌。癌症治疗如此难以应付的一个原因是，肿瘤细胞就像人体掠夺者的入侵一样在雷达下到处乱窜。它们看起来很像正常的细胞，至少从普通的T细胞的角度来看是这样的。（毕竟，它们与患者的DNA相同，只是多少存在一些突变。）为了能够消灭癌细胞，T细胞需要提前发现它们——识别它们的标志性蛋白质或抗原。为此，T细胞需要一种超级强大的装置，需要一种破解肿瘤细胞伪装的方法——类似于红外夜视镜之类的装备，只不过是在分子水平上。

在比尔·路德维希第一次注射的几个星期之前，朱恩的实验室抽取了他的血液，分离出他的T细胞，并将其与解除武装的人类免疫缺陷病毒混合，朱恩自己也改进了这一程序以保证其安全性。艾滋病病毒将被要求做一件几乎比自然界其他任何病毒都做得更好的事：穿透人体免疫细胞。但这些特殊的病毒并不会攻击路德维希的免疫系统，而是被编程来帮助免疫系统进行反击。一旦发现T细胞的基因组，它们就侵入细胞内部，卸下其中珍贵的货物。这是一个定制的DNA片段，是制造蛋白质的指令集，用来检测特定癌细胞的表面标记，在这个病例中，这种特定细胞就是路德维希的白血病细胞。

CAR-T细胞中的“CAR”代表嵌合抗原受体。这是向希腊神话中的三头喷火怪物奇美拉致敬：狮头、羊身、蛇尾。CAR-T细胞则是集猎犬、爪式起重机以及杀手于一身，将其集中在一个微型装备中。经过基因改造的“受体”是一种极其敏感的分子触角。在修改过的细胞被注入路德维希的身体后，它们改变了游戏规则。他体内的恶性B细胞上的标记就像外交官豪华轿车上的旗帜一样醒目。CAR-T细胞就像尼龙搭扣一样粘在上面，像涡轮增压的抗体一样牢牢抓住它们。一经接触，T细胞能够有效地清除目标。朱恩自豪地称他的CAR-T细胞为“连环杀手”。一个强化的免疫细胞可以杀死 1 000 多个肿瘤细胞。

一旦 T 细胞加入战斗，战斗可能很快就会结束。路德维希在手术后差点儿死掉，因为他增强的 T 细胞在几周内干掉了 7 磅重的肿瘤！当死亡癌细胞堆积的速度超过肾脏清除癌细胞的速度时，结果可能是钾、磷、尿酸和其他有害成分组成危及生命的大杂烩。

路德维希在手术后差点儿死掉，因为他增强的 T 细胞在几周内干掉了 7 磅重的肿瘤！

然后，路德维希的病情稳定下来。静脉输液和类固醇抑制了他狂暴的免疫系统，他的细胞因子风暴掉转方向，消失于大海。在医院待了 4 天之后，路德维希和他的妻子达朗回家了。

治疗一个月后，路德维希的肿瘤医生要求他做活体组织检查，结果一切正常！路德维希的骨髓中没有检测到白血病，没有一个不良 B 细胞，干干净净，什么都没有！结果十分不可思议，肿瘤科医生确信技术人员一定漏掉了什么。3 天后，他要求进行第二次活体组织检查。

结果还是什么都没发现。

随后的血液检测带来了更多好消息。经过基因改造的 T 细胞已经深入路德维希的骨髓，并且仍在增殖——就像长耳大野兔一样。从基因的角度来看，路德维希实际上完全变了一个人！与常规不同的是，CAR-T 细胞在人身上的功能似乎比在小鼠身上更好。

治疗结果让朱恩深受鼓舞，他对另外两个实验对象重复了这个过程。和路德维希一样，他们也被认为注定会失败。但最后，其中一名患者的病情完全缓解，另一名则有明显改善。试验成功了！

不过从数量上讲，这算不上是一次试验。尽管朱恩的实验室即将破产，但他正在进行一次真正的医学突破：第一次采用基因疗法战胜人体中的癌症。朱恩在与该研究的联合首席研究员戴维·波特一起喝咖啡时，决定加倍努力，撰写一篇正式论文，重点介绍路德维希的试验，同时简短地提一下另外两名患者。科学家们会觉得他们这样做是在公然藐视传统，而癌症研究界往往也会以怀疑的态度看待这些单薄的数据，并认为自以为是、胆敢报告这些数据的人是在卖弄炫耀。

> 治疗一个月后，路德维希的肿瘤医生要求他做活体组织检查，结果一切正常！路德维希的骨髓中没有检测到白血病，没有一个不良 B 细胞，干干净净，什么都没有！

但这次情况并非如此。朱恩的团队于 2011 年发表在著名的《新英格兰医学杂志》上的论文引起了轰动。几段简短的节选会让你体会到其中滋味。撇开枯燥的语言不谈，你从中几乎可以想象出两位作者是在当之无愧地绕场一圈庆祝胜利。怀疑他们的人突然变得非常安静。真是打脸啊！

治疗后 10 个月病情缓解……在注射后至少 6 个月，经过基因改造的细胞在骨髓中处于高水平……我们注射的嵌合抗原受体 T 细胞剂量很低，却能产生临床明显的抗肿瘤反应，这一点出乎意料……

与抗体介导疗法不同，嵌合抗原受体改造的 T 细胞具有在体内复制的潜力（在细胞内），而且长期坚持可能会持续控制肿瘤。

CAR-T 细胞的"持久性"，即它们无限期生存的能力，是连朱恩都不敢想象的。根据试验同意书，改造后的细胞预计最多只能维持 6 周。大量的数据表明，患者会排斥含有其他物种分子的生物药物。由于小鼠抗体是给路德维希的一小块 CAR-T 细胞，因此朱恩认为这些细胞存活的日子屈指可数。朱恩最近笑谈："我错了，这就像两个枪手在蛮荒的西部相遇。CAR-T 细胞基本上都是率先开枪射杀想要排斥它们的细胞。"然后他又补充道："大约 3/4 的患者都是这样，大约 1/4 的患者会排斥 CAR-T 细胞。这是获得性免疫耐受的一个例子，完全出乎意料。"

5岁的埃米莉接受的神奇治疗

朱恩博士是我的英雄，他挽救了我的家庭！

——埃米莉·怀特黑德

2010年，5岁的埃米莉·怀特黑德被诊断出患有急性淋巴细胞白血病（ALL）。医生告诉她的父母，这被认为是“最好的”儿童癌症，治愈率高达90%。但和路德维希一样，埃米莉属于“难以治愈的”患者，无法通过标准治疗得到救治。她经受了两轮残酷的化疗，体内的免疫系统已经支离破碎，双腿得了食肉病，差点儿截肢。然而最后，她的癌症还是复发了。

2012年2月，埃米莉的白血病细胞数量与日俱增，情况非常糟糕，已经病入膏肓，不能进行骨髓移植了。她的肿瘤医生认为她的生命即将结束，建议她接受临终关怀，并劝阻她的家人不必带她参加朱恩在费城儿童医院（CHOP）进行的ALL临床试验。当然，医生肯定也是好意，不想让埃米莉遭受更多的痛苦和失望。但是她的父母不愿意放弃，埃米莉也不愿意。于是，他们一家在医院附近的姑姑家露营，鼓起勇气，准备迎接他们生命中最可怕的旅程。他们头发蓬乱、齿缝很大的女儿将成为世界上第一个接受CAR-T细胞治疗的儿童患者。

和路德维希一样，埃米莉对输液本身没有太大反应。当超强的免疫细胞进入她的血液时，她放松下来，吃了一根冰棒。但两天后，她的体温飙升，血压骤降，出现呼吸衰竭——典型的细胞因子释放综合征。埃米莉的白细胞介素-6（CAR-T细胞的头号公敌）水平几乎是正常水平的1 000倍。一位医生告诉她的父亲，她活过当晚的机会只有千分之一。

儿科重症加强护理病房给埃米莉上了呼吸机。朱恩看了试验结果，知道那意味着什么。他说：“我们以为她要死了，我给大学的教务长写了一封电子邮件，告诉他第一个接受这种治疗的孩子快要死了。我担心试验要停了。”其他进行类似试验的医院可能也会被迫停止。目前还不知道 CAR-T 细胞疗法会被推迟多久或倒退多少。

在按下电子邮件的发送键之前，朱恩有了一个主意。他的女儿患有幼年类风湿关节炎，这是一种自身免疫病。她最近接受了托珠单抗的治疗，这是一种“生物”药物，具有抗体作用，可以阻断白介素 –6。最近，它帮助一些患者治愈了由新冠病毒感染引发的炎症。[5] 这只是一种预感，但朱恩还是这样做了。这次幸运女神站在他们这边——儿童医院手头就有托珠单抗。那天晚上 8 点，埃米莉接受了她的第一剂托珠单抗……终于从死亡旋涡中解脱出来。7 岁生日那天，她从两周的昏迷中醒来，脸上挂满笑容。当时，周围的人没有一个能想到病得这么重的孩子会好得这么快。

8 天后，朱恩读到活体组织检查报告时很高兴，但并不惊讶：埃米莉似乎没有癌细胞了。6 个月后，检测证实她的骨髓中没有一个白血病细胞。那时，她已经回到学校，又能踢足球、遛狗了，恢复了一个小女孩的正常生活。正如她在接受《时代》杂志采访时所言：“我本来贪玩、好动，却在医院里待了两年治疗癌症，可是没什么效果……朱恩博士救了我的命，对我的家庭产生了巨大的影响。如果没有他，我今天就不会在这里写这篇文章，我和我的父母也不会帮助其他孩子战胜癌症。”

下一步

你很难描述救了你一命的人。

他痛失所爱之人，几年后却转身救了我。

——比尔·路德维希

随着媒体在全球范围内报道她的故事，埃米莉成为 CAR-T 细胞疗法的典范。朱恩的那篇爆炸性的论文已经引起了瑞士制药巨头诺华公司的注意。该公司即将失去其老牌化疗药物 Gleevec 的专利保护，其财务报表上出现 30 亿美元的亏空。“它已经陷入困境。”朱恩说。朱恩一直需要一个买家，现在他找到了。

诺华制药公司批准了朱恩的 CAR-T 细胞技术，包括他的生产方法和剂量配方。2014 年，为了快速发展，美国食品药品监督管理局将 CAR-T 指定为一种“突破性疗法”。2015 年，诺华制药与朱恩的研究团队和费城儿童医院合作，启动了 Eliana 二期试验，对 79 名患有急性淋巴细胞白血病的儿童和年轻人进行试验。在这群患者中，平均每名患者都有三次化疗或骨髓移植失败的经历。从治疗历史来看，这个群体表现不佳。两年后，试验结果出来了：83% 的受试者表现出完全缓解——“那是一种早期、深度和长期的缓解，”费城儿童医院癌症免疫疗法前沿项目主任斯蒂芬·格鲁普博士说，“我们以前从未见过这样的情况，我相信这种疗法可能会成为治疗这类患者的新标准。”

美国食品药品监督管理局表示同意。2017 年 8 月 30 日，在经过一个充满活力的咨询委员会（“潜在的范式转变”）的一致投票后，美国食品药品监督管理局批准了朱恩利用改造的 T 细胞治疗急性淋巴细胞白血病的疗法，这是该机构有史以来首次批准基于细胞的基因转移疗法。诺华制药的品牌名称是 Kymriah，是对三头喷火怪物奇美拉的一种诠释。2018 年，美国食品药品监督管理局批准它用于治疗几种类型的非霍奇金淋巴瘤。（它加入了凯德药业的类似产品 Yescarta。）基于一些有希望的试验，用不了多久，促使朱恩展开关键试点研究的慢性淋巴细胞白血病就可能被列入试验名单。

总的来说，如今美国 100 多家医院都开始使用获得批准的 CAR-T 细胞疗法。

就在本书付印之际，比尔·路德维希已经 75 岁，正一门心思地四处旅行，培养业余爱好，宠溺着一个他原本可能永远见不到的小孙女。（2021 年 1 月 31 日，路德维希不幸死于新冠病毒感染。）埃米莉·怀特黑德此时 16 岁，她进行了人生第一次 5 000 米长跑，为抗击儿童癌症筹集了 5 000 多美元。埃米莉患有轻微的哮喘，这是她濒死体验的一个纪念，但她拒绝让它减慢她的速度：“我喜欢看到终点线，并且已经冲刺过一次。”自从埃米莉用 CAR-T 细胞疗法开辟了这条道路以来，已经有 11 个国家的 500 多名儿童接受了治疗，其中绝大多数都成功了。

> 总的来说，如今美国 100 多家医院都开始使用获得批准的 CAR-T 细胞疗法。

在他们关键的试验进行了近十年之后，埃米莉和比尔都让 CAR-T 细胞在他们的血液中巡逻，观察是否有危险的 B 细胞，随时准备使用活疫苗。（由于 CAR-T 也能杀死健康的 B 细胞，因此患者需要定期注射免疫球蛋白，这是一种混合抗体的血清，以保持他们的免疫系统正常运转。）恶性肿瘤是不可预测的凶兽，大多数医生都避免使用“治愈”这个词。他们用“无病生存”或“无癌”这样的术语来对冲风险。但是，对于那些成功通过诺华制药公司 Eliana 试验的年轻人，朱恩相信，“他们中的大多数人可能已经被治愈了”。

卡尔·朱恩是癌症研究领域的英雄，因为他长期坚持不懈。无论情况多么糟糕，他从未失去信念，从未失去紧迫感。他不屈不挠，在实验室、在诊所与各种挫折进行斗争，其中一些委实十分可怕。他对规避风险的癌症行业联合体进行了反击。多年来，他一直是免疫治疗荒野中的独行侠，但他坚守住了自己的信仰。他的无畏探索给无数癌症患者带来了希望，给那些求助无门的人带来了福音。

2018 年春天，我参加了梵蒂冈的联合治疗大会。当摇滚偶像彼得·盖布瑞尔将他的表演献给帮助他 47 岁的妻子米巴赫战胜一种极为凶险的非霍奇金淋巴瘤的人们时，那晚的情景非常令人动容。这是彼得第一次公开谈论米巴赫的病——甜瓜大小的肿瘤，失败的化疗，以及 CAR-T 细胞疗法是如何让她“神奇康复”的。当他感谢参会的科学家拯救了“我爱的女人”时，现场几乎所有人都热泪盈眶。

彼得还谈到了向普通人提供这种救命疗法的必要性。即使是一次性的，个性化的细胞药物也很昂贵。诺华制药公司的 Kymriah 的标准定价是 47.5 万美元，大致相当于一次肾移植的费用。好消息是，2019 年，也就是在美国食品药品监督管理局批准使用的两年后，美国老年医疗保险计划公布了一项 CAR-T 细胞治疗的覆盖计划。一些私人保险公司也加入这一行列。朱恩预测，细胞疗法取代大剂量化疗成为几乎所有血癌的一线治疗方法只是时间问题。[6] 正如丹娜 · 法伯癌症研究院细胞治疗项目主任卡伦 · 雅各布森所说，“如果没有朱恩博士的智慧、创造力和远见”，这一切就不可能发生。[7]

我在这里并不是要告诉你 CAR-T 细胞疗法是一种千万不能错过的灵丹妙药，其中的风险可不是闹着玩的。少数患者死于脑水肿，即大脑肿胀。更常见的是神经系统“脱靶”产生的副作用，比如头痛、神志不清、谵妄以及癫痫发作等——通常是暂时性的，但在有些病例中则是长期的问题。

尽管治疗埃米莉 · 怀特黑德的儿童白血病取得了巨大成功，但并不是每个患者都能康复。对正在接受 CAR-T 细胞治疗的患者来说，就像其他癌症治疗一样，人们很忌讳这种绝症可能会复发。根据研究数据，尽管大多数患有埃米莉那种白血病的疗效不错的患者多年来都没有出现任何症状，但如果出现下面三种情况中的一种或几种，癌症就可能卷土重来。第一种情况是，肿瘤细胞可能会脱落其表面标记分子，从而对 CAR-T 产生耐药性。（就像蟑螂一样，癌症也善于适应生存。）第二种情况是，由于没有靶向标记物，经过改造的 T 细胞在血液中漫无目的地游荡，对恶性 B 细胞视而不见。第三种情况是，一些患者缺乏足够的“记忆”T 细胞，这种 T 细胞可以启动免疫系统，发现流氓 B 细胞。（诺华制药公司为一个月后仍无反应的患者提供全额退款。）

虽然 CAR-T 细胞疗法对白血病这样的液体肿瘤非常有效，但它们还没有被证明对实体肿瘤有很大的帮助，而实体肿瘤占美国癌症死亡的 90%，其中包括肺癌、乳腺癌、结肠癌、前列腺癌等其他器官肿瘤。在实体肿瘤中，T 细胞的目标靶点不易接近，因为它们隐藏在问题细胞内。即使 CAR-T 细胞能够到达那里，面临的环境也相当恶劣，那里属于低氧、高酸环境，在它们开始发挥作用之前，这种环境可能会削弱或杀死它们。对于那些实体肿瘤癌症，现在也有一些新的突破性治疗方法，我们将在第十九章与你分享这些应对挑战的方法。

卡尔·朱恩并没有因眼前的困难而气馁。他和其他科学家正在骨癌、黑色素瘤、肉瘤和胶质母细胞瘤中测试 CAR-T。目前，正在进行的关于 CAR-T 细胞的临床试验有 600 多个，所有这些试验都与朱恩第一次走钢丝般惊险的试验精神一脉相承。[8] 朱恩相信，这项工作有望迅速推进，而 CAR-T 可能只是一个开始。他说："T 细胞只是免疫系统的一部分，我们将看到经过改造的自然杀伤细胞、树突细胞、干细胞……"

"关于免疫肿瘤学，"朱恩说，"我们的研究正处于初始阶段的末期。我们终于有了治疗癌症的工具。"我希望这个关于 CAR-T 细胞强大力量的故事能深入你的记忆。如果你关心、爱护的人不幸罹患白血病，你可以回看本章以及第十九章的内容，从中获得一些信息和资源，多方考虑，说不定就能挽救他人的生命。

现在，让我们转向一些听起来像科幻小说的东西，但它已经被用来治疗 5 000 多名帕金森病和特发性震颤患者——无切口脑外科手术和聚焦超声治疗。

07

聚焦超声技术：无切口脑外科手术

我感觉自己像换了一个人，重获独立……

我可以再做任何自己想做的事。[1]

——帕金森病患者金伯利·史普利特

在本章中，你将了解一种突破性的无切口脑外科手术工具。这听起来像科幻小说，但在这一章我们将与你分享：

- 全世界 5 000 多名帕金森病和特发性震颤患者如何通过 Insightec 医疗设备公司的聚焦超声治疗获得了显著缓解。
- 美国食品药品监督管理局如何批准这种无毒疗法用于治疗前列腺组织病变。[2]
- 一种在不损害邻近器官的情况下摧毁子宫肌瘤的方法，子宫肌瘤是数百万女性疼痛和月经大出血的根源。[3]
- 一种经过验证的、在无法进行放疗的情况下缓解转移性骨癌疼痛的方法。这种方法通过破坏骨骼外层的神经组织，可以减轻患者的痛苦，并减少患者对产生脑雾副作用的药物的需求。
- 美国食品药品监督管理局正在进行试验，使用类似的方法向大脑提供化学疗法和新型尖端药物，否则这些药物将被进化的脑屏障阻断。如果研究成功，医生们将有一种新的工具来对抗致命的脑癌、抑郁症，甚至是中枢神经系统疾病的“白鲸”：阿尔茨海默病。

- 一项有望改善大脑中与焦虑和成瘾有关的结构的初步试验。[4] 其中一个目标是阻止阿片类药物过量。2020 年，此类药物过量导致美国近 7 万人死亡。[5]

一种经过证实的治疗帕金森病的方法

金伯利·史普利特在 40 多岁时被告知患有帕金森病，当时她很惊讶，也很恐惧。她曾见过老年帕金森病患者无法走路的情景，“所以我想我将失去所有的活动能力”。[6]

不久她的恐惧就变成了现实。在几年的时间里，金伯利失去了跑步、骑车和长距离步行的能力，她的脚趾时断时续地弯曲，左腿会反射性地跳动，好像有自己的思想一样。当她试图交叉双腿使其停止跳动时，她的左腿会因过度伸展而被锁住，引发剧烈疼痛。金伯利每天服用 15 粒药丸，有时甚至更多，但病情却每况愈下。她一直是个积极向上、喜欢运动的人，但现在连自己穿衣服都很困难。[7] 在一次婚礼上，金伯利的情绪跌落到了最低点。她回忆说：“当时我爸爸走过来，邀请我和他跳舞，我却无法从椅子上站起来，因为我的背和脚抽筋抽得很厉害。和爸爸跳舞是每个小女孩的梦想，但我做不到了。”金伯利开始做她最可怕的噩梦：这辈子离不开轮椅了。形势看起来很严峻……直到她了解到治疗脑部疾病的一种新的、非侵入性的尖端方法。

根据帕金森基金会的统计，仅美国就有近 100 万人患有帕金森病，每年有 6 万多人被确诊。这是一种严重的脑部疾病，主要攻击运动神经系统，主要症状包括身体僵硬、动作极其缓慢，以及身体无法控制地颤抖——4 名患者中至少有一名会出现最后这种症状。帕金森病是由制造多巴胺（一种控制肌肉运动的天然化学信使）的神经元缺失引起的。多巴胺也有助于调节我们的睡眠模式、记忆、食欲、情绪以及自我控制。毋庸赘言，当体内多巴胺数量不足的时候，我们就会遇到极为困难复杂的麻烦。

目前还没有治愈帕金森病的方法，治疗方法也很有限。一线的治疗方法左旋多巴早在1970年就获得了美国食品药品监督管理局的批准，从这一点我们可以看出，在过去的半个多世纪里，医学进展缓慢。与我们交谈过的研究人员说，左旋多巴往好了说也只是一种有缺陷的药物，它通常会引起身体颤抖和异常运动。如果这一点还不够令人沮丧，那么还有一点：它的抗震颤作用往往会随着时间的推移而减弱，而且，对多达一半的帕金森病患者来说，这种药根本不起作用。

直到最近，唯一确定的替代疗法是深层大脑刺激，这听起来可能没有那么糟糕，但如果发现自己是如何受到刺激的，你可能就不这么认为了。外科医生在你的头骨上钻一个孔，植入一个电极，电极与植入你胸部的类似起搏器的发电机相连。这种方法可能会出现感染、脑出血等并发症——我们只能说开放式脑外科手术并不适合所有人。像很多人一样，金伯利一直在等待，等待一种可以帮助自己的方法，但不能有如此可怕的副作用。

最后，她找到了这种方法：聚焦超声，也称由磁共振成像精确引导的高能声波。金伯利参加了一项临床试验，以评估治疗帕金森病运动症状的技术。以色列一家名为Insightec的医疗设备公司经过20年的研究、开发和临床试验，其研发的聚焦超声在2016年被美国食品药品监督管理局批准用于治疗特发性震颤，在2019年被批准用于治疗震颤为主的帕金森病。聚焦超声缓解了绝大多数患者的这些症状——没有切口，没有全身麻醉，几乎没有感染的风险，疼痛最小。

外科医生放下手术刀，拿起键盘和鼠标，结果马上就能出来。患者通常在手术当天就能回家，不会看到手术室里面是什么样子。手术之后，患者会发现自己又能用手机发短信了，又能用刀切食物了……或者又能画画或弹吉他了。他们只需两到三个小时的门诊手术，就能重获新生！

如果在治疗帕金森病上取得的惊人成功是Insightec团队所要展示的全部，他们至少能在这本书中赢得一席之地。那么底线是什么？如果Insightec公司能够维持最近的连胜势头，数百万“无望”的病例就不再无望。

用精确的超声波找到源头

聚焦超声确实是一项革命性的技术，

可以让我们在没有任何风险的情况下进行功能性神经外科手术……

植入电极或硬件。[8]

——里斯·科斯格罗夫博士

波士顿布列根和妇女医院，癫痫和功能性神经外科主任、学术带头人

在金伯利接受治疗的前几天，医生对她进行了 CT 扫描，测量她头骨的厚度和密度，以确认她是否适合进行聚焦超声治疗。手术当天，她坐着轮椅来到马里兰大学医学中心，头发被全部剃光——在现有的技术条件下，头发会削弱或偏转声波（Insightec 公司已经在研究一种不需要剃头的新方法）。然后，金伯利戴上了价值百万美元的光晕状超声波头盔。在将患者推入磁共振扫描仪后，外科医生应用了一系列“超声波”中的第一个，或金伯利所说的“电击”技术——1 000 多个声波汇聚在她大脑中心深处的一个点上。这和孕期成像的基本技术原理是一样的，但是更集中、更强大。你可以想象一下一个放大镜，它可以集中来自太阳的能量来点燃篝火——只不过这里是用声能替代太阳光。

Insightec 公司的设备将声波对准金伯利的丘脑（大脑中负责运动控制的器官）的一块故障区域。随着外科医生逐渐加大超声，“有噪声的”组织被加热到大约 130 华氏度（约为 54.4 摄氏度）。这是破坏导致不自主运动和颤抖的电路所需的最低温度。

二三十年前，科学家就弄清楚了与帕金森病相关的导致震颤的区域。Insightec 首席战略创新官、医学博士阿尔琼·德赛说：“我们一直都知道那里就是问题所在，只是没有找到一种优雅的方法，可以在开颅或不释放辐射的前提下接触到那个区域。”Insightec 公司的这款革命性设备，是由研制以色列“铁穹”防空系统的一些科学家开发的，它可以精确地定位声波，使其到达铅笔尖大小的目标。德赛说："关键的技术突破，是我们有能力锁定一个微小的亚毫米区域，这样我们就可以避开大脑中控制语言和其他功能的区域。"这才是最精准、最个性化的医疗！

每次电击后，接着是一轮神经测试，金伯利都能感觉到自己"变得越来越强壮"。她感到发热，还有一点儿恶心，但仅此而已。她的颤抖和疼痛正在实时减轻。在第 14 次电击后，她的神经学专家保罗·菲什曼医生问她："如果你能保持现在的状态，你会认为你的治疗是成功的吗？"

金伯利回答说："当然，绝对是成功的。"

保罗医生说："那我们就成功了！"这位临床试验主任让她站起来走动一下。金伯利回忆道："当时我想我肯定能走动了，我知道我可以的。"她站了起来，轻轻地握着主任的手——与其说是为了支撑身体，不如说是为了安全，然后慢慢地穿过房间，一点儿也不摇晃。她很快就能正常走路了，曾经的帕金森综合征消失了。

两年后，金伯利沿着缅因州海岸完成了 50 英里的自行车骑行，此次活动是为迈克尔·J. 福克斯基金会筹集资金。她每周有 3 天时间照看 3 岁的孙子，而且令人印象深刻的是，她能跟上孩子的步伐。除了有点儿轻微的头痛和未经治疗的右侧身体会发出轻微的不自主的动作，在两年内她基本上没有任何其他症状。不幸的是，两年后金伯利的一些帕金森病症状再次出现。但正如金伯利所说，聚焦超声"给了我新的生命，我每天都在享受生活"。[9]

在一项临床试验中，患者术后三个月的"震颤评分"平均提高了 62%，与治疗相关的副作用大多是轻微和暂时的，最常见的是麻木和刺痛。根据过去两年的临床研究结果，德赛博士估计，多达 80% 的帕金森病患者的震颤症状"明显"缓解。

让我们明确一点：帕金森病是一种渐进性和退行性疾病，聚焦超声无法治愈。它不能解决由疾病引起的语言问题、情绪障碍或认知能力下降。由于这种疗法刚刚问世，目前还不能保证患者的震颤或运动症状在几年后不会复发。但是对 68 万帕金森病患者来说，聚焦超声可以让时间倒退，让他们恢复关键功能。除了缓解颤抖，这种方法还可以针对大脑中另一个引发动作缓慢和僵硬的帕金森病的这两个常见症状的部位进行治疗。德赛博士说，日本的医生已经将其用于商业，其潜在的影响相当巨大。

治疗特发性震颤

大约 20 年前，佛罗里达州退休工程师、世界级高级竞技游泳运动员、同龄组三项世界纪录保持者卡尔·维达曼在填写支票时开始遇到麻烦，他原本清晰的笔迹变得歪歪扭扭。然后，他又注意到早上倒咖啡时，自己的手在颤抖。他去看了神经科医生，医生对他进行了检查，以排除帕金森病、多发性硬化症或一些未被发现的脑外伤。医生说，好消息是维达曼没有上述这些毛病，但不太好的消息是，他患有特发性震颤，而且情况可能会恶化。

特发性震颤是所有运动障碍中最常见的一种，在美国约有 1 000 万人受到影响。前总统比尔·克林顿和退休的最高法院法官桑德拉·戴·奥康纳都有这种情况，已故影星凯瑟琳·赫本也曾患有特发性震颤。然而，在公众意识和研究资金方面，特发性震颤往往被世人忽视。许多医学专业人士认为它是一种“综合征”，属于多种症状重叠，不算是真正意义上的疾病。有些人甚至称它为“良性震颤”——尽管它对人们的日常生活没有任何良性的影响。特发性震颤可以让最简单的任务变得像是在攀登陡峭的山峰。虽然它在老年人中最常见，而且通常最严重，但它也影响年轻人和中年人，破坏人们的职业生涯，让人感到尴尬、孤立和沮丧。对卡尔·维达曼这样的竞技游泳运动员来说，特发性震颤可能会偷走他所热爱的生活。因此他说：“必须做点儿什么，于是我开始寻找解决方案。”[10]

有一段时间，卡尔用一种叫普里米酮的处方药来控制自己的颤抖，这是一种抗癫痫的药物，不会干扰他高强度的游泳训练。但后来，普里米酮与另一种药物发生反应，他不得不停药，结果震颤变得更严重了。卡尔曾经认为理所当然的简单动作——扣衬衫、系鞋带——成了他每天的烦恼，自己用勺子喝汤更成了一种奢望。当深部脑刺激技术出现时，卡尔检查了一下。当他发现需要钻孔的时候，他婉言谢绝了——他倾向于采取一些侵入性较小的方法。后来，令人难过的一天到来了——卡尔退出了游泳比赛，因为他担心自己会在比赛开始前从起跳台上摔下来。此时此刻，他的前途一片黯淡。

2016 年，在聚焦超声获得美国食品药品监督管理局批准用于治疗特发性震颤后，卡尔与特拉维斯·蒂尔尼博士取得了联系，后者是当时在佛罗里达州德尔雷比奇的 Sperling 医疗集团工作的神经外科医生。（这是包括梅奥诊所、斯坦福大学和宾夕法尼亚大学医学院在内的 30 多家美国医学中心之一，这些中心与 Insightec 公司合作，提供这项非凡的创新医疗。）和金伯利一样，卡尔也接受了一系列磁共振引导下的声波治疗，烧掉了一小部分丘脑。他说："外科医生跳的是一种非常微妙的舞蹈。他的目标是你大脑中一个豌豆大小的区域，但不需要通过手术进入你的颅腔。"[11] 每次超声治疗后，卡尔都被要求在纸上画出一个螺旋。在 3 个小时的时间里，他的画逐渐从不规则的尖峰变成了平滑、顺畅的曲线。在治疗结束后的几秒钟内，他可以清晰地写出自己的名字，这是 15 年来的第一次。

如今，卡尔又回到了泳池，全力以赴地训练，力争在 80~84 岁年龄组中创造新的蛙泳世界纪录。他可以顺利地扣上衬衫，倒酒时一滴不洒。之前目睹他苦苦挣扎的朋友们都惊呆了。如果你不知道他有过严重的震颤——好吧，现在你根本就看不出来。卡尔说，聚焦超声"让我重获新生"。

卡尔的情况很有戏剧性，但并不例外。根据德赛博士的说法，世界各地有 5 000 多名帕金森病患者和特发性震颤患者通过 Insightec 公司的超声波疗法得到了明显的缓解。

临床试验数据显示，患者的震颤症状在手术一年后平均改善了

69%，两年后改善了 75%，三年后改善了 76%。正如德赛博士解释的那样："随着时间的推移，这些人会变得更好，他们的大脑开始重新启动，就像以前一样——这就是神经可塑性。人们正在变得更好，因为他们恢复了行动能力。"最新的数据显示，至少在未来 5 年内，情况会持续改善。

根据美国食品药品监督管理局批准的方案，患者治疗的是控制惯用手的那一侧的大脑——例如，对右撇子来说，治疗的是左脑。Insightec 公司的一项研究也在进行中，至少需要 9 个月的时间来治愈另一侧大脑。早期回报是有希望的。在第二轮治疗中，患者的另一侧大脑也得到同样的积极疗效。

想知道更多的好消息吗？在美国，聚焦超声治疗现在已在全国范围内被纳入医疗保险，同时安泰保险和蓝十字蓝盾计划也覆盖了 30 多个州。鉴于这种疗法的有效性和性价比，预计其他私人保险公司也会效仿。这样做非常有道理，因为这项技术既提高了患者的生活质量，又降低了他们的护理成本。

聚焦超声的力量及其对脑癌的疗效

我们发现我们可以安全地打开血脑屏障，
这种方法快速、可逆，而且我们没有发现任何严重的副作用。
——尼尔·利普斯曼博士
多伦多森尼布鲁克健康科学中心哈奎尔神经调节中心主任

2018 年，多伦多的一名工程师兼职大提琴手保罗·哈德斯皮斯半夜醒来，感到从未有过的头疼。他很快意识到服用泰诺也没用，于是就去了医院。医生发现他的右脑有一个大肿瘤在出血。手术后，他们告诉保罗和他的妻子一个可怕的消息：他患有胶质母细胞瘤，一种恶性的、无法治愈的脑癌。手术和放射治疗可以减缓其发展速度，但几乎不可能去除所有的癌细胞。通常的生存时间为诊断后 12~18 个月。

保罗回忆道："当时我根本看不到出路。"[12] 他脑子里充斥着各种悲观的念头：他会看到两个孩子毕业吗？他会活到当爷爷的那一天吗？他和妻子弗朗辛制订的所有人生计划该怎么办？保罗知道，由于血脑屏障的原因，情况对他非常不利，血脑屏障指的是一层致密细胞，位于大脑周围的微血管内。这种屏障进化至今，是为了保护人类大脑免受来自血液的感染，这一点血脑屏障做得非常好。

可问题是，血脑屏障也会阻碍小分子和大分子药物以及其他药物发挥作用。（超大分子，比如新一代的单克隆抗体，通过的机会就更少了。）对于胶质母细胞瘤，最基本的治疗方法是放疗和一种叫替莫唑胺的化疗药物，它可以减缓癌细胞的生长和扩散。但在正常情况下，马里兰大学医学院神经外科医生格雷姆·伍德沃思博士指出："化疗药物只能通过一点点，量不是很多。"因而，这种药的效力受到了严重阻碍。结果，只有 10% 的胶质母细胞瘤患者能活上 5 年。[13]

这就是 Insightec 公司最新技术的用武之地。医生们不是用聚焦超声技术来加热，而是将低频声波与一种能将微小气泡送入血液的注射剂结合使用。当声波能量脉冲通过患者的头盔时，气泡就会振动、反弹。分子的异动促使细胞分开，在血脑屏障上创造一个暂时的开口。开口会持续 6~12 个小时，足够注射所需的药物。根据德赛博士的说法，这种操作的假设是，聚焦超声可以通过一个重要因素增加替莫唑胺实际输送到肿瘤的剂量。

保罗·哈德斯皮斯是多伦多森尼布鲁克健康科学中心第一批参与这项技术的 2 期临床研究的患者之一。正如他的神经外科医生尼尔·利普斯曼博士所说："那些自愿参与任何一种早期试验的人，身上都有一种与众不同的气质，都具有一种开拓精神，但同时也都非常利他、无私。"或者正如保罗弦乐四重奏的另一位成员所说："他总是先想到别人。"

保罗顺利地完成了手术。在随后的几轮化疗中，他重复进行聚焦超声治疗。在他第一次手术的 3 年后，他战胜了命运，大脑扫描结果显示正常，他又回到了工作岗位，演奏大提琴，过着正常的生活。为了帮助森尼布鲁克的加里·赫维茨脑科学中心筹集资金，保罗与其他潜在的临床试验参与者谈话，分享他的心路历程和治疗过程。他从未停止为别人着想。

不幸的是，2021 年 8 月，保罗输掉了与胶质母细胞瘤的战斗。但在接受聚焦超声治疗后的宝贵岁月里，他与家人和朋友共度了美好时光，并把科学发现作为他遗产的一部分。为了纪念保罗，他的家人要求将纪念他的捐款用于支持胶质母细胞瘤的聚焦超声研究。

虽然这项技术还处于早期阶段，但它可能会证明替莫唑胺和其他药物比人们认为的更有效。例如，有一种名为赫赛汀的单克隆抗体已被证明对治疗一类原发性乳腺癌非常有效。但是，当这种类型的乳腺癌患者出现脑转移时，赫赛汀的作用就没有了。聚焦超声和微小气泡能起作用吗？

与此同时，Insightec 公司已经与几家医疗中心合作，在 100 多名临床试验患者身上打开血脑屏障超过 300 次，没有发生重大安全事故。该公司计划将这项技术提交给美国食品药品监督管理局，以帮助打破治疗脑癌、帕金森病和阿尔茨海默病的障碍。

提到阿尔茨海默病，这个问题是全球性的，不是地方性的，而且目标也不同。Insightec 公司正在关注研究记忆所在的海马。有趣的是，与痴呆相关的斑块似乎会在血脑屏障减弱的地方破裂、减少——即使没有添加药物来对抗这种疾病。（你将在第二十二章看到，阿尔茨海默病是失败药物的墓地，科学家尚未就其根本原因达成一致意见。）德赛博士指出，只要打开屏障，“就能让免疫系统进入其中发挥更大的作用，识别并摧毁斑块”。一旦 Insightec 公司获得了打开整个屏障的许可，德赛博士可以想象，未来阿尔茨海默病患者每一两个月就可以接受一次超声波“剪发”，“以保持斑块负担低而稳定，防止疾病严重恶化”。

但 Insightec 公司的终极目标并不是保持患者状态稳定，而是找到一种彻底的治疗方法，用以治愈癌症、阿尔茨海默病、帕金森病、肌萎缩侧索硬化、抑郁以及其他任何你能想到的大脑疾病。随着聚焦超声作为一种安全可靠的技术获得认可，它将成为一个宝贵的试验场，作为一种药物输送工具，用于以前未能达到要求的药物，或其他正在研发中的药物。德赛博士说，我们的计划是让它们“在合适的时间以真正有效的方式到达合适的地方。可以把它想象成大脑给药治疗中的优步”。

最后，Insightec 公司的最新前沿领域是阿片类药物成瘾。研发人员发现了大脑中导致焦虑和上瘾的部分——当接触到毒品时，这部分区域会被激活。西弗吉尼亚大学洛克菲勒神经科学研究所启动了一项使用低频超声的临床试验。[14] 第一个参与者是一名 39 岁的男性，他长期滥用处方阿片类药物和海洛因。他们把海洛因放在他面前，通过磁共振成像观察他大脑的哪个部分会被激活。然后，他们将聚焦超声技术应用于伏隔核，这是大脑中与成瘾和焦虑有关的关键结构。他安全成功地完成了这个过程，证明了大脑中与成瘾有关的同一部分不再被激活。尽管目前的证据大多是道听途说，但初步的结果证明希望很大，这就是为什么西弗吉尼亚大学洛克菲勒神经科学研究所正在进行这项研究，试图解决我们社会面临的最具挑战性的问题之一。

至此，你知道有一种方法可以做脑外科手术——根本不需要切口。不妨想象一下未来会是什么样子！我们下一章将深入探讨一些不可思议的解决方案，这些方案不仅可以治疗疾病，而且可以根除疾病。我敢肯定，你听说过 CRISPR 和基因治疗的力量，因此，让我们继续前进，了解我们的生活将如何发生根本性的改变，以及如何一劳永逸地治愈疾病……

08

基因治疗和CRISPR：颠覆疾病的治疗方式

控制人类基因未来的力量令人敬畏，

而决定如何应对这种力量可能是我们面临的最大挑战。

我希望——我相信——我们能够胜任这项任务。

——珍妮弗·道德纳博士

CRISPR 的发明者，2020 年诺贝尔化学奖得主

我相信你们很多人都听说过基因治疗的奇迹，有些人可能会对此感到困惑。但如果我想让你们从这一章中了解一件事，那就是基因治疗是我们真正根除疾病的机会之一——不是治疗疾病，而是彻底治愈疾病。在这一章，我们将告诉你基因治疗并非 20 年之后的事，向你展示目前人们是如何使用基因治疗的，以及在不久的将来它将如何改变你或你关心的人的生活。

在本章中，你将看到一些令人惊叹的例子，它们展示了利用基因治疗和基因编辑的力量创造更有效治疗方案的诸多方法。例如：

- 你能想象，只要在孩子的眼睛后部注射 CRISPR，就可以治愈他们的先天性失明吗？你将会发现这就是今天正在发生的事情。
- 想象一下，利用基因治疗对受损的心脏细胞（疤痕）进行重新编程，将它们转化为健康跳动的心脏细胞。
- 你将了解科学家如何使用 CRISPR 在美国达人秀上恢复一名青少年歌手的视力，帮助他克服了遗传性基因疾病。

- 你将了解到一家公司正在使用 CRISPR 基因编辑技术缓解阿尔茨海默病的症状，如焦虑和抑郁，还将了解到一位研究人员正在使用 CRISPR 阻止衰老过程。
- 你将了解到科学家所说的“幸运基因”，这种基因可以明显降低你患阿尔茨海默病的风险，并大大延长你的寿命。

但首先，我想给你讲一个小故事，这个故事是我的合著者彼得和他的写作搭档史蒂文·科特勒在他们最近的畅销书《未来呼啸而来》中讲述的。这个故事生动地阐述了基因治疗的奇迹及其治愈曾经等同于死刑宣判的疾病的能力。

20 世纪 70 年代，约翰·特拉沃尔塔的事业可谓一帆风顺。1972 年，他凭借配角崭露头角，而后在 1975 年的电视剧《欢迎回来，科特》中担任主演，引起了公众的关注。但真正巩固他明星地位的，却是 4 次获得艾美奖提名、根据电视剧改编的电影《无菌罩内的少年》。特拉沃尔塔在这部影片中担任主演。

这部电影是根据戴维·维特尔的生活改编的，他是一个来自得克萨斯州的男孩，患有“X－重度联合免疫缺陷病”——一种破坏免疫系统的遗传疾病。患上这种疾病需要生活在塑料屋中，里面的空气自成一体，可以隔绝所有的细菌。所有进入塑料屋里的东西——水、食物、衣服——都必须首先消毒。对这种疾病的患者来说，仅仅呼吸正常的空气就可能致命。

大约在特拉沃尔塔出演塑料屋里的少年 4 年前，《科学》杂志上的一篇文章认为，一种新的治疗方法可能会给患有重度联合免疫缺陷病和其他遗传疾病的患者带来希望。这个被称为基因治疗的想法不同寻常，但很有用。遗传疾病是由 DNA、基因组、生命密码的突变引起的，所以解决方案就是设法用正常的 DNA 替换出问题的 DNA。或者，用计算机术语来说就是“调试系统”。

但是，怎样才能让正常的 DNA 就位呢？

这里就需要病毒发挥作用了。这些微小的寄生虫依靠附着在细胞上茁壮成长。附着上细胞之后，它们会将自己的遗传物质注入细胞核，导致宿主复制病毒的DNA——就像被劫持的流水线一样。基因治疗就是在这个过程中实现的，去掉病毒编码中导致疾病的部分，并用正常的DNA替换它。病毒一旦将正常的DNA注入宿主细胞，疾病症状首先就会消失，然后疾病本身会被治愈。

虽然基因治疗前景广阔，但其科学发展历程却并不容易。第一批治疗方法问世差不多用了20年，也就是从那时起，问题开始出现。1999年，一个患有罕见代谢疾病、名叫杰西·基辛格的18岁男孩参加了宾夕法尼亚大学的一项基因治疗药物试验。基辛格的疾病并不致命，只要严格控制饮食，同时每天服用32片药就可以使症状得到控制。但这个试验有彻底治愈他的可能，于是他报名参加了。在接受第一次注射4天后，基辛格非但没有痊愈，反而去世了。这是第一个因基因治疗而死亡的记录。

之后又发生了更多事故。不久之后，在法国进行的一项旨在治疗“气泡男孩症”的基因治疗试验中，10名儿童中有2人患上了癌症。美国食品药品监督管理局立即暂停了所有基因治疗试验，等待进一步通知。2001年网络公司的破产又带来致命的一击，因为从爆炸式增长的网络公司中获得的资金一直在为基因治疗初创公司提供动力。基因治疗研究被视作阴险狡诈的圈钱骗术，许多人都深信这种研究根本没有出路。

但出路还是出现了——这次是以更科学的形式出现的。

尽管基因治疗在当时淡出了人们的视线，但研究仍在继续，并未停止。时间来到2019年4月18日，基因治疗突然出现在人们的视野中，一个令人震惊的消息被宣布：气泡男孩症已经可以治愈。10个出生时患有这种疾病的婴儿——从专业角度来说，患有这种疾病的婴儿出生时没有免疫系统——接受了治疗。从治疗效果来讲，并不是他们的症状有所好转，也不是他们的病情可以控制，而是他们被治愈了。在治疗之前，他们没有免疫系统；在治疗之后，他们具备了免疫系统。疾病消失了，缺失的DNA、缺失的基因被巧妙地重新植入了那10个婴儿的骨髓中。

生物技术就是把生物作为技术。它正在把生命的基本组成部分——人体内的基因、蛋白质、细胞——变成塑造和改善生命的工具。确切地说，这个故事从人体开始，人体是由 30 万亿个细胞组成的集合，这些细胞的功能决定了我们的健康。每一个细胞都包含了 32 亿个来自你母亲和 32 亿个来自你父亲的字母——这就是你的 DNA，你的基因组，是为“你”编码的软件。它决定了你的头发颜色、眼睛颜色、身高、主要性格特点、患病倾向以及寿命等等。

直到最近，人们还很难“读取”这些字母，更难理解它们的作用。人类基因组计划是一项始于 1990 年的研究计划，其目标是对构成人类所需基因蓝图的所有化学单位进行测序或识别。该计划花了 13 年才完成，是人类最伟大的成就之一。

当时，这一目标似乎不可能实现，一些怀疑论者预测其成本会失控，可能会飙升至数千亿美元。但正如我们从摩尔定律中知道的那样，技术进步就像一股不可阻挡的自然力量。在硅谷，人们普遍接受的一个事实是，科技行业的增长速度每 18 个月就会翻一番，而成本却会减半。

我的好朋友雷·库兹韦尔是 21 世纪最伟大的工程师和发明家之一，是少数几个确信基因组排序可以实现的人之一。他深谙技术飞速发展、成本大幅减少之道，因而不仅认识到整个基因组可以在 13 年内完成测序，而且预测了成本约为 27 亿美元。

然而，经过 7 年半紧张的科学研究，这个国际科研小组只能对 1% 的人类基因组进行测序。怀疑论者认为这项计划失败了，并且指出，如果按照这个速度进行下去，要花 700 年才能完成全部测序工作。然而，雷·库兹韦尔心中清楚，这支科研队伍正走在正确的道路上。

为什么这么说？因为 1% 到 100% 只需增加 7 倍，而且我们每年都在翻一番。果然，在接下来不到 6 年的时间里，我们奇迹般地在预算内准时实现了这一人类的壮举！库兹韦尔说：“我们不以指数的方式思考。自基因组计划结束以来，这种指数级增长一直在持续。”

从那以后，成本直线下跌，超过摩尔定律的 1/3。今天，曾经花费 27 亿美元、需要 13 年完成的工程可以在几天内完成，成本不到 600 美元。价格下跌得如此惊人，这有点儿像用 5 分钱就能买辆特斯拉 Model X！事实上，几年后，像因美纳这样的公司承诺在一小时内就可以完成同样的工作，仅需 100 美元。

为什么更便宜、更快的基因组测序很重要？因为它给了我们一个细胞如何运作的地图，我们可以据此制定更合理的干预措施。这一壮举将改变医疗行业的格局。换句话说，修复细胞有几种主要方法：基因治疗可以替换细胞内有缺陷或缺失的 DNA ；CRISPR 等基因编辑技术可以修复细胞内的 DNA ；而干细胞疗法可以彻底替换细胞。由于我们的地图越来越精确，所有这些干预措施现在都进入了市场。

过去几年最大的新闻是 CRISPR-Cas9，它已经成为我们对抗遗传疾病的主要武器。这项技术的发现和应用为珍妮弗・道德纳和埃玛纽埃勒・沙尔庞捷赢得了 2020 年诺贝尔化学奖。瑞典皇家科学院秘书长戈兰・汉森在宣布她们获得诺贝尔奖时宣称："今年的奖项是关于重写生命密码的。"考虑到 CRISPR 的广泛应用潜力，汉森的这种说法实际上还是过于保守了。

从技术上讲，CRISPR 是一种工程工具，可以让我们锁定基因代码中的精确位置，然后编辑 DNA。想要移除导致肌肉萎缩的 DNA 链吗？很简单，只要锁定基因组中的那个点，释放 CRISPR-Cas9，然后剪、剪、剪，问题就解决了。其实可以将其视为基因应用中的可靠的文字处理程序。CRISPR 允许用户剪断一段 DNA，然后要么使受影响的序列失效，要么用一个新的序列替换它。

说到这里，你可能会像我当初一样提出同样的问题：CRISPR 基因编辑和基因治疗之间的确切区别是什么？它们听起来很相似，不是吗？区分二者的关键点在于：CRISPR 基因编辑会在现有的基因组中发现一个错别字，使原始基因的错别字得以纠正；而基因治疗会将一个全新的完整基因注入细胞核。在某些疾病中，正确的基因完全缺失，基因治疗将会增加那些不存在的基因。而在另外一些病例中，如果出现错误的基因，基因治疗可以添加正确的基因，这有助于消除疾病。

另一个关键点在于，CRISPR 使用在细菌中发现的一种叫 CRISPR-Cas9 的编辑蛋白（顺便说一下，有很多不同的 Cas 蛋白质，而 Cas9 是其中最著名的）来找到错误的 DNA 并进行编辑。另一方面，基因治疗使用一种经过特殊改造的病毒作为“载体”，将新的健康基因导入目标细胞。这些病毒就像生物运输车，把正确的基因拷贝迅速送到故障细胞的细胞核中。这听起来可能很复杂，但基因治疗的吸引力解释起来非常简单：它是一种一次性的治疗方法，可以治愈疾病，而不是一种必须在你的余生中重复使用的治疗方法。它是一种快速见效的方法，不需要一辈子服药或反复注射。它是彻底治愈而不是修修补补。修补可能会抚平伤痛，但治愈呢？治愈可以彻底改变一个人的一生。

我希望这些故事不仅让你大吃一惊，而且可以给你带来新的希望。你知道最让人心动的是什么吗？像这样的基因干预并非遥不可及、不切实际。事实上，就在我们说话的时候，2 500 多个基因治疗临床试验已经被批准、正在进行，或者已经完成。在接下来的几年里，这些变革性的基因技术可以改变或拯救你的生命——或者你所爱之人的生命。

事实上，就在我们说话的时候，2 500 多个基因治疗临床试验已经被批准、正在进行，或者已经完成。

用基因治疗治愈失明

我曾经迷路，但现在找到了方向；曾经目不能视，但现在看见了光明。

——美国乡村福音歌曲《奇异恩典》

彼得·马克斯博士是美国食品药品监督管理局生物制品评审与研究中心主任。这是一项非常重要的工作，负责监督该机构负责新药审批的分支机构，包括针对新冠病毒等威胁的基因治疗和疫苗。到 2020 年底，只有两种基因治疗获得了美国食品药品监督管理局的批准。但是，1 000 多种正在进行的基因治疗药物的研究申请还在等待该机构的批准，这表明基因治疗技术已经到达一个重要的临界点。不久，将会出现针对许多疾病的基因治疗。

马克斯说："即使在2020年上半年新冠病毒感染疫情暴发期间，我们收到的基因治疗申请数量也与2019年相同，甚至更多。基因治疗是未来的潮流。"

马克斯预计，基因治疗革命最终将涵盖各种疾病，如阿尔茨海默病、各种癌症，甚至高胆固醇。但就目前而言，罕见疾病是其主要目标。当我们谈到罕见疾病时，你可能会认为那是影响少数人的、鲜为人知的疾病。但是你想知道有多少人患有罕见疾病吗？答案是：7 000种罕见疾病折磨着3 000万美国人。这就相当于几乎1/10的美国人受到"罕见"疾病的影响。[1]

大多数这些疾病都有遗传成分。更重要的是，其中只有不到10%的疾病有美国食品药品监督管理局批准的治疗方法。这两种因素叠加的结果（患者多，治疗方法少）意味着，对罕见疾病进行包括基因治疗和基因编辑在内的突破性干预的时机已经成熟。Zolgensma是美国批准的第二种基因治疗，基本上可以治愈脊髓性肌萎缩。美国批准的第一种基因治疗是Luxturna，可以将黑夜变成白昼，使遗传性失明的人恢复视力。为了解释为什么我对这些医学进步如此兴奋，让我给你讲个故事。

2017年，16岁的克里斯蒂安·瓜尔迪诺出现在《美国达人秀》节目的舞台上。他深情地演唱了艾德·希兰的一首歌曲《让暴雨来袭吧》，结果技惊四座，博得满场喝彩。素有"毒舌"之称的评委西蒙·考威尔被惊得瞠目结舌，这实属不易！另一位评委豪伊·曼德尔更是佩服得五体投地，直接按下黄金按钮，自动将瓜尔迪诺送入下一轮。瓜尔迪诺从舞台上向下凝视着名人评委和欣喜若狂的观众，简直不敢相信自己的眼睛。他回忆道："因为我视力受损已经很长时间了，能看到四位评委坐在那里看着我表演，那种感觉太棒了。"

瓜尔迪诺的妈妈喜欢讲她发现儿子有音乐天赋的故事。有一天，当只有几个月大的瓜尔迪诺在浴缸里戏水的时候，她冲他哼了几段音阶，结果瓜尔迪诺丝毫不差地哼唱了出来。这不由得让她打电话向母亲询问："这正常吗？"但几乎与此同时，这个家庭却收到一个晴天霹雳般的消息：瓜尔迪诺被诊断出患有 Leber 先天性黑蒙（LCA），这是一种由遗传基因突变引起的罕见眼部疾病。

在确诊后的几年里，瓜尔迪诺经历了多次痛苦的碰撞。有一次，他踢足球的时候不小心撞上了一个邮筒；还有一次，他撞到了厨房餐桌，伤口还缝了几针。当时他根本就没看见这些障碍物。随着时间的推移，他的视力越来越差，眼前的阴影越来越大，于是他转向音乐，用音乐应对失明。也许他看不见东西，但至少他会唱歌。

然后，在 2012 年，瓜尔迪诺得知一些前沿研究人员正在开发一种新的基因治疗技术。他参加了一项临床试验，每只眼睛注射一针 Luxturna，中间间隔一周。瓜尔迪诺说："他们把一个基因放入一个安全的病毒中，这个病毒帮助这个基因找到它在我体内缺失的位置。"寥寥数语，瓜尔迪诺就准确地描述了基因治疗的工作原理。当时是 2013 年 6 月。

第一次注射后的第二天，瓜尔迪诺摘下眼罩，瞥了一眼地面。令他吃惊的是，他在地毯上看到了钻石形状的图案，而他之前认为上面是没有图案的。他回忆说："这太不可思议了！"从那以后，他看到了无数令人难以置信的景象：月亮、星星、划过夜空的灿烂烟花。瓜尔迪诺感叹说："天哪，基因治疗奏效了，真的很管用！"

瓜尔迪诺在《美国达人秀》上直接晋级后正准备离开时，西蒙·考威尔拦住了他。西蒙刚刚从一位制片人那里听到了瓜尔迪诺背后的故事。西蒙对他说："太棒了！身体障碍没有阻止你前进的脚步，它没有成为你的绊脚石！"对瓜尔迪诺来说，那次交流是整个难忘经历的亮点之一："我一直觉得 Leber 先天性黑蒙会成为我的阻碍。但那天晚上，它没有。西蒙听了我的歌声之后就喜欢上我，甚至都没听说过我的故事。这让我觉得自己非常棒。"

最终，瓜尔迪诺在半决赛中被淘汰。但他在《美国达人秀》上的亮相使他发行了几首单曲，并在全美各地演出。他仍然会在演出前感到紧张不安，但没有什么能比得上他在迄今为止最重要的演出前所感受到的压力：在美国食品药品监督管理局咨询委员会面前证明 Luxturna 应该获得批准。瓜尔迪诺回忆说，他曾告诉专家组："要么像我这样用药，要么我们就会失明。”2017 年，美国食品药品监督管理局一致投票批准 Luxturna，使其成为首个获得批准的基因治疗工具。

找到治愈失明方法的英雄

没有路线图，我们只能靠自己。

—— 凯瑟琳·海伊博士

Spark Therapeutics 生物技术公司前总裁

在那历史性的一天，有一位叫凯瑟琳·海伊的先驱科学家同瓜尔迪诺一道见证了历史。瓜尔迪诺能够看到钻石图案的地毯和空中的月亮，凯瑟琳·海伊功不可没。瓜尔迪诺充满感情地说：“科学将因凯瑟琳的贡献而发生彻底改变，而她也改变了我的生活。”

对海伊博士来说，帮助人们掌控自己的命运是她毕生的使命。她说：“生来就有严重基因缺陷的人与其他人的机会不一样。如果我们能解决这一问题，实现公平竞争，他们就有机会成为他们应该成为的人。”

海伊的科学志向很早就开始了。10 岁时，圣诞老人送给她一套化学仪器，里面有 100 多项实验如何进行的说明，结果海伊和父亲一起捣鼓了很长时间。她父亲对自己的女儿寄予厚望。那是在 20 世纪 60 年代初，当时女性进入科学领域还不常见，更不用说成名了。海伊的父亲希望她能进入麻省理工学院，成为一名航空工程师，将来为美国国家航空航天局工作。但海伊却选择了一条不同的科学荣耀之路，进入哈佛大学主修化学，然后进入北卡罗来纳大学教堂山分校医学院，主修医学。

在耶鲁大学获得血液学奖学金后，海伊博士回到北卡罗来纳大学，致力于研究血友病的分子基础。北卡罗来纳大学有一个血友病狗群体，海伊尝试使用基因疗法来矫正狗的基因故障。这些早期的努力都失败了，但她继续在费城儿童医院关注血友病。

1999 年，海伊博士发表了一篇具有里程碑意义的论文，表明她的团队已经成功地用基因治疗治好了狗身上的血友病。该治疗依赖载体病毒，它们将被矫正好的基因携带到基因组中发生故障的地方。[2] 这些病毒是由加州的一家生物技术公司制造的，不过这家公司在 20 世纪 90 年代倒闭了——当时几乎所有的基因治疗初创公司都是这个下场。那时这方面的科学研究貌似很有前景，但时机完全错了。这项技术听起来像科幻小说——看似合理，但有点儿不太可能！

海伊博士听起来是一个轻易放弃的人吗？不可能！她呼吁美国最负盛名的费城儿童医院的首席执行官生产载体，这样她就可以继续她的研究。海伊说："我原以为他会拒绝，因为没人相信基因治疗会奏效。但令我大为惊讶的是，他同意了，不过提出了一个条件。"他告诉海伊："你不能把所有的钱都花在血友病上，你还必须研究其他影响儿童的疾病。"

说来也凑巧，海伊博士与一位同样研究狗的科学家琼·贝内特博士是朋友。贝内特博士正在研究一种罕见的遗传性失明，她的研究数据表明，一种特殊的基因治疗可以矫正狗的视力。这就引出一个有趣的问题：她的研究能不能继续下去，帮助某些患有遗传性失明的人？2005 年，海伊和贝内特开始合作；2007 年，她们启动了一项临床试验；2012 年，她们进入第三阶段测试；2013 年，她们成立了 Spark Therapeutics 生物技术公司，将这种疗法推向市场。这种疗法利用基因对一种酶进行编码，这种酶只存在于眼睛后部的细胞中。

海伊博士有些不情愿地担任了 Spark Therapeutics 公司的总裁兼研发部主任，利用学术界所认为的"世界上最好的工作"，开始把这个登月计划变成现实。海伊说："我能够招募到我想招募的人，但假如我不在这个位置上，我是无法做到的。我学术生涯的大部分时间都在努力推动基因治疗向前发展，时至今日我不得不说，如果需要我为此做出牺牲，那么我责无旁贷。"

从早期研究患有血友病的狗开始，这是一条漫长而曲折的道路。但是海伊博士的坚持最终得到了巨大的回报。这条道路的终点是 Luxturna 的问世——一种基因治疗产品，目前用于治疗因 RPE65 基因两个拷贝突变而导致的遗传性视网膜疾病患者。当这种基因不能正常工作时，结果可能是渐进性视力丧失，甚至完全失明。有些婴儿是在父母注意到他们没有用眼睛追踪物体时被诊断出来的，也有一些则是在童年后期确诊的。等到了 12 岁，大多数患有这种疾病的孩子需要接受盲文教育。

你能想象在这种情况下，作为一名家长，你突然发现只要向孩子的每只眼睛里注射一针就能让你的孩子重见光明吗？这简直是《圣经》中才有的神迹！两只眼睛注射完之后，每只眼睛视网膜中的细胞都能产生 RPE65 蛋白，该蛋白能使视觉循环正常工作。我想问你一下，还有什么是比这更神奇的事吗？

作为基因治疗的伟大先驱之一，海伊博士希望每年都能有更多的基因疗法获得批准。她说："在 Spark Therapeutics 公司，我们的口号是'我们从不循规蹈矩，我们开创新路'。没有路线图，我们只能靠自己！有句话说得好，早起的鸟儿有虫吃，但吃到奶酪的往往是第二只老鼠。每个产品都建立在之前产品的基础上。"

生存希望最大的时代

Sarepta Therapeutics 生物技术公司首席执行官道格·英格拉姆是罕见疾病基因治疗领域的领军人物。他曾十分有见地地指出："现在时机已到，我们面临着人类历史上不曾有过的机会——使用基因治疗的工具，运用基因编辑，创造更美好的生活，也许还能彻底改变和拯救生命……我们正试图领导一场革命，让今天成为明天，把基因治疗带给现在需要的患者。"

这段话最基本的论点是：如果你或你的家人是美国 3 000 万患有罕见基因疾病患者中的一员，那么现在是最有希望的时机，治疗方法就在眼前，甚至可以说，治愈方法就在眼前。由于基因编辑和基因治疗的出现，历史上无法治愈的疾病现在正处于突破的边缘。记住，超过 2 500 个基因治疗临床试验已经被批准、正在进行中，或者已经完成。不要总是认为没有解决办法，联系与你的疾病相关的特殊兴趣团体，询问他们是否正在使用 CRISPR 或基因治疗进行临床试验，以缓解你的症状。用不了多久，我们就会看到所有基因疾病都能被治愈的那一天。

基因治疗如何修复受损的心脏

即使老了，我们的细胞也保留着年轻的数字信息。
为了重新变得年轻，我们只需要找到一些抛光剂来去除划痕。
——大卫·辛克莱博士
《长寿：当人类不再衰老》作者

我想强调一下迪帕克·斯里瓦斯塔瓦博士的杰出工作。他是一位心脏病专家，担任格拉德斯通研究所所长，这是一个处于再生医学革命前沿的生物医学研究组织。作为本书的顾问委员会成员，斯里瓦斯塔瓦分享了他如何使用基因治疗修复心脏损伤的信息。

正如斯里瓦斯塔瓦解释的那样："心脏充满了我们称为成纤维细胞的细胞，这些细胞通常会发送重要信号来支持肌肉，当心脏受伤时，它们也会形成疤痕组织。"这些成纤维细胞一旦在压力下被激活，就会产生过多的胶原蛋白，这会造成负面影响。但如果你能控制这些成纤维细胞的命运，将其重新编程，让它们在心脏中发挥完全不同的功能，那么会怎么样？令人难以置信的是，"这正是我们能够做到的"，斯里瓦斯塔瓦说。我们来说一下它的工作原理。

在小鼠实验中，斯里瓦斯塔瓦使用基因治疗将基因组合注入小鼠心脏病发作后的心脏成纤维细胞。这些基因只要注射一次就足以改变成纤维细胞的命运，将它们变成跳动的心脏细胞。彼得将这种方法称为"细胞炼金术"，真可谓一语中的！斯里瓦斯塔瓦说服心脏中已经存在的成纤维细胞改变工作，从而能够在衰竭的心脏中创造出新的肌肉！他说："我们正在重新编程细胞的命运。"

我相信你能看到，这一研究成果意义深远，令人振奋。既然科学家已经弄清楚了如何“控制细胞的命运”，那就不难想象我们可以用同样的方法来修复各种疾病引发的组织损伤，比如脑部疾病、肝脏疾病等等。

斯里瓦斯塔瓦的父亲最近去世了。他父亲带病生存多年，“心脏受损，非常痛苦……我们做每件事都带着一种强烈的紧迫感，因为还有人在等待，在垂死挣扎。我每天都在想，我们应该怎样尽我们所能去加速研究。对我父亲来说，我们的速度还不够快”。因此，对斯里瓦斯塔瓦来说，这项研究有了新的意义。他希望自己的速度能够满足你我、我们的父母以及我们的孩子的需要。

好消息是，格拉德斯通研究所不断推出新的公司来开发这些再生技术，因此在未来几年内我们就可以使用这些技术。其中一家生物制药初创公司 Tenaya Therapeutics 正在研究世界上头号健康杀手心脏病的治疗方法。此外，该公司（于 2021 年夏天上市）试图重新编程成纤维细胞，以替代失去的心脏细胞，并在患者心脏病发作后恢复其心脏功能。

CRISPR的奇迹：编辑人体DNA中的错误

我们知道得越多，越意识到有必要知道得更多。

——珍妮弗·道德纳博士

CRISPR 发明者，2020 年诺贝尔化学奖得主

由于珍妮弗·道德纳和埃玛纽埃勒·沙尔庞捷两人的共同努力，以及她们发现的 CRISPR-Cas9 基因编辑机制，重新定义人类的目标正在顺利进行，这使她们在 2020 年获得了诺贝尔化学奖。

请记住，虽然基因治疗是将一个新的、缺失的或修正过的基因插入你的细胞，但 CRISPR 基因编辑是编辑现有的基因，修复错误的、导致基因疾病的字母。换句话说，这个工具被用来编辑决定你是谁的基因组。在 2015 年的 TED 演讲中，道德纳解释说，这“类似于我们使用文字处理程序处理文档中的拼写错误”。但在基因治疗中，我们谈论的是改变生命代码。

道德纳在夏威夷长大，那里的自然美景激发了她对生物学的兴趣。她的父亲是一名美国文学教授，喜欢阅读科学方面的书籍，在女儿上六年级的时候给了她一本影响深远的书，内容是关于发现DNA双螺旋结构的。受此影响，道德纳决定在波莫纳学院攻读理科专业，但在注册普通化学课程时却有了新想法，她想知道是否应该换个方向，改学法语。我们要感谢她的法语老师，是她鼓励道德纳坚持到底，这才使得她最终帮助开发出CRISPR，让遗传学领域发生了翻天覆地的变化！

道德纳并不满足于开创基因编辑领域的先河，而是与人联手，创立生物科技公司Mammoth Biosciences，进一步推动这一领域的发展。该公司致力于发现新的蛋白质，以此挖掘下一代技术的潜力。你可以称之为CRISPR 2.0。

你知道这些新版本的CRISPR最酷的地方是什么吗？它们不是在实验室里设计出来的，而是在自然界中被发现的。对像我这样的科学门外汉来说，整个过程似乎有点儿吓人，但其核心道理非常简单：发现越来越多这种新的CRISPR相关的蛋白质是件好事，因为这意味着现在有更多的选择来执行精确的靶向基因编辑，并同时进行多种编辑。这对精准医疗来说是个好消息。

未来发展空间无限，因为细菌和它们的蛋白质无处不在。事实上，已经有了另一个更精确的CRISPR-Cas9，名为“先导编辑”。这种编辑避开了一些不太理想的结果。《美国医学会杂志》称：“原则上，被称为先导编辑的技术可以纠正已知与人类疾病相关的89%的基因变异。”[3]这一说法令人振奋，不是吗？每一次转身，基因治疗都会出现巨大的飞跃。

与此同时，随着Mammoth Biosciences生物科技公司继续积累不同版本的CRISPR组合，公司正在考虑在哪里部署其强大的工具，以及如何强化这些工具。他们现在已经能够将CRISPR直接注射到血液中，并将其引导到肝脏，以治疗淀粉样变，这种疾病会引起疼痛和疲劳，并破坏神经系统。

但这些杰出的科学家仍在努力。接下来，他们可能会优化细胞系，帮助更快地将药物推向市场。有些人开始针对由单个基因错误引起的疾病，如囊性纤维化或镰状细胞贫血。想到这些自然产生的工具竟然有这么多救命的方法，真是令人惊讶。

Mammoth Biosciences 公司的首席执行官兼联合创始人特雷弗·马丁说："我们正在开发 CRISPR 的技术潜力，通过开发新的蛋白质来解决各种各样的诊断和治疗问题。我们可以坐下来，从头开始设计。但我们要说的是，'让我们利用数十亿年的进化，利用生命的多样性'。"

事实证明，CRISPR 不仅可以编辑基因组，还可以用于检测 DNA。Mammoth Biosciences 公司正在利用 CRISPR 检测 DNA，从中发现可能预示病毒感染、癌症或缺陷基因的 DNA 片段。2018 年，CRISPR 首次被用于检测两种人乳头瘤病毒（HPV）。现在，这种技术已经被广泛应用于检测细菌感染、癌症、抗生素耐药性和其他病毒感染，如新冠病毒。另一项使用不同版本 CRISPR 的测试正在用于快速诊断寨卡病毒和登革热病毒。不仅如此，这些测试速度很快，只需要 20 分钟。

我想让你了解这项技术的潜力。CRISPR 是基因编辑的一项科学突破。现如今，它将彻底改变诊断检测。世人很快就能看到快速、可靠的诊断检测，在家中就可以轻松进行。

头奖基因

现在，我需要你花 1 分钟听我仔细解释，因为我要介绍一种所谓的头奖基因，它能显著降低你患阿尔茨海默病的风险，这听起来可能有点儿专业。

众所周知，携带 ApoE 基因的 ApoE4 等位基因（或版本）的 10%~15% 的人患阿尔茨海默病的风险要大得多。但你知道其中最令人震撼的是什么吗？ApoE2 等位基因是该基因中最罕见的一种，只有 7% 的人携带该等位基因。这种等位基因能大大降低患阿尔茨海默病等相关疾病的风险，延年益寿。快帮我申请这种基因吧！在加州马林县的巴克衰老研究所，莉萨·埃勒比博士正在使用CRISPR技术研究ApoE2在衰老和疾病中发挥的神秘的神经保护作用。我喜欢称它为“头奖基因”，因为，如果你足够幸运，拥有这种基因，你就等于中了基因大奖，比没有这种基因的人多了一些保护。

你知道女性比男性更容易患阿尔茨海默病吗？埃勒比博士希望她的研究能够解释为什么女性更容易被诊断出这种疾病。她还利用基因疗法将ApoE2基因注入老年小鼠体内，观察其表现或任何相关治疗是否能延长其健康寿命。[4] 如果我们能找到一种方法将其运用到人类身上，使我们能够获得这种头奖基因的神奇好处，那么我们将创造真正的奇迹。

正如我们在本章看到的，基因治疗和CRISPR是治疗疾病的超级工具，但本书顾问、基因组学奠基人乔治·丘奇认为，基因治疗是治疗衰老的一种神兵利器——衰老这种疾病影响到每个人，其波及范围可以说无处不在。他说：“基因治疗的理念是，如果你患有一种罕见的基因疾病，缺少了一种特定的蛋白质，那么你只需要把这种蛋白质补回去。但问题是，你的身体会将这种蛋白质看作外来物质，很有可能会排斥它。”相比之下，他提出的使用基因治疗逆转衰老的策略则是加入已经存在于体内的蛋白质，这种蛋白质只是随着时间的推移有所减少。丘奇说：“我们只是打开了已经存在于你基因组中的基因开关。”

上面所言只不过刚刚显露丘奇博士雄才大略的冰山一角。他的最终目标是什么？是研发出预防衰老的“灵丹妙药”。最近，我通过视频软件Zoom与他谈论了这个话题。在结束谈话时，我对他说：“谢谢你抽时间与我交流，谢谢你毕生的努力。”你知道丘奇是怎么回答的吗？他说：“托尼，等你150岁的时候再来谢我吧！”

现在让我们来听听丘奇团队的英雄故事，他们正在利用能量通路为治愈疾病铺平道路。接下来，让我们了解一下奇妙的Wnt通路……

09

奇妙的Wnt通路：青春的终极源泉？

通过重设发往人体干细胞的信号，
小分子可以恢复我们身体的自然平衡，
阻止退化性疾病的发展

我们在提醒身体健康时的情况是怎样的。

——奥斯曼·吉巴尔

在梵蒂冈联合治疗会议的第二天，在一个现代化的大厅里，教皇会见了来自世界各地的主教，我们聆听了一位又一位医学领域超级巨星的讲话，其中包括世界一流的植物性食品革命专家、下一代基因检测专家和干细胞“未来药学”方面的专家。然后，一位温文尔雅、浑身透着学者气息的人走上讲台。他戴着一副金丝边眼镜，随意系着一条蓝色领带，脸上带着腼腆的微笑，说话的声音柔和舒缓，听众必须身子前倾才能听清他讲的话。此时接近午饭时间，人们的注意力往往很涣散，因而这位演讲者面临着不小的挑战。他没有什么名气，也没有被大型媒体报道过。但在接下来的 22 分钟里，这个名叫奥斯曼·吉巴尔的人——一家名为 Biosplice 的著名初创公司的创始人兼执行主席——掌控了整个会场。

我们将马上深入探讨奥斯曼这家开创性公司的细节及其所相信的可以改变医学面貌的科学技术。但首先让我与你分享一下奥斯曼在会议上展示的内容。一开始，他对比了一下治疗前后动物和人的膝盖 X 射线检查结果，从中可以发现，只要注射一针 Biosplice 公司的制剂，新鲜的软骨就能生长出来，从而治愈骨关节炎。你不必眯着眼睛就能看清结果，注射之后病情有了明显的改善。然后我们看到了动物结肠治疗前后的扫描图像，在接受 Biosplice 公司的药丸治疗后，发炎的紫色肿块消失了。

接下来的幻灯片用图表描绘了 8 种不同的人类肿瘤植入动物体内后的发展过程。在短短的三个星期里，在未经治疗的对照组中，肿瘤像杂草一样疯长。但奥斯曼说，在每一个病例中，他们的治疗都“能够逆转肿瘤生长，消除肿瘤，包括原发性和转移性肿瘤”。这属于重大医疗成果，因为转移性肿瘤是最难以捉摸、最危险的“继发性”恶性肿瘤，可以在身体的任何地方出现。

奥斯曼介绍的内容远不止于此。Biosplice 公司生产的一款吸入器正在治疗肺纤维化留下的疤痕，而肺纤维化通常被认为是无法治疗的。Biosplice 公司正在研制一种治疗阿尔茨海默病的药丸，到目前为止，这种药丸在逆转动物脑组织损伤方面取得了奇效。在骨科领域，该公司正在测试一种修复撕裂肌腱的乳剂。该公司生产的另一种乳剂对治疗雄激素性脱发很有效果，很多人都知道，这种脱发是男性和女性最常见的脱发原因。尽管奥斯曼十分谦虚低调，没有明确讲出来，但其含义十分清楚：Biosplice 公司可能已经找到一种方法，可以修复身体中的几乎每一个组织和器官，让我们恢复年轻时的功能。

梵蒂冈的听众可不是那么容易被说服的，首先你必须消除他们心中的怀疑。当时我注意到现场一排排的听众双臂交叉在胸前，眼睛转来转去，面露狐疑之色——以前没有人听过这样的事情。但在奥斯曼演讲结束时，他确实引起了人们的注意，许多中年听众迫不及待地身体前倾，表现出浓厚的兴趣，尤其是当他提出一种潜在的脱发治疗方法时！

当时我和几个朋友坐在一起，他们碰巧是三位最聪明的科学家：本书的合著者彼得·戴曼迪斯；美国有线电视新闻网（CNN）首席医疗记者桑贾伊·古普塔博士；电视节目主持人、艾美奖得主，哥伦比亚大学纽约长老会医院外科教授迈哈迈特·奥兹博士。他们彼此兴奋地窃窃私语，既感到震惊，又感到难以置信：这听起来很疯狂——难道是真的吗？就在一个月前，美国证券交易委员会（SEC）以欺诈罪起诉了Theranos诊断公司的高管，这家公司的市值一度高达90亿美元。这是一桩世界性丑闻，也是一个警世故事。哥伦比亚广播公司（CBS）医疗记者、奥斯曼会议主持人马克斯·戈麦斯表达了大多数人心中的怀疑："盛名之下其实难副！"如果Biosplice公司真的破解了再生密码，为什么没有更多的数据？

对此奥斯曼解释说：在公司成立的头八年里（当时公司的名字是Samumed），他和他的同事们"在秘密模式下运作"。为了避免泄露竞争信息，他们对自己的数据和进展保密——作为一家私营公司，他们有这个权利。大约在2016年，奥斯曼的执行团队认为他们的专利数量已经足够公开，于是开始透露更多关于动物和人类研究的细节。奥斯曼指出，与Theranos公司大肆宣传的假血液检测仪不同，Biosplice公司进行的治疗性试验符合美国食品药品监督管理局严格的报告要求。

到现在为止，我想你至少知道我是个好奇的人。为了了解更多情况，我去了奥斯曼公司位于圣迭戈的那栋由钢铁和玻璃建成的总部，那里的停车场上点缀着棕榈树。我发现Biosplice公司已经记录了8种常见疾病的治疗进展：骨关节炎、实体肿瘤、"液体"肿瘤（如白血病）、阿尔茨海默病、肌腱炎、退行性椎间盘疾病、慢性肺部瘢痕和雄激素性脱发。

治疗结果看起来不可思议，但是实际上Biosplice公司只是找到了一种方法，利用我们身体的自然力量实现自我更新，发掘我们的生命力。该公司现在已经在几十个科学会议和几十个同行评议的期刊上展示了其研究成果。如果他们的试验被证明是正确的（还不能保证一定会被证实），那么对抗一些最棘手的癌症的成功疗法将不是化疗、放疗或手术。信不信由你，成功的疗法将是一种一天服用一次、副作用最小的药丸。真正令人兴奋的是，这种潜在的癌症疗法只是Biosplice公司几个不同凡响的疗法中的一种。

自2008年以来，奥斯曼和塞夫代特·萨米古鲁（2021年接替奥斯曼担任首席执行官）以及他们那群出生于土耳其的天才一直在夜以继日地工作，很少有休息的时候。开创性医学是一项艰巨的任务。当你想要改变世界时，你通常是进两步退一步。Biosplice 正在治疗的是关节炎、阿尔茨海默病等传统医学认为无法治疗，也无法治愈的疾病。正如奥斯曼所言，当进入未知领域时，科学必然会遭遇错误的转向和暂时的挫折。但事实上，其中任何一种大胆的疗法都可能挽救数百万人的生命。而它们合在一起，能够改写我们的医学教科书，能够改变我们对疾病的看法，尤其是对健康和治疗的看法。

鉴于该公司良好的安全记录，联邦监管机构已经批准其进行 8 项管理严格的临床人体研究。根据美国食品药品监督管理局的“同情使用”政策——在已知其他药物无效的情况下使用未经批准的药物，数千名受试者接受了奥斯曼 Biosplice 公司的“秘密配方”治疗。（我们很快就会和你分享这些秘方。）

虽然这些试验大多处于早期阶段，但至少有一组第三阶段的结果——有效治疗骨关节炎的里程碑式努力，它可能在你读到本书时已经被正式推出。如果下一轮的数据如 Biosplice 公司所希望的那样，在膝盖上注射一针就可以长期缓解慢性疼痛，那么美国食品药品监督管理局批准的一种疗法可能会在 2023 年底前上市。想象一下，让你磨损的软骨再生，行走或跑步时没有任何疼痛感会是什么感觉。想象一下，每只膝盖只需要不到 5 000 美元，就能换来一个灵活、强大、全新的你。（再想象一下，如果你的肩膀或臀部焕然一新，你会有什么感觉，这是该公司下一步要攻克的关节疾病。）

在写这本书的过程中，我和我的合著者遇到了大量令人惊叹的健康寿命解决方案，这里我们需要告诉你的是：Biosplice 公司的专利分子比我们近期看到的任何其他东西都更显著地展示了再生医学的威力。它们正显示出巨大的潜力，能够对人类产生非凡的影响。你可以不相信我的话，但《福布斯》杂志让奥斯曼登上封面，并将他列为“30 位全球游戏规则改变者”，与杰夫·贝佐斯、马克·扎克伯格和埃隆·马斯克并驾齐驱。

金融界一些非常精明的人正在用他们的钱包为 Biosplice 公司投

票。2021 年 4 月，Biosplice 公司宣布了 1.2 亿美元的新股权融资[1]，以 Samumed 公司名义筹集了超过 5 亿美元（6.5 亿美元）。[2] 这些精明的投资者相信，Biosplice 公司不仅仅是聪明人的想象。我也这么认为，所以我投资了这家公司。事实上，百度公司的早期投资人之一、风险投资家陈诚锦认为，该公司的专利突破所产生的影响可以与亚历山大·弗莱明 1928 年发现的抗生素相媲美。[3] 你觉得这听起来有点儿过分吗？只是稍微过了一点儿？我可能也这么想过……直到我听到奥斯曼在梵蒂冈的演讲。

我们的小分子可以与身体任何组织中的任何祖干细胞交流，
并触发它们进入任何系统……恢复任何特定组织的健康。
——奥斯曼·吉巴尔在梵蒂冈联合治疗大会上的发言

对我们当中的非科学家来说，奥斯曼演讲的要点是：从出生到死亡，我们的生命依赖于胚胎干细胞在我们出生时留下的后代。它们被称为祖干细胞，是干细胞的后代，能够进一步分化，产生特殊的细胞类型，维持和修复我们身体的每个系统。一个祖干细胞家族能够补充我们的血液和骨髓。另一个祖干细胞家族能修复我们中枢神经系统的损伤，这是最近一项发现，给脊髓损伤、帕金森病或多发性硬化患者带来了新的希望。第三个祖干细胞家族是上皮细胞家族，它能使我们的皮肤保持柔软，使我们的毛囊生长。第四个祖干细胞家族是间充质干细胞（MEZ-IN-KIM-AL），负责肌肉、骨骼、软骨、韧带和肌腱，就像我撕裂的肩袖。这些活细胞是我们每个人体内生命力的核心组成部分。

Biosplice 公司是如何合理利用上述发现的？奥斯曼在梵蒂冈解释说，他的公司已经破解了如何利用和影响一种叫 Wnt 信号通路的东西，这是一种由基因和蛋白质组成的中继电路。我们的身体有许多生化途径，每一个都是我们细胞内的一系列化学作用和反应。但 Wnt 很特别，它向我们的祖干细胞发出信号，让它们制造特定类型的组织——用奥斯曼的话来说就是“何时，多少，什么时候停止”。它在我们的细胞如何分化以及如何增殖、繁殖方面有很大的发言权。那么Wnt有多重要呢？我们姑且说它是所有动物生命的基础。奥斯曼说，Wnt是“体内主要的发育途径”。

当我们年轻的时候，比如20岁左右，Wnt通路通畅，就像连接优质带宽的Zoom软件，没有黑客攻击。此时如果我们的身体健康正常，我们的祖干细胞会在我们需要的时间、地点提供我们需要的东西，不多也不少。但随着年龄的增长，21世纪的生活方式让我们付出了代价——令人质疑的生活方式、环境毒素以及表观遗传的“划痕”等因素全部叠加在一起，导致我们的Wnt信号扭曲，漂移出射程，被静电淹没了。细胞内部和细胞之间的交流中断。我们体内有的东西太多，有的东西太少，因而我们的健康就会受到影响。

但是，如果能够及时获得我们年轻时清晰的细胞信号，或者找回如大卫·辛克莱所说的“丢失的信息”，我们就有可能再现自己的最佳状态——回到20岁时的自己。Biosplice公司的重大突破是将Wnt通路带回基地。其小分子药物瞄准并穿透特定的干细胞，然后向上或向下调节——可以想象控制你的台灯的调光开关。当向上调节时，我们关节、肺部或头皮上那些疲惫、枯竭的细胞会突然爆发出一种疯狂的活动。当向下调节时，举例来说，过多的骨细胞（导致骨关节炎的主要原因）就会退缩，为更多的软骨腾出空间。当向下调节时，它也会影响恶性肿瘤干细胞，阻止其疯狂增殖。此时混乱终止，体内平衡得以恢复，细胞的创造和破坏恢复到它们之前自然、健康的平衡状态。

风险投资并不是盲目地押注Biosplice公司。奥斯曼和他的团队无论在什么领域都取得过成功，从金融领域到实验科学领域。事实上，奥斯曼是一个数学天才，这帮助他在分析阶段解决了一些生物化学难题。他甚至在高三时赢得了欧洲数学锦标赛冠军。事实上，就在公司成立前不久，奥斯曼参加了他的第一次扑克锦标赛，当时纯粹是为了好玩，结果他轻而易举地就赢得冠军。一年后，他在拉斯韦加斯的世界扑克系列赛中获得第二名，赢得42万美元的奖金。之后，他又参加了一次锦标赛，再次获胜，然后就退出了这项赛事——用他的话说，他不喜欢精神上的“宿醉效应”。现在他都做些什么消遣呢？他一边阅读高等数学教科书，一边思考，以保持个人平衡。[4]

目前，随着 Biosplice 公司日益向好，不断在早期成功的基础上向前发展，即使是专业的愤世嫉俗者也开始转变态度。但有一群人——那些最了解他的人——从一开始就从未怀疑过奥斯曼。

我 11 岁就认识他了，他是我认识的最聪明的人。

如果有人能改变世界，那么此人一定是我认识的这位本垒打伙伴。

——塞夫代特・萨米古鲁

奥斯曼・吉巴尔的继任者，Biosplice 公司首席执行官

奥斯曼・吉巴尔在土耳其的爱琴海沿岸出生、长大。11 岁时，在一场 150 万名学生参加的竞争极为激烈的全国性考试中，他名列前 1% 学生中的前 1%，从而考入罗伯特学校——一所位于伊斯坦布尔、由美国人开办的精英中学。奥斯曼告诉我，在他赢得欧洲数学锦标赛冠军后，他“基本上有自己喜欢的大学了”。奥斯曼非常喜欢加州的地中海气候（在最近的野火围困之前），于是选择了波莫纳学院和加州理工学院，攻读数学经济学和电气工程双学位——凭基本的直觉，你也会选这些课程，对吧？然后他去了加州大学圣迭戈分校攻读生物光子学博士学位——一个连接光学技术和医学的未来领域。就在完成研究生学业之前，奥斯曼创立了 Genoptix 诊断公司。该公司上市 4 年后，被制药巨头诺华公司以 4.7 亿美元的价格收购。

奥斯曼对培育更多生物技术创新的前景感到兴奋，于是加入了华尔街私募股权公司 Pequot Capital。一个月后，“9・11”恐怖袭击事件重创股市，投资者纷纷撤离。奥斯曼赖以生存的高风险、高回报的交易为世人所抛弃。他告诉我说：“一天早上醒来，我意识到自己成了一名投资银行家，这与技术没有丝毫关系。”于是奥斯曼回到圣迭戈，在那里至少太阳是温暖的。

制药巨头辉瑞公司提议成立一家创新型合资企业——Hail Mary 孵化

器，这将改变奥斯曼职业生涯的轨迹，或许还会改变21世纪医学领域的发展进程。他们一直在研究这种分子信号通路，辉瑞公司的专家说，这条通路可能会改变一切，但其中存在一个小问题。自1982年Wnt信号通路首次被发现以来，没有人能弄清楚如何安全有效地操纵它。科学家知道，许多疾病都是Wnt信号失调的结果——这一点毋庸置疑。奥斯曼说："他们想不出一个办法来让它恢复正常运作。"之前的努力未能保持下去，因为它们破坏了健康组织。正如奥斯曼指出的，"调制很容易"，或者至少对他来说很容易。"但要安全地进行，则是一个挑战。"[5]这可以追溯到古希腊医生希波克拉底的一条原则："首先，不要造成伤害。"

Biosplice公司成立于2008年，当时是辉瑞制药的孵化器，名为Samumed。彼时奥斯曼还没有出来独立创业。奥斯曼在一个不太可能的环境中为自己的下一次成功播下了种子：他与他在罗伯特学校的一些最优秀、最聪明的老同学进行了一场临时篮球比赛，最后说服了其中三个人加入他的初创公司。首先加入公司的是担任首席财务官的塞夫代特·萨米古鲁，他是哈佛大学工商管理硕士，曾在华尔街顶尖的投资银行高盛和非常成功的对冲基金灰狼资本任职。随后加入公司的是首席法律官阿尔曼·奥鲁奇，他是美国最负盛名的盛信律师事务所华盛顿办事处的联合创始人。当纽约大学国际知名风湿病学家优素福·亚泽哲听到消息后，他给塞夫代特发短信说："你一定要让我参与进来。奥斯曼找到了神药！"最终优素福以首席医疗官的身份加入。这三位老朋友都被大幅减薪，并且没有签约奖金。为什么？因为他们信任奥斯曼，相信他马上就要干大事了。至此，土耳其梦之队组建完成……他们的梦想很快就会实现。

Biosplice公司在两件事上做得胜过他人，从而在别人失败的方面取得突破。首先，他们确定了生物靶标——可能导致Wnt通路失控的信号蛋白。然后，他们用化学方法设计了一系列独特的分子，以触发目标立即行动。有时，比如在脱发或脊髓受损的情况下，我们的目标是刺激那些处于睡眠状态的干细胞。但在再生过多的情况下，比如癌症或阿尔茨海默病，其目的是"告诉组织'冷静下来，镇定下来，必须少做一些'"，奥斯曼说，"这就是为什么我们称其为恢复性药物"。

在调整一个古老的进化机制时，你一定要注意意想不到的后果。你最不想做的事就是过度刺激某人的肝细胞，使其变成肿瘤或增加肺纤维化。那么二者之间的平衡点在哪里？这个平衡点就是在不影响正常细胞的情况下治愈病变组织。Wnt 通路的美妙之处在于，它只影响未发育的细胞。祖干细胞（再说一次，这些细胞可以在我们需要的时候，在我们需要的地方提供我们需要的东西）被全天候调节到 Wnt 频率。但完全分化的成年细胞没有接收器，所以它们永远得不到信号。这就解释了为什么 Biosplice 公司的专利分子迄今为止获得了如此出色的安全性。这就是为什么它们可以对疾病发动全面攻击，且不像许多传统药物那样附带破坏作用。它们可以在不改变电视音量或散热器热量的情况下使灯光变亮或变暗。

最重要的是，分子不会停留很长时间。许多人的半衰期以天甚至以小时计算。奥斯曼说，一旦我们的 Wnt 水平迅速恢复平衡，这些分子就会把接力棒传递给我们与生俱来的祖干细胞："它们知道该做什么，它们在我们这一生都是这样做的。一旦启动，接下来就是连锁反应。"尽管这些药物生产起来极其复杂，但它们的作用十分简单：提醒我们的身体按自然规律行事。

Biosplice 公司正在进行的所有研究都有一个关键的共同点——一个惊人的共同点。按照该公司计划商业化的剂量，其小分子疗法均未产生任何明显的副作用。他们调整 Wnt 目标，见好就收，适可而止。奥斯曼告诉我，每当小分子碰到健康组织时，它们"只是无害地四处漂浮，然后随着时间的推移被分离出来"。就像西部电影中的独行侠一样，他们干掉坏蛋恶棍，然后迅速离开小镇。

谁能治愈骨关节炎并不重要。

谁能治愈这种疾病，谁就有可能成为世界上最大的公司。

——陈诚锦

风险投资家

几年前，Biosplice 公司发表了一项关于其治疗骨关节炎的研究成果。骨关节炎是一种使人痛苦、让人衰弱的疾病，仅在美国就有 3 000 万人受到这种疾病的折磨。在 61 名进行单针膝盖注射的患者中，所有人在 24 周后都表现出明显的改善，疼痛减轻，活动能力增强。更值得注意的是，他们平均增加了近 2 毫米的新鲜软骨。“最令美国食品药品监督管理局印象深刻的地方是 X 射线数据，”奥斯曼告诉我，“我们实际上能够证明疼痛、功能和疾病改变之间的因果联系。当然，我们所预想的也是如此，但能够向美国食品药品监督管理局展示这一结果是一件很棒的事情。”[6]

Biosplice 公司研发的名为 lorecivivint 的分子可以向一种叫 β–连环蛋白的蛋白质发出信号，从而缓解炎症，阻止损坏现有软骨。奥斯曼说：“我们需要等待 6~12 个月才能得到骨髓间充质干细胞。它们繁殖、分化，这样我们就能够再生新的软骨，整个关节的健康状况就可以恢复正常。”lorecivivint 的药效对所有人都一样，在这项研究中，八旬老人的恢复情况和其他人一样。奥斯曼说：“无论患者年龄多大，干细胞一旦被激活，它们就会再生。”Wnt 通路的信号一旦恢复正常，“40 岁、60 岁或 80 岁的人的再生能力就没有区别了”。

你有慢性关节痛吗？你关心的人正在受这种病痛的折磨吗？如果是这样，你就知道这家初创公司的成功有多重要了。目前市场上没有一种药物可以治疗骨关节炎，更别说逆转了。一般来说，患者只有两个不太好的选择，他们可以用止痛药或消炎药来缓解症状，但这些药物对减缓疾病的发展毫无作用，而且会带来严重的副作用，比如肝脏损伤、药物成瘾等。或者他们可以进行膝关节或其他关节置换手术，只要他们能够忍受这种手术的疼痛、费用和漫长的康复期。

与这些方法相比，Biosplice 公司的治疗方法——单针注射疗法——听起来非常有吸引力。该公司表示，由于该药严格按照“本地”用药管理，因此副作用为零。这种分子与骨表面结合，聚集周围的间充质干细胞，并刺激它们生长、繁殖。在接下来的 6 个月里，药物通过淋巴系统排出体外，永远不会进入血液。

更重要的是，奥斯曼说，Wnt激发出来的新的软骨刚从干细胞工厂生产出来，其质量堪比“青少年的软骨”。祖干细胞只需要一个唤醒信号就能记起在我们足够大的时候，它们曾经做过什么：“你可以跑，可以跳，可以做任何你想做的事情。”大约3年后，当药效消退、软骨再次磨损之后，你再来打一针就可以了。

如果这听起来像奇幻漫画小说，我支持你！但我亲眼看见这种疗法对这些患者产生的影响，我确实惊叹不已。一天下午，我去拜访奥斯曼，询问他们独特疗法的新应用。他把我带到计算机前对我说：“看看这个。”他播放了一段成年小鼠的视频，这些小鼠的脊椎遭到破坏，腿或胳膊无法动弹。

Biosplice公司的研究人员将lorecivivint注射到一半小鼠的脊椎中。6个月后，未接受治疗的对照组仍在衰弱萎缩，而注射过的小鼠再生出一种全新的脊髓，用奥斯曼的话来说就是，这种脊髓在细胞水平上比最初的小鼠“更年轻、更强壮”。这些恢复后的小鼠正在迷宫中四处奔跑。我简直不敢相信自己的眼睛。结果非常明显，Biosplice公司启动了一项针对退行性椎间盘疾病的临床试验。[7]

虽然对动物实验必须持保留态度，但在这个实验中，我们有理由持乐观态度。为什么？因为许多动物研究并不适用于人类，然而，正如科学家所说，Wnt通路“保存得极其完好”。经过数亿年的进化，它一直保持得完好无损，没有变化，其信号机制在果蝇、老鼠、狗、猴子和人类中基本相同。奥斯曼告诉我们，如果Biosplice公司的疗法在啮齿类动物身上有效，“我们坚信同样的分子”也会在人类身上起作用。

与此相关的还有一件事：Biosplice公司的另一种分子通过Wnt通路来治愈受损的跟腱、受伤的肩袖或严重的网球肘。这是一种涂抹式乳剂，也处在人体临床试验阶段。这种乳剂刚刚顺利通过第一阶段的安全测试，奥斯曼就忍不住成了自家产品的小白鼠。他在踢足球时伤了膝盖，膝盖弯曲的方向与上帝的意图相反，6个月来他只能伸直腿坐着。他告诉我，涂了4天后，“疼痛消失了”，在那之后不到一个星期，他就回到了赛场上。我要提醒大家的是，所有这些故事都是道听途说、趣闻逸事，真正重要的是美国食品药品监督管理局最终的 2 期和 3 期试验结果。但很明显，Biosplice 公司正在探索之路上前进，它可能会改变我们的生活质量。

我们不仅仅针对征兆和症状，我们实际上是在让患者不再是患者。

——奥斯曼 · 吉巴尔

奥斯曼和他的团队估计，过度活跃的 Wnt 信号通路——基因突变的结果——导致了高达 40% 的人类癌症。对于侵袭性更强、生长速度更快的肿瘤，这一比例更高：93% 的结直肠癌，90% 的肝癌，2/3 的胰腺癌，50% 的乳腺癌。[8] Biosplice 公司的疗法目前处于早期 1 期试验阶段，通过阻止癌细胞增殖来缩小这些类型的肿瘤。奥斯曼解释说："不能繁殖的肿瘤细胞会在三四天后自杀。在三周内，其数量会呈现指数级下降。"

与骨关节炎不同，癌症是一个系统性问题，其转移不可预测，非常棘手。例如，对于侵袭性脑瘤，手术通常是不可能的。为什么？正如科学家解释的那样，传统的化疗几乎毫无用处，因为它们被血脑屏障（一种由专门用来抑制感染的细胞组成的边界壁）阻止了。[9] Biosplice 公司已经找到一种方法来穿透这一屏障，并在大脑中保持生物活性。（作为证据，Wnt 调节分子出现在患者的脑脊液中。）其关键点何在？ Biosplice 公司的疗法可能有潜力治疗现在被认为等同于死刑宣判的疾病。[10]

我在拜访奥斯曼时，注意到他对最近的发现几乎难掩内心的兴奋——当然，其外表还是一如既往，冷静、低调。一开始，他们发现了一小群蛋白质催化剂，被称为激酶（KI-nases），它控制着几乎每一个主要的生物过程。当 Wnt 通路混乱时，人体的干细胞就像开关出现故障的工厂，生产出无用甚至有害的激酶。

经过对几个关键激酶家族的多年研究，Biosplice 公司对再生医学、对其药物为何以及如何操纵 Wnt 通路有了更深入的了解。上游因素被称为选择性剪接机制。这是干细胞将 DNA 转录成信使 RNA（或

mRNA）的过程，信使 RNA 又决定了蛋白质的制造和细胞的形成。（这也解释了公司现在这个新名称的含义。）大多数 DNA 到 mRNA 的转录过程是固定的，但也有相当一部分会受到突变、流氓蛋白质来源和故障 Wnt 信号通路的影响。正如首席执行官塞夫代特·萨米古鲁向我们解释的那样："你会得到异常的 mRNA，或不需要的 mRNA 太多，或需要的 mRNA 太少。" Biosplice 公司的分子不能阻止突变的发生，却可以在流氓蛋白质造成损害之前将其压制下去。

塞夫代特补充道，虽然其他生物制药公司也瞄准了选择性剪接机制，但是 Biosplice 公司的方法具有"更广泛的适用性"。该公司的化合物在瞄准激酶家族树的一个特定分支时具有"高度选择性"，"但一旦你放大到那个分支，它们就会击中所有东西"。步枪就变成了霰弹枪。一方面，Biosplice 平台在对抗多种突变引起的复杂疾病方面有着非凡的前景，比如需要修复不止一个开关的癌症。另一方面，这些分子的选择性可以减少不良副作用，比如标准癌症治疗中出现的胃肠道问题。

Biosplice 公司下一代疗法的目标是，用激光精确地攻击不同的肿瘤。比较容易见效的是 6 种常见的恶性肿瘤：前列腺癌、乳腺癌、肺癌、卵巢癌、子宫癌和结肠癌。（胰腺癌相对来说更复杂，将在未来得到解决。）奥斯曼说，该公司的定制分子将把相关的干细胞"朝着正确的方向推动，一旦产生了正确的蛋白质成分，细胞就会恢复健康"。

正如你看到的，Biosplice 公司距离成功还有很长的路要走。他们发现了几乎所有导致死亡和残疾的主要原因，他们的目标是通过一种特殊的支架传递一种 Wnt 刺激分子来修复心脏病发作后受损的心肌。心脏祖干细胞将沐浴在"灵丹妙药"中，并再生受伤的组织。更重要的是，他们相信，经过药物传递的分子可以恢复被阿尔茨海默病破坏的大脑神经元。

展望未来，奥斯曼和塞夫代特相信一定会找到一种方法，唤醒休眠的干细胞，从而影响或治愈帕金森病和肌萎缩侧索硬化，甚至黄斑变性。其他目标还包括颅脑损伤、听力损失和数十种"孤儿病"，这些疾病困扰着成千上万人，但尚未找到治疗方法。他们有一个内部"文库"，里面有超过 5 万个可以调节 Wnt 通路的小分子。通过不同的组合使用，它们有可能治疗无数种疾病。

换句话说，该公司迄今为止的尝试还只是触及表面。关节磨损、视网膜变暗、肿瘤肆虐、免疫系统崩溃——所有这些都是这种革命性方法的目标。奥斯曼说：“我们还没有遇到任何不可再生的组织。”这多么令人兴奋啊！当听到这些最新的突破，以及近在眼前的转变时，我心里不由得在想：Biosplice 团队晚上怎么能睡得着呢？

趁我还没忘记，让我向大家介绍一下公司对雄激素性脱发的最新研究成果。正在土耳其进行的研究已经证实，Biosplice 公司生产的乳剂分子可以增加毛囊数量，而且没有任何副作用，包括性功能障碍——这是一些男性在使用医生经常开的处方药非那雄胺（保法止）时所产生的副作用。在公司展示给我看的照片中，患者的秃斑明显减少。尽管这种疗法可能需要一段时间才能跨越欧洲和美国之间的监管鸿沟，但这只是时间问题。

还有一个意外之喜——生长毛发的同一祖细胞“真皮”干细胞也可以拯救衰老的皮肤，你觉得这个意外收获怎么样？

我们称我们的平台为青春之源，只不过是一点一滴，涓涓细流。

——奥斯曼·吉巴尔

Biosplice 公司有一个宏大的愿景，但得分两步进行。奥斯曼说，目前，该公司正在一次治疗一种疾病，利用其 Wnt 工具箱“逐步恢复患者的健康，从而提高他们的生活质量，延长他们的健康寿命”。下一步更为雄心勃勃：逆转我们的生物钟，让我们衰老的身体更加柔软灵活，没有痛苦。奥斯曼不满足于“抗衰老”这一概念。他说，Biosplice 公司所有的治疗都是关于“抗衰老”的，“我们对健康的定义不仅仅是没有疾病，而且是像年轻时那种最佳健康状态”。他认为 Wnt 通路是一种基本的工具（尽管不是唯一的工具），不仅可以阻止或减缓衰老过程，“而且实际上可以逆转衰老过程。我们相信我们会让自己变得更年轻”。

在这一方面，Biosplice 公司的巨大潜力几乎超过了人们的想象。一且 lorecivivint 作为一种处方性骨关节炎药物获得美国食品药品监督管理局的批准（正如我所说，他们现在正处于 3 期试验阶段，如果一切顺利，有望获得批准），医生就能够在法律和道德上超越药品说明书，为他们认为合适的任何用途开具处方。奥斯曼指出："能够受益于更多软骨的人群是患有骨关节炎的人群的 10 倍。40 岁后，无论是否患有骨关节炎，我们都开始逐渐失去软骨，以及肌腱。我现在不能像 20 岁时那样跳跃了。"他憧憬有一天 Biosplice 能为健康的中年人销售"软骨再生剂"和"肌腱修复剂"。奥斯曼说，"只要在每个关节上滴几滴"，我们就会焕然一新。[11]

记住，没有人能保证他们的下一个方法一定会成功。但最先进的方法正处于 3 期试验阶段，应该在本书面世前后完成。如果他们成功了，你就有机会进行一次注射，然后在短短 12 个月内，你会再生出软骨，像新的一样！如果出于某种原因，这个配方没有被通过，那么有一件事你可以确定——奥斯曼和 Biosplice 团队不会停滞不前，而是会继续努力，直到找到对 Wnt 通路产生影响的确切配方，从而创造修复、自愈和再生。

和彼得·戴曼迪斯一样，奥斯曼认为人类有能力活得远远超过 120 岁的历史极限。就像他那天在圣迭戈告诉我的那样："如果你的汽车轮胎磨损了，你可以更换轮胎。从理论上讲，你可以无限期地更换汽车的每一个零件。等过一段时间后，原车所有零件都没有了，但它还是你的车。"通过重新平衡 Wnt 通路，Biosplice 公司计划对我们的身体做同样的事情——不是在 100 年后的某个遥远的未来，而是比你想象的时间更早。随着时间的推移，你体内的原始组织可能会所剩无几。但你还是你，只不过重获青春，恢复到了 20 岁时的状态。

在此我要重申一次：没有人能保证他们的下一个方法一定会成功。但正如你从这一部分提到的所有英雄身上看到的那样，他们寻找解决方案的坚定决心和行为已经改变了我们对人体疗愈能力的理解，并为我们面临的一些最大的健康挑战提供了替代解决方案。

下面我们回顾一下这部分的要点。

你已经了解了器官再生和创造、基因治疗和 CRISPR 从源头上真正治愈疾病的力量，以及用聚焦超声技术进行的无切口脑外科手术如何改变帕金森病和震颤患者，跨越血脑屏障，帮助治疗癌症，甚至在对抗成瘾方面显示出希望。你还了解了强大的 CAR-T 细胞，现在又了解了神奇的 Wnt 通路。

那么我们现在去往哪里？让我们来谈谈你现在可以做的非常具体的事情，它们能够立即改变你的生活质量，即使你没有面临任何重大的挑战。在第三部分，我们将向你介绍……

- 第十章，终极活力药剂，激素、肽和一些最具影响力的医药级营养药物的力量，科学家正在使用这些药物来创造健康和功能的巨大变化。
- 第十一章，无痛生活，现有的最强大的工具，不需要药物，就能让你从肉体的痛苦中解脱出来。
- 第十二章，长寿的生活和饮食方式，不花一分钱帮助你预防疾病，将身体恢复到最佳状态。
- 第十三章，睡眠的力量，这听起来很平常，但直到最近我才真正理解。学会如何优化第三个健康支柱可以极大地改变你的生活。
- 第十四章，一个快速指南，改变你的能量和表现，增加肌肉质量，这是衰老和抵御包括癌症在内的许多疾病的最重要的因素之一。
- 第十五章，我们还将向你展示如何增强你外在的健康与活力，并揭示科学在美貌方面的最大突破。
- 第十六章，最后一章是关于女性健康的特别章节，我们将以此破除神话，提供切实可行的解决方案，让女性过上充实、健康、充满活力的生活。

现在，让我们进入第三部分，探索目前可用的最新突破和技术，从而改善你的生活……

第三部分
现在你能做什么？

你将在这部分发现如今最好的突破性工具，
能够最大限度地提高能量，优化激素水平，改善活力与力量。
其中包括：

- 肽、激素以及关键营养药品。
- 消除疼痛最强大的工具，一劳永逸，无须做手术或用药，不仅可以缓解症状，而且可以彻底解决疼痛的根源问题。
- 一些“低风险”的生活方式如何让你的寿命延长 12 年或更长时间。
- 探索健康的第三个支柱——睡眠，以及如何在没有咖啡因或其他兴奋剂的情况下提高日常注意力，改善情绪，更有活力。
- 一些简单的工具和技术，用以增加力量和肌肉质量，促进新陈代谢，并将骨密度提高到 14%。
- 最新的突破性抗衰老美容技术，帮助你看起来年轻貌美，活力四射。
- 女性健康解决方案的最新突破，让她们过上充实、健康、充满活力的生活。

10

终极活力药剂

肽、二甲双胍、激素、NAD+和关键营养药品的力量

每个人都希望长寿，但没人愿意变老。

——乔纳森·斯威夫特

到目前为止，我们经历了一段相当漫长的旅程，对不对？我们从科学英雄那里听到了一些最大胆的再生技术突破的第一手消息，这些突破目前正应用于临床，另外一些突破也在紧跟着进行临床试验。从干细胞到 CAR-T 细胞，再到神奇的 Wnt 通路，这些神奇的疗法中有一些今天已经被批准使用，有一些正在紧锣密鼓地进行临床试验，有望在两到三年内得到普及。我们采访过的医生和研究人员相信，在 21 世纪 20 年代结束之前，这些神奇的疗法将改变日常医学的面貌——改变我们的衰老和治愈方式。

现在，你要不要走段捷径试试？让我们来关注一下当前市场上一些增强活力、延年益寿的疗法，任何准备好并愿意采取行动的人都可以使用这些疗法。需要说明的是，本章并不是给你提供医学建议。在开始使用任何一种疗法之前，你一定要寻求专业医生的指导和监督，这一点很重要，也很有必要。

你的终极活力药剂种类丰富，可以让你的生物钟倒转，让你感觉更加精力充沛、活力四射。我们现在谈论的是你今天可以采取的具体步骤，可以让你恢复年轻时的精力和功能，甚至是年轻时的外貌，并且没有丝毫痛苦。

我和彼得一直在努力寻找一位营养药品方面的专家——一个我们可以信任，并且精通临床、监管和成分方面的多个独特交叉领域的人——最终我们很幸运地认识了医学博士赫克托·洛佩斯医生。我们很信任他，我们自己的保健品清单都是出自他手。

赫克托不仅在运动医学、营养生物化学、整合与再生医学方面有着丰富的医学背景，而且现在主要研究膳食补充剂和食品科学。作为一名内科专家，赫克托有着长达10年丰富的专业经验，在过去的15年里，他从医学领域转型，成为营养成分创新、临床研究、监管/安全领域的领军人物，更是在最近成为人工智能机器学习驱动的自然产品技术领域的领导者。

你是否担心补充剂可能不纯或不安全？我们也有这样的顾虑，所以我们才求助于赫克托博士。赫克托是安全与监管方面的重要意见领袖，而且联合创办了多家公司，进一步开展补充剂领域的临床研究。此外，他还创办了一家主要的监管合规公司。更重要的是，他拥有发现、开发和将新的生物活性化合物推向市场的专业知识。你不妨想一想膳食补充剂、食品配料、饮料和天然产品，赫克托就负责审核这些原料的安全性。在我个人看来，他让我在补充剂和健康声明满天飞、局势非常复杂、有时令人困惑的情况下，占据了不公平的优势地位。

为了让你对本章内容先睹为快，下面列出了你将了解的最有前途的治疗方法和药物，它们有可能让你的生活变得更好。

- 你听说过肽吗？肽是一种生物活性分子，可以增强男性和女性的肌肉质量，恢复性欲和性功能。令人惊讶的是，它们是仿照从普通食物中发现的迷你蛋白质制成的，而且它们的安全性非常好。
- 一种被广泛使用的、每剂价格只有几美分的药物，它可以安全治疗和预防糖尿病。而且，专家说，它还可能保护你免受癌症、心脏病和阿尔茨海默病的侵袭。
- 我们将探索如何将你的激素恢复到最佳水平，让你恢复活力，让你的生物学年龄减少几年。

- 你是否意识到，在健身房内外，广泛使用的膳食补充剂对细胞寿命、健康寿命和最佳生活方式都有明显的益处？其中许多正在被高水平运动员使用，而关于此类膳食补充剂对我们其他人的健康和衰老的交叉益处正在研究之中，有望很快知道结果。

正如你将看到的，其中一些工具作为非处方药销售，上市前不需要美国食品药品监督管理局批准。也有一些被归为药品，已经得到美国食品药品监督管理局的批准，只需要医生的处方就可以。

我和彼得总是在寻找前沿技术，每次看到突破性的研究，我们的第一个电话总是打给我们的同事赫克托博士，以便利用他在成分创新、补充剂安全性、质量保证和临床研究方面的丰富经验。这就是他如何成为开发突破性新一代营养品领军人物的原因。我和彼得用的是他为我们个人养生方案设计的营养品。如果没有他的分析，我们什么都不会用。正是出于这个原因，我们邀请他加入我们，为本章提供建议，以确保我们能给你带来关于能量、力量和寿命领域最科学合理的见解。

以下是本章的路线图。我们将深入探讨你今天可以关注的 5 个关键治疗领域，以增加你的能量和活力：

- 肽
- 二甲双胍
- 激素优化治疗（HOT）
- NAD+ 前体
- 关键营养药品

根据科学家的说法，这些干预措施大多数似乎没有什么严重的副作用。我们将阐明科学研究结果，这样你就可以自己做决定。虽然我们永远不会告诉你哪种治疗毫无风险，但你可能会发现有些治疗确实具有非

对称风险 / 回报。换句话说，其中一些干预措施的风险很小，但可能会带来巨大的上行空间。这是所有伟大的投资者用来赚钱的秘密——一旦你掌握了事实，同样的原则就可以帮助你获得比你想象的更多的力量、活力和健康。

我们将深入探讨这些选择的利弊，以帮助你在与医生探讨后做出自己的决定。你觉得这样做是否公平？下面，就让我们看看今天一些最新的突破为我们带来了什么！

治疗方法1：肽——小蛋白，大作用

早在 20 世纪 60 年代，当时正值冷战军备竞赛的高峰期，苏联遇到了一个问题。为了跟上美国的步伐，苏联竭尽全力扩大核项目规模，却无法阻止核反应堆泄漏——这在军用潜艇上是一个严重问题。很多海军士兵都得了晚期癌症，纷纷倒下。1973 年，将军们找到了一位名叫弗拉基米尔·哈温松的年轻医生兼老年医学专家，希望他能找到解决办法。[1]

哈温松的研究团队专门研究被称为肽的微型蛋白质，这是一种氨基酸短链，有助于调节细胞分裂和基因表达。它们也是我们身体中每个组织和器官的修复工具的重要组成部分。作为信号分子，肽像锁上的钥匙一样与细胞表面的蛋白质受体结合。苏联科学家发明了分离、提取和纯化这些蛋白质片段的方法，然后将其注射到身体状态岌岌可危的海军士兵体内，结果死亡停下了脚步，突然间，患病士兵的免疫系统似乎有了极大的改善——这并非侥幸。数年后，切尔诺贝利核电站灾难发生后，接受肽治疗的当地居民癌症发病率极低。[2]

从一定程度上讲，我们从饮食中的肉类、鱼类和植物蛋白质（豆类、小麦、燕麦）中吸收肽。但是，随着年龄的增长，我们身体的肽储备会减少，这可能会导致功能丧失和免疫系统的削弱。

美国食品药品监督管理局已经批准将 80 多种肽用于治疗一种或多种疾病。[3] 还有数十种肽正在监管之中。与化学药物不同的是，肽能保持身体的自然反馈循环，恢复我们的体内平衡，即我们的自然平衡状态。如果你很健康，它们可以帮助你达到并维持你的身体巅峰状态；如果你生病了，它们很有可能帮助你康复。它们被认为是治疗糖尿病、癌症和心血管疾病的低风险疗法。目前它们正被用于治疗神经退行性变性疾病，如阿尔茨海默病。也许最令人兴奋的是，肽正在成为一种有用的工具，用于对抗自身免疫病和失控的炎症，而炎症是所有退行性疾病的根源。

在过去的5年中，弗吉尼亚的一位专门从事再生医学的家庭医生米切尔·弗莱舍博士已经成功地为几十个患者开具了肽处方。在我们谈话的几个月前，其中一位患者，一位48岁的卡车司机遭遇了一场严重的交通事故，受伤导致该男子的炎症反应紊乱，并使他的多发性硬化（一种攻击神经系统的自身免疫病）复发。

米切尔说："他来找我看病的时候，拄着拐杖，拖着右脚。"这个人精神萎靡，身体虚弱，浑身疼痛，仿佛失去了生机。米切尔说："他不能开车，甚至不能干院子里的活，大部分时间只能待在客厅的沙发上。"尽管患者非常害怕打针，但米切尔还是说服他打了一针由三种常用肽组成的混合针剂：胸腺素 alpha 1、胸腺素 beta 4 和 BPC-157。6周后，这个患者满脸笑容地来到前台，拐杖高举过头顶，冲我喊道："医生，如果这种情况持续下去，我就能跳爱尔兰快步舞了！"

我知道这听起来很夸张，但当你为身体提供了所需的关键成分后，身体就会产生惊人的愈合能力。这就是为什么美国食品药品监督管理局批准了100多种肽的使用。它们作用巨大。

为了让自己感觉上和看起来不那么老，无数人转向肽补充剂市场，以健康体魄、增强能力（运动和性方面的能力）和优化肌肤状态。肽作为抗衰老的武器，具有巨大的潜力。截至2019年，它们的全球市场规模已增长至700亿美元。[4]

如果使用得当，肽和你所期望的天然物质一样安全。由于它们的分子大多比生物蛋白或抗体药物小，因此不太可能触发免疫系统警报和引发炎症。赫克托博士说，由于它们能比化学药物更有选择性地击中目标，因此很少有严重的副作用。慕尼黑工业大学高级研究所的霍斯特·凯斯勒说，一旦完成信号传递，肽“就可以被身体循环利用，不会在体内堆积，也不需要复杂的解毒过程”。[5]

由于大多数的肽会被我们的胃肠道酶分解，因此它们需要被注射到皮下的脂肪组织，通常是下腹部或上臂，使用微型超细胰岛素针（类似于糖尿病患者自己注射胰岛素时使用的那种针）。最近这方面的进步，如故障安全、自动给药、预充注射器，使肽注射变得简单易行。新一代合成的肽变体可以减少注射的频率——比如每周注射一次，而不是每天注射一次。现在更多的药物可以口服、作为鼻喷雾剂或外用药膏。

与此同时，我们需要提醒你注意两点。首先，你需要寻找信誉良好的卖家。千万不要从黑市购买，黑市属于网络雷区。据估计，网上销售的 5 种肽中有 4 种“是掺假或完全伪造的”。[6] 应该怎么办呢？寻找那种配制药房，在严格监管、卫生的环境中，由持照医生或医疗保健提供者提供定制处方。这些设施配备了持证的专业人员，符合严格的联邦制药级成分和质量控制加工标准。

其次，你需要找到合适的医生。肽是多效的，这意味着它们有多种作用，你需要有经验的人来监督它们的使用。使用剂量因人而异，千万不能随心所欲地使用。过量服用反而会消除肽的好处——就药效而言，过犹不及。有时候，如果剂量过大，甚至可能造成危险。如果你需要，国际多肽协会可以向你推荐持证医生。完善的配制药房应该也能够做到这一点。

最后一条建议：尽管美国食品药品监督管理局确认肽“在为公众提供必要药物方面发挥着重要作用”[7]，但该机构对这些重要疗法的规定却在不断变化。许多肽还在美国食品药品监督管理局的新药审批过程中，所以你需要咨询医生或药房，了解它们的监管状况和上市情况。但对于那些对这些有趣的健康寿命延长剂感兴趣的人，我们想提供一个入门信息工具包。就我个人而言，我已经发现肽的巨大价值，包括下面列出的几种。

由于肽的名称技术性很强，我们将把它们分类，简要总结一下，作为你和你的再生医生进一步研究的基础。

1. 用于减少食欲，促进减脂，重新平衡我们的新陈代谢

- 索玛鲁肽［和其他胰高血糖素样肽 –1 受体激动剂（GLP-1）］在 4 年多的临床试验中表现出色，受试者的体重稳步下降了 15%，体重 200 磅的人减掉了 30 磅。GLP-1 通常耐受性良好，具有极高的安全性，如果融入健康饮食、锻炼，结合其他生活方式的改变，它可以改变现有状况。偶尔会有副作用：恶心、腹泻和肠胃胀气。可能不适用于有甲状腺肿瘤病史的个人。
- 线粒体衍生肽 MOTS-c 和 Humanin，是我们细胞的能量包。除此之外，它们可能会使我们的碳水化合物和脂肪代谢恢复活力。这类线粒体肽是未来研究长寿、健康寿命和最佳性能的潜在源泉！

2. 用于增强我们的免疫系统，对抗与年龄相关的衰老

- 胸腺素 alpha 1（日达仙）：随着年龄的增长，我们的胸腺逐渐变成脂肪组织，不再产生强大的 T 细胞战队，这些 T 细胞可以抵御感染或消灭恶性肿瘤细胞。根据洛佩斯博士的说法，如果我们只能选择一种肽来帮助解决免疫老化问题，胸腺素 alpha 1 可能居于首位。
- TA-1 已在动物和人类研究中证明了其刺激免疫系统的能力。它在治疗肝脏、肾脏疾病和风湿性关节炎方面也获得了很有前景的数据，并被美国食品药品监督管理局批准用于治疗恶性黑色素瘤、乙型肝炎和丙型肝炎，其安全记录非常出色。作为一种有效的抗炎和抗氧化剂[8]，它可以帮助你从一开始就不生病。

3. 用于提高女性和男性的性唤起和满足感

- 肽 PT-141（布雷默浪丹）与大脑中的受体结合，这些受体被认为是性唤起和性欲的中枢神经系统的“中枢”。这种肽也作为鼻喷雾剂在临床试验中进行了测试，并被美国食品药品监督管理局批准用于绝经前女性的低性欲障碍。不建议高血压或心脏病患者使用。

4. 用于治愈肠道、韧带、肌腱和皮肤

- 肽 BPC-157 可促进韧带撕裂重建和肩袖肌腱损伤的快速恢复。正如我们已经提到的，这种肽在治疗虚弱的肠道问题上有显著的效果。我是在自己汞中毒后亲身体会到这一点的，汞中毒对身体伤害极大。BPC-157 是帮助我恢复肠道功能的工具之一，非常有效。

5. 用于增加肌肉，强健骨骼，活化肌肤，恢复年轻时的新陈代谢

- 舍莫瑞林和替莫瑞林这两种肽模拟生长激素释放激素（GHRH）的作用，是新药开发的温床。GHRH 刺激垂体分泌自然生长激素。这种激素比人工合成的人生长激素（HGH）要便宜得多，而且与 HGH 不同的是，它们可以合法用于说明书之外的用途。其缺点是什么？如果你服用生长激素或这些多肽，你应该意识到生长激素会提高胰岛素样生长因子 -1 的水平，一些研究表明，这与癌症风险有“适度的联系”。[9] 因此，关键是你要与你的医生密切合作，根据你的症状、血液检测结果和仔细的监测来确定最佳选择。

6. 用于修复我们的皮肤和头发

- 肽 GHK-Cu 是一种外用泡沫，可以每天使用，能消除细纹和皱纹。它能促进高达 70% 的胶原蛋白合成，从而抵抗面容衰老。[10] 国际多肽协会主席威廉·西兹博士说，GHK-Cu 还能刺激伤口愈合，促进头发“惊人”地生长。[11]
- 美拉诺坦（Scenesse）能够刺激黑色素的产生，从而使我们的皮肤变黑。美拉诺坦得到美国食品药品监督管理局的批准，用于治疗轻度不耐受患者的皮肤损伤，也许还能帮助那些与霉菌毒性抗争的人。对我们其他人来说，它既能让我们看起来美丽动人，又能防止有害的紫外线辐射。此外，它还有一些有趣的潜在好处，比如降低食欲，提高脂肪代谢，增加性欲，等等。

我们可以继续列出很多种肽，因为从头部到脚趾，人体内几乎每个器官系统和组织都有无数的肽正在被使用或输送。我坚信，无论你是想要再生身体、预防损伤或从损伤中恢复、优化新陈代谢、提高身体机能，还是恢复免疫系统，肽都值得你考虑。你可以向国际多肽协会寻求帮助，就像上面提到的那样。下面这个表格是一个简单的归纳总结，可以帮助你（与你的再生医生）评估哪些肽适合你。表格包括了上面提到的 6 种肽，以及其他 4 种肽，你会看到各种肽的名字、好处、使用类别以及使用方式。

肽 / 分子	类别 / 好处	输送方式	目标机制
索玛鲁肽	减肥肽；胰岛素 / 葡萄糖管理肽	注射（皮下）	针对胰腺、肝脏、肌肉和脂肪
肽 PT-141（布雷默浪丹）	性健康肽	鼻喷雾或注射（皮下）	触发大脑中被认为是性唤起和性欲黑素皮质素受体“中枢”的部分
BPC-157	再生肽；组织重塑	口服或注射（皮下）	激活生长因子 激活 FAK-paxillin 和生长激素受体 作用于成纤维细胞和腱细胞

续表

肽 / 分子	类别 / 好处	输送方式	目标机制
胸腺素 alpha 1	免疫调节	注射（皮下）	胸腺 专为 T 细胞、B 细胞和树突部位成熟而设计
舍莫瑞林， 替莫瑞林	动员体内储存的脂肪作为燃料；改善肌肉质量：脂肪比例和身体组成；从运动中恢复；恢复肌肤活力	注射（皮下）	优化 IGF-1 刺激垂体生长激素的合成和释放
肽 GHK-Cu	皮肤、头发和再生肽；重塑	外用乳膏或注射（皮下）	消炎 促进细胞外基质 胶原合成
伊帕瑞林	动员体内储存的脂肪作为燃料；改善肌肉质量：脂肪比例和身体组成；从运动中更快地恢复；恢复肌肤活力	注射（皮下）	优化 IGF-1 促进生长激素的分泌；激活饥饿素受体；刺激垂体生长激素的合成和释放
MK-677 （研究新药）	动员体内储存的脂肪作为燃料；改善肌肉质量：脂肪比例和身体组成；从运动中更快地恢复；恢复肌肤活力	口服	优化 IGF-1 促进生长激素的分泌；激活饥饿素受体；刺激垂体生长激素的合成和释放
MOTS-c 和 Humanin 线粒体衍生肽	能量代谢；体力劳动能力	注射（皮下）	线粒体肽 激活肝脏、骨骼肌和大脑
美拉诺坦	皮肤和头发美发美容 / 化妆品；降低食欲和改善新陈代谢的非目标效应	口服	激活 α-MSH 受体

治疗方法2：二甲双胍——一种低风险的特效药

二甲双胍可能是历史上拯救癌症死亡人数最多的药物。[12]

——路易斯·坎特利

威尔·康奈尔医学院迈耶癌症中心主任

现在让我们看看另一种神奇的药物，一种我们的朋友大卫·辛克莱博士和其他数百万人每天都在使用的药物——二甲双胍。美国食品药品监督管理局批准的治疗 2 型糖尿病的一线药物二甲双胍，在长寿领域很受欢迎。本书的合著者罗伯特·哈里里和彼得·戴曼迪斯已经服用了多年。卓越的未来学家雷·库兹韦尔和生物技术企业家内德·戴维也在服用。诺贝尔奖得主、以双螺旋结构闻名的詹姆斯·沃森也是如此，他曾断言二甲双胍可能是“我们战胜癌症的唯一真正线索”。在最近一个 300 人参加的抗衰老论坛上，当被问及谁正在使用这种药物来延长健康寿命时，一半的听众举起了手。正如大卫·辛克莱所说，二甲双胍“可能对衰老本身起作用”。[13]

二甲双胍是一种仿制药，以一种名为法国丁香的植物为原型，在 60 多年的时间里有着无与伦比的安全记录，被广泛用于治疗前期糖尿病和其他内分泌、心血管和代谢疾病。

二甲双胍是如何起作用的？就像间歇性禁食和高强度运动一样，二甲双胍会对线粒体造成压力，让身体进入“下蹲与修复”模式。它有一个涉及肝脏、肠道和肌肉细胞的三管齐下的机制，可以降低血糖，这是抗衰老的关键因素。与胰岛素或其他治疗糖尿病的药物相比，二甲双胍的优点在于，它不会使身体陷入危险的低血糖状态。如果一开始你的血糖水平是健康的，二甲双胍会保持这种状态。

因为二甲双胍已经被广泛使用了几十年，所以得到了广泛的研究。研究一次又一次表明，二甲双胍可以降低高达 40% 的癌症风险和死亡率，特别是对肺癌、结肠癌、胰腺癌和乳腺癌肿瘤。[14] 根据威尔·康奈尔医学院迈耶癌症中心细胞生物学家路易斯·坎特利的说法，“二甲双胍可能是历史上拯救癌症死亡人数最多的药物”。[15]

2014 年，英国卡迪夫大学开展了一项引人注目的二甲双胍研究。[16] 研究人员发现，服用二甲双胍的糖尿病患者比非糖尿病患者寿命长得多！原来被认为更健康的那一组死亡时间提前了 15%。有证据表明，“二甲双胍可能对非糖尿病患者有益”。

哪些人应该考虑二甲双胍？如果你没有糖尿病，想要寻求预防疾病方面的帮助，这就要看你和你的医生之间商议的结果。如果你决定使用这种药物，二甲双胍不会让你倾家荡产。大多数保险公司都将其纳入理赔范围，每片只需几美分。

更令人满意的是，二甲双胍的副作用很小。即便出现副作用，通常也是腹泻、恶心和腹胀。但随着时间的推移，这些副作用会逐渐减少。二甲双胍与维生素 B_{12} 和 B_6 缺乏有关，维生素 B_{12} 和 B_6 缺乏会导致贫血，所以一定要监测你的维生素水平，并根据需要补充维生素。乳酸性酸中毒——这可不是闹着玩的——与二甲双胍关系不大，但主要发生在患有急性肝肾功能衰竭的人身上。[17]

肯塔基大学的一项对照研究发现，在经过 14 周的阻力（重量）训练后，二甲双胍会限制 65 岁以上健康人群肌肉质量的增长。[18]（尽管他们的肌肉确实变大了。）由于肌肉质量是一个众所周知的健康寿命和长寿的因素，因而我们向阿尔伯特·爱因斯坦医学院衰老研究所所长尼尔·巴尔齐莱博士咨询了这一问题。他回答说，服用二甲双胍的锻炼者在肌肉功能方面的改善程度与安慰剂组相当，二甲双胍在抗衰老，例如，清除僵尸“衰老”细胞或减少炎症方面的功效超过了肌肉质量因素。

但近年来，二甲双胍更突出的方面是其对表观遗传变化、干细胞衰竭等衰老特征的抗炎作用。《科学》杂志的一篇文章称二甲双胍“降低了细胞的代谢恒温器”，减慢了我们的生物钟。

2015 年，巴尔齐莱获得美国食品药品监督管理局的批准，开展了一项重要的、前所未有的研究，名为 TAME，也就是“用二甲双胍对抗衰老”，这是一种范式转变，改变了传统的“见病给药”的打地鼠模式。在私人非营利组织美国衰老研究联合会的部分资助下，TAME 将成为首个旨在解开衰老之谜的随机对照临床试验。我们将在 2025 年得到这些结果，看看二甲双胍是否能让我们对抗衰老。

基于二甲双胍的优良记录，巴尔齐莱相信它会以优异的成绩通过考试。但 TAME 仅仅是一个开始，只是一个概念的验证。长期的目标是促使美国食品药品监督管理局承认衰老是一种疾病，或者是一种“适应证”，从而为开发更好的下一代药物打开大门。巴尔齐莱预测，抗衰老疗法的进步“将会显著加快”。他说：“生物技术几乎准备就绪，制药公司也将加入进来。最重要的是，它将使老年人的生活变得更好，将带来巨大的经济长寿红利。”如果二甲双胍能够延缓衰老，延长健康寿命，将预期寿命延长 2.2 年，那么在接下来的半个世纪里，它将为美国节省大约 7 万亿美元。[19]

治疗方法3：激素优化疗法——找回最好的自己

激素的重要性怎么强调都不为过。这些天然的化学信使可以调节我们生命早期的生长和发育、血压和血糖、性欲和生殖能力、睡眠周期，以及我们身体几乎所有的核心功能。[20] 随着年龄的增长，激素水平失调是一种常见的现象。这会导致疲劳、失眠和抑郁，人更容易受到压力的影响，性欲降低，皮肤失去年轻时的光泽与弹性，肌肉减少，体内脂肪堆积。

我们在第三章简要介绍了激素优化疗法，但在此我要重申一次：通过使用真正的个性化精准药物彻底解决个人的临床状况和生活方式，激素优化疗法可以帮助你在血检指标示警前及早避免许多与年龄相关的疾病。与使用传统激素替代疗法的医生不同，接受过激素优化疗法培训的医生和联合医疗团队可以描绘出每个患者的最佳“生物学”临床图景。他们通过判断患者目前的身体状况、生化状况，偶尔还有基因数据和心理状态，结合生活方式、营养状况、运动能力、病史，然后制订一个独特的、定制化的计划，帮助患者恢复到最佳状态。激素优化疗法不会等到什么东西坏了才去修复，它是预防性、主动性医疗保健的缩影。

赫克托·洛佩斯博士将激素优化疗法分为四大类。

1. 男性性激素：根据洛佩斯博士的说法，优化之后，睾酮对男性和女性都有广泛而巨大的好处。比如，恢复和增强能量水平、情绪、性欲、运动能力和恢复能力、抗压能力和骨骼健康水平等，甚至可以降低心脏病的患病风险！脱氢表雄酮是睾酮和雌激素的前体，也可以加以补充——人体内脱氢表雄酮的分泌在25岁左右达到顶峰，之后开始下降。[21]

2. 女性性激素：对女性的健康和生活质量至关重要，但它们也对男性的性欲、心血管和大脑保护、骨骼和关节功能以及多器官系统的健康至关重要。正如洛佩斯博士指出的，临床研究已经证实，孕酮可以促进平静安宁的睡眠，促进健康的性冲动，平衡血糖和脂肪代谢。

3. 甲状腺和肾上腺激素：使能量供应与需求相匹配。它们调节我们的体温和睡眠周期，保护我们免受压力影响，加强我们的免疫反应。口服甲状腺优化疗法围绕两种主要甲状腺激素 T4 和 T3 进行，这两种激素控制着从大脑到心血管系统再到皮肤和胃肠道的整个细胞和组织代谢。孕烯醇酮、脱氢表雄酮、肾上腺激素本身对健康有益，也是许多其他激素的组成部分，包括雌激素、睾酮、孕酮和皮质醇。

4. 人生长激素（HGH）/ 胰岛素样生长因子 –1（IGF-1）轴：通过下丘脑和垂体调节全身器官和组织的修复、重塑和再生。经过精心监测的该区域的激素优化疗法可以恢复患者的肌肉脂肪比例、皮肤外观、大脑健康、睡眠质量和白天的精力。IGF-1 是一种活性分子和生物标记物，能够提供 HGH–刺激肽和 HGH 注射的大部分好处——更多的肌肉，更有效地燃烧脂肪，从高强度运动中更快地恢复，甚至改善大脑功能。HGH 促分泌素或多肽通常提供生长激素和 IGF-1 本身的大部分可靠益处，且副作用或风险较少。[22, 23]

训练有素的医生和联合医疗团队支持激素优化疗法而不是传统的激素替代疗法，他们认识到没有任何干预是“无风险的”。然而，根据赫克托・洛佩斯博士的说法：“许多这类风险被夸大了，激素治疗会导致癌症或心脏病的恐惧在很大程度上没有从临床研究中得到证实。”

洛佩斯博士称，妇女健康倡议（WHI）的研究对世界各地的女性激素疗法产生了寒蝉效应，但“对妇女健康倡议和百万女性研究数据的客观分析显示，当使用适当的剂量和给药形式时，激素优化疗法实际上可能具有保护心脏和神经的作用，并有助于阻止生理衰老的浪潮”。事实上，女性健康和她们的激素状况非常重要，因此我们有一整章关于女性健康的内容，由巴克衰老研究所的珍妮弗・加里森和从事妇产科 30 多年的卡罗琳・德卢西亚博士撰写，以指导阅读本书的女性。

事实上，雌激素、孕酮和其他激素的下降可能会增加罹患心血管疾病、骨质疏松、2 型糖尿病甚至痴呆的风险。实施激素优化疗法的医生使用的方案将世界各地的最佳实践与每位患者独特的临床情况、是否存在“危险信号”、对许多生化和营养生物标记物的详细实验室分析、监测、剂量、给药途径、年龄和其他风险因素相结合。根据洛佩斯博士的说法：“我们的激素优化方案利用了一个成功管理数千名患者的庞大数据库，在确定潜在风险的同时提供了巨大的健康优势和最佳性能效益。”

同样，对男性来说，仔细评估临床症状、体检、分析生活方式因素和生化实验室数据都是非常必要的，不仅可以确定你是否患有真正的睾酮缺乏症，需要采用激素优化疗法，而且可以排除严重的危险信号，否则你可能需要更深入的调查，或采用替代治疗方案。激素优化疗法综合了内分泌学会和其他领先组织的最新指南，结合了经过仔细监测的综合、全面和定制的解决方案，在管理任何潜在风险的同时，指导我们的患者达到最健康的状态。

最终，激素优化疗法从业者会仔细权衡潜在的好处与风险，以及各种处方药、生活方式和营养药物干预的机会成本，以告知患者，并让他们作为合作伙伴，优化他们的健康与功能。最重要的是，与传统的激素替代疗法相比，激素优化疗法的重点已经从反应性、基于疾病的、分散的模式转变为主动性、预防性和综合性的护理模式，以此延长寿命，提高健康寿命，提高生活质量！

即使这四大类激素疗法看起来有很多重叠的地方，那也不失为一件好事——这意味着你一直在关注激素优化疗法！

治疗方法4：NAD+补充剂——给细胞电池充电

NAD 替换是衰老生物学中发生的最令人兴奋的事情之一。

——尼尔·巴尔齐莱博士

阿尔伯特·爱因斯坦医学院衰老研究所所长

先回顾一下第四章的内容：NAD+ 是一种辅助分子（一种“辅酶”），存在于我们身体的每个细胞中。它与我们的 sirtuin 活力基因（那些调节细胞代谢和长寿基因的信号蛋白）合作，以保持这些细胞良好的工作秩序。具体来说，NAD+ 有助于将营养物质转化为 ATP，也就是我们细胞的能量“货币”。NAD+ 是所有生物的基本组成部分，没有它就没有我们。

分子在移动过程中，NAD+ 过于庞大、笨重，无法通过细胞的外膜。为了让我们保持正常运转，可以进入细胞的各种较小的“前体分子”一旦通过细胞外膜进入细胞，就会自然地转化为 NAD+。（它们实际上是另一种类型的维生素 B_3，也被称为烟酸。）在大多数情况下，这个过程在我们年轻的时候运作比较顺畅。但到了中年，我们会失去一半或更多的 NAD+ 储备（至于其中的原因，科学家还在研究）。糟糕的睡眠、不健康的饮食、过多的酒精和长期的轻度炎症使我们更加疲惫，从而导致一系列后果：肥胖，慢性疲劳，大脑功能下降……以及加速衰老。[24]

我们的细胞可以从某些食物中吸收少量的 NAD+ 前体。但要想靠喝大量的牛奶、吃大量的鲑鱼或蘑菇来弥补因年龄增长造成的 NAD+ 短缺，那将是一项艰巨的任务。如何解决这个问题呢？办法有两种。

根据大卫·辛克莱博士和其他年龄逆转领域的顶尖科学家的说法，第一个解决办法是服用 NAD+ 补充剂。辛克莱选择的补充剂是 NMN。

我们在动物实验中所看到的情景非常壮观。服用 NAD+ 前体补充剂的年龄大的小鼠变得更苗条，胰岛素敏感性更高，干细胞功能更年轻。它们恢复到更年轻的昼夜节律和睡眠周期。[25] 针对其他啮齿类动物的研究表明，NAD+ 补充剂对痴呆、肾病、肝病、骨质疏松症、噪声相关的听力损失和癌症有显著的作用，一些小鼠的寿命得以延长。[26] 发表在《细胞》杂志上的一项澳大利亚研究发现，溶解在饮用水中的小剂量 NMN 显著改善了卵子质量，并提高了老年雌性小鼠的活产率：“我们的研究结果表明，口服 NAD 增强剂有机会恢复雌鼠的生殖功能，其侵入性远低于体外受精（IVF）。”[27]

科学界对 NAD+（及其前体）的兴趣激增，数十项其他初步的人类研究——从睡眠和认知到皮肤过早衰老——目前正在进行中。

虽然 NAD+ 前体已满足美国食品药品监督管理局对补充剂的安全

标准要求，但一些研究指出，其中可能存在长期风险。一定要知道你是从哪里得到的补充剂，这一点很重要——来源必须安全、稳定、经过审查。正如我们在第四章提到的（有必要再强调一次），快速浏览一下谷歌或亚马逊网站，你会发现至少有 12 个不同的品牌在销售其声称的 NMN 产品，60 片装的价格从 24 美元到 95 美元不等。但问题在于，经实验室检测发现，很多这种补充剂实际上并不含有 NMN。而且在很多情况下，它不是一种稳定的分子形式，60 天内就会降解。

2019 年，威斯塔研究所发现，较高的 NAD+ 水平会增加小鼠衰老细胞的炎症反应，进而引发胰腺和卵巢肿瘤的生长。研究人员得出结论，NAD+ 抗衰老补充剂“应该精确服用”。[28] 虽然辛克莱同意威斯塔研究所的发现值得进一步探索，但他并不过分担心。“我的实验室在过去的三年里一直在研究小鼠身上的癌症，”他告诉我们，“我们没有看到任何证据表明 NAD 的增加会使任何癌症恶化——如果有什么联系，也只是减缓癌症的发展……我想成为第一个知道是否有风险的人，因为我们全家人都在服用 NAD+ 补充剂。如果有一天我发现它有毒性，我就会在推特上告诉所有的粉丝，让大家停止服用。”

在我们衰老的身体中保持 NAD+ 水平的第二种办法是，防止 NAD+ 的流失。赫克托·洛佩斯博士认为，现有的数据强烈支持这一观点，即慢性炎症和异常的免疫激活导致 NAD+ 水平下降，这就好比一个“渗漏的水槽”。他和他在 JUVN3 公司（一家利用分子数据驱动技术发现和开发新成分解决方案的公司，主要针对长寿、健康衰老、免疫健康以及神经认知和代谢健康等问题）的合作伙伴推出了一款有望保持 NAD+ 水平的新产品，名为 NAD3。

NAD3 到底是什么，它是如何工作的？

NAD3 是一种正在申请专利的营养品，含有一种独特的山葵提取物——苦茶碱和铜（I）– 烟酸复合物。初步的临床前研究和人体研究表明，它可以增强酶，促进 NAD+ 前体（如 NMN）转化为 NAD+，同时抑制消耗 NAD+ 的活性蛋白质。洛佩斯博士解释说：“NAD3 与任何 NAD+ 前体（如 NMN）的联合补充就像同时进行进攻和防守。”

就在我们写这本书的时候，一项关键的人体临床试验已经完成，该试验涉及60多名受试者，他们每天服用312毫克NAD3。洛佩斯博士正在测量所有与健康相关的生物标记物，包括：心血管危险因素；脂类，如VLDL，LDL；甘油三酯；端粒长度；基因表达，以及其他衰老的分子特征。该实验一旦完成并发表，我们将在Lifeforce.com上与你分享所有令人兴奋的数据。

我们已经看到的是，NAD3的作用似乎不仅仅是增加了NAD+水平，其他非NAD+依赖的衰老、活力和人类表现的分子标志也受到影响。正如洛佩斯博士分享的："初步证明NAD3可以减缓炎症信号传导和端粒丢失，改善抗氧化反应、脂质代谢和基因组不稳定性（记住，我们一生都在积累DNA损伤）。"此外，NAD3再次发挥"进攻"作用，加速放大与健康细胞衰老、长寿和恢复力相关的基因的分子特征或基因表达谱。

NAD3背后的技术开始模拟与长寿相关的生化过程或特征——与运动、禁食/补食、地中海饮食、桑拿热应激、健康睡眠和昼夜节律调整、压力管理和社会联系等相关的活动。虽然NAD3还处于"早期"阶段，关于NAD+如何影响人类健康和衰老的生物学仍有待研究，但我和彼得每天都服用NAD3，并且一想到其潜在的好处和相对安全的特性就感觉激动、兴奋。NAD3的开发者已经在机制、临床前科学和人类临床研究方面投入了大量资金，目前正忙于提供完善的证据。这种方法将推动长寿领域的前沿发展，并对人类的健康寿命产生不可否认的影响。

治疗方法5：营养药品——安全、天然的健康寿命增强剂

接下来，让我们暂时放下NAD+补充剂、多肽、二甲双胍和激素，提出这样一个问题：你还应该考虑服用哪些安全的、具有令人信服的风险/回报比的药物？为了回答这个问题，洛佩斯博士与我们分享了一份非处方的营养药品清单，这些药品可以显著提高健康寿命和身体机能。

但在我们审视这份清单之前，洛佩斯博士提出了两点注意事项。

1. 虽然所有这些营养药品随处可见，并且安全性很高，但在将它们添加到你的日常养生计划之前，最好与健康专家讨论一下，因为每个人都有自己独特的病史和生活方式，而每种营养药品都有其相对风险、使用方法、潜在功效和大量科学数据。

2. 无论你最终决定尝试哪种营养药品，以下提升健康的活动都能增强药品的功效：定期的有氧运动和力量训练、健康饮食（在适当的时候限制饮食）、最佳睡眠、社交联系、压力管理和正念技巧等。在阅读本书时，有一点你要记住：健康的生活方式是所有再生医学和提高健康寿命干预措施的基石。

下面是洛佩斯博士列出的 8 种重要的营养药品，其中大多数你可能听说过，而且可能已经在服用了。

1. 维生素 D_3。维生素 D_3 具有很强的安全性，同时有大量证据表明，它与大脑、代谢、心血管、肌肉、骨骼、肺和免疫系统健康都有关系。新兴研究表明，维生素 D 补充剂也可以减缓我们的表观遗传 / 生物衰老。[29, 30]

2. ω-3 鱼油。在过去 30 年左右的时间里，典型的西方饮食添加了越来越多的促炎性的 ω-6 多不饱和脂肪酸，而不是抗炎性的 ω-3 多不饱和脂肪酸。在同一时期，我们已经看到相关慢性炎症疾病的增加，包括肥胖、心血管疾病、类风湿关节炎和阿尔茨海默病。[31] 鱼油中富含的 ω-3 是另一种用途极为广泛的营养药品，有多方面的益处。恢复健康的多不饱和脂肪酸比例，对大脑和心脏特别有好处。经常食用高脂肪鱼类，如鲑鱼，可以降低充血性心力衰竭、冠心病、心源性猝死和中风的风险。[32] 在一项观察性研究中，补充 ω-3 鱼油也能延缓衰老。[33]

3. 镁。超过 45% 的美国人患有镁缺乏症。镁补充剂可以帮助我们保持大脑和心血管健康，保持正常的血压和血糖代谢，同时还可以减少炎症，帮助激活维生素 D。

4. 维生素 K_1/K_2。维生素 K_1/K_2 有助于血液凝结，有助于心脏 / 血管健康和骨骼健康。[34]

5. 胆碱。具有大脑生物利用度的胆碱补充剂，如 CDP- 胆碱、胞

二磷胆碱或 α-GPC，可以增强身体的神经递质乙酰胆碱库，并可能支持肝脏和大脑功能，同时保护身体免受与年龄相关的疾病的损伤。[35]

6. 肌酸。这个可能会让你吃惊，因为肌酸经常与著名运动员和健身爱好者联系在一起。但在洛佩斯博士看来："对大多数人来说，尤其是老年人，肌酸是长寿营养箭袋里一支摧枯拉朽的利箭。"作为国际运动营养学会 2017 年一篇论文的合著者，洛佩斯博士和另外几位撰稿者指出，肌酸不仅能增强恢复力、提高肌肉质量和运动时的力量，还能防止与年龄相关的肌肉损失和各种形式的脑损伤。[36] 甚至有证据表明，肌酸可以增强我们的免疫功能以及脂肪和碳水化合物的新陈代谢。肌酸耐受性良好，而且安全性很高，每日剂量为 3~5 克。[37]

7. ω-3 脂肪酸优化器：SmartPrime-Om。洛佩斯博士与他的合作伙伴一起，利用人工智能识别了一种甲基化途径营养素和从芝麻油提取物中发现的植物基生物活性成分组成的混合物，这种混合物可以强化鱼油的益处，并提高负责增加身体"ω-3"的基因和酶的活性，如 DHA、DPA 和 EPA。SmartPrime-Om 还促进在理想的生化磷脂包装中 ω-3 脂肪酸的输送，以增加对大多数细胞、组织和主要器官的益处。

8. 23 种关键成分。23 种营养药品免疫优化的关键配方是在分子水平上支持我们的身体，并使我们的免疫系统恢复活力。它包含 23 种生物活性成分——涵盖了 50 多项人体临床试验，证明能够增强免疫系统——以及其他成分，有助于我们的消化道、呼吸系统和心血管健康，以及肌肉和关节从运动压力中恢复过来。这种营养药品的目的是，在我们需要对抗挑战时促进健康的免疫反应，然后在威胁被消除和"浪潮"消退后降低炎症。目前有现成的营养粉，我个人就在使用这种产品，同时也是生产该产品的公司的投资者。

这并不是一份详尽的清单，但应该能够帮助你了解一些有效的方法步骤。你可以据此提高身体素质，增强体能。这些事情你现在就可以做。要想了解更多有关先进的营养药品、激素和多肽的内容，探索适合自己的养生方法，提高身体活力和身体机能，你只需要访问我们的网站。

我们生活在一个激动人心的时代，科技正在加速评估人类已知的每一种药物和营养物质。新的配方正在以惊人的速度被创造出来。让我们的身体在几十年里保持最佳状态的机会就在我们身边。

你需要决定这些营养药品是否适合你。有没有哪些肽对你有用？你是否应该测试一下自己的激素水平，以确保自己处于最佳状态？NAD+的力量对你来说重要吗？洛佩斯博士发明了三种含有这些关键营养成分的配方，可以在一天中分三个时间段服用：清晨、日间和夜间。这三种我都按时服用，彼得也是如此。我们的使命是让你尽可能轻松自如地过上最美好的生活，为此我们为你提供了一份超棒的清单，你可以考虑与你的健康专家进行评估。

最后，我要阐明一点，在寻找一种安全有效的抗衰老药物的竞赛中，你很难预测哪种工具会胜出。是二甲双胍？是 NAD+ ？是 Wnt 通路？是基因重组？抑或两个或多个工具之间的协同作用？毕竟，正如美国国立卫生研究院院长弗朗西斯·柯林斯提醒我们的那样，衰老是一个复杂的过程。[38] 当然，解决长寿问题同样复杂。

尽管如此，大卫·辛克莱博士仍然相信“有人会做到这一点”。他说，目前正在进行的临床试验太多了，每个人都有可能脱颖而出。辛克莱说，衰老迟早会成为另一种可治疗的疾病。

我知道，我一下子提供了太多密集的信息，谢谢你坚持读了下来！让我们继续我们的旅程！下一章将深入探讨一个几乎每个人在生活中都要面对的话题——身体上的疼痛。由于我有过一下子疯长 10 英寸的经历，也曾在生活中面临许多其他挑战，因此我找到了一些十分有效的工具，帮助我摆脱身体上的疼痛。让我们一起来探索如何过上真正健康、无痛的生活……

目前还没有定论的两种抗衰老疗法

如果你一心痴迷于抗衰老或者是个疯狂的生物黑客，请你一定阅读下面这部分内容！我们想给大家介绍两种疗法，它们对健康和长寿都有巨大的益处……但根据目前的研究，它们可能存在太多的风险，相应的回报却不一定太多。我们之所以把这些疗法介绍给你，是因为如果你开始研究抗衰老领域的东西，你一定会听到这些。然而，许多专家和我们一样，认为需要更多的研究来保证有利的收益风险比。无论如何，我们肯定都会密切关注这两种疗法，而且随着科学的最新进展，我们的网站将为你带来更多最新消息。

第一种，抗衰老药物。衰老细胞是一种“僵尸”细胞，它们拒绝消失，而且会导致周围的细胞、组织和器官发炎，是2型糖尿病、阿尔茨海默病和某些癌症的罪魁祸首。[39]抗衰老药物可以消除这些细胞，帮助延缓退化性疾病的发生，并可能在衰老的源头破坏衰老的机制，防止其恶化。

在抗衰老领域，梅奥诊所的詹姆斯·柯克兰博士正在领导抗白血病药物达沙替尼与植物性补充剂槲皮素的联合研究。在一项小规模人类试点研究中，这种混合药物改善了特发性肺纤维化患者的活动能力和耐力，肺纤维化是一种进行性致死性肺组织瘢痕。[40]但还没有确切的研究表明，抗衰老药物的确可以减少人体内衰老细胞的数量。虽然许多科学家认为总体策略是合理的，但达沙替尼可能会产生严重的脱靶效应：呕吐、牙龈出血、贫血、心律失常等。

一种很有希望的替代品是非瑟素，这是一种比槲皮素更有效的植物性物质。在梅奥诊所柯克兰博士的团队进行的一项临床前研究中，非瑟素使衰老小鼠的寿命延长了近10%。[41]

第二种，雷帕霉素。自1999年以来，雷帕霉素一直用于防止移植患者对新器官产生排斥反应。2007年，雷帕霉素获得美国食品药品监督管理局的批准，用于治疗最常见的肾癌——转移性肾细胞癌。除了说明书上的用途，它还被广泛用于预防移植物抗宿主病和覆盖冠状动脉支架。

但是，让长寿研究领域感到振奋的是，雷帕霉素在动物试验中无与伦比的抗衰老纪录。美国国立衰老研究所主持的干预试验项目用数十种药物、补充剂、食物、植物提取物、激素和多肽对中年小鼠进行了试验，结果显示，只有6种物质有益于延年益寿。白藜芦醇、鱼油和绿茶都没有通过测试，阿司匹林稍微好一点儿。但是雷帕霉素击败了所有竞争者，使雌性和雄性的中位生存期分别延长了 18% 和 10%。[42] 当雷帕霉素与二甲双胍（二甲双胍本身几乎没有效果）联合使用时，雷帕霉素在雌雄双方的平均存活率上都达到 23%，而且最大寿命也有相当大的增加。

在华盛顿大学马特·凯伯莱恩博士的一项研究中，3 个月的雷帕霉素疗程将中年实验小鼠的剩余寿命延长了 60%。[43] 在健康寿命领域，凯伯莱恩博士和合著者韦罗妮卡·加尔万总结道，雷帕霉素“（经测试）能够延缓甚至逆转几乎所有与年龄相关的疾病或功能衰退……包括癌症、心脏功能障碍、肾脏疾病、肥胖、认知能力下降、牙周病、黄斑变性、肌肉丧失、干细胞功能和免疫衰老”。[44]

那么，其中暗藏的不利因素是什么？在典型的临床剂量下，雷帕霉素是移植患者强有力的免疫抑制剂方案的一部分，这使得人们更容易受到细菌感染，从而影响伤口愈合。到目前为止，还没有临床试验数据表明，这种在动物身上显著延长寿命的效果可以在人身上复制。生物制药初创公司 resTORbio 对呼吸系统疾病和疫苗挑战的免疫反应进行了一项高调宣传的人体试验，该试验很有希望，但尚未得出结论。即便如此，resTORbio 联合创始人琼·曼尼克等科学家也相信，雷帕霉素或被称为 rapalogs 的雷帕霉素合成仿制药最终将成为一种安全有效的抗衰老疗法。曼尼克博士说，关键是使用的剂量要比移植患者的标准剂量更低，间歇时间更长。[45]

11

无痛生活

无须手术或用药就可以控制身体疼痛，不仅缓解疼痛症状，而且解决疼痛的根源

痛苦会过去，但美丽永存。

——奥古斯特·雷诺阿

疼痛是生命的一部分，我们都会在生命中的某个时刻经历疼痛。对我来说，疼痛始于童年时期，当时我的身体突然间诡异地疯长，因为垂体瘤的作用，我在一年的时间里长高了10英寸，每长1英寸身体都感到极度疼痛。而对有些人来说，疼痛是由意外事故引起的，这种疼痛剧烈、快速，带有创伤性。还有些人的疼痛随着岁月的流逝慢慢袭来，从轻微的小毛病发展成慢性疾病，需要长期治疗。

疼痛也是一笔大“生意”。20%的人在其生活中的某一时刻会受到慢性疼痛的影响，从这一点来说，这笔生意的确不小。医学领域有一个专门的专业叫疼痛医学，而且有一整套的药物来对抗疼痛，既有非处方药，也有医生开的处方药，他们试图帮助患者控制疼痛，使他们过上没有疼痛的生活。当然，你们都知道阿片类药物危机，在过去的几十年里，这类药物导致45万多美国人死亡。根据美国疾病控制与预防中心的数据，2021年美国有超过1.5亿张阿片类药物处方，也就是说每100个人就有46张处方。但阿片类药物的使用并不是什么新鲜事。你相信它可以追溯到几千年前吗？ 早在公元前3400年，苏美尔人就在美索不达米亚种植鸦片。殖民时期的英国人对鸦片生意更是趋之若鹜，为了获

得鸦片带来的巨大利润，他们公然对中国发动战争。

你可能会想，阿片类药物到底是什么？阿片类药物，包括羟考酮（通常被称为奥施康定）和芬太尼，都是强力止痛药，对缓解手术或创伤后的疼痛非常有效。缺点是，它们都非常容易上瘾，以致奥施康定的制造商普渡制药公司在无数的诉讼中被点名，指责其在明知这些药物非常容易上瘾的情况下，还大肆推销它们，说它们安全有效。甚至非处方的止痛药也受到怀疑。以泰诺为例，一场声势浩大的营销活动使泰诺成为最值得信赖的止痛药品牌之一。但《别让医生杀了你》一书的作者埃丽卡·施瓦茨博士表示，每年因对乙酰氨基酚过量就诊的患者有 5.6 万人，2 600 人住院，458 人死于肝功能衰竭。事实上，连续两周在推荐剂量的基础上多服用一到两粒药，比过量服用更致命。令人震惊的是，拨打中毒控制中心电话的主要原因并不是孩子们不小心吞下了清洁用品，而是对乙酰氨基酚意外过量！在美国，近 50% 的急性肝功能衰竭病例，以及 20% 的肝移植病例，都与对乙酰氨基酚中毒有关。[1]

与此同时，一些研究人员想知道，对乙酰氨基酚是否也在影响像我们的情绪这样比较重要的方面。俄亥俄州立大学的一名研究人员对此进行了研究，发现相对于接受安慰剂治疗的受试者，接受对乙酰氨基酚治疗的受试者更难对陌生人产生“积极的同理心”——这一点很重要，因为体验同理心的能力与更稳定的恋爱关系和更成功的职业生涯有关。美国俄亥俄大学研究疼痛与社会行为之间的关系的助理教授多米尼克·米什科夫斯基在接受英国广播公司（BBC）采访时说：“就像喝酒不开车一样，我们应该意识到，如果服用了对乙酰氨基酚，那就不能做与情绪相关的事情，比如与伴侣或同事进行严肃的谈话。”

美国人被灌输了这样一种观念：总有灵丹妙药可以治愈我们的任何病痛。只要看一眼药店货架上琳琅满目的非处方药（OTC）和补充剂，看到它们想要掏空你辛苦挣来的钱，你就明白我所言非虚。买家要小心了：几年前，在一次食物中毒后，一名医生让我服用胃灼热药善胃得，但你猜 2020 年 4 月发生了什么事？美国食品药品监督管理局命令制造商将善胃得撤出市场，因为担心里面含有危险的超标化学物质，可能会导致人类罹患癌症。另一个例子是用阿司匹林降低心血管风险的常见做法。2021 年 10 月，美国预防医学工作组发布的新研究推翻了这一建议，因为最近的证据显示，对 60 岁以上的患者来说，风险大于好处，并可能造成伤害，包括胃、肠道和大脑出血，这可能会危及生命。

发表在《美国医学会杂志》上的一项研究分析了 4 种处方药在上市后广告的变化。研究发现，人们更多地强调这些药物的益处，而提到副作用的比例从 70% 骤降到 11%！

医学院的在校学生对非处方药了解不多。毕竟，如果你不需要医生的处方就能买到它们，为什么医学院的老师还要花时间向未来的医生讲解它们的作用呢？但是，这种知识上的空白导致一种错误的观念，人们认为非处方药是无害的万灵药。通常情况下，患者甚至想不到要告诉医生他们正在服用这些药物！但有些非处方药可能非常危险。

到目前为止，情况已经很清楚，很多人正在遭受疼痛的折磨，而眼下治疗方法严重不足，因此我们需要一些新的方法。幸运的是，我将与大家分享一些开创性的新工具来控制疼痛。你不会感到惊讶，这些突破来自行业之外的人，他们的思维模式是不固定的，跳出了框框的限制。这就是为什么如此多的突破都来自业外人士：这些人能够用全新的眼光和视角看待问题，从而找到新的解决方案。

记住，正如我们之前所说，德国哲学家叔本华说过："所有的真理都要经历三个阶段。第一个阶段，真理遭到嘲笑。第二个阶段，真理遭到激烈反对。第三个阶段，真理被认为是不言而喻的。"

所有这些都是为了告诉你，如果你处于痛苦中，不要绝望！有一些工具可以帮助你，我们将与你分享如何使用这些工具，以及如何进行自我宣传。这些年来，我明白了一个道理：没有人会像你自己一样关心你的健康，没有人能够真正站在你的立场上思考问题，没有人能对你的痛苦感同身受。自己的事情需要你自己把握，只有自己才真正懂得自己最需要什么。尽管我在背部和脊椎的剧烈疼痛中度过了几十年，但我从未停止寻找无痛的生活方式，从未停止帮助他人做同样的事情。今天，我的生活在这一方面完全改变了，我希望你的生活也能如此。我做这件事已经40多年了。让我告诉你这一切是如何开始的……

生长痛：我个人的疼痛史

找到自愿赴死的人比找到愿意耐心忍受痛苦的人更容易。

——尤利乌斯·恺撒

每个人都听说过生长痛，对吧？我在这里要告诉你们，生长痛不是一些抽象的理论，而是具体的存在，令人极度痛苦。由于垂体瘤，我在一年内长高了10英寸，之后的几十年里，我一直遭受这种身体突增带来的痛苦。我的自然生长过程完全不正常，骨骼长得太快，身体其他部位无法适应，导致肌肉拉长，关节紧张，全身失衡，甚至连走路都让人难以忍受。和很多人一样，我学会了忍受痛苦，学会了面对痛苦。我会尽自己最大的努力，把能冰敷的部位都冰上，只需要一些冰水就可以缓解不适！因为我不愿意麻痹疼痛，甚至有一段时间我都不吃阿司匹林，我被迫继续寻找解决方案。我四处辗转求医，希望最终能找到一个方法解决我的问题。

在我20多岁的时候，事情变得有些失控。我踢足球时受伤了，然后在4个月内被追尾了两次。第一次发生在我去赛车学校的路上，当时离赛车场只有10分钟的路程，一辆轿车以每小时35英里的速度撞到我，我受了点儿轻伤。第二次被追尾的时候，我还处在第一次追尾的恢复期。那是几个月后，我在等红灯的时候，从后视镜看过去，看到一辆车亮着大灯全速驶来。我记得当时心里想：*那家伙最好减速*。结果他没有减速，原来在开车时他睡着了，我又被追尾了，只不过这次是以每小时70英里的速度。当时的一切就像慢动作一样，车载录音机从我脸前掠过，从车后窗飞了出去。我记得的第一件事是被消防队员从车里拖出来，他们想送我去医院。我觉得没必要，于是跟他们说："不用，不用，我明天还要去看我的脊椎神经科医生。你们看，我能走路。"

但是第二天早上，我无法走路了。事实上，我甚至连站都站不起来了。我的髋部断裂，疼痛程度超出了极限。我接受了一个又一个治疗，逐渐才有所好转。即使如此，我也不认为有什么东西能够阻止我前进。23 岁的时候，我参加了我的商标战略研讨会，当时我已经习惯了每天又跑又跳 10~12 小时。但在第二次追尾事故之后，往舞台台阶上每迈出一步，我的全身就会感到一阵灼痛。我本来是一个在体育场里蹦蹦跳跳、生龙活虎、激情四射的人，但现在我觉得自己像个 80 岁的老人，只能坐在椅子上，因为站着太痛苦了。疼痛有时刚开始好转，又变得更糟，简直是无休无止的痛苦循环。

一路走来，我找到了一些效果不大的解决办法，但随着时间的推移，我对自己的身体提出了更高的要求，我必须找到更有效的解决办法。谢天谢地，我做到了，我将在本章与你分享这些方法。但是为了帮助你想象当时的情况以及我对自己身体的要求，让我给你举一个简单的例子。我参加了阿黛尔的一场音乐会，巧合的是几周后我将在同一地点举办讲座。阿黛尔的表演极为出色，吸引了 1.5 万名粉丝，这让我深感震撼。但随后我意识到，她的整场表演只有两个小时，而我在接下来的几个月里将多次在同一栋楼里面对同样规模的观众，连续 4 天站上 50 个小时——相当于一个周末连续举行 25 场音乐会。再过两周，整个过程会再来一次。所以很明显，不找到解决我痛苦的办法是不行的。

甚至在我职业生涯的早期，我就意识到自己工作起来太拼命了。这次疼痛是身体给我的第一次警告，迫使我对自己的健康负责，促使我开始寻找创新的治疗方法和解决方案。在这一章，我将分享我学到的最好的东西，从一个不可避免的事实开始，那就是：要摆脱痛苦，就必须找到痛苦的源头。在这段旅程中，你将见到把人们从疼痛中解放出来的远见卓识者——疼痛专家、医生和治疗师，他们花了几十年的时间开发和完善先进的治疗方法，包括世界上最伟大的运动员所信赖的治疗方法。你会对如何处理疼痛产生新的认知，或者更进一步，成为生活中没有疼痛的人，这样它就不会再削弱你的活力或阻止你过上充实的生活。

在本章中，你将了解我发现的 6 种工具，它们对缓解疼痛、恢复功能具有非凡的疗效。

- 你将看到当电磁能——所谓的“盒子里的闪电”，或脉冲电磁场疗法（PEMF）——被用作一种恢复性疗法时，疼痛是如何消失的。它令人难以置信的效果已经在数千项研究中得到证实。
- 我们将与你分享一位越战老兵令人难以置信的故事和奉献精神。他带着紫心勋章回国，但同时身上多处受伤，这使他陷入难以忍受的慢性神经疼痛，可是医生无法缓解他的痛苦，并且告诉他，他的伤是不可逆转的，他的余生都将与疼痛相伴。这位老兵不愿妥协，于是找到了一个基于他痛苦根源的解决方案，结果不仅治愈了自己，而且在过去的 40 年里成为世界上最受欢迎的疼痛治疗专家之一。他治疗过很多人，其中既有旧金山 49 人队这样的运动团队，也有史上最好的高尔夫球手杰克·尼克劳斯。
- 你将了解一种简单而有效的身体复位疗法，被称为“体位疗法”，实际上可以对慢性疼痛产生直接影响。
- 你会发现一个流经身体的微型引流系统，这个系统可以用来帮助释放毒素和炎症，尽管科学家直到最近才知道它的存在。
- 你会读到一位医生的故事，他将超声波、微量注射和生物活性分子的混合物结合起来，开发出一种有效的治疗疼痛的新方法。
- 你会惊奇地发现，虚拟现实技术可以用来阻止疼痛信号进入你的大脑，并重新训练你的大脑，使其不再对这种疼痛模式做出反应。

这些工具和技术都基于一个共同的核心理念：不首先找到疼痛的根源就开始治疗是错误的。为了达到最佳效果，你必须深入研究，找到疼痛的根源，而不是仅仅治疗症状。有时，疼痛的根源可以追溯到几十年前。你可能已经忘记了在大学时扭伤过膝盖，或者忘了10年前在一场临时的篮球赛中扭伤过背部肌肉，但你的身体没有忘记。你的身体不仅没有忘记，可能还在努力适应这些伤害，一直在弥补它们造成的功能障碍。

要知道，身体天生就会保护自己受伤的、被过度使用的、较弱的部分，并迁就照顾这些部分。这就是为什么你的右髋可能会在你没有意识到的情况下拯救虚弱的左膝，或者为什么几年后一场看似轻微的车祸会抑制你的呼吸。起初，这似乎是一件好事，强壮的身体部位可以代替虚弱的身体部位撑起重负。但日子久了，弥补性保护会演变成身体失衡和功能障碍，导致僵化、紧张和疼痛。你将在本章了解到的突破旨在让时间倒流，让你的身体恢复到无痛状态。

盒子里的闪电

生活的伟大艺术是感觉，即使在痛苦中也要感觉到自己的存在。

——拜伦勋爵

你听说过脉冲电磁场疗法（PEMF）吗？这种疗法的基本观点是：地球总体来说是一个大磁铁。这个观点得到了重力、海洋潮汐和地球永久自转的支持。地球这个巨大的磁体充满了电磁能，每天大约有800万次雷击使其带电。（这是真的：闪电每秒击中地球100多次！）

我不想讲得太形而上学，但能量是维持人类生命的动力。我们的身体依靠电荷的能量为每一个细胞提供能量；同样，最佳健康状态需要最佳水平的磁能。当我们摄入所需的营养和矿物质，获得高质量的睡眠，并通过运动身体保持活力和精力时，这种能量就会得到维持。当然，无论我们的生活方式多么健康，随着年龄的增长，我们都会失去一些能量。这就是脉冲电磁场疗法的作用：它能让我们的身体恢复到最高水平的能量。

PEMF最初是作为一种加速骨折愈合的方法被推出的。事实上，兽医们是这项技术的早期使用者，他们用这项技术试图将赛马的断腿缝合在一起。如今，PEMF 在人类身上得到广泛应用——从颈椎融合手术到抑郁症，再到肌肉骨骼疼痛，等等。我就是一个活生生的例子，我可以证明带有可控的电磁能量脉冲的 PEMF 机器真的有用。我每天都在用 PEMF 机器，从中你应该能发现一些端倪。

下面让我告诉你我最初是如何了解到 PEMF 的。还记得我讲述的那次令人痛苦的滑雪事故吗？那次事故让我的肩袖撕裂，疼痛等级好像是 10 级中的 9.99 级，我简直痛不欲生，几乎喘不过气来。我乘坐飞机去看了一位有丰富血小板血浆（PRP）治疗经验的医生，这是一种特殊的血小板注射，可以加速愈合。幸运的是，这位医生是我的超级粉丝。他告诉我，多亏了我，他的生活才有了转机。但随后他投下了一枚重磅炸弹，让我恐慌不已。在检查了我的脊柱后，他诊断我患有严重的椎管狭窄。再考虑到我撕裂的肩袖，医生无奈地说："你要明白，如果再发生一次滑雪事故，或者剧烈跳跃，或者打壁球时动作过猛，撞到墙壁，你就有可能瘫痪。"

当时我目瞪口呆，十分震惊，但我接受了医生的建议，注射了一针血小板，看看是否能暂时缓解疼痛。果不其然，注射使手臂完全麻木，但也使我的右臂失去了作用。几个小时后，我拖着毫无用处悬在身边的手臂，向 8 000 名听众解释我刚做了个手术，请求他们原谅和理解，但演讲开始不到 3 个小时，疼痛再次袭来，而且更为剧烈。尽管如此，我还是信守承诺，与观众中的 100 名贵宾拍照留念。我身高 6 英尺 7 英寸，所以人们看到我时会认为我身强体壮，但当他们拥抱我或友好地拍打我的后背时，我却在心里疼得疯狂尖叫。但有一个女人没有这么做。每当有人拥抱我时，她都在一旁盯着我，仔细观察。她看出了我的痛苦。

"你很痛苦，"她说，"发生了什么事？"我把事情经过简短地告诉了她。幸运的是，这个女人是个脊柱外科医生。她告诉我："手术无法解决问题，通常在这种情况下手术没用。""那该怎么办？""就目前来说，你需要把疼痛控制在你能承受的程度，"她建议我，"从长远来看，你需要一台 PEMF 机器。"然后，这位外科医生解释了电流是如何进入我的身体，让我紧张的神经平静下来，让淋巴液循环，刺激我的身体自我愈合。

那天晚上我乘飞机长途飞行，但几乎无法入睡，疼得眼睛都睁不开。第二天，我找到了一位 PEMF 从业者，他带着自己的 PEMF 机器来到我住的酒店。这种机器看上去就像从科技展览中拿出来的东西。我周身裹着电子垫，躺在台面上，用了不到 20 分钟，我的疼痛就从 9 级降到 4.5 级。在接下来的一两个月里，我继续每天使用这种机器，疼痛得到极大缓解，直到我最终前往巴拿马（前面跟你介绍过），进行干细胞治疗，完全治愈了我的肩膀。

如今，我仍然坚定地相信 PEMF 的治疗能力及其治疗磁场。从那以后，我至少买了 12 台 PEMF 机器，包括从佐治亚州一家名为 Pulse Centers 的公司购买的一台升级版。这些机器在缓解和治疗疼痛方面可以说是天赐神器，但除此之外，我使用它们还有其他完全不同的原因：这些机器提高了我的能量和注意力水平，改善了我的睡眠，对我的日常身体机能有很大的正面影响。而且不仅仅是我，研究表明，PEMF 可以减轻疼痛、肿胀和炎症，改善细胞代谢和能量水平。[2]

最近，我 83 岁的阿姨卡罗尔摔了一跤，被紧急送往医院。由于她在剧烈疼痛中无法移动，并且非常害怕在这种情况下回家，于是我给她买了一台 PEMF 机器，让她摆脱了疼痛，帮助她以难以置信的速度康复，这让她的医生都感到震惊。我也用 PEMF 机器指导我训练的职业运动员。当然，PEMF 并不是我使用的唯一治疗方法，我有一整个工具箱！我有自己的高压氧机，我也是冷冻疗法的狂热粉丝——冷冻疗法可以作为一种减轻炎症的非凡工具，我们将在第十五章进一步深入讨论，但 PEMF 是我的首选神器。

我不想让你觉得，PEMF 是只有职业运动员、首席执行官和那些无法忍受痛苦的人才能接触到的东西。全科医生、物理治疗师、脊椎神经科医生和内科医生也在向患者推荐这种疗法，数量越来越多。事实上，我们将在第十四章讨论的电子健身房（eGym）就包括 PEMF 机器。我个人建议你去体验一下，你会被这种机器的力量和效果折服。大多数人会在 3 次 20~60 分钟的练习之后，看到显著的积极变化。但很多人和我一样，在第一次治疗之后就感受到了治疗效果。我敢打赌，你也会注意到积极的变化。PEMF 的信徒亲切地称它为“盒子里的闪电”，这可能是你缓解急性和慢性疼痛、增加血液循环、提升整体能量，同时恢复健康的正确方法。

身心相连

疼痛不会凭空产生，也许是身体受伤，也许是身体压力很大，也许你正在处理创伤。当你的身体不协调时，疼痛就会发生。想想看，我们身体的首要任务是保持直立、平衡和协调。如果其中出现阻碍，我们就会感到疼痛。

为了帮助你理解，我们可以把身体想象成一张蜘蛛网，一张巨大而精致的地图，大大小小的所有道路都在这张地图上纵横交错。我们体内的肌肉、关节、神经、血管和毛细血管构成了支架，体内的血液可以提供营养，体内的淋巴可以解毒。它们协同合作，正常运作，直到有一天这种平衡被打破：你可能在健身房锻炼过度，损伤了二头肌，后背突然开始疼痛。

我对过度劳累的身体并不陌生，甚至已经习以为常。除了每天 14 小时、连续 4~10 天的马拉松式的演讲活动，我还是一个冒险爱好者，非常喜欢寻求刺激，喜欢让自己超越极限。但在经历了我跟你讲过的短短 4 个月内那两次车祸之后，我差一点儿成了一个废人，能活下来已经很幸运了，尤其是在第二辆车全速撞向我之后。

当时我还不到 25 岁，但我觉得自己已经七老八十了一样，因此我一直在寻找解决办法。就是在这种情况下，我找到了皮特·伊格斯库。现在的皮特是一名畅销书作家、疼痛专家和电台主持人，在越南当海军陆战队队员时他也遇到过类似的挑战，但他已经找到了破解疼痛密码的方法。让我告诉你他是怎么做到的：当伊格斯库从越南服役归来时，他带回了一枚紫心勋章，此外还带回了战斗创伤留下的无法忍受的慢性神经疼痛，当时国内的医生都无法缓解这种疼痛，不知道如何帮助他，于是就告诉他，他只能“带痛生存”。我们都知道海军陆战队队员不是那种轻易放弃的人，所以伊格斯库做了什么？他开始医治自己。

当伊格斯库深入研究医治自己的工具时，他开始发现不同类型的锻炼来恢复身体的平衡。他从一个相当直接但非常深刻的观点开始：为了治愈，他首先需要找到疼痛的根源——他的姿势和平衡。也就是说，伊格斯库认为人体构造是完美的，疼痛只有在过度使用、受伤或使用不足时才会出现，这会导致身体失去平衡，使我们容易受伤。

伊格斯库对身体力学的理解就是要保持平衡，这是我在那两次事故中因疼痛而无法动弹后幸运地发现的。他认为，我们的生物力学健康始于对齐，而我们大多数人都以这样或那样的方式偏离对齐。于是，他开发了伊格斯库疗法——一种“姿势疗法”，旨在消除一切由运动损伤和车祸（就像我经历的那样）、通勤、打字和一般性衰老引起的慢性疼痛。与伊格斯库一起工作了几十年的布赖恩·布拉德利对此进行了分析，他解释说，随着时间的推移，即使是轻微的伤害也会造成严重破坏。“如果你在高中打篮球时扭伤了右脚踝，你现在的神经系统会记住脚踝受伤的情况，于是让左侧身体负重多一些，以此进行补偿。因此，现在左膝受到了影响，在某些情况下会持续多年。所以，你必须开始寻找疼痛的原因而不是症状。”

我强烈推荐你阅读皮特·伊格斯库的畅销书《无痛：停止慢性疼痛的革命性方法》。他在书中列出了锻炼方法——他称为“伊氏训练法”，这些练习可以重新调整姿势，让身体恢复平衡，恢复功能。伊格斯库认为，没有人比我们自己更了解我们的身体。他是这样告诉客户的：“我们永远不会像你自己那样了解你的健康。所以我的工作就是不要妨碍你，给你提供工具，让你的幸福最大化。”

我第一次去找皮特是为了缓解事故带来的疼痛。我已经花了一年的时间进行物理治疗，却没有任何效果。然而，在我和皮特进行第三次治疗时，我的身体几乎没有了疼痛感。当时我简直不敢相信！想想也比较能说得通，因为我们解决的是问题的根源，而不是处理疼痛的症状。当时我恢复得很好，直到后来，作为一个闲不住的狂人，我在马球比赛中发力过猛，从马背上被甩了下来，伤得十分严重。但不到 3 天，皮特就让我恢复到之前的状态。

现在，已经过去了 35 年，我仍然在做他的练习，以保持我身体的最佳状态，保持身体平衡。它们已经成了我日常生活的一部分，帮助我处理我对身体提出的不可思议的要求，这样我就可以继续表现出最佳身体状态。这些练习并不耗费时间，只需要几分钟，但效果极佳，能让我做我想做的事情，而且在做的过程中感觉很棒。

伊格斯库与一些世界上最伟大的运动员合作过，包括高尔夫球手杰克·尼克劳斯、NFL 职业橄榄球大联盟著名后卫尤尼奥尔·索和旧金山 49 人队。他没有试图用手术或止痛药来治疗，而是从根源上帮助他们解决慢性疼痛和功能障碍，从而指导他们摆脱疼痛并达到最佳状态。我的运动技能达不到那种水平，但伊氏训练法对任何人都有帮助。在与伊格斯库合作这么多年后，我了解到伤痛是由我们日常生活中的一系列压力源造成的。伸长脖子看手机、弓着肩膀打字，时间长了就会产生一堆小问题，从而导致慢性的累积性疼痛。所以，即使你没有像我一样被车追尾两次，现代生活对我们的身体也并不友好。如果你想对自己的身体表现出一些同情，让自己摆脱长期的疼痛，我无论怎么推荐伊氏训练法都不为过。皮特是我的一个好朋友，40 年来，他对我的生活产生了很大的影响。

在接受了 30 多年的伊格斯库养生法之后，我知道疼痛并不是必然的结果，我也了解了一些消除疼痛的方法。当然，这并不是我唯一的工具……

通过拮抗松弛术缓解疼痛

疼痛是软弱离开身体的表现。

——刘易斯·伯韦尔·普勒

你能想象到的各种躯体疗法我都尝试过，每一种疗法都有一定作用。在适当的时候，一个熟练的脊椎指压治疗师或按摩师是无价之宝。大多数躯体疗法都基于这样一种理论，即按压组织（按摩或揉捏）是让身体放松的基本方法。所以如果我告诉你，缓解疼痛的秘密就在于一些简单的事情，比如轻柔的身体复位，你会怎么想？你可能会想："托尼，这太荒谬了。"但我在这里要告诉你这是真的，并且我要告诉你所有关于这个被称为"拮抗松弛术"的神奇方法。我第一次接触这种方法是听了一个 75 岁的网球运动员的介绍。当时他在参加全美业余网球比赛，你可以想象，在他这个年纪进行这种运动，伤痛是在所难免的。我和他分享了一些对我有帮助的治疗伤痛的方法，而他告诉了我拮抗松弛术。他说："托尼，这种方法无痛苦，起效快，疗效惊人。"我试了一下，发现真的很特别。下面让我介绍一下这种方法的来龙去脉以及它的工作原理，这样你就可以自己决定它是不是你想要尝试的东西。

让我们回到半个多世纪前，回到 1955 年。当时俄勒冈州有一位颇有名气的骨科医生拉里·琼斯，他也是他所在地区的疼痛治疗专家。他成功地治愈了一名患者。之前这名患者经过当地几名医生的治疗，但身体依然极度痛苦，无法直立。这个不幸的家伙甚至晚上都睡不着觉，所以琼斯医生花了半个小时试验各种姿势，让他躺得更舒服一些。当他让患者的腿靠向头部和肩膀并移向一边时，患者惊讶地发现不疼了！紧接着琼斯医生开始治疗另外一个患者，结果回来时发现第一个患者已经睡着了，就在诊断室里睡了过去。这个年轻人一觉醒来，能像军人一样站得笔直，整个人容光焕发。

下一个经历不眠之夜的人是琼斯医生自己，因为他在脑海中翻来覆去地思考这件令人惊奇和意想不到的事情——到底发生了什么？经过几个星期的思考，他认为，复位动作触发了保护性反射的高速运转。用不同的姿势进行实验可以阻止痉挛，帮助身体释放压力，从而使身体得到放松。这实际上相当于重置了神经系统！在这个观点的基础上，琼斯医生继续实验，创造新的技术，所有这些技术都以找到舒适、无疼痛的体位为前提。就这样，拮抗松弛术诞生了。

重要的是，琼斯医生发现了 180 多个与每个独特治疗部位相交的"压痛点”，如果体位正确，这些痛点就会消失！这一发现意义重大，不容小觑，于是琼斯医生通过演讲、出书、培训等方式传播这一理念，并将其应用于美国、加拿大、德国、日本和澳大利亚等5个国家的患者。作为拮抗松弛术之父，琼斯医生赋予了马里兰州一位年轻的物理治疗师布赖恩·塔基以灵感。塔基发现，这种拮抗松弛术可以极大地改善运动范围。塔基和琼斯医生一起工作了十多年，学习如何精确地实施拮抗松弛术。最终，随着琼斯医生年事已高，他把拮抗松弛术的火炬传递给了塔基。

在琼斯医生受到那位睡着的患者启发，灵光一现的40年后，塔基又有了另一个惊人的发现，扩展了拮抗松弛术的基本原理。他发现，拮抗松弛术可以应用于所有发炎疼痛的组织，包括器官、血管和神经组织，而不仅仅是肌肉。这使得塔基能够将拮抗松弛术从180种手法拓展至900多种手法。拮抗松弛术的工作原理是释放间质通道中滞留的炎症，间质通道是细胞周围充满液体的深层通道。这些通道是间质的一部分，占全身液体的20%。

（直到20年前，科学才知道间质的存在！现在，一些专家认为间质是人体最大的器官，比皮肤还大。）

值得注意的是，就连骨骼也可以使用拮抗松弛术治疗，因为它可以缓解向骨骼输送血液的“营养”血管中的血管痉挛（血液流量减少）。下面的两张图片展示了一名患者的慢性骨髓炎（骨肿胀）的解决方案，该患者在骨折和摘除脚指甲后，因日常活动中的肿胀和疼痛而痛苦了3年。2016年至2019年的多次磁共振成像证实了这种肿胀（骨髓水肿），尽管采取了多项医疗干预措施，但它仍然存在。一位医生甚至建议，为了减轻疼痛，应该切除患者的大脚趾末端。2019年10月实施的一次拮抗松弛术治疗取得了显著效果，它让患者在72小时内重拾越野跑活动。治疗后（2019年11月）使用磁共振成像进行客观验证，可观察到肿胀减轻（亮白色区域）。

持续的炎症可能会导致慢性肌肉打结，称为“触发点”或“压痛点”。事实上，塔基说，从肌腱炎、坐骨神经痛、滑囊炎，到肠易激综合征、慢性头痛和眩晕，所有这些都是未解决的炎症造成的。这是一个新

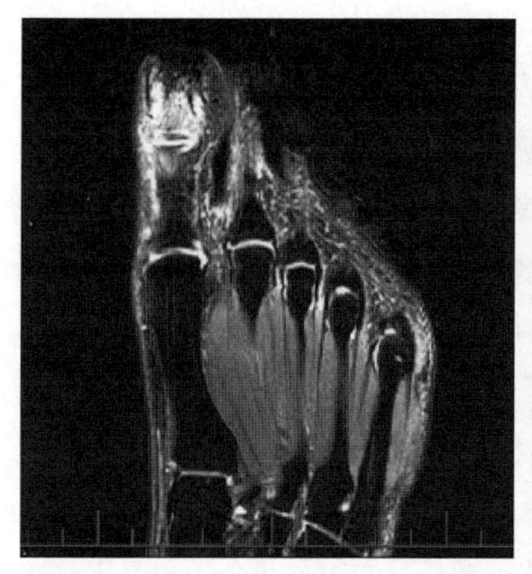
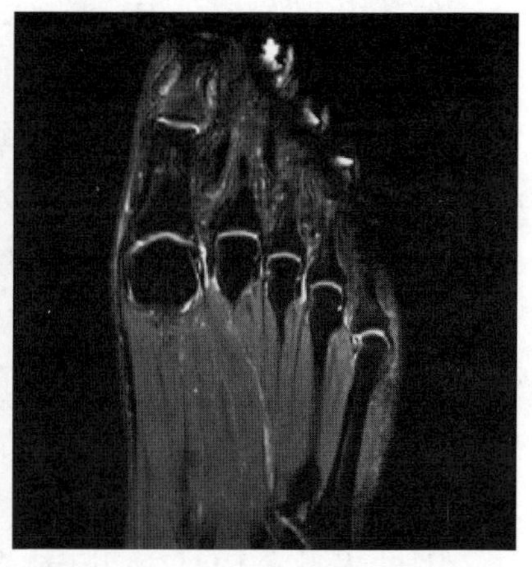

的医学概念，最近的同行评议的医学杂志《肌肉骨骼疼痛前沿》中有详细描述。这篇论文题为《慢性肌肉骨骼和特发性疼痛综合征中淋巴引流受损和间质炎性淤滞：探索新机制》，作者是塔基·B.、斯贝里·J.、里格尼·G.、维斯灵姆·M. 和沙阿·J.，发表于 2021 年 8 月。对任何希望了解外源性慢性疼痛和其他多种不易理解的疾病背后的最新理论基础的医生来说，这都是一篇必读的文章。

熟悉了这一医学概念之后，我们看一下拮抗松弛术的具体治疗方法：治疗师触诊身体，找到“压痛点”，然后用手对相关组织进行减压，将滞留的炎症释放回血液，打破慢性疼痛循环。拮抗松弛术的关键是针对问题的根源，而不是表面肌肉的反应。遗憾的是，大多数的躯体疗法却恰恰相反，针对的是表面肌肉的痉挛，而不是潜在的炎症源，这只会产生暂时的结果。令人惊讶的是，拮抗松弛术起效只需要大约 40 秒，而且经常产生持久的缓解效果。塔基说：“这有点儿像重启计算机——关闭疼痛反射，等上几秒钟，等肿胀消退，就是这样。”

你可以理解为什么像塔基这样的医生在治疗，甚至消除与慢性炎症相关的某些疾病方面发挥着关键作用。其中最棒的一点是，拮抗松弛术完全无痛，不需要在压痛点上捣来捣去，也不需要忍受干针针刺和泡沫滚压产生的疼痛。很明显，拮抗松弛术革命正在改变人们处理疼痛、消化问题和慢性炎症的方式，同时也在重塑徒手治疗的效果和范围。

和“伊氏训练法”一样，拮抗松弛术也吸引了许多知名运动员，包括波特兰伐木者足球俱乐部的明星中场球员迭戈・瓦勒里。伤病对迭戈的身体造成了非常严重的影响，以致 2015 年他在球队赛季前的功能运动测试中排名最后。由于多年的高水平竞技压力，他的脚踝反复扭伤，受损严重，这让他无法跳跃。但 18 个月后，经过拮抗松弛术治疗，迭戈的病情明显好转，并被评为 2017 年美国职业足球大联盟最有价值球员，以 21 粒进球和 10 次助攻打破了伐木者俱乐部的历史得分纪录，其中 10 个进球是跃起头球得分，在拮抗松弛术治疗之前，这对迭戈来说是不可能完成的任务。

但拮抗松弛术不仅仅适用于精英运动员，它对你我来说也是无痛工具箱中的重要工具，我无论怎么推荐都不为过。正如塔基所说，减轻疼痛和恢复功能就是重拾希望。他说：“当你在经历了长久的失望后重新燃起希望时，你就打开了可能性的大门。”

从头到脚恢复结缔组织

生活总是让我们遍体鳞伤，但最终，
受伤的地方会长出结实的翅膀。
——欧内斯特・海明威

当美国职业棒球大联盟的传奇人物米格尔・卡布雷拉再也无法忍受右脚踝的疼痛时，他没有去看运动康复医生或踝关节专家，因为之前他试过了，效果有限。相反，他去找了在迈阿密大学和杰克逊纪念医院接受过培训的麻醉师阿比纳夫・高塔姆博士。作为一名前网球运动员，高塔姆博士开发了一种名为 RELIEF 的自然疗法，用以治疗疼痛、活动受限、身体酸痛僵硬等症状，旨在恢复身体受损的结缔组织，比如臀部、脚踝、膝盖、背部和肩膀以及身体的任何部位，这样就可以迅速消除疼痛。RELIEF 利用超声检测和人工智能锁定伤痕累累、受损的组织，并在间质内（我们再次提到了这种新器官）和身体结缔组织中找到被截留的神经，在不使用手术刀的情况下释放这些神经并修复组织。

卡布雷拉曾两次获得美国职业棒球大联盟最有价值球员称号，并于2012年获得美国职业棒球大联盟三冠王。他现在成了RELIEF疗法的坚定拥趸。刚开始治疗，他的疼痛就减轻了，脚踝的活动能力也从20%提高到90%。有医生曾告诉卡布雷拉，如果选择手术，他最多有望恢复50%的活动能力，而且只能忍受疼痛，无法减轻。但是，就像皮特·伊格斯库一样，卡布雷拉拒绝手术。高塔姆博士——他的患者都叫他阿比医生——向他保证他不需要手术。卡布雷拉在一段支持阿比博士工作的视频中说："当时的我非常痛苦，睡觉时疼，醒来后疼，去运动场疼，去健身房还是疼！"治疗后，疼痛消失了。卡布雷拉说："当我醒来时，我感觉不到疼痛。我觉得自己一下子自由了。"卡布雷拉的脚踝并不是他唯一的问题。2019年，4名专家诊断出他患有慢性右膝损伤，并告诉他在职业生涯的剩余时间里，他会感到疼痛和行动不便，于是卡布雷拉再次向阿比医生求助。只用了几周时间，他的右膝又能支撑他跳跃了，奔跑起来也不疼了，他又能像职业生涯早期那样大力击球了。

多年来，运动医学界已经知道筋膜的重要性，筋膜是一种柔韧的结缔组织，像弹性发网一样包裹着身体的肌肉和肌腱。训练前教练用泡沫滚轴为你放松的部位就是筋膜。随着时间的推移，筋膜会堆积成一团并脱水，神经会被卡住，导致疼痛，累积的瘢痕组织会限制活动能力。所有这些都会堵塞间质，就像8月的某个周五下午去海滩的路上堵车一样。

事实上，阿比医生自己就经历过这种堵塞。他从事竞技网球运动多年，左肩已经形成瘢痕伤。经过几年的治疗，那种僵化酸痛仍然没有得到解决。有一天，他用超声检测仪放大自己的肩膀，看到了他所说的"看起来僵硬、混乱的组织"，他吓了一跳。然后，阿比医生开始为自己进行治疗。他说："我当时在想，'让我看看能不能插一根针进去，把里面重新调整一下'。"

阿比医生重新调整得很成功，他分解了自己的瘢痕组织，恢复了筋膜平面，使肩膀放松下来，恢复了多年来从未有过的活动范围和舒适度。尽管针扎进去疼得要命——当时我们这位专业的麻醉师在用针扎自己之前忘记用麻药了！但他马上就觉得取得了突破。（现在，他为所有的患者提供局部麻醉，因此这种体验几乎接近无痛。）他说："那一刻的感觉太棒了，就仿佛你在体内创造出了新的空间。"

阿比医生的目标是在体内创造"容积"，恢复组织平面，并为之前被困住的神经建立一些急需的分离空间。他使用针头——我在这里告诉你，由于局部麻醉药利多卡因的作用，你感觉不到针扎的疼痛——来分解瘢痕组织，创造更多的空间。然后，为了进一步促进生长和再生，并打开结缔组织硬化的空间，他会注射一种特殊配方的蛋白质、胶原蛋白和生长因子的混合物，这些成分都来自正常捐赠的人类胎盘组织。阿比医生解释说："我们试图欺骗身体，让它在忙于创造新的健康组织时，表现得就像还在子宫里一样。"

阿比医生将 RELIEF 疗法应用到 60 多岁的患者鲍勃身上。由于严重车祸，鲍勃的臀部和背部常年疼痛，并存在运动障碍。治疗过后，鲍勃站起身，绕着阿比医生的办公室行走自如，步态恢复如常，他背部和臀部的组织得到了恢复。他感到难以置信，欣喜异常。"我简直不敢相信眼前的一切！"鲍勃说。

美国运动医学会前会长托马斯·迈克尔·贝斯特博士一开始也不相信。贝斯特博士是一名运动康复医生、生物医学工程师，在杜克大学获得博士学位，并担任迈阿密马林鱼队队医，但他接触 RELIEF 疗法完全出于个人原因，因为在那之前他被髋关节疼痛折磨了 10 年之久。起初，贝斯特博士持怀疑态度，但随后他观察到，经过 30 分钟的治疗，病情立即好转。3 个月后，他的髋关节活动范围恢复如初，跑步时也不再疼痛。"我的功能改善与髋关节周围的结构变化有关，这些变化在做超声波检测时很容易看到。"他惊叹道。

第一次去看阿比医生，我和贝斯特博士一样持怀疑态度。当阿比医生将超声检测棒移到我 20 年前因跳跃受伤的左脚踝时，他向我展示了神经是如何被覆盖着我们身体内部的结缔组织困住的。阿比医生轻轻地插入一根针头，诱导着一根神经挣脱束缚，我在一旁通过超声检测观察，逐渐相信了这种疗法。在那天之前，我一直提醒按摩师不要碰我这个脚踝，因为一旦碰到就钻心地疼，身体像受到电击一样。但是经过阿比医生一顿操作，再加上蛋白质药水，我的脚踝一点儿问题都没有了。RELIEF 疗法实际上打开了被封锁了 20 年的组织。

阿比医生现在已经培训了很多人采用这种突破性的治疗方法，世界上有许多专家也在使用类似的技术来消除疼痛。达拉斯·金斯伯里博士是这些先驱中的一位，他是国际知名的肌肉骨骼超声医生。他在纽约大学朗格尼医学中心教授住院医师时，独立开发了一种类似的模式，目前是 Fountain Life 公司医疗团队的一员。达拉斯博士是一名获得委员会认证的物理医学和康复医生，也是一名获得委员会认证的运动医学博士。他正在领导由罗伯特·哈里里博士及其团队在 Celularity 公司开发的胎盘生物材料的进一步工作，现在已经制定出他在 Fountain Life 中心使用了 10 年的止痛方案，就是我岳父体验过的治疗方案，我们在第三章讲过这件事，如果你还记得。

多亏了阿比医生，他让我明白了我们不必盲目地接受疼痛只是衰老的一部分。阿比医生说："你开始可能会想，'嗯，我的脖子感觉有点儿僵硬，或者感觉有些酸痛紧张，这是正常现象'，因为我们以为这就是衰老的必然结果，所以就接受了。但现在我可以告诉你，这根本不是真的。"

意念高于物质

疼痛是暂时的，可能持续一分钟，或者一小时，或者一天，或者一年，
但最终疼痛会消退，被其他东西取代。
——兰斯·阿姆斯特朗

遗憾的是，尽管我们有最好的工具，有些慢性疼痛还是不会消失。不过好在当这种情况发生时，我们并非毫无办法，应对问题的关键是学会如何有效地利用你的大脑。这正是洛杉矶西达赛奈医疗中心正在做的事情，2019 年的研究表明，虚拟现实（VR）可以减轻住院患者的疼痛。当患有骨科疾病、癌症等各种疾病的患者戴上 VR 眼镜，选择观看放松场景时，他们对疼痛的评分明显低于在医院房间电视上观看健康频道的患者。真是难以想象：虚拟世界竟然能不用药物减少疼痛！

我们在本书的其他地方也讨论过类似的令人难以置信的结论，但这里依然有必要重复一下，因为虚拟现实既分散了人们对疼痛的思考，也阻止了疼痛信号与大脑的交流，确实令人震惊。其他专家正在探索虚拟现实游戏如何重新连接大脑，使其对疼痛做出不同的反应。西达赛奈健康服务研究中心主任布伦南·施皮格尔博士说："我相信，不久的将来，虚拟现实技术将成为每位医生治疗疼痛的工具之一。"正是此人将虚拟现实技术引入了医院。[3]

加速治愈过程、免受疼痛折磨的另外一种工具

你听说过治疗疼痛的另外一种创新方法——激光治疗吗？我相信你一定听说过它的强大疗效。最初这种方法被用在马之类的动物身上，现在一些优秀的运动员和运动队也在使用。[4] 因为工作性质，我有机会使用其中一些最好的治疗方法。我最喜欢的是创世纪一号激光仪，我们会在第十五章详细介绍。这是我最信赖的能缓解疼痛的工具之一。我和我妻子有几台这样的激光仪，是我的朋友安东尼奥·卡萨利尼博士研制的，他是该领域的顶尖专家。他发明并授权了著名的 THOR 激光仪，用于组织愈合、消炎、止痛和伤口愈合。但卡萨利尼博士并没有就此止步，他现在正在他的创世纪一号生产线上生产更宽光谱、更强大的激光仪。我随身携带他的激光仪，将其作为我的必备装备，因为它们能帮助我消除连续 4 天，每天跑、跳、站立超过 12 个小时所带来的紧张和疼痛。这些激光仪对我帮助极大，因此我成了这家公司的投资人。

研究证明，激光能够有效减少疼痛、消除炎症和缓解肿胀，其工作

原理是通过光子向身体输送能量，从而促进身体的自我修复。事实上，激光疗法具有点燃和再生身体的独特能力，就像植物吸收太阳的紫外线并将光子能量转化为化学能量一样。

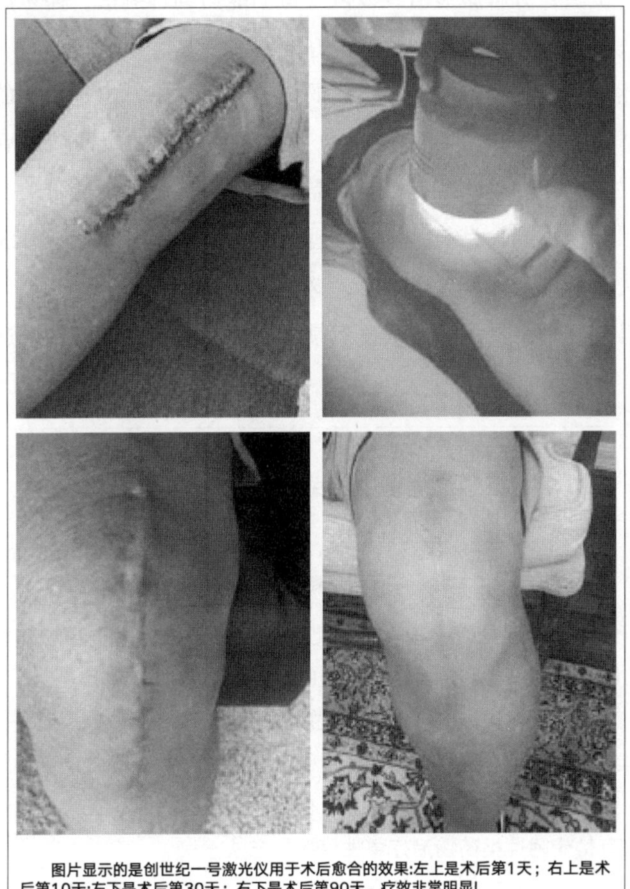

图片显示的是创世纪一号激光仪用于术后愈合的效果:左上是术后第1天；右上是术后第10天;左下是术后第30天；右下是术后第90天。疗效非常明显!

激光可以穿透皮肤组织进入身体深处，疗效奇佳，因此我们在Fountain Life公司采用激光疗法治疗疼痛，用于组织快速愈合、运动恢复，治疗身体损伤、脑震荡以及创伤后应激障碍（PTSD）。事实上，Fountain Life公司的首席运营官马修·伯内特博士正在与卡萨利尼博士合作，研究该领域的最新发展，开发更有效的工具。现在我已经等不及了，迫不及待地想看看他们的合作会带来什么样的革命性新疗法。

我们在本章谈到的所有这些令人兴奋的创新都能改变你的生活，让你摆脱疼痛，过上无痛生活。无论你是在寻求 PEMF 机器中发现的电磁频率的治愈能力，伊格斯库疗法中的姿势疗法，拮抗松弛术中温和而精确的复位法，分解瘢痕组织以恢复行动能力的针刺法，还是虚拟现实的奇幻技术，这些都是我知道的最好的镇痛工具。

当然，干细胞是治疗众多疾病的最佳方案之一，也是最好的解决方案之一。还记得第九章我们讲过的 Wnt 通路吗？如果他们最后的 3 期试验进展顺利，你很快就有机会只需要注射一次就能治愈骨关节炎。如果一切顺利，美国食品药品监督管理局会在 2022 年秋季或 2023 年初批准该疗法。说不定你读这本书时，这种疗法已经上市了！

这里有三种需要注意的快速工具，介绍完之后我们将结束这一章的内容。

工具 1：在急诊病例中避免使用成瘾性阿片类药物

——罗伯塔·夏皮罗博士

哥伦比亚大学医学中心，康复和再生医学系临床助理教授

你要在自己住院之前，阅读下面关于成瘾性阿片类药物的替代品，以及帮助打破阿片类药物成瘾的新技术。

正如我们所讨论的，治疗急性疼痛一直比较棘手，令人沮丧，经常导致久治不愈，最终形成药物上瘾。我们大多数人都“痛苦地”意识到美国面临的阿片类药物泛滥，但很少有人意识到，在大多数情况下，有替代阿片类药物治疗急性疼痛的方法。

几年前，我就有这样的亲身经历，当时我的 3 根肋骨断了，疼痛难忍。急诊室给我开了吗啡，但实际上并没有缓解我的疼痛。我要求他们静脉注射酮咯酸（酮洛来克），这是一种非甾体抗炎药，医生很乐意使用。我的疼痛消失了 3 个多小时！

那么，为什么当有人因为疼痛前往急诊室时，医生通常会给他们使用维柯丁（氢可酮）、羟考酮、吗啡或德美罗之类的药物？然后，他们又会带着阿片类药物处方离去。对于术后疼痛也是如此，患者经

常在吗啡泵的作用下醒来，然后改用口服止痛药，并带着同样的药物出院回家。

酮咯酸是一种非常安全、无成瘾性、抗炎症的替代药物，具有极好的镇痛效果，除了口服（口服最多 5 天），还可以静脉（IV）或肌肉（IM）注射。通过静脉注射或肌肉注射，我们可以避免潜在的胃肠道副作用。由于酮咯酸是一种抗炎药，我们必须始终意识到其潜在的血液稀释作用，并监测肾功能，但总体而言，其风险比阿片类药物的风险呈指数级降低。

阿片类药物有很多潜在的副作用，比如便秘、意识改变、情绪变化，以及明显的上瘾，等等。但酮咯酸没有这些副作用。

如果没有其他禁忌，我建议你选择一种替代品。我对我的每位患者都进行这方面的教育，并且已经这样做了 20 多年。这既可以缓解患者的疼痛，又可以消除我让患者上瘾的风险。医院的医生对患者的这一要求非常满意。

最后说明一点，我丝毫没有否认阿片类药物作用的意思，而是说，为什么不先选择一种安全的替代品呢？

工具 2：美国食品药品监督管理局授权的治疗成瘾的解决方案

现在我们假设你用药成瘾。首先，像你这样的人不在少数。其次，一家名为 Pear Therapeutics 的生物技术公司创建了 ombi，这是第一家在药物使用障碍方面获得美国食品药品监督管理局授权的数字疗法处方。该应用程序作为一种补充，以一种创新的方式提供认知行为治疗（CBT）。

该应用程序包含一个面向临床医生和患者的信息仪表盘，其中包括课程、患者报告的药物使用情况、内心的渴望、触发因素、药物使用、奖励以及实验室结果等。虽然说这么多人关注你的治疗让你感到不知所措，但这不过是一种社区治疗方法。

这种疗法究竟是如何起效的？与成瘾做斗争的人大脑中通常有一个过度活跃的多巴胺回路。Pear Therapeutics 公司利用多巴胺对奖励系统进行再训练，以实现持续的行为改变。该应用程序通过一个简单的奖励系统，仅仅通过与应用程序交互就可以释放多巴胺。它会给用户一张笑脸，一张 2~3 美元的礼品卡，甚至是罕见的 50 美元以上的礼品卡，以回应不同的行为。这样可以让人们保持参与的积极性和主动性，几周后，它就为重建多巴胺回路奠定了基础。

每周只需要使用该应用程序进行 4 个小时的谈话治疗，患者的克制能力就可以提高一倍多。12 周后，30%~40% 的人实现了完全戒瘾！更妙的是，仅仅一个月后，人们的感觉就开始好转。我知道这还是一段很长的时间，也没有人说这是一条简单的康复之路，但至少它孕育着希望，表明我们有望找到解决方案。我非常热衷于寻找真正的解决成瘾问题的方法，所以我也投资了这家公司。

工具 3：古老针灸艺术的力量

——陈洁博士

资深中医从业者、讲师和研究人员，以色列莫迪因加亚诊所创始人

为什么在未来前沿的尖端医学突破中，我们要提及古老的针灸艺术呢？因为传统针灸不仅是古代的遗物，也是现存最精湛的疗法之一。我的患者托尼·罗宾斯发现针灸的治疗效果很好，十分有价值……

针灸是中医疗法的重要组成部分，其历史可以追溯到近 3 000 年前。从传统上讲，针灸是作为一种疗法来调和人体的“生命力”，也就是汉语中所讲的“气”。气沿着针灸中被称为“经络”的能量高速公路循环。这些经络是人体的智能网络，其首要任务是将人体的内外器官整合成一个统一的形式。通过经络，各器官之间实现通信，使身体系统协同合作，成为一个完美的整体。针灸疗法使用针尖刺激穴位，使

气在经络中形成更强的聚集力和流动性。针灸可以促进身体系统的各部分之间更积极地互动，整套操作旨在帮助身体保持平衡状态。

几个世纪以来，针灸已经在世界范围内得到广泛应用，特别是在慢性疾病的治疗上。然而，它在急救中也被证明是非常有效且高效的，可以减轻疼痛，缓解抽搐，调理月经，帮助受孕，稳定生命体征，复苏心脏系统，并使患者在昏厥、休克或昏迷等事件后恢复意识。这一现象非常有趣，反映了针灸可以快速保护和重新引导气血循环，使之回到重要器官，并将人的身心与环境重新连接起来。

除了传统疗法，针灸的镇痛作用已经发展成为针灸麻醉疗法的一个新特点，这是现代实践的一个显著突破。术前和术中针灸可以安全有效地抑制手术部位的疼痛。这种技术被单独或与传统麻醉一起用于头部、颈部、胸部、腹部、四肢手术和各种侵入性检查。患者可以在手术过程中保持清醒，更好地配合手术过程，减少麻醉的副作用，及时保护重要器官，调节免疫功能，术后恢复更快。

现代研究的另一个令人兴奋的发现是，针灸能对干细胞产生积极影响。在动物大脑、脊椎和骨髓中进行的许多研究已经带来了令人鼓舞的结果，表明针灸可能会增加干细胞基因的表达，促进注射干细胞的增殖和分化，并改善干细胞向宿主系统的迁移。这些结果表明，注射干细胞和针灸联合干预比单独的干细胞移植效果更好。[5] 针灸已经被使用了数千年，至今仍然可靠。与本书中的突破性技术相结合，可能会使这种古老的治疗艺术在再生医学中进一步发挥作用。[6, 7, 8, 9, 10, 11, 12, 13, 14, 15, 16]

我现在希望你能真正明白，我们并不缺乏控制和消除疼痛的工具。所以，不要怀疑，我们生活的这个时代完全有能力解决你的疼痛问题。无论尝试什么方法，你都不要默默忍受。当然，手术可能是必要的。但在进入手术室之前，你可能想尝试一下你在本章中发现的那些工具——那些可以让你从疼痛中解脱出来，又不需要像手术那么极端的方法。

希望你能像我一样乐观地看待无痛生活的前景，但这需要的不仅仅是乐观，还需要不断测试新的方法，因为每天都有突破性技术出现。我学到的最重要的一点是，我们必须愿意超越传统方法，找到有效的解决方案，找到愿意发现问题根源、不仅治标而且治本的医生。

幸运的是，我们生活在一个医疗革命的时代，在这个时代，一代有独立思想的特立独行者正在寻找更好的方法，不用手术或药物来对抗疼痛。就像本书中的许多其他想法和治疗方法一样，这一切都是在想方设法地增加你的幸福感，这样你就可以继续做所有你喜欢的事情，并且在未来的许多年里感到强壮、健康，没有疼痛。

接下来，让我们继续阅读，看看如何不花一分钱，只是简单地改变一下生活方式，就能对你的精力、注意力和生活质量产生深远影响。让我们从中发现长寿的生活方式和饮食……

12

长寿的生活和饮食方式

简单改变一下生活和饮食方式就可以极大地改善你的精力、健康和寿命

虽然科学很复杂，
但我们对它的应用既简单又实用：
吃得好，压力小，运动多，爱得多。
——迪恩·欧宁胥博士

这一章不需要你额外花一分钱，也不需要你投入大量的时间。你不需要医生的处方就可以实现下面你将要了解的所有解决方案。然而，我们即将与你分享的这些简单的生活方式改变可以对你的活力、精力、力量以及生活质量产生直接且持久的影响。

好消息是，你现在就可以获得这些切实可行的见解，你只需牢牢掌握其精髓，把握其本质，从而争取到更大的机会，让自己的生活过得更长久、更精彩、更健康。

问题是，世上有太多的错误信息和相互矛盾的建议，人们很容易产生困惑、误入歧途。我们的目标是屏蔽所有的噪声和胡言乱语，让你能够带着一种新的清晰感和觉知轻装前进。毕竟，意识——加上有效的行动——是基础，是健康和充满活力的生活方式的基石。

为了指导我们踏上这一旅程，我们组建了一个由专家组成的梦之队，他们基于几十年严谨的科学研究，拥有无与伦比的洞察力。还有谁能比我的好朋友、本书顾问、医学博士迪恩·欧宁胥更适合率领这个梦

之队呢？他经常被誉为生活方式医学之父，该领域通过改变生活方式来预防、治疗和逆转疾病。

正如欧宁胥博士解释的那样，意识到只要改变自己的行为就能迅速而果断地改善自己的健康状况，这一点“至关重要”。可事实上，我们大多数人都严重低估了选择基本生活方式的作用。但最新的科学研究有理有据，令人信服，不容忽视。例如，我们将介绍如下内容：

- 一些“低风险”的生活方式可以让你的寿命延长 12 年或更长。
- 适度锻炼可以将死于心脏病的风险降低一半。
- 明智的饮食决定可以将任何原因的死亡风险降低 36%，而糟糕的饮食选择可以将死亡风险提高 67%。
- 如何利用禁食带来的再生益处，而又不让自己经历不必要的痛苦！
- 了解微生物群如何帮助你定制饮食，以增加健康和活力。
- 最后，我将与你分享我最喜欢的两个生物黑科技，它们可以真正改变你的生活质量，其效果超乎你的想象，它们就是热与冷两种力量。这两种天然的压力源可以降低你的血压，将你患心脏病的概率减少一半，改善你的情绪，甚至不需要做太多运动就能让你达到适度的锻炼效果！

生活方式对你的健康和幸福非常重要，因此我们将在接下来的两章继续探讨这一主题。在这些章节中，你将学习如何通过改善每一件事来优化你的生命力，比如睡眠方式、锻炼肌肉的方法等。

这部分内容的基本道理非常简单，人们很容易低估其重要性。简言之，你日常基本的生活方式会对你的生活质量、健康寿命和寿命产生深远的影响——而这些生活方式的选择完全掌握在你自己手中。

自我治愈

你是自己快乐或痛苦的根源。你拥有这种力量。

你是你自己的朋友，也是你自己的敌人。

——沙吉难陀

当年，就在欧宁胥博士还是一名 19 岁的医学院预科生的时候，他的生活开始崩溃。他后来回忆说："我当时抑郁得想自杀，差一点儿就自杀了，只是没有动手。"欧宁胥一心想要出人头地，这种压力压得他喘不过气来。他觉得周围的同学一个个似乎都天赋异禀，比自己聪明得多，而自己就是个冒牌货，是个愚蠢的骗子，所有人都能看到他的不足。他担心自己进不了医学院，担心会让父母失望，担心没有人会"爱和尊重"他。

最糟糕的是，欧宁胥整个人充满了一种徒劳无望的感觉，即使取得了一定程度的成功，他也觉得没有什么能给自己带来持久的满足。他无法入睡，坐着发呆，也无法集中精力学习，于是他试图通过服用镇静剂和喝酒来让自己平静下来。未来看起来如此黯淡，欧宁胥甚至考虑过开车撞向大桥，这样他的死看起来就会像一场意外。最后，一场大病救了他。欧宁胥患上了单核细胞增多症，几乎连起床的力气都没有。他回忆说："父母看到我形销骨立的样子，就把我带回了达拉斯的家。当时我的打算是等身体好一点儿就自杀。"

欧宁胥的妹妹在印度精神导师沙吉难陀的指导下练习瑜伽，健康状况得到显著改善。所以欧宁胥的父母决定在他们家的客厅里为大师举办一个聚会。在当天的聚会上，沙吉难陀身穿橘黄色长袍，胸前银髯飘飘。他发表了一篇改变人生的演讲，他向众人解释说，没有任何外在的东西能带来持久的幸福，更明智的方法是专注于让身心平静下来，体验内心深处的喜悦与平静。欧宁胥博士回忆说："那是 1972 年的事，即使放在今天的达拉斯，也不同寻常。但这在当时显得尤为离奇怪诞。”不过，欧宁胥还是能发现沙吉难陀“神采奕奕，而我痛苦不堪。那种感觉就好像我身体里缺少了什么一样”。

为了减轻痛苦，欧宁胥不惜一切代价，什么都愿意尝试。于是，他学会了冥想，学习了瑜伽，并开始利用呼吸和意念帮助自己平静下来。受沙吉难陀的启发，欧宁胥改变了自己的饮食方式，放弃了从小喜欢的多汁牛排和芝士汉堡，放弃了高脂肪的美国饮食，成了一名素食主义者。

一段时间之后，欧宁胥感觉自己比以前健康了，心情好了很多，也更专注了。回到大学之后，他成了班级里的第一名。自此，欧宁胥在医学院表现优异，并获得了哈佛大学的奖学金，最终成为加州大学旧金山分校的一名医学教授，著有《迪恩医生的逆转心脏病计划》（*Dr. Dean Ornish's Program for Reversing Heart Disease*）等畅销书。他也是一名开创性的研究人员，其研究成果在最负盛名的医学期刊上发表。欧宁胥还创办了一个为期 9 周的“生活方式医学项目”，该项目已被科学证明可以通过优化 4 个因素来逆转心脏病和其他慢性疾病：饮食方式、活动程度、对压力的反应以及得到的情感支持。总之，他的事业风生水起。

像本书里的许多科学家一样，欧宁胥博士自身遭受痛苦折磨，于是把自己的痛苦作为灵感，最终帮助很多人摆脱了痛苦。

现在，欧宁胥博士回顾了他 40 多年来对疾病的起因和预防的了解，他为他所说的“显而易见的顿悟”所震惊。他解释说：“和所有医生一样，我接受的培训是，把心脏病、糖尿病、前列腺癌、乳腺癌，甚至阿尔茨海默病视为完全不同的疾病，需要做出不同的诊断，给出不同的治疗方法。”

事实上，欧宁胥博士说：“它们其实是同一种疾病，只是表现和伪装的形式不同。它们都具有相同的潜在生物学机制：慢性炎症、氧化应激、端粒、血管生成等。这些机制中的每一个都直接受到我们的饮食、我们对压力的反应、我们进行的锻炼以及我们获得的心理社会支持的影响。”

这种认识具有深远的意义。欧宁胥博士说："它从根本上简化了我们给患者的建议。对绝大多数慢性疾病来说，只要建议患者采取相同的生活方式就可以了，因为它们实际上是同一种疾病。"

欧宁胥最喜欢的一个例子是端粒，它是染色体末端的保护帽，很像鞋带上的塑料头。随着年龄的增长，你的端粒会变短，导致细胞功能失常并死亡。端粒较短与许多疾病导致过早死亡的风险增加有关，包括心脏病、阿尔茨海默病、2 型糖尿病和恶性肿瘤。说白了，当你的端粒变短时，你的寿命也会变短。

面对这种衰退，你是否无能为力？其实不然！

事实证明，你的生活方式——包括你的饮食、锻炼和处理压力的方式——对你的端粒有巨大的影响。欧宁胥的预防医学研究所与诺贝尔奖得主、以研究端粒而闻名的科学家伊丽莎白·布莱克本博士合作，进行了第一项对照研究，表明生活方式的改变可以延长你的端粒。一组接受欧宁胥博士生活方式计划仅 3 个月的患者显示，他们体内修复端粒的端粒酶增加了 30%。[1] 5 年后，端粒长度增加了 10%，而不是随着年龄的增长而减少。《柳叶刀·肿瘤学》杂志的编辑称之为"在细胞水平上逆转衰老"。[2]

另一个研究小组已经证明，经常锻炼的成年人的端粒明显比那些久坐不动的人长。他们发现，"高度活跃"的成年人每天慢跑 30~40 分钟，每周慢跑 5 天，与久坐不动的成年人相比，有 9 年的"生物衰老优势"。[3] 是的，你没看错！从生理上讲，如果他们年轻 9 岁，仅仅是因为他们坚持定期锻炼！

在科学研究中，我们一次又一次地看到这种模式。简言之就是，最简单、最符合常理的生活方式的影响是惊人的。2018 年，哈佛大学公共卫生学院的一个研究团队发表了一项里程碑式的研究，题为《健康生活方式因素对美国人口预期寿命的影响》。[4] 他们展示了 5 种"可改变的"生活方式因素对 12 万多人的影响：从不吸烟，适度饮酒，有规律的体育活动（每天至少 30 分钟的"中高强度运动"），保持"正常的体重"，坚持"健康饮食"。

他们发现了什么？人到中年，比如50岁的时候，遵循上述所有5条“低风险”准则的男性要比没有遵循这些准则的男性多活12.2年，而女性要比没有遵循这些准则的男性多活14年。研究还发现，在随访期间，采用健康生活方式的人死于心血管疾病的风险降低了82%，死于癌症的风险降低了65%。作者强调，心血管疾病、癌症和其他慢性疾病“是所有健康问题中最常见、最昂贵的，但在很大程度上是可以预防的”。

研究还发现，在随访期间，采用健康生活方式的人死于心血管疾病的风险降低了82%，死于癌症的风险降低了65%。

你不妨思考一下这个问题：对你健康的最大威胁在很大程度上是可以预防的。一旦真正内化了这个重要的想法，你就可以开始专注于一些更具体的问题。例如，什么是健康饮食？

吃得好，心情好，活得久

如果是土地孕育的，就吃吧；如果是工厂生产的，就不要吃。

——迈克尔·波伦

从生酮饮食法到旧石器饮食法，从北欧饮食法到地中海饮食法，从GOLO饮食法到Jlo饮食法，人们对无数饮食法的利弊争论激烈，吵得让人头疼，仿佛在听政客们为天底下的满地鸡毛喋喋不休一般！欧宁胥博士在这些有关营养饮食的争论中一直是个勇敢的战士，他公开驳斥有争议的人物，如已故医学博士罗伯特·阿特金斯——此人创造了一种高脂肪、低碳水化合物的饮食，许多专家（包括欧宁胥）认为这种饮食有害。

但最终欧宁胥博士还是受够了。他说：“我不再参与那些饮食论战了。争来争去只会让人感到困惑，为那些实际上没有科学依据支持自己言论的人提供了一个平台。”相反，他选择根据已发表的研究成果（包括他本人和其他人的）以及他在数千名患者身上取得的成功结果，清楚地展示40年来他对营养学的了解。他说：“这些研究是为任何真正想要了解它们的人准备的。”关于如何健康饮食，人们“正在形成共识”。“如果你想这么做，你可以照我说的做；如果你不想这么做，也没关系。但它真的很快就会起作用，如果你尝试这种方法，你就会在自己的生活中体验到好处。”

首先，有证据表明，典型的西方饮食是行不通的。我们很多人摄入太多的糖、肉、脂肪、盐、卡路里，几乎每一种都摄入太多——这种饮食很容易让我们生病。

“大多数美国人精制碳水化合物吃得太多。”欧宁胥补充道。其中包括精粉面包、精米、比萨、意大利面、糕点、果汁和高糖汽水。欧宁胥说：“这就像吃糖一样，它会直接进入你的血液，所以你的血糖会飙升，你的胰腺会分泌胰岛素来降低血糖，这很好。但是胰岛素会加速这些卡路里转化为脂肪，最终会导致慢性炎症，引发许多慢性疾病。”

问题是，如果你准备减少那些“坏”碳水化合物的摄入，那么你应该吃什么？欧宁胥说：“我很想告诉你，猪肉皮、培根和香肠对身体有好处，但实际上没有好处。”对大多数美国人来说，这听起来可能是一种亵渎，如果你是一个彻头彻尾的食肉动物，我们并不建议你放弃吃肉！我们马上就会解释，最新的DNA检测的优势之一是，它可以帮助我们理解为什么不同类型的饮食适合不同的人。现在，你必须注意，因为DNA不是绝对的，对我们影响最大的是表观基因组，它也会受到饮食的影响。

例如，你的身体是否倾向于主要燃烧碳水化合物、脂肪或蛋白质，这可以帮助你理解为什么某些饮食对某些人更有效。但基本面因素依然存在。我们都需要同样的核心食材，还需要一些通用的食材，比如蔬菜。值得注意的是，许多研究发现，富含动物蛋白的饮食，尤其是红肉（牛羊肉）和加工肉类，若不搭配水果和蔬菜，会增加患乳腺癌、前列腺癌、糖尿病和心脏病等疾病的风险。

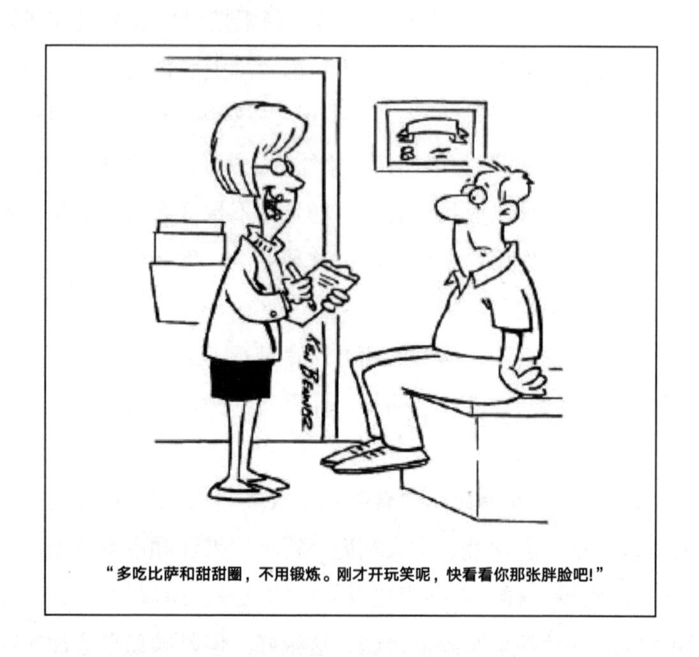

“多吃比萨和甜甜圈，不用锻炼。刚才开玩笑呢，快看看你那张胖脸吧!”

欧宁胥博士的解决方案是用“好碳水”取代“坏碳水”——主要是水果、蔬菜、全谷物、豆类（如大豆、鹰嘴豆和小扁豆）和豆制品（如豆腐和豆浆）。大多数好碳水脂肪含量低，纤维含量高，比坏碳水更容易让你饱腹。

更重要的是，欧宁胥说，好碳水“不会引发胰岛素的反复激增”，而胰岛素激增会“导致代谢综合征，最终导致2型糖尿病”。好碳水还包含“数千种具有抗癌、抗心脏病和抗衰老特性的保护性物质”，包括生物类黄酮、多酚、视黄醇、番茄红素、类胡萝卜素、异黄酮，以及许多其他名字千奇百怪的好东西！

蔬菜的保护作用尤其令人兴奋。例如，研究表明，西蓝花、青花菜、羽衣甘蓝和球芽甘蓝等十字花科蔬菜对健康非常有好处。[5] 这些蔬菜与许多疾病的低发病率有关，比如心血管疾病、乳腺癌、前列腺癌等。其中有什么秘密吗？一个因素是这些蔬菜含有萝卜硫素，这种化合物可以减少炎症，甚至可以减缓肿瘤的生长。根据我们对萝卜硫素强大功效的了解，大力水手应该在吃菠菜的同时，多吃生的或蒸熟的青花菜芽。

关键是，当你少吃有害食物，用保护性食物代替它们时，你得到了欧宁胥所说的“双重好处”。在饮食方面，这是最终的双赢。

所有这些都不是特别复杂。欧宁胥说：“它本质上是一种天然的植物性饮食，天然低脂低糖和低碳水化合物。”他对“天然”食物（如水果、蔬菜和豆类）的偏好值得强调。正如你所预料的那样，食用天然有机的高质量食物通常比那些穿着白大褂的天才加工的包装食品更健康。

但这些其实只是帮助你决定如何饮食的一般性指南，基于对你的健康预期影响的可靠研究。欧宁胥在其著作《科学健康食谱：吃得好，心情好，活得久》（*The Spectrum: A Scientifically Proven Program to Feel Better, Live Longer, Lost Weight, and Gain Health*）中，将食物分为 5 组，最健康的食物列在第一组，最不健康的食物列在第五组，在第五组你会发现“常见的怀疑对象：加工肉类和甜甜圈等”。但欧宁胥并没有说“吃这个”或“不要吃那个”，他只是在深入浅出地解释科学事实，这样你就可以根据自己的健康状况、口味和改变的意愿做出明智的选择。

欧宁胥博士说：“如果你只是想保持健康，减几磅体重，让你的胆固醇、血压或血糖下降一点儿，这并没有什么难的。最重要的是你的整体饮食方式。所以，如果你哪天放纵了一下自己，这并不意味着你‘健康’或‘不健康’，只是意味着第二天要吃得更健康。”

另一方面，欧宁胥博士说：“如果你试图逆转一种危及生命的疾病，那就困难得多了。”你需要“做出更大的改变”。

假设你有患心脏病的风险，这是一种很大程度上可以预防的疾病，也是世界上的头号健康杀手。也许你或你爱的人超重或久坐不动，或者有其他常见的风险因素，如高血压、高血糖、低密度脂蛋白胆固醇和甘油三酯水平升高。如果你减少精制碳水化合物和饱和脂肪的摄入量（比如，少吃红肉、全脂牛奶、奶酪和烘焙食品），你可能会在所有这些方面看到显著的改善。

如果你增加全谷物、蔬菜和水果的摄入量，你就能进一步减少心脏病的威胁，就这么简单。如果再加上一些适度的锻炼，形势会更乐观。一项研究发现，与久坐不动的人相比，每天步行 30 分钟，每周步行 5 天，就能降低 20% 的过早死亡风险。[6] 另一项研究发现，每周快走 60~90 分钟的女性死于心脏病和中风的风险降低了一半。[7]

如果你的目标是预防或逆转许多其他慢性疾病的进展，你可以期待类似的模式。在一项研究中，926 名患有前列腺癌的男性在确诊后被跟踪研究了长达 14 年，以评估饮食对其死亡率的影响。[8] 结果表明，吃包含大量红肉和加工肉、高脂肪乳制品、精制谷物和含糖甜点的西式饮食的男性，死于前列腺癌的风险高出 250%，死于任何原因的风险高出 67%。我想让你在此暂停一下，让这些骇人听闻的数字永远留在你美丽的大脑里。或许你已经知道，糖是个沉默的杀手。

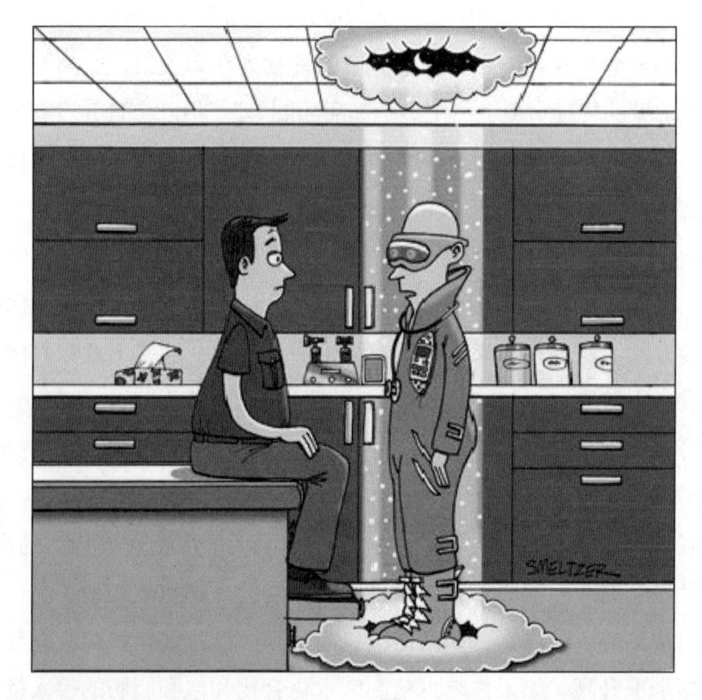

“我是来自未来世界的医生，给你带来了革命性的健康建议：多运动，多喝水，多吃蔬菜。”

相比之下，食用“谨慎”饮食——以蔬菜、水果、豆类、全谷物、豆制品、油醋调味汁以及鱼类为主——的男性死于任何原因的风险都要低 36%。这项研究得出的结论是，“改变饮食”可能“影响生存”，这是一种科学上典型的保守表述。我不知道你如何看待这种研究结果，但我从内心信服，敢赌上我的性命。

告别“心脏病饮食”

饮食干预不仅可以延缓疾病，
实际上还可以消除老鼠、猴子甚至人类的大部分慢性疾病，
从而延长寿命。
——瓦尔特·隆哥博士
南加州大学长寿研究所所长

瓦尔特·隆哥博士，在意大利出生并长大。他无意成为长寿大师，一开始想当摇滚明星。16 岁那年，隆哥怀抱吉他来到芝加哥，和姑妈住在一起，打算学习音乐。他很快发现他新家乡的许多居民都养成了一些相当不健康的习惯！每天的早餐都是培根、香肠和鸡蛋，而且几乎每餐都离不开肉。隆哥还见识了芝加哥式比萨，上面覆盖的厚厚奶酪足以淹没一艘战舰。他看到人们边吃比萨边猛灌大量含糖饮料，最后再胡吃海塞一大堆甜点。隆哥在芝加哥的一些亲戚死于心血管疾病，他后来把这种饮食方式称为“心脏病饮食”。

隆哥前往得克萨斯州上大学，在那里他最终改换专业，从学习爵士吉他演奏改为学习生物化学。学生时代的隆哥养成了一种习惯，每天都吃汉堡、炸薯条以及兼具墨西哥和美国西南风味的奶酪美食。到了 20 多岁的时候，他的胆固醇和血压都非常糟糕，医生建议他服用他汀类药物和高血压药物。隆哥没有听医生的，而是通过改变饮食方式改善自己的健康状况。

他是怎么做的呢？隆哥基本上恢复了他在利古里亚和卡拉布里亚长大时的饮食风格，这两个意大利地区的饮食以健康著称。这种饮食以复杂的碳水化合物为主，如蔬菜、豆类、坚果和水果，以及适量的意大利面、大量的橄榄油和一些鱼类。隆哥说，他小时候“每周只吃一次肉”。意大利的这些地区居住着数量相当多的百岁老人，这并非巧合。

隆哥开始对营养和“健康长寿”之间的联系着迷——这是一个他已经探索了 30 多年的课题。如今，隆哥是洛杉矶南加州大学长寿研究所所长，也是研究衰老生物学机制的顶尖专家。他将营养描述为，“你可以控制的影响你寿命的最重要因素，无论你是否会被诊断出某些严重疾病，无论你上年纪以后是活跃、强壮，还是久坐、虚弱”。

隆哥见到了数百名百岁老人，采访了像艾玛·莫拉诺这样的人。莫拉诺是意大利人，活到 117 岁。他研究了从撒丁岛到厄瓜多尔各地的“长寿热点地区”，试图找出它们的共同点。在实验室里，隆哥还研究了营养与加速衰老的关键基因和途径之间的关系。他的使命是什么？他想要揭示饮食干预如何减少疾病，修复我们的身体，让我们年轻几十年。隆哥说：“我的工作是让人们活到 110 岁，并帮助他们保持健康。”

在他的一项研究中，隆哥和合作者研究了蛋白质摄入对 6 381 名 50 岁以上人群死亡率的影响。[9] 在 18 年的随访期间，他发现，50~65 岁的高水平蛋白饮食人群死于癌症的可能性是低水平蛋白饮食人群的 4 倍多。摄入高水平蛋白质的人群死于任何原因的风险也提高了 74%。

但真正重要的是，他们吃的蛋白质是来自植物（如豆类、坚果、种子和全谷物）还是动物（如肉、蛋、牛奶和奶酪）。研究发现，对 50~65 岁的人来说，植物蛋白是健康的，而“高水平的动物蛋白会提高死亡率”。

隆哥博士的研究使他开发了一种被他称为“长寿的生活和饮食方式”的方法。它几乎完全由植物性食物组成，这使得它与欧宁胥的饮食风格大体相似。但隆哥也建议每周最多吃两到三次鱼，要小心避免食用那些汞含量极高的鱼类，包括金枪鱼和剑鱼。

隆哥博士喜欢那些富含 ω-3 脂肪酸的鱼类，如鲑鱼和大西洋鲭鱼。像牛肉、羊肉和鸡肉这样的肉类怎么样？他避免食用此类肉品。你必须像隆哥一样吗？你不必这么做。记住，这些都是你自己的选择。但不要相信这个荒谬的说法：你必须吃肉，因为从植物性饮食中很难获得足够的蛋白质。事实上，地球上许多最健康、最有活力的人在很大程度上（甚至完全）坚持以植物为主的饮食。

以我的朋友汤姆·布雷迪为例，他是史上最好的四分卫。他主要吃水果和蔬菜来给自己补充能量。至于零食，他喜欢坚果和种子。他还吃适量的鱼类或鸡肉中的精益蛋白质。汤姆用一句话概括了他的饮食原则："植物为主。"

隆哥博士补充说，他遇到的许多百岁老人的饮食有惊人的相似之处：他们不吃富含大量饱和脂肪的肉类或奶酪，也不吃太多糖，而是倾向于摄入大量复杂的碳水化合物，如豆类和蔬菜，以及来自橄榄油和坚果等营养来源的大量健康脂肪。他们的另一个共同特点是，他们都不那么放纵自己。隆哥博士说："他们可能每周吃一到两次肉，通常也不能吃太多肉，因为他们没有钱。"

我希望到目前为止，你已经看到一些清晰的模式，这些模式将为你提供一些最基本的指导原则。记住，它不需要很复杂。在回答人类应该如何吃才能"最大限度地保持健康"这个问题时，著名饮食作家迈克尔·波伦用10个字总结为："要吃饭，要少食，植物为主。"

禁食——恢复活力的力量

禁食是最好的治疗方法——它是人体内的医生。

——巴拉赛尔苏斯

16世纪瑞士医生

在隆哥博士看来，营养丰富的植物性饮食还不够，要想预防疾病和延缓衰老，还需要更激进、更有效的策略，充分利用愈合和保护的力量，让身体从持续的消耗、分解和消化食物的过程中得到休息。换句话说，我们需要进行所谓的"间歇性禁食"。

当隆哥博士建议人们应当养成禁食习惯时，他们的反应很激烈，仿佛他是在建议人们睡在铺满铁钉的床上。隆哥说："他们认为这种想法太离谱了，很多人仍然习惯于一天之中不停地吃吃吃，少吃一顿或两顿，就感觉自己要死了！"

在世界上的大部分地区，每天都要吃东西属于标准操作，通常至少要吃三顿正餐，再加上零食。隆哥说，在美国，"人们往往会在大约 15 个小时的时间里不断地吃东西，中间从来没有休息过。但思考一下人类的进化过程，你会意识到，我们生来就不适合这样的生活，我们在漫长的历史中从未以当今这种超级丰富、供应不断的方式随时获得肉类"。

隆哥博士在职业生涯之初研究的是酵母菌和细菌等有机体。他说："地球上的大多数有机体一直在挨饿。当它们幸运的时候，偶尔会得到一些食物——然后又回到饥饿状态。所以很明显，人类是第一个完全摆脱饥饿的物种。"

早在 20 世纪 80 年代，隆哥在实验室做实验时就发现，当你让酵母菌和细菌挨饿时，"它们活得更长"。这一发现使他走上了研究禁食是否也能提高人类寿命的道路。从那以后，他和其他许多科学家在动物和人类身上进行了许多研究，研究表明，禁食可以成为有力武器，用以对抗诸如肥胖、糖尿病、高血压、癌症、哮喘、关节炎、多发性硬化、心血管疾病、帕金森病和阿尔茨海默病等疾病。

隆哥博士说，困难之一在于要找到切实可行的禁食方法，不仅能促进健康和长寿，而且必须可控，"这样人们才能真正做到"。他推荐的一种流行方法是一种被称为"限时饮食"的策略。

这种策略的工作原理是这样的：早点儿吃晚饭（最好是在睡觉前 3 个小时吃完晚饭），然后至少在接下来的 12 个小时里什么都不吃。这很容易，因为大多数人在禁食的时候要睡 6~8 个小时！

> 限时饮食：早点儿吃晚饭（最好是在睡觉前 3 个小时吃完晚饭），然后至少在接下来的 12 个小时里什么都不吃。

间歇性禁食还有很多其他形式。例如，推崇 5 ：2 饮食法的人在每周非连续的 2 天中可以减少大约 75% 的卡路里，其余 5 天则正常饮食。另一种常见的方法是不吃早餐，每天禁食 16 个小时，许多人在经过一两周的调整后发现这种方法相当简单可行。彼得·戴曼迪斯采取了一种更严格的限时饮食法：他一天禁食 19 小时，通常在下午 1 点到 6 点之间这 5 个小时的窗口期进食。他说："禁食让我得以控制自己，保证每天上午思维清晰，体力充沛，因为我的血液不会冲到肠道去消化一顿丰盛的早餐或午餐。"

欧宁胥博士也认为每天禁食 12 小时或更长时间是"一个好主意"。同样，我们在第四章提到的哈佛大学长寿专家大卫·辛克莱博士也经常不吃早餐和午餐，直到晚餐时间才吃他一天中唯一的一餐。

正如你想象的，许多人都喜欢间歇性禁食，将其作为一种减肥方式。但长寿专家也对禁食可以用来延缓衰老、治疗或预防疾病的方式着迷。例如，隆哥博士的研究表明，长期禁食和化疗相结合，可以非常有效地对抗各种癌症，因为癌细胞（以葡萄糖为能量来源）在饥饿虚弱的情况下变得更加脆弱。

说服正在与癌症做斗争的人参加要求他们连续几天只喝水的研究并不容易。因此，在美国国家癌症研究所的资助下，隆哥博士开发了一种为期 5 天的"模拟禁食饮食"，它比只喝水的禁食要轻松一些。第一天，这种饮食里含有 1 100 卡路里。在接下来的 4 天里，每天的热量会下降到 800 卡路里，主要是蔬菜汤。正如纯粹主义者会告诉你的，这并不是真正的禁食。但其目的是在没有太多困难的情况下获得同样的好处。隆哥说，到目前为止，已经有 20 多万人尝试过他的这种模拟禁食饮食法，这种饮食法由一家名为 L-Nutra 的公司销售，被认为是一种快速减肥和"增强细胞更新"的方法。

为什么要让自己经历这些痛苦？我在生活中定期禁食，作为一个过来人我可以告诉你，禁食真的没那么困难，尤其是在度过了第一天或第二天之后，你很快就开始意识到，你对食物的渴望很大程度上与你的习惯有关，并由你的心理和情绪模式驱动。让自己摆脱这些模式是一种难以置信的解放。当你的身体不再不间断地处理食物时，它就有机会恢复自身活力，这样你就可以重新发现你体内已经存在的自然能量。

隆哥博士解释说，像他的5天模拟禁食饮食这样的长期禁食可以对你的健康产生深远的恢复作用。其中的道理是什么？简单地说，你的能量储备在禁食两三天之后就会被耗尽，你的身体将经历新陈代谢的转变，从燃烧糖的模式转变为以脂肪酸和酮为燃料的生酮状态。隆哥补充说，面对禁食的压力，“细胞会收缩”，进入“保护”状态。当你恢复正常饮食时，“它们就有机会重建”。隆哥博士解释说，这种“饥饿—再进食”的循环会触发一种“再生和自我治愈的过程”，可以减少细胞和器官的“生物学年龄”，是不是很酷？

在一项涉及100人的临床试验中，隆哥的团队测试了在3个月内，每月5天模拟禁食饮食的效果。[10]有糖尿病、癌症和心血管疾病风险因素的受试者身上所表现出来的实验结果令人印象深刻。例如，他们的身体质量指数提高了，葡萄糖水平降低了，血压降低了，胆固醇和甘油三酯水平下降了，胰岛素样生长因子1（与衰老、癌症和糖尿病有关）水平下降了。“在大多数情况下”，隆哥博士说，那些一开始处于糖尿病前期的受试者“会恢复正常”。值得注意的是，隆哥博士每年进行两次模拟禁食饮食，因为他相信，即使对健康状况良好的人来说，延长禁食时间也是有益的。

如果你能充分利用我们到目前为止讨论过的观点，那么影响将非常巨大。健康饮食，规律锻炼，间歇性禁食，这三个简单的动作能产生神奇的效果！最重要的是，三者可以完美地结合在一起。但是，并没有一种所谓“正确的”禁食方法，所以你要根据自己的生活方式和喜好，找到一种对你来说既实用又可持续的平衡手段。记住：这些是经过时间检验的指导性方针，而不是规则。

健康饮食，规律锻炼，间歇性禁食，这三个简单的动作能产生神奇的效果！

水和氧气的力量

每个人都知道水对身体“有益”，
但他们似乎不知道水对一个人的健康有多重要，
不知道如果身体得不到日常所需的水分会怎样。
——F. 巴特曼博士
《水是最好的药》作者

我还想简单提一下另外两个关键因素，因为它们对我们的健康至关重要。第一个是最基本的营养物质：水。你不能仅仅从食物的角度来考虑你的饮食，因为没有人能离开水而生存。水在身体的许多功能中起着至关重要的作用，无论是通过血液输送蛋白质和碳水化合物，润滑关节，通过尿液排出废物，在出汗时调节体温，还是充当大脑的减震器。

成年女性的身体大约 50% 由水组成。对成年男性来说，这个比例约为 60%。因此，当你脱水时，如果你的身体开始出现故障，能量水平开始下降，这并不奇怪。科学家已经证明，即使是轻微的脱水也会引起注意力、记忆力、警觉性和身体耐力的严重损害。[11] 事实上，当你头脑模糊或感到疲惫时，通常是因为你脱水了。这就是为什么我经常提醒参加我活动的人喝水，这样他们才能发挥出最佳状态。

具有讽刺意味的是，许多人通过喝汽水和咖啡来抑制他们对水的需求，这实际上会使他们脱水！事实上，水是你唯一需要的液体营养。你应该喝多少水呢？这里有一个简单的指导方针：把你的体重（以磅为单位）除以2，然后每天喝这个量的水（以盎司[①]为单位）。比如，如果你体重 180 磅，那你每天要喝 90 盎司的水——略少于 3 升。一篇关于“水合作用对健康的重要性”的评论文章建议，“在温和气候下，进行轻度

① 1 美制液体盎司 = 0.029 57 升。——编者注

到中度体力活动的健康成年人”每天应该喝 2.5~3.5 升水。[12]

介绍一下我自己的做法。我的体重是 282 磅，我一半的体重是 141 磅，也就是每天需要喝 141 盎司的水。因此，每天早上，我都会装满 8 个玻璃瓶，每个 18 盎司的容量，以满足我一天的全部用水配额，并对它们进行编号，这样我就可以确保不会出错。我经常添加一些新鲜的柠檬，作为一种简单可口的方法来改善消化和控制食欲，保护身体免受氧化引起的细胞损伤。我还会在其中一个瓶子里加一小撮凯尔特海盐，这有助于身体吸收和保留水分，优化水合作用。做起来非常简单，对不对？然而，喝水这个看似很不起眼的决定却能对你的健康产生巨大的影响。

在此我还想与你分享另外一种非常关键的生活因素，因为它给我自己的生活带来了深刻而积极的变化：呼吸的力量。正如没有水就不能生存一样，没有氧气也不能生存。更重要的是，呼吸影响生活质量，所以不考虑呼吸就无法考虑健康。

正如瑜伽修行者几千年来教导的那样，我们呼吸的方式会产生不同的情绪和身体状态。我相信你一定有过呼吸困难的经历。例如，当你感到压力时，你有没有注意到自己的呼吸很浅或根本没有？在更极端的情况下，当人们恐慌发作时，他们无法呼吸，进入特定的呼吸模式，出现过度呼吸的情况。我们甚至会对焦虑上瘾，因为我们的身体会释放多巴胺来应对这些挑战。[13] 我们的呼吸方式也会在肠道内引发疼痛。

幸运的是，你和我可以通过提高对呼吸的意识来改善我们的呼吸。许多年前，我开始试验不同的呼吸模式，包括一些我从一本我极力推荐的书中学到的，书名叫《呼吸步伐》(*Breathwalk*)，作者是古鲁查兰·辛格·哈尔萨博士和昆达里尼瑜伽大师巴詹博士。他们解释了如何在走路时有节奏地让呼吸和步伐同步，这样你就可以改变情绪和精力。例如，一种呼吸模式需要吸气4秒，屏气4秒，呼气4秒，屏气4秒——这是一个“分段”的 4/4 模式，你可以在走路的时候持续几分钟，以增强你的能量和思维清晰度。事实上，海豹突击队也学会了一种非常相似的呼吸模式，以平静他们的思想和情绪，提高他们的注意力。[14] 通常，他们被教导用鼻子吸气 4 次，然后用嘴吐气 4 次，以便在紧张的情况下使神经系统平静下来。另一种模式是走路时吸气 8 秒，呼气 8 秒，如此重复几分钟——这种 8/8 模式可以减轻压力，平静心绪。

几十年前，一位淋巴专科医生教了我另一种基本的呼吸模式，使用 1 ： 4 ： 2 的比例。我用这个方法训练身体充分充氧，方法是长时间屏气，呼气时间是吸气时间的两倍，以排除毒素并刺激淋巴系统。我发现这是一种非常宝贵的工具，可以提升我的精力、精神状态和幸福感。以我为例，我吸气 8 秒，屏气 32 秒，呼气 16 秒。你可以按照 7 ： 28 ： 14 的比例来做，或者根据你目前的能力来做。我每天至少使用一次这种呼吸技巧——经常是 3 次。我每天早上醒来后不久就开始做一次。如果我在下午感到有压力，就会重复一遍。我经常在睡前做最后一次，以放松身心。根据我的经验，这是一种很好的方式，可以给身体充氧，排出系统中的二氧化碳和毒素，减轻压力，并在需要重置时打破你的思维模式。每当感到疲惫，需要在上台前迅速进入巅峰状态时，我就会使用更具爆发力的呼吸模式。我会喝上一口水，调整好呼吸，准备登台展现巅峰状态！

你很快就会发现，这些呼吸模式提供了一种强大且可立即使用的方式来提升你的情绪、活力和健康。这些古老的方法提醒我们一个简单的真理，我们任何人现在都可以选择利用这个真理：氧气就是生命。

微生物群与饮食的力量

没有所谓的普通人，我们在基因和生物学上都是独一无二的。

——杰弗里·布兰德博士

“功能医学”之父，《生物化学个性》（*Biochemical Individuality*）作者

到目前为止，我们已经讨论了一些基本的生活方式选择，从广义上讲，这些选择对每个人都有好处。理智上，我们大多数人都知道这些规

则是有道理的。如果你每天懒洋洋地躺在沙发上，很少活动，你就知道你的身体最终无法像一台润滑良好的机器那样运转。如果你经常选择油炸鸡肉和热软糖圣代，很少吃蔬菜和水果，你就知道你正在增加生活不幸福的概率，也许还会有不幸福的结局。如果你不停地喝含糖汽水和甜果汁，很少喝水，你就知道你更容易受到肥胖和糖尿病等问题的威胁。像这些常规性的指导原则都比较容易理解，即使我们并不总是遵守它们。

除了我们在第三章讨论的血液化学和身体成像外，还有另一项重要的生物学检测手段——检测微生物群和基因。正如那句老话所说："能够被度量的就能够被管理。"但需要注意的是，这项技术仍在发展中，还不是绝对准确的。

这场革命的先锋之一是 Viome 生物科技公司，该公司研究不同食物对肠道的影响。你知道你的消化道里生活着大约 40 万亿个生物吗？

这个由细菌、病毒和其他微生物组成的隐藏的生态系统在维持你的健康方面起着至关重要的作用。科学家已经证明，这些潜伏在你肠道里的东西对你的新陈代谢、消化效率、大脑功能、免疫系统、疾病易感性，甚至你的情绪都有复杂的影响。当你的微生物群（指代微生物群落的专业术语）失衡时，你的身体就无法很好地吸收营养，这可能会引起炎症——这是许多慢性疾病的潜在原因。

在搜集了客户的粪便样本后，Viome 公司（我和彼得通过他的风险投资公司 BOLD Capital Partners 投资了这家公司）使用其基因测序技术识别肠道中数万亿种微生物，分析它们的活动，包括它们与你吃的食物之间的生化反应。Viome 公司的首席执行官纳维恩·贾殷表示："10 年前，甚至连一台超级计算机都无法分析如此庞大的数据集。"Viome 公司利用先进的人工智能技术，对这些数据进行分析，就哪些食物和补充剂可能对你的微生物群产生积极或消极的影响，提供个性化的建议。

Viome 公司的网站列出了我们所有人最好避免的"常见食物"，包括糖、加工肉类、加工奶酪、精制面粉、炸薯条和玉米糖浆。但该公司提供的个性化推荐要微妙得多。例如，我的一个朋友最近被告知要避免食用西红柿和黄瓜，因为 Viome 公司在他的微生物群中检测到了两种特定的病毒。

最让我兴奋的是，那些衰弱或患有致命疾病的人，只要改变他们的饮食，病情就能得到极大改善。这是治疗肠道微生物群失衡的一种方法，如肥胖、糖尿病、肠易激综合征和克罗恩病。

Viome 公司的创始人兼首席科学官蒙奇洛·武伊西奇（莫莫）就是一个很好的例子，说明改变饮食能从根本上改变健康。他在洛斯阿拉莫斯国家实验室领导应用基因组学团队时开发了该公司的基础技术，该实验室曾在二战期间研发出著名的原子武器。武伊西奇的个人使命是“了解慢性疾病的根本原因”，因为他自己就患有一种慢性病：类风湿关节炎。30 多岁时，他病得很重，医生给他推荐了一种药物，每年需要花费 3 万美元，但警告他，即便吃了这种药，他最终还是要坐轮椅。武伊西奇的回答是：“我觉得这是不可接受的。”

幸运的是，武伊西奇偶然发现了一种“简单的营养干预疗法”，可以改变他的生活。在研究了加州大学圣迭戈分校著名教授阿吉特·瓦尔基的研究后，武伊西奇意识到，他的免疫系统对他经常食用的肉类和奶制品中的一种特殊的糖引发了灾难性的炎症反应。因此，在 2015 年，他停止食用“来自哺乳动物的产品”。结果怎么样？“我的症状消失了，关节痊愈了，身上没有任何残留的疾病。”武伊西奇这个例子非常典型，说明我们能够从了解自己独特生理机能的精确运作中获益。

饮食与基因保持一致的力量

确定身体如何利用碳水化合物和脂肪的另一个有用工具是基因检测，就像我和我的妻子在 DNAFit 公司使用的那样。在一项为期两年的研究中，研究人员比较了基因匹配饮食和生酮饮食的效果，发现前 12 周的减肥效果几乎相同。但两年后，生酮组开始反弹，体重开始增加。而那些根据基因选择饮食的人不仅体重显著减轻，而且总胆固醇降低，有益的高密度脂蛋白胆固醇增加，空腹血糖水平得到改善。[15] 看来，基因背景不同的人对碳水化合物和脂肪的利用是不同的。

这是为什么？国际旅行是一种新现象。直到 20 世纪，人类才开始大规模长途旅行。在此之前，同一人群的文化是相同的，所以基因库也是相似的。以居住在北极恶劣气候中的因纽特人为例。几个世纪以来，他们的饮食主要是高脂肪的冷水鱼、海豹和北美驯鹿的脂肪和蛋白质，很少有植物，没有农产品或奶制品，碳水化合物含量异常低。而传统的加勒比岛民的饮食与因纽特人截然相反，他们的饮食中富含从水果和根茎中提取的植物性碳水化合物，以及脂肪极低的海鲜。现在问题来了，如果这两组人结合有了孩子会出现什么情况？等他们的孩子再有了孩子又会出现什么情况？只有一种方法可以确定——基因检测，通过基因检测看看他们遗传了哪些特征。这种类型的检测提供了重要的数据，可以帮助消除反复试验之苦，从基因上确定你的身体更喜欢哪种饮食——是偏好碳水化合物还是脂肪，或者是两者的结合。

例如，我妻子燃烧碳水化合物的速度非常快。因此，她多吃不胖。但如果一整天都不吃东西，她就会出现低血糖。碳水化合物燃烧得很快，就像较轻的液体。而我以燃烧脂肪为主要的能量来源，脂肪燃烧得较慢，就像烧烤时烧炭一样，所以有时候我可以 11~14 个小时不吃东西，而不觉得能量下降多少。

虽然微生物群和基因检测还处于婴儿期，但它们可能会提供一些有用的信息，让你做出更合理的选择，并为你提供最佳方法的线索。

Viome、WHOOP 和 Oura 这样的公司正在带领我们进入一个数据驱动的未来，使这些个性化的干预成为可能。随着时间的推移，你我将能够优化我们的饮食、禁食、运动、休息和睡眠的方式，因为我们将比以往任何时候都更清楚地知道，当我们调整自己的行为时会产生什么样的影响。我们仍然需要理解游戏的一般规则，但现在正是黎明破晓时，随之而来的必定是一个全新的精准医疗和个性化医疗的黄金时代。

冷与热的疗愈功效

最后，我想分享被我排在前两位对我的健康产生深远影响的生物黑科技。科学现在证明，它们可以刺激免疫系统，降低血压，缓解炎症，增加心血管力量，减少中风或心脏病发作的概率——所有这些都只需要 20 分钟！

桑拿不是什么新鲜事。为了净化、清洁和治疗而在高温中沐浴是一种古老的做法，可以追溯到数千年前，在许多文化中都可以看到。但是现在，科学家有史以来第一次真正证明了世界上许多文化长期以来的怀疑：经常蒸桑拿会对你的健康、幸福和健康寿命产生深远而巨大的影响。

本书顾问委员会成员朗达・帕特里克博士是位著作颇丰的科学家、教育家，FoundMyFitness 公司创始人。多年来，她一直在研究让身体暴露在刺激压力下的反应，比如桑拿、热应激，或冰冷刺激。她告诉我们，这一开创性研究的大部分是在芬兰进行的，那里有 550 万人口，而桑拿浴室估计有 300 多万个！

蒸桑拿有多大好处呢？一项涉及 2 315 名芬兰中年男性的研究发现，与每周只洗一次桑拿的男性相比，每周洗 4~7 次桑拿的男性死于心血管疾病的可能性要低 50%。[16] 没错！定期一次在桑拿房里蒸 20 分钟左右，这些男性患心血管疾病的风险降低了一半——别忘了，心血管疾病在全球死亡原因中占比近 1/3。

如果这还不足以引起你的注意，考虑一下下面这种情况：这些经常蒸桑拿的人因各种原因过早死亡的可能性也降低了 40%。但是好处远不止这些，还有更多！研究人员还发现，经常蒸桑拿从根本上降低了患痴呆和阿尔茨海默病等认知障碍的风险。经常性的桑拿浴也可以缓解关节炎、皮肤病、抑郁等多种疾病的症状。在另一项针对芬兰人的研究中，与每周只洗一次桑拿的人相比，每周洗 4~7 次桑拿的人中风风险降低了惊人的 61%。[17]

这种神奇效果背后的理论是什么？帕特里克博士解释说，桑拿会在体内产生热应激反应，包括激活热休克蛋白。这种蛋白质家族是由我们的细胞在应激条件下产生的，例如过热。热休克蛋白对许多细胞过程都很重要，包括细胞周期的调节、细胞信号和免疫系统的功能。多项研究表明，人和动物一样，热休克蛋白随着身体的受热而增加。研究表明，要达到上述效果，你需要做的就是每周 4~7 天，每天在 163 华氏度（约 72.8 摄氏度）的温度下待上 20 分钟。2012 年的一项研究表明，在 163 华氏度的热室中待 30 分钟的人，其热休克蛋白水平增长了 49%。[18]

帕特里克博士解释说，短期暴露在高温下可以给你身体的自然愈合机制带来大量好处。她在《实验老年学》最近的一项研究[19]中指出，桑拿已被证明可以刺激免疫系统，降低血压，缓解炎症，改善心血管功能。蒸桑拿也可以提高心率，就像中等强度的锻炼一样——但是用的力气要小得多！此外，花时间放松，独自或在朋友和家人的陪伴下平静地恢复活力，也会带来情感上的好处。

好消息是，你不必走极端就能体验到高温对生活的促进作用。事实上，芬兰研究人员发现，每周蒸 2~3 次桑拿的男性死于心血管疾病的风险降低 27%。

像这样的统计数据极具说服力，全世界越来越多的人每周 4 次专门去桑拿房蒸桑拿，或者在家里安装桑拿设施。一些人选择传统的蒸汽桑拿，也有一些人喜欢红外线桑拿，后者利用光线产生热量，从内部温暖身体。最好的红外线桑拿不仅能加热皮肤，还能加热器官。我家里很早就有一个传统的蒸汽桑拿浴室，我很喜欢，但很少使用。不过，在了解了这么多好处之后，我决定一周至少要在 163 华氏度的温度下蒸 4 次桑拿，每次 20 分钟。方便起见，我决定买台红外线桑拿仪。我最喜欢的是 Health Mate 牌的桑拿仪，尽管我在这家公司没有投资。不过，与红外线桑拿相比，传统芬兰桑拿的一个优点是，它往往更热，这可能也是它疗效更好的原因。

在进一步行动之前，你应该先咨询一下医生，因为桑拿并不适合所有人。但如果你得到医生的许可，我们建议你最好每周蒸 4 次桑拿，每次至少 20 分钟，桑拿温度设定为 163 华氏度。你的心脏和大脑很快就会喜欢上这种有规律的热疗。

我告诉你，刚开始洗桑拿浴的时候比较困难。你可以从 10~12

分钟开始，逐渐增加到 20 分钟，但一旦你这样做了，效果就会非常明显。我的习惯是每周洗 4~7 次，就在我晚上睡觉前洗。高温会净化和放松我的整个身体，我发现我的睡眠更深了。另外，我还得到了你上面看到的所有好处。下面，我将介绍第二种生物黑科技，日常速冷或冷冻疗法，它的好处更多。

冷疗的效果：日常速冷和冷冻疗法

如果你曾经参加过竞技运动，你可能冰敷过发炎疼痛的关节。年轻时打棒球，我经常在投球的手臂上绑上冰袋。踢完一场让人伤痕累累的足球比赛后，我经常把整个身体浸泡在冰水中，断断续续泡上 20 分钟或更长时间，享受这种北极式的痛苦！此时你会忍不住发抖，禁不住问自己：难道没有更好的方法吗？

现在有了！这种方法叫全身冷冻疗法。以我的经验来看，这种疗法简直是天赐之物。我经常在舞台上疯狂表演 13 个小时，为了能让成千上万的观众参与其中，我会在体育场的楼梯上跑上跑下，这对我的身体损耗极大，身体炎症可能非常严重。此时此刻对我来说，没有什么比进入冷冻治疗室缓解得更快速、更有效、更显著了。在里面待了两分半钟后，我发现几乎所有的疼痛和炎症都消失了！

帕特里克博士也喜欢冷疗，她指出冷疗的好处包括改善代谢健康，改善情绪和认知，增加骨骼组织中的线粒体生物生成，改变肠道和微生物群的活动，激活抗氧化酶，缓解炎症。

冷疗是如何进行的？大致来说就是，你站在充满令人震惊的冰冷气体的冷冻治疗室里，让自己暴露在低至零下 240 华氏度（约零下 151 摄氏度）的温度下，只穿着内衣，戴着一些保护手脚和耳朵的套子。这听起来可能很残酷，但这种对人体系统短暂、剧烈的冲击可以刺激身体以惊人的速度得到恢复。

最初，我会前往世界各地各大城市的冷疗中心，在那里待上 5~10 分钟，然后感觉全身满血复活。因为经常使用冷疗，所以我买了一台冷冻治疗设备自己在家进行康复活动。正如你所预料的，这项技术的许多最狂热的粉丝是职业运动员，他们经常使用冷冻疗法来治疗拉伤、扭伤和骨折，加速伤情恢复。但是，对冷冻疗法的兴趣不仅仅局限于体育界。现在一些高端的水疗中心、健身房和健康中心都提供全身冷冻疗法，人们越来越感兴趣。如果无法进行全身冷冻疗法，你也可以泡个冰浴来激活冷应激的力量。除了我的冷冻治疗设备，我还在家里安装了冷冻装置，温度保持在 50 华氏度（10 摄氏度）。如果这样做上 2 分钟，你就能感觉到身体的变化。许多公司都生产能够保持低温的独立设备。

你相信我上面介绍的内容吗？不妨试一下热疗或冷疗，30 天后再看看你自己怎么想。科学表明，你会为此感到高兴！

现在，让我问你一个问题……为了使你的健康、精力和活力达到最佳状态，你会选择什么样的生活方式？为什么不根据你在这一章学到的东西，努力从两三个简单的方面做出改变，将自己的生活质量提高一个档次呢？

- 你打算减少一点儿肉类的摄入吗？也许减少到一周一次、两次或三次，甚至在你的饮食中杜绝肉类，或者至少确保其来源干净。
- 你打算每周锻炼 150 分钟吗？每天锻炼 20~30 分钟，每周锻炼 5~6 天，这样你就可以体验你为家人、朋友、工作、使命和自己享受生活所拥有的能量。
- 你打算探索间歇性禁食的恢复能力，把饮食限制在每天 8 小时的窗口期之内，其余 16 小时禁食吗？你打算在睡觉时间的 3 个小时前进食，再加上 6~8 个小时的睡眠时间，让你的消化系统得到休息吗？或者你打算试试隆哥医生的 5 天完全沉浸式“模拟禁食饮食”？

顺便说一下，如果你想体验为期 5 天的改变计划，你可以随时参加我们的“掌控生活”活动，你可以线下参加，也可以以数字形式参加。你可以和其他人一起尝试进行思想、情感和身体的改变。

- 你打算每天喝相当于你体重数值一半（以盎司为单位）的水吗？这样你就能保持充足的水分，并体验到随之而来的能量和清醒的头脑。
- 你打算每天以一种特定的方式呼吸 3 次吗？比如以 1∶4∶2 或 4∶4∶4 的比例让自己的思想、身体和灵魂恢复活力。如果是这样，你最好在手机上设置闹钟，这样你就能坚持下去，并养成习惯。
- 你会考虑利用冷热疗法，每周蒸 4 次或 4 次以上桑拿，将患心脏病的概率降低一半吗？或者你会考虑使用冷冻疗法或冷水浸泡来缓解炎症吗？

你的健康长寿清单

1. 喝水。每天喝相当于自己体重数值一半（以盎司为单位）的水。加入一些新鲜柠檬和一小撮凯尔特海盐来优化你的水合和电解质平衡。

2. 吃最接近天然来源的食物。避免吃加工过的碳水化合物和低质量的加工肉类。

3. 减少疾病风险。每天至少吃一份十字花科蔬菜，包括青花菜芽、青花菜、西蓝花、球芽甘蓝或羽衣甘蓝。

4. 固定饮食窗口期。每天 8~12 小时可进食时间，12~16 小时禁食时间。

5. 规律睡眠。每天入睡和醒来的时间大致相同。

6. 强身健体。每周进行 3 次力量训练。

7. 增强心肺功能和耐力。每周进行 3 次有氧运动，每次 20~30

分钟，以增强心肺功能和耐力。

8. 采用冷热疗法。考虑使用冷热疗法，利用积极的压力来降低血压，缓解炎症，降低患阿尔茨海默病的风险，并将患心血管疾病的风险降低 50%。

9. 训练大脑。每天进行 5~20 分钟的呼吸训练和冥想。

无论你选择做什么，现在都写下来，一定要下定决心长期坚持这些简单而有效的生活方式，然后感受一下其产生的效果。这些行为上的微小变化看起来可能并不起眼，但科学表明，它对你的精力、健康和寿命的影响非同寻常。

现在让我们来看看健康生活方式的另一个核心组成部分——我们大多数人都忽视了这一点，从而带来难以置信的破坏性。说实话，我直到最近才开始关注这个问题：睡眠。正如你即将从世界上最著名的专家那里了解到的，睡眠会影响你的健康、活力、免疫系统，甚至你的性取向。你即将读到的内容会让你感到震惊，但它也会告诉你一种最简单的方法来改变你的能量、活力和生活质量。接下来，让我们唤醒睡眠的力量……

13

睡眠的力量

睡眠对精力、幸福感、性欲以及重大疾病的抵抗力至关重要

作为一名运动员，合理的睡眠帮助我取得了今天的成绩，
这是我每天继续依赖的东西。
——汤姆·布雷迪
唯一一位在三个十年里多次赢得超级碗冠军的 NFL 职业橄榄球大联盟四分卫

我不知道你的情况如何，但我妻子很喜欢睡觉。对她来说，如果我们不那么忙，每晚至少睡 8 小时最为理想。大多数时候，她醒来时看起来神清气爽，神采奕奕，容光焕发。我是什么情况呢？过去，我通常每天只睡 5~5.5 小时。我承认，当工作太紧张的时候，我可能连续忙碌 2~5 天，每晚睡眠时间不超过 4.5 小时。

我不建议这样做，因为我知道这对身体不好。在准备这本书的过程中，我改变了很多习惯。但在之前的很长一段时间里，我为自己那种“死后再睡”的拼搏心态感到自豪。人生苦短，要做的事情很多，为什么要浪费自己宝贵生命的 1/3 呢？如果你像我一样被人称作“成功人士”，你可能会有同样的感觉。但让我告诉你：这是错的！

现代科学的众多奇迹之一是，我们比以往任何时候都能更准确地衡量睡眠的诸多好处，以及剥夺睡眠对我们的生物机制造成的破坏性影响。睡眠对健康的影响十分明显，因此对我、彼得·戴曼迪斯、罗伯特·哈里里以及我们认识的许多忙于事业的人来说，改善睡眠已成为当

务之急。

对我们以及世界上其他数百万人来说，睡眠态度的改变很大程度上要归功于一位科学家——马修·沃克博士，他是本章的主角。沃克博士是彼得的朋友，是这个星球上最有说服力的睡眠传道者。他唤醒世人认识到这种纯天然保健干预的重要性，在这方面沃克发挥的作用比任何人都更大。这种干预不需要任何费用，而且与许多药物不同，它没有令人不快的副作用。

说到睡眠，没有比沃克博士更权威的人了。他的代表作《我们为什么要睡觉》被翻译成 40 多种语言。他是加州大学伯克利分校神经科学与心理学教授，也是人类睡眠科学中心的创始人兼主任。沃克博士做了 20 多年的睡眠研究，发表了 100 多项科研成果，曾担任 NBA、NFL 职业橄榄球大联盟和英格兰超级足球联赛运动员的睡眠顾问。他的另一个不同寻常的头衔是“谷歌公司睡眠专家”，这表明世界上一些最具活力的企业现在认识到，良好的睡眠不仅对健康至关重要，而且对生产力和创造力同样重要。最后一点，我们有幸邀请沃克担任本书顾问。

从某种意义上说，人类一直都知道睡眠对我们的健康、快乐和幸福是必不可少的。大约 400 年前，威廉·莎士比亚在《麦克白》中写道，睡眠是“生命盛宴的主要营养”。科学家现在认为他可能说得没错。事实上，如果你想健康长寿，睡眠可能是最重要的因素。

我们可以这样想：如果进化可以消灭睡眠，它早就被消灭了。人在睡着的时候，很容易受到攻击，不能生育，不能狩猎食物。然而，尽管进化的压力迫使我们设计出一种更安全、更有效的时间利用方式，但睡眠仍然存在。正如沃克博士在他的书中解释的那样，“睡眠似乎是最愚蠢的生物现象”，这意味着它之所以能够持续下去，是因为它提供了“远远超过所有明显危害的巨大好处”。

沃克博士说，他过去把睡眠视为“健康的第三个支柱”，与之并列的还有良好饮食和规律锻炼。“但我想我已经改变了我的想法：现在我认为睡眠可能是饮食和锻炼这两大支柱的基础。它是阿基米德的杠杆，属于上级节点，如果睡眠发生变化，其他所有健康状况都会随之变化……睡眠似乎是推动健康之舟的潮水。”

在本章的后半部分，沃克博士将与你分享一系列非常实用的技巧，告诉你如何从根本上提高睡眠质量和长度。但首先，一定要理解为什么良好睡眠对你、我以及我们所爱的每个人来说都是头等大事。简单地说就是，为什么睡眠如此重要？

现在，让我们来看一些令人吃惊的数据，我猜你肯定会和我当初一样感到震惊。

我们中的许多人每年参加两次沃克博士所称的“针对大约 70 个国家 16 亿人的全球实验”。这是他对夏令时的描述，夏令时指的是每年春天时钟向前拨 1 个小时，每年秋天时钟向后拨 1 个小时。当 3 月的夜晚时间发生改变，我们少睡 1 小时的时候，我们中的许多人都会抱怨。但我们都知道这没什么大不了，对吧？正如沃克博士所说：“少睡 1 小时又能造成多大的伤害呢？”

实际上，伤害很大！沃克说，通过研究医院的日常记录，研究人员发现，夏令时开始后第二天，心脏病发作的概率增长了 24%，交通事故也出现了类似的激增。沃克说：“等到了秋天，当我们增加 1 小时的睡眠时，第二天心脏病发作的概率会减少 21%。对此我感到十分震惊，想不到少睡 1 小时影响这么大。”

难以置信，对不对？一晚上少睡 1 小时就会造成这么大的伤害。你想没想过，如果整个国家的人长期睡眠不足，会发生什么？

1942 年，美国成年人平均每晚睡眠时间为 7.9 小时，此后这一数字下降到 6.9 小时左右，这意味着我们的睡眠时间减少了 13%。在此先交代一下背景知识：世界卫生组织和美国国家睡眠基金会建议成年人平均每晚睡眠 8 小时。不需要数学太好，你一眼就能看出这是一个巨大的缺口！如果美国人平均每晚少睡大约 60 分钟，那么你肯定知道其中数百万人的睡眠时间更少，这相当于，我们正在把自己变成医疗恐怖故事中的僵尸。

我肯定你和我一样，也有过这样差别极大的睡眠体验——有些晚上，你睡得很不好，醒来时感觉无精打采，眼神恍惚；而有些晚上，你睡得很沉，一觉睡到自然醒，醒来后感觉神清气爽，充满活力。精力、状态上的这种差别会在白天的活动中暴露无遗。

沃克是英国人，他强调说，现代人“普遍睡眠不足”不仅仅是美国才有的现象，而且是一个全球性的问题，在发达国家尤其严重。他表示，在英国，70% 的人睡眠时间不足 8 小时。在美国，79% 的人睡眠时间不足 8 小时。在日本，90% 的人睡眠时间不足 8 小时。

其中一个原因是，许多经济发达的社会往往认为睡觉是可耻的，不睡觉成为一种“有毒”的方式，用于向他人宣告我们“很忙、很重要”。沃克博士解释说：“睡眠时间与个人形象有关。我们把睡眠充足的人与游手好闲或懒惰联系在一起。但有时我会感到惊讶不解，因为没有人看到白天睡觉的婴儿会来上一句：‘多懒的娃娃啊！’那是因为我们知道，在婴儿这个阶段，睡眠至关重要，必不可少。”作为成年人，我们似乎忘记了这个事实。更糟糕的是，我们很多人都面临着巨大的压力，在工作、通勤和家庭责任之间疲于奔命。难怪睡眠时间被压缩了。

如你所知，人们需要的睡眠时间并不相同。你可能美美地睡上 7 个小时之后，醒来就觉得自己已经准备好面对这个世界了；而你的伴侣或朋友（更不用说你那十几岁的孩子了！）可能需要 9 个小时的睡眠才能连贯地说话。沃克博士说：“其中肯定有一个范围。但是，当成年人的睡眠时间经常少于 8 小时，他们患上严重疾病的风险会显著增加……一旦睡眠不足 7 小时，大脑就无法以最佳认知方式工作。”我很抱歉地告诉你，情况会变得更糟……

正如沃克博士解释的那样，如果人们每晚的睡眠时间经常少于 6 小时，他们就更容易出现一系列严重的健康问题。

- “调节血糖的能力明显受损”，2 型糖尿病的风险增加。
- “心血管功能指标”也会受到负面影响，包括令人担忧的高血压。
- 在他的书中，沃克博士还提出这样一个严厉的警告：“每晚睡眠时间经常少于 6 小时或 7 小时会破坏你的免疫系统。”正如我们在新冠病毒感染大流行期间看到的，没有什么比保持强健的免疫系统更能抵御病毒、流感和许多其他对我们健康的威胁了。

你还不相信吗？

睡眠不足还会增加患阿尔茨海默病和其他痴呆的风险，甚至会导致抑郁和焦虑等精神疾病，并显著降低“体验快乐和积极情绪的能力”。

说到这里，失眠也会影响我们的性欲。研究发现，每晚睡 4~5 个小时，一周后，男性的睾酮水平相当于比他们大 10 岁的人。好吧，先生们，如果这还没有引起你们的注意，也许下面这个会引起你们注意……当某些优质男士吹嘘自己睡眠多么少时，沃克博士总喜欢告诉他们，“通常一个人的睡眠越少，睾丸越小”。

正如你预料的那样，睡眠对女性的健康和性也至关重要。首先，女性需要在整个月经周期中以不同的方式恢复身体。但有一个有趣的事实却鲜为人知。根据沃克博士的说法，科学家发现，“女性每少睡 1 小时，她与伴侣保持身体亲密关系的欲望就会减少 14%”。从中我们应当注意什么呢？确保你和你的伴侣有足够的睡眠可以大大增强你们的感官亲密感。

综上所述，沃克尽可能直截了当、简单明了地解释了睡眠的重要性，他宣称：“睡眠越少，寿命越短。”事实上，睡眠在很多方面影响着我们的健康，因此他称睡眠为“社会可以免费获得的最好的医疗保险”。

沃克博士开具的良好睡眠处方

身体内的任何一个器官，大脑中的任何一种活动，
无不因良好睡眠而达到最佳状态，也无不因睡眠不足而受到损害。
——马修·沃克博士
《我们为什么要睡觉》作者

现在我们已经引起了你的注意，你可以采取哪些具体步骤来改善你的睡眠呢？

1. 你需要评估你是否睡眠充足。怎样才能大致判断自己是否睡眠充足呢？沃克博士说："一个简单的方法就是问问自己：如果早上闹钟没有响，你会睡过头吗？如果你会睡过头，那么很明显你的大脑还没有睡够，你需要更多的睡眠。"

另一个值得一问的简单问题是：你是否想在周末睡得比工作日多？如果你有这种想法，这可能意味着，在这一周里你没有满足自己的睡眠需求。另外一个问题也能说明问题，你可以问自己：中午之前不喝咖啡还能正常工作吗？

2. 如果你的睡眠严重不足，那就去咨询医生。沃克博士说，在某些情况下，请医生把你转诊到睡眠科是很重要的。例如，如果你担心自己可能患有严重的睡眠障碍，如严重失眠症或睡眠呼吸暂停（呼吸被反复打断），睡眠科的医生可以帮助你。睡眠呼吸暂停最常见的形式是阻塞性呼吸暂停，它发生在喉咙后部的肌肉放松的时候，此时气道变窄或关闭，使人难以吸入足够的空气。睡眠呼吸暂停的最大危险因素之一是肥胖，尽管这种疾病在男性、吸烟者和患有高血压、充血性心力衰竭和帕金森病等疾病的人中也比较常见。

之前有那么几年，我每天晚上都要醒很多次，最后不得不去睡眠科检查。果然，医生告诉我，我患有严重的睡眠呼吸暂停。他警告说，如果我不采取行动，这种病可能会缩短我的寿命。怎么办？他建议我每晚使用持续气道正压通气机（CPAP）。对许多人来说，这些设备可以救命。但说实话我不大喜欢使用这种设备。它有一个发出噪声的床头机器，将空气注入一根管子，这根管子连接着一个面罩，我每天晚上都要戴着这个面罩。每次上床睡觉，我都感觉自己脸上像是绑了个吸尘器。对此我不是很喜欢！

于是我又咨询了几位医生，看看是否有其他选择。他们告诉我，针对我的病例，通过手术来矫正我的鼻中隔偏曲可能会有帮助。谢天谢地，手术做得很成功，我不用戴那个性感的吸尘器就能轻松呼吸了！当我再次登上舞台时，我的能量水平得到了极大的提高，我感觉自己像个大力士，那种感觉对我来说棒极了，只是不知道对我的观众来说会不会有点儿吓人！

还有另一种选择，对许多人来说也很有效：下颌前移器（MAD）。从根本上说，这是一种口腔防护装置，它会在你睡觉时把你的下颌向前推，改变你舌头的位置。MAD 体积很小，旅行时容易携带，还可以定制，完美地贴合你的牙齿。这种装置还能阻止你打鼾，而且如果有人告诉你，你夜里磨牙，MAD 还可以充当夜间警卫，防止你磨牙。彼得曾经使用过 CPAP 机，但后来发现在旅行中携带起来很不方便。现在，他对自己的 MAD 非常信赖。

无论如何，如果你认为自己患有睡眠呼吸暂停，一定不要掉以轻心，因为它会增加心脏病、代谢综合征、2 型糖尿病、脂肪肝、抑郁、性欲减退的风险。睡眠呼吸暂停的症状有哪些？这些症状包括打鼾很严重，偶尔呼吸停止，睡觉时偶尔大口喘气。

3. 给自己设置固定的睡觉和起床时间。沃克博士解释说："我们的身体生来就有规律。如果你赋予大脑以规律——这也正是大脑所希望和期望的，睡眠的长度和质量就会提高。所以一定要与你的生理期望保持一致，因为如果与生理节奏对抗，你通常会失败，而你知道失败的后果通常体现在身体的各种疾病上。"

既然我们每个人都有自己"遗传的生理节奏"，那么应该如何建立合适的睡眠时间表呢？沃克给出的建议是，想象一下你独自一人在一个荒岛上，然后问自己：*一般情况下我可能会在什么时候睡觉，可能会在什么时候醒来*。

最近的一项睡眠研究涉及 2 115 名医生，他们在第一年的培训中发现，那些睡眠时间不规律的人比睡眠时间规律的人更容易感到抑郁，这再次表明，我们的身体和思想喜欢有规律的生活。[1] 该研究得出的结论是，"睡眠参数的变化对情绪和抑郁有很大的影响，而有规律的睡眠可以改善心理健康"。

4. 设法每天晚上给自己一个足够长的"睡眠机会"。对我们大多数人来说，入睡往往需要一段时间，而在夜里某些时候我们经常会醒着，因此在安排就寝时间时，应该把没有睡着的时间考虑进去。沃克博士建议每天晚上设置一个“上床入睡”闹铃，坚持给自己8.5小时的睡眠时间，这样就能至少睡7小时。他的睡眠时间一般是怎么安排的？“我是那种晚上10点睡觉、早上6点半起床的人。如果你知道我所知道的所有（睡眠不足）对健康的危害，你肯定会什么都不做，一心只想给自己一个睡觉的机会。我不想让疾病过早地进入我的生活……我不想折损自己的寿命。”

5. 提高睡眠质量，而不仅仅是睡眠时间。如何做到这一点？沃克博士说：“只有在凉爽的环境下才能睡个好觉。对普通成年人来说，卧室温度最好设定在65华氏度（约18摄氏度）至67华氏度（约19摄氏度）。”彼得一直使用一种有用的技术——一种叫“ChiliPAD”的冷却床垫。他把床垫温度设定为65华氏度——和卧室里的空调温度相同。

沃克博士补充说，你还应该尽量避免上床睡觉时“太饿”或“太饱”，并要意识到酒精经常会导致“碎片化”睡眠。咖啡怎么样？尽可能多喝——开玩笑的，千万别当真！少喝咖啡是明智的，尤其是在下午和晚上。沃克博士每天早上喝一杯无咖啡因咖啡，他说：“咖啡因有1/4的生命周期是12个小时，这意味着如果你在中午喝一杯咖啡，那么1/4的咖啡因在午夜时仍在你的大脑中盘旋……即使你睡着了并保持睡眠状态，咖啡因也会使你深度睡眠的时间减少15%~20%。如果要让我剥夺你那么多的深度睡眠，我得让你变老12~15岁。这就是咖啡因的问题之一。”

6. 放下你的手机。沃克博士说，导致失眠的一个常见原因是“科技侵入我们的卧室”。这经常会导致“睡眠拖延”。你本来已经很困，可以睡觉了，但你会做一些妨碍睡眠的事情，比如再看一会儿优兔上的视频，或者再看一集网飞上的电视剧。虽然我这样说，但我必须承认我也有睡眠拖延！

另一个问题是，你的计算机、平板和手机会让你沐浴在蓝色的LED灯下，这会“让你的大脑误以为现在还是白天”，从而延迟释放褪黑素——一种睡眠信号激素。沃克博士补充说：“不仅仅是电子设备，室内灯光也是一个问题。睡觉需要黑暗。”

如何解决这个问题呢？沃克博士建议，不仅要避免晚上使用电子设备，而且要在闹钟提醒你该睡觉时关灯。这会向你的大脑发出夜间信号，有助于触发褪黑素的释放。他还建议，在卧室里安装遮光窗帘。另一种遮挡路灯灯光或日出阳光的简单方法是戴上遮光眼罩。

这些简单的建议可能会让你认为科技是健康的敌人。但沃克博士认为，科技也可能是“我们的救赎”。他希望未来能够看到一些创新技术，比如带有传感器的智能床，这些传感器可以监测你的呼吸，诊断你是否出现睡眠呼吸暂停，并让你的身体保持最佳温度。他说：“你现在的车里到处都安装了智能传感器，但你的床垫一如50年前那般蠢笨。我们可以针对床垫做很多工作。”

沃克博士说，与此同时，如果你正在寻找可以帮助你的技术，“不妨先开始使用睡眠追踪器”，因为“能够被度量的就能够被管理”。

在彼得这样精通技术的人中，最流行的一种可穿戴设备是一款名为Ōura Ring的高端睡眠追踪器。它是芬兰设计的技术奇迹，是一种重量很轻的钛制智能指环，内置两个红外发光二极管、一个红外探测器、一个陀螺仪、三个温度传感器和一个测量运动的加速度计等十多个传感器。

每天早上，这个指环都会给你提供一个整体的睡眠分数，让你的睡眠趣味化、游戏化，并对前一晚进行详细分析。它不仅会告诉你你睡了多长时间，还会告诉你你有多少深度睡眠和快速眼动睡眠，你有多不安，以及你对未来一天的准备程度（基于心率变异性等测量数据）。对于生物黑客、运动员和关注健康的数据迷来说，这是梦想成真的时刻。

正如彼得所言，睡眠非常重要，因此Ōura Ring就成了Fountain Life公司成员加入后第一批定期使用的设备之一，这也是我们通过BOLD Capital对该公司进行投资的原因。为什么？因为说到睡眠这一生命力支柱，准确地知道你目前的睡眠状况极为重要，然后你才可以测量不同的习惯和选择对你的睡眠的影响，看看什么对你有益，什么对你有害。

这些数据肯定不是完美的，但其精确程度足以为我们自身行为影响睡眠的许多方面提供宝贵的指导。生物技术公司 Ōura Health 的首席执行官哈普里特·拉伊说，该公司已经售出了 50 多万个第二代指环，并从用户那里搜集了 100 多万个夜间睡眠数据。他说："最重要的是，这样的跟踪设备可以帮助你了解你做了哪些选择，以及这些选择如何导致睡眠质量变好或变坏，这最终意味着你每天都要做出更好的决定。"

许多戴这个指环的人报告说，在根据沃克博士的建议做了一些基本改变之后，无论是每晚坚持定时上床睡觉，深夜不吃不喝，还是把电子设备从卧室里赶走，他们的睡眠都得到了改善。无独有偶，拉伊说："我们发现很多人真的戒掉了下午三四点喝咖啡的习惯，并且看到他们的睡眠质量的确有了很大的改善。"

拉伊曾切身体会到睡眠不足对健康的危害。在职业生涯的早期，当他还是一名投资银行家时，他经常每周都要熬一两个通宵。他回忆说："我在二十二三岁的时候头发就开始变白了，工作第一年我的体重增加了大约 50 磅……我的血液化验结果显示我体内有大量的皮质醇和胆固醇。"

几年后，在一家对冲基金公司工作时，拉伊买了一款早期版本的 Ōura Ring。自从他开始跟踪监测自己的睡眠，睡眠对他的健康和幸福的影响就变得非常明显，不容忽视。拉伊很快就意识到，如果能睡 7~8 个小时，"我会表现得更好，效率更高，心情也更好"。幸运的是，他在纽约一家全食超市购物时遇到了 Ōura Health 公司驻赫尔辛基的联合创始人，这次偶然的邂逅最终让他开始经营这家公司。

在试验了许多方法后，拉伊发现些许改变就可以持续改善他的睡眠：

- "我上午 11 点以后就不喝咖啡了，早上的咖啡也减了量，由原来的三四杯改为一两杯。"
- 白天早点儿锻炼比晚上锻炼更有助于睡眠。

- 下午 6 点前用完晚餐有助于睡眠。
- 少喝酒。
- 保持卧室凉爽。
- 如果在睡觉前忍不住要用 iPad（苹果平板电脑），那就戴上可以阻挡电子设备发出的蓝色 LED 光的特制眼镜。这种眼镜并不是对每个人都有效，但拉伊发现，自从他戴这种眼镜之后，他“翻来覆去辗转难眠的次数减少了”。

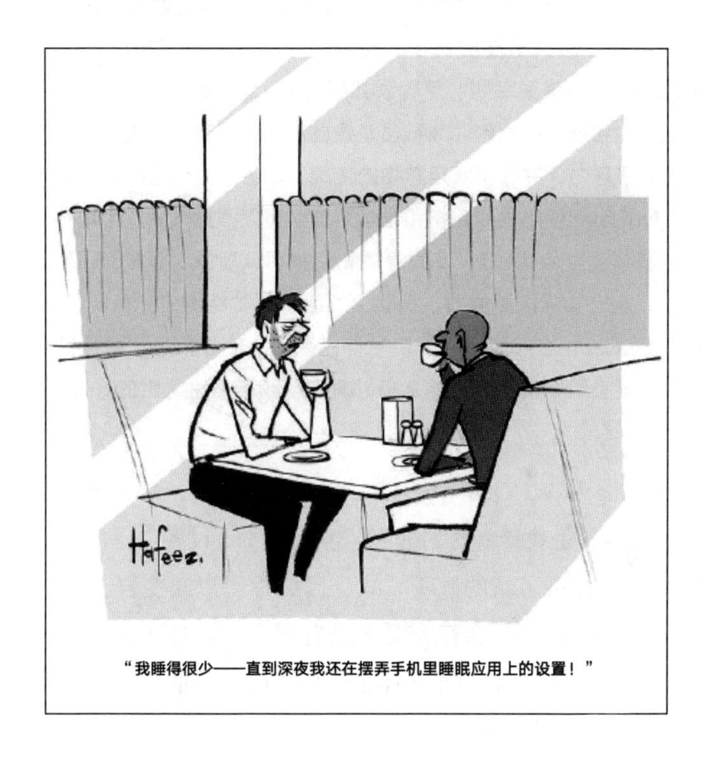

“我睡得很少——直到深夜我还在摆弄手机里睡眠应用上的设置！”

但问题是，你和我不应该期望我们会对 LED 灯、咖啡因、酒精、吃饭和锻炼的时间，或无数其他可能影响我们睡眠水平的因素做出同样的反应。因此，拉伊说，重要的是，你要学会“倾听你的身体”。

我最喜欢的睡眠生物黑科技之一：NuCalm

我们都知道睡个好觉是什么感觉。然而，随着年龄的增长，良好的睡眠变得越来越难，这会加速衰老过程。正如我所分享的，充足的睡眠并不总是我关注的事情。我最喜欢使用的生物黑科技之一是一个名为 NuCalm 的简单设备。

该设备由 Solace Lifesciences 公司开发，通过获得专利的、经临床验证的神经科学解决方案改变世界，可以让你根据需要改变你的精神状态，不需要药物，也没有副作用。在过去的 12 年里，NuCalm 帮助美国军队、美国联邦调查局、50 多个专业运动队、数千名医生和他们的患者、飞行员、企业高管、母亲、父亲、儿子和女儿减轻了压力，并在不服用药物的情况下改善了他们的睡眠质量。

NuCalm 使用生物化学和物理方法，可以根据预期安全地将你的脑电波减慢为 α 和 θ，此时身体和精神可以复原、康复，回到平衡状态，建立快速恢复能力。事实上，哈佛医学院的研究表明，45 分钟的 NuCalm 治疗能够平衡自主神经系统，使你恢复到最佳健康状态，可能会给你带来相当于 2~5 小时的深度恢复性睡眠的好处。[2]

Ōura Ring 和 WHOOP Strap（一种可穿戴手环，是一种极好的睡眠和运动跟踪器，是我最喜欢的健康监测设备）等设备广泛使用小巧、廉价的传感器，提供了新的倾听方式，因此你可以改变自己的行为，跟踪其效果，亲眼看看什么行为对你最有利。人们对这些可穿戴设备的强大功能越来越感兴趣，Ōura Health 公司最近的估值为 8 亿美元，而 WHOOP 公司的估值为 36 亿美元。[3]

最后说一点，如果你使用得当，你的手机也可以帮助你睡得更好。如果你不相信我的话，那就去看看一款名为 Somryst 的开创性产品。该产品可以通过智能手机或平板电脑上的应用程序来发送。美国食品药品监督管理局已批准 Somryst 为 22 岁以上患有慢性失眠症的成年人提供处方专用的“数字治疗”。

这种治疗是如何进行的？在 6~9 周的时间里，Somryst 应用程序会指导你完成一个基于认知行为疗法原则的六部分项目，认知行为疗法是一种被临床证明能有效治疗失眠的疗法。其中，Somryst 程序训练你识别并改变导致睡眠中断的思维模式，教你创造更有效的“睡眠窗口期”，增加你在床上的实际睡眠时间，并指导你解决导致睡眠问题的环境因素（如过度的噪声和光线）。同 Ōura Ring 和 WHOOP Strap 一样，Somryst 应用程序也会一直跟踪你的进程，这样你就可以亲眼看到什么是有效的。

在对 1 400 多名患有慢性失眠症的成年人进行的临床试验中，使用 Somryst 的患者入睡时间减少了 45%，夜间清醒时间减少了 52%，失眠症状的严重程度减少了 45%。[4] 非常令人震撼，对不对？的确如此！

现在你已经读完这一章，了解了睡眠的重要性，你打算如何改善你每晚的睡眠呢？让我们想出一个睡眠挑战——一个能带来变革性好处的坚定承诺。你愿意在至少 10 天内尝试做出哪些改变？或者，更进一步，你愿意在 21 天内尝试改变什么？要知道，21 天通常足以让你养成一个积极的新习惯。选择两三件你准备做的简单的事情，然后看看这些小的改变会给你的精力、活力和情绪带来什么变化。

相信我，我会一直陪着你，因为我坚信，提高睡眠是我能给自己的最好的礼物之一。事实上，我的睡眠质量和长度都有了显著提高，这要感谢 WHOOP Strap 这种设备，我们将在下一章详细讨论。记住一点，专注能创造变化，你能量化的东西往往会得到改善。

接下来，让我们转向活力四射的幸福生活的另一个核心组成部分：我们将引导你找到一些目前可以用来增加力量、提高活动能力的工具，从而让你的身体力量、健康状况和身体机能达到最佳状态……

14

能量、机能与健康：快速达到最佳状态指南

如何通过提高肌肉质量、增加骨密度、增强灵活性和耐力来优化你的能量和身体机能

我的态度是，如果你攻击我的弱点，
我就会把这个能被觉察到的弱点变成优点。
——迈克尔·乔丹

如果我告诉你，你只要每天花几分钟去做一件事，就可以……

- 将患癌症的风险降低40%。
- 将中风的风险降低45%。
- 将患糖尿病的风险降低50%。
- 将因心脏病而过早死亡的风险降低50%。
- 如果你是女性，将帮助你防止骨质疏松。骨质疏松症被称为“沉默的杀手”，因为你经常在骨折前不知道自己患有骨质疏松症。50岁以上的女性有1/3受到骨质疏松症的影响。

那你是否想知道这种神奇的事情到底是什么？答案是，锻炼。是的，就是锻炼。每当我说生命离不开锻炼时，我说的都是事实。《柳叶刀》杂志上的一项研究表明，每天锻炼15分钟可以将死亡风险降低14%，平均寿命延长3年。[1]

大多数人认为锻炼是一件烦人的苦差事，虽说应当锻炼，但是他们

没有真正理解锻炼的重要性。我们都知道应该锻炼身体，但大多数人却不想锻炼，因为我们太忙、太累，而且不知道如何取得满意的锻炼效果，于是我们放弃了锻炼，因为我们没有意识到，不仅要做有氧运动，保持心脏强壮，而且要做肌肉训练，让一切正常运转。

考虑到这一点，我将向你展示如何在每周10分钟内，利用来自科学的新见解和世界各地企业家创造的新工具，让你变得更强壮、更健康、身材更好。这一章内容关于学习如何提升和利用你的身体活力，我要向你介绍四种最简单、最有效、最具变革性的锻炼策略和突破性技术，它们在极短的时间内带给你的力量和能量远远超出你的想象。例如：

- 你将发现如何在最短的时间内获得最大的效果，利用顶级运动员用来强化肌肉和骨骼的机器，每周只需10分钟，身体还没有出汗就能轻松完成锻炼。这种机器可以测量你的输出量，并最大限度地增加理想的肌肉刺激量，这样你的肌肉就可以在下周休息时生长。（你锻炼的时候肌肉不会生长，恢复时肌肉才会生长！）这不是什么愚蠢的商业广告，而是有科学证据的，它会给你带来你想要的肌肉力量，同时让你几乎不费吹灰之力就能锻炼肌肉，并不断增加。
- 大多数人锻炼过度，结果导致身体受伤或筋疲力尽。学习如何确定锻炼的最佳运动量、运动强度和恢复期，从而最大限度地提高身体能量和锻炼效果。
- 你会惊叹于人工智能对锻炼进行微调的方式，从而在最短的时间内获得最高的效率和最大的进步。关键是合适的运动量才能达到理想的效果。
- 你将看到最简单的工具是如何让你的背部保持强壮的——一系列令人难以置信的低技术泡沫拱可以重新调整脊柱，消除背部疼痛，提高灵活性，直到你的实际呼吸模式发生变化。
- 虚拟现实让锻炼变得非常精彩有趣，让你变得精力充沛，即使对我这样不是游戏玩家的人也是如此。使用这种技术可以随时随地与其他用户连线，共同锻炼。我曾对此持怀疑态度，但 Black Box 虚拟现实健身系统非常有趣，很多时候你甚至没有意识到自己是在锻炼。当你觉得非常有趣的时候，你肯定会坚持下去，从而迷上锻炼。

- 对于因受伤或残疾不能进行锻炼的人，我们将介绍一种目前正在测试的有前景的口服新药。每天服用一次，可以模拟高强度运动的生物效应，给你开始锻炼所需的化学动力，并让你获得所有奖励。

得不偿失肯定非我所愿，锻炼成功的关键是运动量适中，不要过度。更重要的是，这些工具和技术并不复杂，运用起来也不困难，而且不需要投入大量的时间或超人般的努力。你是否知道，每天仅步行 20~30 分钟就可以将因心脏病而过早死亡的概率降低一半？[2]（真的吗？托尼，你想让我去散步吗？是的，我确有此意，而且我鼓励你更进一步。）如果再进一步，把散步变成慢跑，你会得到更多的好处：一项研究发现，每周慢跑 5 天，每天慢跑 30~40 分钟的成年人比久坐不动的成年人有 9 年的“生物衰老优势”。

如果你停下来想一想，这些数据着实令人震惊。想象一下，如果一位获得诺贝尔奖的科学家研制出一种药丸，可以让你的身体年轻 9 岁，同时还能将因心脏病而过早死亡的风险降低一半，难道你不吃这种神奇的药丸吗？你当然会吃。现在，如果它不是一粒药丸，而是一种生活方式的选择呢？研究人员已经表明，有规律的体育锻炼可以显著降低一系列潜在的毁灭性疾病的风险，包括冠心病、中风、高血压、糖尿病、乳腺癌、结肠癌、肾病和痴呆等。

关键是，有时最简单的干预措施之所以有效，仅仅是因为我们的身体需要受到挑战才能变得更强壮、更健康，才能恢复活力。如果你不使用它，你就会失去它。我并不是说你需要看起来像满身腱子肉的英俊青年，在海滩上伸展你涂满油的二头肌。但是除了外表好看，肌肉力量之所以重要还有很多其他原因：它能将身体机能提升到一个全新的水平，改善新陈代谢，帮助燃烧脂肪，让你看起来活跃好动、体格健壮、性感迷人。如果你上了年纪，肌肉力量还能让你保持平衡和稳定，防止摔倒——随着年龄的增长，摔倒的风险会越来越大。所以，无论你处于人生的哪个阶段，都有你想要得到的好处。

现在不妨思考一下，如果你能在你的整个人生中都保持这种活力，而不仅仅是在二三十岁的时候，那会是一种什么情景呢？下面让我向你介绍我的朋友鲍勃·韦尔，感恩而死乐队的传奇主唱兼节奏吉他手。74岁时，他坚持健身养生法，主要是间歇训练，其中包括 TRX 悬挂训练和 20 磅重的健身球旋转训练。这老头儿肌肉发达，并且明白无论你是 20 多岁还是 70 多岁，力量都很重要。随着年龄的增长，保持活跃、强壮对你的身心健康至关重要。

事实上，2018 年，一家著名医学杂志报道，肌肉质量对健康的重要性不亚于血压和体重！发表在《医学年鉴》上的这项研究发现，肌肉质量低的人预后情况不是很理想，容易出现更多的手术并发症，住院时间更长，生活质量较差。肌肉质量低与肌肉质量高的人之间的预后差异十分明显，因此该研究报告的作者、加拿大阿尔伯塔大学教授卡拉·普拉多博士表示："应该把肌肉质量视为一种新的生命体征。"

> 2018 年，一家著名医学杂志报道，肌肉质量对健康的重要性不亚于血压和体重！

肌肉质量应该被视为一种新的生命体征，因为它赋予你青春、能量和力量，让你看起来更好，让你感觉更棒。无论你是男人还是女人，无论你多大年纪，增加肌肉质量都是你力所能及的。想象一下，在任何年龄都感到身强体壮、充满活力、精力充沛是什么感觉，而在 40 岁、50 岁、60 岁甚至 70 岁时却没有体验到与年龄相关的衰老又是什么感觉。在今天，通过适当的刺激和训练是可以做到的。韦尔在接受《男性健康》杂志采访时表示："我这个年纪的人都能够做到像我一样。如果优

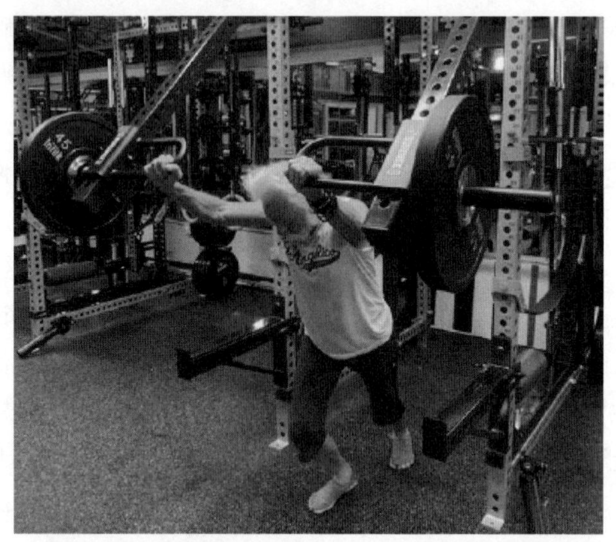

鲍勃74岁时的锻炼由间歇训练组成，其中包括一组10秒、20秒的短跑，然后在45度的斜坡上步行20秒，使用20磅的健身球进行头顶旋转，以及使用TRX带进行力量训练。

雅和幸福是你的目标，那么锻炼将对你所谓的黄金岁月（退休生活）产生巨大的影响。”[3]

优雅和幸福当然是我的目标，所以我的任务很简单。我将告诉你如何少付出、多收获。你如何能够在比你想象的更少的时间内获得更好的结果，更多的力量、精力和活力？接下来让我告诉你关于 OsteoStrong 的事。

简单的事情

我们根本不知道自己有多强大，直到我们经历考验。

——伊莎贝尔·阿连德

你和你所爱之人很有可能运动量不足。世界卫生组织将充足的体育运动定义为一周内进行 150 分钟的中低强度运动，也就是一周 2.5 小时；或者每周进行 75 分钟的高强度运动，也就是一周 1 小时 15 分钟（也可以是相当于 2.5 小时中低强度运动的组合运动）。我们中有多少人达到了这个相对温和的目标？2018年的一项研究发现，西方高收入国家超过1/3的人缺乏足够的体育运动，鉴于缺乏锻炼是全球死亡率的第四个主要风险因素，这一比例高得惊人。[4]

说起来真是没办法，我们中的许多人都过着久坐不动的生活，而且这种趋势愈演愈烈。大家上下班乘坐汽车或地铁，近几年又因新冠病毒感染不得不居家办公，整天坐在办公桌前，甚至在闲暇时间都盯着屏幕。在第十二章，我向你介绍了我的朋友迪恩·欧宁胥博士，他是"生活方式医学"的先驱，也是本书顾问委员会成员。欧宁胥和他的妻子安妮合写了一本很棒的书，名为《消除！》。他们在书中警告说："与那些每天坐着不到3个小时且十分好动的人相比，在每天久坐超过6个小时且不大锻炼的人中，女性因所有问题过早死亡的概率增加94%，男性因所有问题过早死亡的概率增加48%。"换句话说，久坐是新型吸烟。

"与那些每天坐着不到3个小时且十分好动的人相比，在每天久坐超过6个小时且不大锻炼的人中，女性因所有问题过早死亡的概率增加94%，男性因所有问题过早死亡的概率增加48%。"

一个显而易见的解决办法是使用带跑步机的步行桌，这样你就可以一边工作一边运动。我是最早采用这种办公桌的人，用了之后发现它给我带来很大变化，于是我向所有人推荐了这种办公桌，包括我的朋友软件服务公司Salesforce的首席执行官马克·贝尼奥夫，而他又把这种工作方式推荐给了他所有的企业家朋友。我还劝说我的好朋友、对冲基金大亨保罗·都铎·琼斯使用这种办公桌。他发现在给自己手下的交易员配备了这种立式办公桌后，他们的业绩增加了。现在我经常一边工作一边步行锻炼，有很多天，我每天花4小时，一边开会一边步行，有时步行距离达15英里。这可以说是多任务处理的天花板！

但是，即使没有这种办公桌，你也可以通过一项专注于骨骼强健的名为OsteoStrong的科学创新技术，在不花太多时间的情况下增加力量。

这项科学突破能在最短的时间内让你的身体产生最大的效果。

我记得我小时候做过大量的俯卧撑，却没有看到什么效果。长大后我成了一个健身狂人，每周有 5 天去健身房，我疯狂地强迫自己举起越来越重的重量。然后，不可避免地，我的锻炼进入平台期，止步不前。我不能理解为什么投入这么多的时间和努力却没有得到回报，这着实让人恼火，那种感觉就像希腊神话人物西西弗斯好不容易把那块巨石推上山顶，却眼睁睁地看着它一次又一次滚下来！

我发现我真正需要的是在尽可能短的时间内获得能量和力量。经过多年的过度训练，我在一种名为“静态收缩”的肌肉锻炼策略中找到了希望，这种方法比之前的方法能更快地促进肌肉生长。

我听说过一项研究，涉及数千名健身爱好者，他们跟我一样，都是健身狂人，每周锻炼 5 天、6 天，甚至 7 天，但最终却进入平台期，成绩停滞不前。然后，在因受伤或生病休息了 10 多天后，他们几乎无一例外地在恢复锻炼时刷新了个人最好成绩。这使得研究人员得出结论：像我这样的人一直在过度训练，基本上耗尽了身体的能量系统，实际上是削弱了我的身体。肌肉不会单纯因为你的刺激而增长；它的增长基于足够强烈的刺激，但关键是，你需要在之后充分休息，这样它才能恢复和重建，以应对下一个刺激。

我是从彼得·西斯科这名静态收缩运动的健身先驱那里了解到这种反直觉的方法的——说到变得更强壮，少即是多。我先解释一下我最初的做法，然后分享彼得教给我的开创性策略。之后，我将向你展示技术是如何更快更容易地解决这个问题的。

你要明白，最快、最有效的增强力量的方法是在静止的状态下保持你能承受的最大重量——换句话说，不需要每个项目做很多组。因为刺激太过剧烈，所以你无法保持重量超过几秒钟。因此，整个训练在几分钟内就结束了！

起初，我不敢相信。怎么只需要这么少的时间就能练就力量呢？但是我和我的摄制组在 Gold’s Gym 健身房看到了证据。我看到一个头发花白、年近六旬的女人跨上一台腿部推蹬机，刚才使用这台机器的是一个 20 来岁、肌肉发达、汗流浃背的小伙子，他同意让这位女士快速完成一套动作。我亲眼看到这个男人的眼睛瞪得大大的，一副难以置信的表情。就见这位女士在他本来就很重的基础上又增重了 50 磅，并快速完成了一套动作，每次只用几秒钟。“我不想长出一身疙瘩肉，但我喜欢强壮的感觉。”这位奶奶级的女大力士笑着告诉我，“我感觉全身的螺丝都拧紧了。这改变了我的生活，我自己可以拎东西，用几根手指就能打开、关闭车的后备箱！”

我很快就相信了这种方法的价值，并开始实践。我不敢相信我的力量竟然能增加那么多。这种每 7~10 天进行一次的短暂的高强度运动证明了它的强大威力，以至我在几个月里就增加了 16 磅的肌肉。那时我 32 岁，我记得我和摄制组一起说说笑笑走进 Gold's Gym 健身房，然后双腿推蹬了 1 225 磅的重量——这是推蹬机的极限重量外加两个人坐在器械上面！ Gold's Gym 健身房的经理说：“真是难以置信！你肯定是用意念做到的，伙计！”我笑着说，任何人都可以通过不断努力做到这一点。

但随着重量越来越重，我遇到了挑战。举个例子，在做卧推的时候，我的一只胳膊比另一只稍微强壮一些，结果杠铃失去平衡，我伤到了自己，这影响了我的工作，所以我不得已退缩了。毕竟，我是靠在舞台上跳来跳去谋生的。我意识到我在挑战极限，困难在于平衡重量。

因此，虽然我喜欢静态收缩运动这种超高效的运动策略——全力以赴地锻炼几分钟，产生非凡的效果，每周锻炼一两次，休息几天后再来。但我真正希望的是用一种更安全、更平衡的方法变得更强壮。说到底，我希望有人能找到这样一种方法，如此一来你就不会受伤了。最终，我在一家公司找到了这种方法，这家公司采用了这些原则，并通过技术加以实现。该公司名叫 OsteoStrong，它已经开发出世界上最具创新性的力量训练设备。

OsteoStrong 公司以静态收缩为依据，提供最先进的机器，每周只需要锻炼一次，一次持续不到 10 分钟，你就可以安全地加强你的整个肌肉骨骼系统！在锻炼时，如果你不想换掉平时穿的衣服，可以不换，你甚至不需要穿运动鞋。大多数时候你甚至连一滴汗都不会流。如此最大限度地提高效率和减少麻烦，你感觉如何？而且它不会让你冒失去平衡的风险，因为机器会测量你的力量，而你身上不会负担重量。这是一个计算机加压系统。

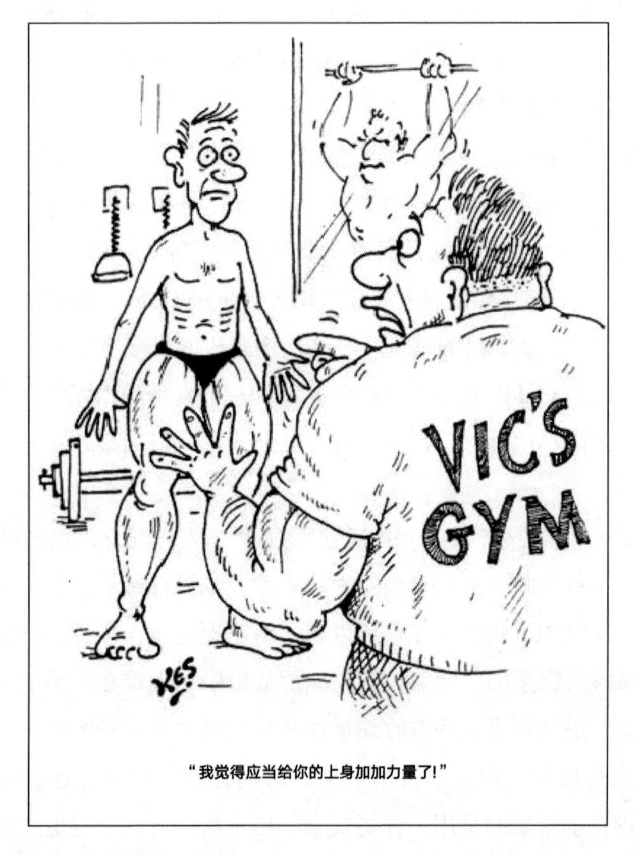

“我觉得应当给你的上身加加力量了!”

OsteoStrong 吸引优秀运动员的一个主要原因是，它不断地通过最大化骨骼和肌肉的力量来寻求优势。大多数人没有意识到的是，骨骼强度决定了肌肉的大小。骨骼通常是限制因素。事实上，在常规训练方案的基础上，每周进行一次 OsteoStrong 训练的运动员，其成绩都有显著提高，跑得更快，跳得更高。举个例子，世界铁人三项冠军斯丽 · 林德利和她的搭档丽贝卡 · 基特是 OsteoStrong 技术的忠实粉丝。这些铁人三项的精英选手也是世界顶级铁人三项教练。

OsteoStrong 吸引了几乎每一代人——不仅是那些想要更高、更快、更强的运动员，还有那些想要变强壮的年轻人，那些需要力量和精力来面对生活和事业挑战的职场人士和商务精英，以及那些生活在种种压力下的中年人，他们想锻炼好身体，但又需要尽可能节省时间。耗时过长的话，他们的锻炼就会因为其他事情而被搁置。

OsteoStrong 不仅能增强肌肉，也能增强骨骼，是预防导致骨骼变得脆弱的骨质疏松症的完美解药。记住，这对 50 岁以上的女性来说是一个极其重要的问题。事实上，女性髋部骨折的风险等于患乳腺癌、子宫癌和卵巢癌的风险的总和。[5] 当你做推举锻炼的时候，机器会测量压力，并根据你身体的承受能力对其进行校准。

因此，在 62 岁的时候，我的肌肉力量得到了持续的发展，达到了 30 岁时举重和推举的强度。但真正令我震惊的是看到 OsteoStrong 如何改变了人们的生活，首先从我妻子塞奇开始！塞奇拥有令人羡慕的很强的新陈代谢能力，饭量几乎是我的两倍，但身材保持得非常苗条。虽然不需要运动就能保持身材，但她对我们的 OsteoStrong 机器上瘾了，因为她担心自己的骨密度。例如，她刚开始做坐姿推胸时能推开 125 磅的重量，一年内就增加到 250 磅。因为女性的身体对这种刺激的反应不同，所以塞奇身上并没有出现疙瘩肉。她身上的肌肉柔软、光滑、强壮，因此她觉得自己强壮有力。她目睹了自己的进步，因此很认可这款机器。

OsteoStrong 机器最让人上瘾的是，只需每周或每 10 天锻炼一次，你就会看到持续的进步，如果没有进步，那就表明你需要更多的休息时间。记住，身体需要时间恢复。我妻子之所以上瘾，是因为她以前也锻炼，却从未看到过进步，但使用 OsteoStrong 机器让她看到了持续的进步。

至于我，我每 7~10 天使用一次，OsteoStrong 改变了我的生活。如果你真的喜欢举重或者喜欢像我一样锻炼，你仍然可以照旧锻炼，把 OsteoStrong 作为补充。但对于 95% 不喜欢花时间在健身房锻炼的人来说，OsteoStrong 可以在几分钟内改变你的身体。

这一切之所以成为可能，要归功于一位关心母亲健康的天才生物医学工程师约翰·贾克什。

贾克什的母亲玛丽－珍妮·贾克什被诊断出骨质疏松症后，贾克什开发出了 OsteoStrong 技术。骨质疏松症影响着数百万人，男女皆有，不过在绝经后的女性中尤为常见。国际骨质疏松基金会估计，三分之一 50 岁以上的女性和五分之一 50 岁以上的男性会经历与骨质疏松有关的骨折。单是髋部骨折就会使人极度虚弱，40% 的幸存者在一年后将无法独立行走。

在被确诊之前，70 多岁的玛丽－珍妮是个活跃好动的女人，她喜欢远足、骑自行车和打网球。贾克什的母亲很沮丧，她一想到自己的未来要为骨折、住院和衰弱所束缚就非常绝望。尽管贾克什没有接受过医学培训，但他开始研究骨质密度，希望能找到一种解决方案，帮助自己的母亲以及其他无数遭遇同样可怕未来的人。

对我们大多数人来说，骨密度在 30 岁时达到顶峰。一到 40 岁，我们的骨密度每 10 年就会下降 5%。事实证明，增强肌肉力量的秘密之一是，我们必须保持甚至增加我们的骨密度。但如何做到这一点呢？

约翰·贾克什在回答这个问题之前首先问了一个问题：哪些人的骨骼异常强壮，异常致密？答：体操运动员。想想体操运动员西蒙·拜尔斯落地时的情景：撞击的强度有助于增强她的骨骼。贾克什有没有让他母亲从双杠上跳下来，或者从平衡木上侧手翻下？当然没有。

贾克什的想法是制造出一种机器，能以更可控的方式产生类似的效果。他设计了一台原型机，类似于 4 台标准的举重机，包括一台腿部推蹬机和一台肩部推举机。不过贾克什把它们转换成静态收缩模式，这样使用者就可以在不移动重物的情况下施加极大的力。想象一下，用你的手或脚使劲推一堵砖墙（但此时的墙会微微移动），持续 15 秒钟，你就会大致感受到使用这种机器的感觉。同样，这些设备可以通过计算机对你的能力做出实时响应。

贾克什在他父母身上测试了他的设备，指导他们使出最大的力气，每次练习 10~15 秒，同时测量他们产生的力量，整个过程不到 10 分钟，恢复一周后重复这一程序。经过一两个月每周例行的治疗，玛丽－珍妮恢复了原来的生活，力量输出有了显著提高，她又开始徒步旅行和打网球。就像她儿子说的那样：“她的骨头从 80 岁的老骨头变成了 30 岁的小骨头。”

玛丽–珍妮的整骨医生是埃莉诺·海诺特博士，她对玛丽-珍妮的骨骼扫描结果感到十分惊讶，看似不可思议，但玛丽-珍妮的骨质疏松症已经彻底好了！海诺特博士在震惊之余给贾克什送来 200 多名患者，并最终和他一起合写了一本书《成骨负荷》（*Osteogenic Loading*）——贾克什用这个术语来描述通过对骨骼施以重负荷来增强骨骼的过程。

这对你来说意味着，如果你有患骨质疏松症的风险，或者已经患上了这种使人衰弱的疾病，OsteoStrong 的专利机器可能会帮上大忙。2015 年，贾克什与人共同主持一项研究，研究对象是 55 名绝经后患有骨质疏松症的女性。在 6 个月的时间里，这些女性每周一次在他的 4 台机器上进行 5 秒钟的静态收缩锻炼。在这项为期 24 周的试验结束时，参与研究的女性髋部和脊柱的骨密度分别增长了 14.9% 和 16.6%。[6] 更重要的是，她们的肌肉骨骼功能也得到了显著的改善，这使得她们能够进行诸如走路、爬楼梯、捡东西、打高尔夫球等日常活动，活动范围和机动性都大大提高了。

我发现这项技术效果极佳，因此每周都用，并对这家公司进行投资，为其扩大发展提供资金。我非常支持这家公司，它在我的鼓励下在世界各地开设了分公司，取得了巨大的成功。OsteoStrong 已经在美国和国外 120 多个地方销售，而且传播速度很快，甚至在终极格斗冠军赛（UFC）中也有粉丝。

人们很容易尝试使用 OsteoStrong，因为它只需要 10 分钟，而且无论你是 20 多岁还是 80 多岁，效果都非常好，因为它可以精确地测量你的实际水平，并能根据你的需求进行调整，十分安全高效。无论你是一名竞技运动员、健身爱好者，还是仅仅为了优化你的骨密度，这项技术都可以安全地利用静态收缩的魔力，每周 10 分钟，增强你的力量、平衡、活动能力和新陈代谢，效果非常棒！

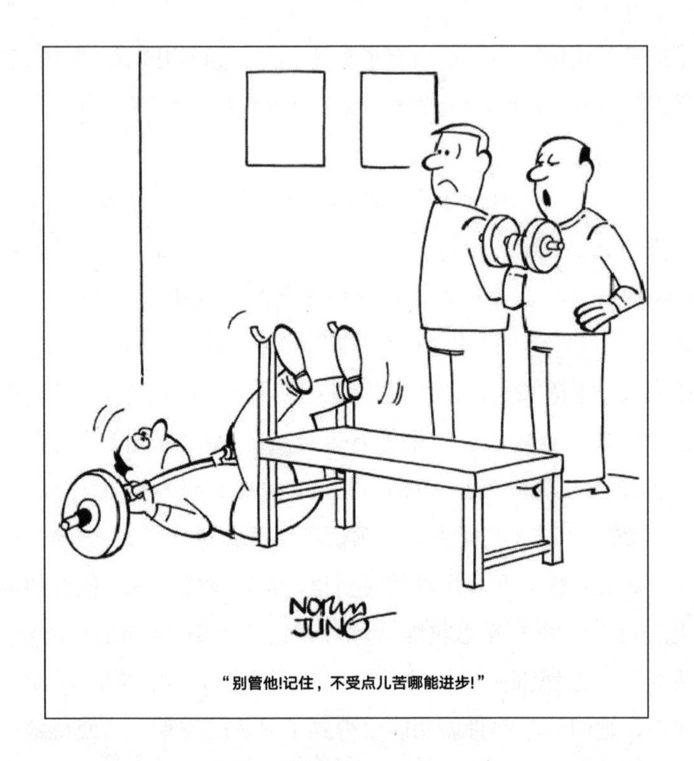

“别管他!记住，不受点儿苦哪能进步!”

你可以在任何地方进行快速有效的锻炼

假如你暂时无法获得 OsteoStrong 公司的产品，你仍然可以变得更强壮，关键是要进行有效的训练。因为我们中的大多数人在 35 岁左右开始失去肌肉力量，所以把事情掌握在自己手中至关重要。

问问我的多年好友兼教练比利·贝克三世就知道了。他是健身界的传奇人物，曾两次获得“世界最佳私人教练”称号，曾指导过数百名高水平的运动员，并帮助训练了职业摔角手道恩·强森（巨石强森）这样的人。

如果你正在寻找一种简单便宜却非常有效的锻炼身体的方法，比利可以给你推荐。他建议至少进行 4 项运动：下蹲、弓步、俯卧撑和平板支撑，如果你运动方法正确，并且坚持每次增加数量，你的肌肉力量就一定可以增强。比利说：“如果能力所限，可以先从一个深蹲开始。保持平板支撑 10 秒钟——如果这是你能做到的极限，第二天坚持的时间再长一点儿。增强力量需要时间，所以要有耐心。”

比利在 4 岁的时候就收到了父亲送给他的第一套举重器材和一个拳击沙袋，现在他已经掌握了世界上最先进的力量训练技术，但他所做的一切都基于简单的循序渐进原则。他说：“你不会一下子就突然举起 300 磅的重量。一开始加 1 磅，然后是 3 磅，只有不懈努力才能变得强壮，只有挑战才能带来改变。你必须给身体足够的刺激，但不能一下子将其累垮。只要从小处着手，坚持不懈，久而久之你就会获得丰硕的成果。”

不要像我过去经常做的那样过度锻炼，要像比利说的那样：“刺激肌肉，但不要累垮肌肉。”在很多情况下，少即是多。花较少的时间锻炼，但锻炼要有规律，让肌肉有足够的时间恢复，这样才能取得更大的效果。成功的秘诀在于养成习惯，并坚持下去。

比利最基本的策略是养成每天只锻炼 10 分钟的习惯——一种微锻炼。有些人一曝十寒，锻炼 1 小时，然后 3 天不能走路，根本无法坚持锻炼。如果你每天坚持锻炼，哪怕只锻炼 10 分钟，你就会迷上那种自我激励、增强力量的良好感觉。没有人会把“连 10 分钟都没有”当成一个借口！

一份为你准备的礼物

我知道不是每个读到这部分内容的人都是初学者，也明白力量训练本身就是一项完整的研究。因此，为了帮助我训练，比利·贝克三世创建了免费的初级、中级和高级训练项目，这样你就可以根据自己的实际情况开始训练，安全有效地改善你的力量、肌肉和身体成分。

变化很难一夜之间出现，但如果坚持不懈，

一步一个脚印，你就会看到效果！

——杰克·拉兰内

还在怀疑拥有强壮肌肉的价值吗？试着做坐–起测试，以评估你的肌肉力量、关节灵活性、平衡性和稳定性：坐在地板上，然后尝试用最少的支撑站起来。一开始的最高分是 10 分，在动作的过程中，每用手、前臂、膝盖或腿侧支撑一次就减去 1 分。如果你在测试过程中身体不稳，部分失去平衡，那就再减去 0.5 分。准备好了吗？开始！

坦率地说，如果缺乏肌肉，你就无法顺利通过测试。如果你缺乏肌肉力量和活动能力，无法有效地上下移动，那么再多的心肺健康也不能为你赢得高分。这听起来可能像儿童游戏一样简单，但对我们很多人来说，这个简单的坐–起动作暴露了各种各样意想不到的弱点。比利说，这项测试是对人体功能的三个关键要素的绝佳测量手段："它测量平衡性、灵活性和肌肉力量——综合所有这些要素，可以测试出你跌倒的可能性，这是 65 岁以上人群受伤死亡的头号原因。"

这个基本的测试比表面看起来更能说明问题。研究人员测试了 2 000 多名年龄在 51 岁到 80 岁之间的人，并跟踪调查了几年，发现他们在坐–起测试中的得分能帮助预测他们的"全因死亡率"。得分最低的人的预期寿命比得分最高的人短 3 年。没错，如果你在测试中表现良好，你有望比那些表现不佳的人活得更久。为什么？因为肌肉骨骼的健康真的很重要！你知道还有什么更重要吗？测试一下你的表现，必须弄清楚你的基准，这样才能知道自己进步了多少。

跟踪和加快你进步的技术

如果不能飞，你就跑；如果不能跑，你就走；
如果不能走，你就爬。但无论如何，你都必须勇往直前。
——马丁·路德·金

正如你刚刚读到的，OsteoStrong 的效果来自施加适量的刺激——不能太多，也不能太少。不能过度刺激，因为那会把人累垮；但是如果缺乏激励，那就永远不会取得效果。关键是要能够衡量你的恢复能力，并理解你所造成的压力，这样你就可以坚持下去。不过实话实说，我这个人做事很难不倾尽全力，很难不把自己逼得太紧。这就是我的天性。如果你像我一样也是 A 型人格，我相信你完全明白我在说什么。但是，如果你不断地对自己施加压力，没有足够的恢复时间，最终你会筋疲力尽，累垮自己。

加快进步的最佳方法之一是利用可穿戴设备的强大功能，无论你是资深运动员、刚开始爱上运动的新人，还是曾经偏离正轨、想要重新开始好好运动的人。可穿戴设备中有很多很棒的工具，但我最喜欢的是 WHOOP Strap。

在过去的 10 年里，我们看到了可穿戴设备的爆炸式发展，其中包含微型传感器，可以监控你的每一个动作、你燃烧的每一卡路里、你每一次的心跳、睡眠质量，以及其他许多衡量你健康和表现的指标。你现在可能已经成了一名狂热的数据分析师，痴迷于自己的苹果智能手表或 Fitbit 公司的手环！如果是这样，那就太好了！所有最流行的可穿戴设备都有它们的优点（和局限性），而且一直在改进。但我必须承认，我最喜欢 WHOOP Strap，它是一种舒适的手环，可以戴在手腕或二头肌上，现在甚至可以放在你的袜子或鞋子里。WHOOP 可以连接到你手机上的一个应用程序，用以搜集和分析一系列令人印象深刻的生理数据，包括体温、心率变异性、静息心率、呼吸频率、深度睡眠和快速眼动睡眠等。

但它真正的特别之处在于：它能为你提供你想要的所有细节，但更重要的是，它提取这些指标，为你提供了两个关键分数：一个是*压力*，一个是*恢复*。我们已经从 OsteoStrong 那里知道，你需要把自己推到舒适区之外，否则你将看不到任何增长或改善，但你还需要有足够的时间休息和恢复，以便身体能够进步。这就是为什么 WHOOP 强调压力——这是一个术语，指你的锻炼强度或你在日常生活中付出的努力。但它也测量了从这些剧烈压力负荷中恢复的情况。WHOOP 实际上改变了我的模式，帮助我理解它搜集的数据。因为仅仅有数据是不够的，这些数据必须有意义。WHOOP 搜集的数据帮助我确定合适的运动量、需求量、压力或他们所说的紧张程度，以及所需的恢复、睡眠和休息时间。这些信息非常宝贵，可以改变你的生活质量，因为有了这些数据之后，你可以据此有针对性地锻炼，从而提高身体机能。

WHOOP 可以每周 7 天、每天 24 小时连续搜集数据，精确测量你的身体工作强度，以及你通过睡眠和休息恢复的情况。当我睡得不好或长时间艰苦锻炼的时候，WHOOP 告诉我要放松下来。现在，我已经学会了听从 WHOOP 的建议，因为我亲眼看到筋疲力尽但继续挣扎锻炼和合理休息劳逸结合这两种情况下身体机能的差异。如果早晨醒来后，WHOOP 告诉我，我处于绿色区域，这意味着我的身体已经为巅峰表现做好了准备，我可以从锻炼中获益更多。如果信号显示是黄色区域，我知道我必须小心一点儿。如果是红色，那就是我必须暂停锻炼，这对像我这样一直在努力拼命锻炼的人来说是很难的。但我知道，休息最终会带来更好的表现。

像 WHOOP 这样的可穿戴设备的美妙之处在于，它们可以测量你在数周、数月和数年内的进步，这样你就可以准确地跟踪你所选择的生活方式的作用。假设现在你每周锻炼两次，你决定将其提高到每周 5 次，包括两次力量训练。想象一下，6~12 个月后，你会在你的指标中看到什么。没有什么比看着你的生物标记物变得更好、知道你的行为改善了身体机能（比如静息心率、睡眠质量等）更令人欢欣鼓舞的了。

你也可以与你的医生或教练分享这些数据，这样他们就可以帮助你解读这些信息，并为你提供个性化的指导。这有点儿像在陀螺仪、经验丰富的副驾驶和空中交通管制的帮助下驾驶飞机穿越夜空。如果可以选择，为什么你还要选择全靠自己的直觉盲目飞行呢？

在这个过程中，有时你的身体会向你发送紧急信息，但如果你的追踪设备没有替你接收，你可能会错过这些信息。2020 年，职业高尔夫球手尼克·沃特尼在与数百名世界顶级选手比赛之前，接受了新冠病毒检查，检查结果是阴性的。3 天后，沃特尼的 WHOOP Strap 数据显示，他的呼吸频率在保持了近一年的稳定、较低水平后突然飙升。这一峰值变化是一个早期预警信号，表明曾 5 次获得美国职业高尔夫球协会（PGA）巡回赛冠军的沃特尼正在与某种疾病做斗争，尽管他没有发烧、咳嗽或呼吸急促等症状。这促使他再次接受了新冠病毒检测，他成为巡回赛上第一个检测呈阳性的球员。

沃特尼立即退出比赛，避免感染其他球员。美国职业高尔夫球协会对此有何反应？该协会立即采购了 1 000 套 WHOOP Strap，分发给所有球员、球童和巡回赛中其他必要的人员。

2012 年，哈佛大学壁球队队长威尔·艾哈迈德在大学宿舍里创办了 WHOOP 公司。他说："你的身体试图告诉你一些秘密。事实上，一些生物标记物所显示的可能与你的感觉截然不同。"

当然，沃特尼是一个极端的例子。但他的故事提醒我们，科学技术现在可以用以前无法想象的方式揭开人体的生理秘密。当我戴上 WHOOP Strap 之后，我能做出更明智的决定。无论我做什么运动，它都能帮助我确定适当的运动量和适当的运动时长，这样每一天我都能在需求量和恢复量之间找到完美的平衡。除此之外，WHOOP 还有助于提高我们在第十三章谈到的睡眠质量。睡眠得到改善之后，你的大脑、身体、情绪和精力都能达到巅峰状态，让你最大限度地提高生活质量，无论你是全职妈妈、商务人士、学生、企业家，还是想打破乏味的生活状态、继续充实自己生活的退休人员。数据让生活更美好。我必须告诉你，我的睡眠深度已经得到了改善，但是自从开始使用 WHOOP Strap 之后，我的睡眠时间又增加了近 1 个小时。再说一遍，你能量化的东西往往会得到改善。

利用人工智能取得效果和进步

我不害怕计算机，我害怕没计算机可用。

——艾萨克·阿西莫夫

现在，让我向你介绍第三项创新技术，它也可以通过数据帮助你变得更强壮，并让你从锻炼中获得更多益处。泰诺健公司的 Biocircuit 是一种人工智能驱动的锻炼方式，能以最有效的方式确定合适的训练量，这样你就可以在最短的时间内取得最大的效果。这是另一个帮助你实现力量和身体机能目标的工具。

除了我们的注意力范围，科技几乎改善了我们生活的方方面面。然而，几十年来，去健身房的体验几乎没有改变。你的手机现在是一台超级计算机。那为什么健身房还只是原来的健身房呢？事实上，在全世界 20 多个有 Biocircuit 技术的市场上，情况并非如此。

想象一下：你进入一家健身房，里面配备了 11 台 Biocircuit Smart Strength 机器。你可以在一个光滑的互动屏幕前挥动手环进行扫描，由人工智能驱动的智能力量系统会记住你第一次注册使用健身器材时建立的个人资料，就像 OsteoStrong 一样，它会立即从云端提取你的个人资料，以及你的个性化健身计划。这个计算机化的系统还储存了你过去锻炼的每一个细节（你选择的阻力水平，你付出的努力），并且可以预测你将会达到什么水平。

你从一级训练站出发，按照预定的顺序进行循环，无须纠结按什么顺序锻炼胸部、胳膊或肩膀。整个循环只需要 30 分钟，就能让你进行全面均衡的身体锻炼。你不必怀疑自己是不是忽视了锻炼臀肌而偏爱股四头肌，还是偏爱你喜欢的运动而忽视了你害怕的运动，因为 Smart Strength 机器并没有给你选择的余地。每当你来到一台机器前面时，它会自动调整到你理想的设置，所以你不必枉费心机地摆弄座椅的高度或手柄的位置。这些机器的设计有助于确保你保持正确的运动姿势。当你变得更强壮时，机器会自动增加阻力，调整难度，一方面保证目标能够实现，另一方面还能让你不断进步。

太神奇了，对吧？无须进行任何猜测，也不用浪费时间，你可以自由地以最有效的方式专注于训练。同样，根据你当前的恢复能力水平，适当的需求量或压力能够与适当的运动量相匹配。你不用去找没用过的哑铃或备用的卧推，不用费力去记你要做多少次，也不用费力去记你要做的是第二套还是第三套二头肌训练！

所有的一切都是高效且简化的，整个体验都是游戏化的，充满趣味。Smart Strength 机器有一个内置的电子游戏屏幕，你可以通过控制机器的阻力来引导球通过起伏的障碍物。想象你正在使用腿部推蹬机锻炼，双腿前推伸展出去，在这个过程中将球抬高。然后膝盖慢慢地弯曲，慢慢地降低球的高度。重量控制得越好，你的分数就越高，进步也就越大。

其中的游戏成分不仅仅是一个噱头。许多研究已经证实了游戏化和运动之间的可靠相关性，其道理很简单：如果人们知道自己取得了进步，他们就会坚持不懈地去健身；如果他们知道别人在看着他们取得进步，他们就会更加努力。《美国医学会杂志》2017 年的一项研究追踪了 200 多个家庭，其中一些家庭在使用一款基于游戏的健身应用程序，该程序鼓励他们与其他家庭竞争。与对照组相比，使用该应用程序的组超出他们的每日步行目标近 1 英里——每天多走 1 英里！

在接下来的几年里，随着这种好玩的人工智能概念的流行，你将会发现越来越多的 Biocircuit。事实上，我和彼得、哈里里、比尔对此感到非常兴奋，我们已经开始把这些机器放在我们的 Fountain Life 中心，你也可以在世界上大多数主要城市的特殊健身房中看到这些机器和其他人工智能驱动的锻炼方式。睁大眼睛，因为在未来的 3 到 5 年里，技术将会大大改善这一切。

伸展你的脊柱

注意，最硬的树最容易折断，竹子或柳树却因能随风弯曲而活下来。

——李小龙

我想和你分享的第四项创新技术非常简单，被称为 Backbridge。这项创新很简单，技术含量很低，很难让人相信它可以如此有效、强大。你每天只需要花不到 5 分钟的时间，所以它会很容易融入你的生活。然而，大多数人发现它的效果非常好，因此每天都在做，我就是其中之一。

正如你已经知道的，有氧健身很好，但还不够。同样，仅仅拥有肌肉力量也不够，两者要兼顾。与此同时，身体机能的第三个组成部分同样重要：柔韧性和灵活性。无论做什么，你都必须尽你最大的努力在增加力量的同时保持你的柔韧性和灵活性。

我曾经在一年内长高 10 英寸，身体失去平衡，结果遭受了十多年的背部灼痛之苦。因此，我切身体会到，当你遭受背痛折磨、身体无法活动时，尽情拥抱生活是多么困难。在我的活动现场，我经常问听众是否背痛，其中 3/4 的人说他们有背痛症状，包括许多 30 岁以下的人！

主要问题在于，我们大多数人整天坐着，低头盯着手机和计算机，所以 Backbridge 这项技术解决的是现代生活中的一个难题：久坐。还记得我们在这一章前半部分说过久坐是一种新型吸烟吗？因为我们一天中大部分时间都是坐着弓身看手机、平板或计算机，所以我们往往会肩膀前倾，这导致氧气流动不畅，消耗身体能量。

当我们不断地弯曲身体，头部、颈部和肩部前倾，肠道受压，氧合骤降时，我们的身体就会习惯性地过度劳累，因为我们关闭了横膈。我们的身体生来就能弯曲和伸展，换句话说，我们需要弯曲和伸展。我们的身体原本是平衡的，但我们以科技为中心的现代生活方式正逐渐把我们变成扭曲的人类椒盐脆饼。

怎样才能解决这个问题呢？一种解决方法是每天有效地伸展几分钟，以保持身体的健康平衡，尤其是随着年龄增长、肌肉缩短、弹性降低，更应当如此。我们需要特别注意背部健康，尤其是脊椎 Backbridge 技术，它是托德·西尼特博士发明的一项物美价廉的技术。西尼特是纽约的一名脊椎指压治疗师、应用运动学家，也是《三周康复背部》（*3 Weeks to Better Back*）一书的作者。

西尼特设计 Backbridge 技术，作为减压和调整脊柱，恢复正确的姿势，消除背部疼痛的一种方法。像 OsteoStrong 的机器和 Biocircuit Smart Strength 系统一样，Backbridge 可以在最短的时间内带来巨大的好处。你应该每天早上做 2 分钟，晚上做 2 分钟——4 分钟保证解决问题！

它是如何工作的？再简单不过了。该设备由 5 个软泡沫拱组成。你可以根据自己的灵活程度，选择堆叠的个数，调整堆叠的高度——高度从最低的2英寸到最高的7英寸。你把Backbridge放在地板上，最高点置于你的肩胛骨之间，同时双臂放在胸前或头顶。然后放松，呼吸，享受这种轻柔伸展的感觉，伸展你的脊柱来抵消弯腰造成的影响，纠正身体核心部位的不平衡，修复你对背部生物力学造成的损伤。

你会在几周或几个月里看到这样做的益处，而随着你的灵活性的提高，你可能需要提高Backbridge的高度。每天早上，那2分钟的脊椎伸展运动会让你感觉像是一个全新的开始。等到了晚上，那2分钟的伸展运动会让你觉得那是一个完美的结局。

每天使用Backbridge后，我的身体可以毫无痛感地站起来，并且整个呼吸模式也发生了改变。这个看似简单的工具其实非常有用，但它不是唯一的工具。使用波速球或健身球也能得到类似的效果。当调整身体时，你一定要控制身体向后倾斜的速度，一定不要着急，此时应当让身体放松下来，然后慢慢打开。记住，在做任何高难度动作之前，一定要和你的健康医生提前沟通一下。当你的胸部和肩膀向后仰的时候，你的呼吸会变得更加充分和自然，你的整个身体会变得更加氧合，你会爆发一股新能量。

毫无疑问，将会有更多这样的工具，使锻炼更有效、更可衡量、更容易、更有趣。睁大你的眼睛，因为虽然我已经告诉了你一些，包括我直接参与的一些，但在未来几年将会有更多的产品进入市场，包括一种锻炼方式，其秘密要素颇为有趣。

快乐与游戏

你可以做任何事情，但要确保这些事情能让你开心。

——沃尔特·惠特曼

说到逐渐增强力量，其中最具激励性的一个方面其实非常简单：就是要有乐趣。如果玩得开心，你就更有可能继续锻炼，坚持训练。现在，我首次向大家坦白，我这个人不喜欢玩计算机游戏，所以按道理讲，原本我很可能会忽视基于虚拟现实的一个名为 Black Box 的锻炼平台，其效果与传统健身模式不相上下，甚至优于传统健身模式。说实话，Black Box 的虚拟现实组件乍一看似乎很复杂，但当我进入其中的时候，那种感觉无与伦比。我觉得自己特别专注，精力充沛，同时觉得自己目标明确，斗志昂扬。这也是一场令人难以置信的高强度锻炼。游戏结束后，我浑身湿透，全身肌肉都得到了锻炼。但关键在于，整个过程不像是在锻炼，感觉完全就像是在玩儿，时间不知不觉就过去了。我迫不及待地想再来一次。

其中的秘密并不是 Black Box 训练的核心元素与常规的健身训练有根本不同，而是因为即使是最专注的健身爱好者也很难始终保持训练的积极性。Black Box 的设计灵感来自这样一个事实：每年 1 月健身房都人满为患，但到了 3 月就空空荡荡的。Black Box 产品将电子游戏的成瘾性融入虚拟现实电子竞技风格的健身模块，吸引爱好者日复一日地参与其中，持续锻炼肌肉，提高耐力，提升整体健康水平。Black Box 非常吸引人，能让人们坚持自己的健身计划，这意味着他们实现了健身目标。

Black Box 用户只需要花费 30 分钟来健身，因为他们的锻炼数据会被自动跟踪。你甚至可以在任何地方与其他 Black Box 用户进行友好竞争，这对于像我这样喜欢竞争的人来说简直太棒了。目前，这项技术只能在 Black Box 官方的虚拟现实健身房或加盟的商业健身房中使用，但用不了几年，该款设备的家庭版应该会准备就绪。说实话，我迫不及待地想要入手一台，于是我投资了这家公司，在家里弄了一台商业版，真是太棒了！

说到虚拟现实和快乐锻炼，还有一款值得一试的游戏，彼得·戴曼迪斯是其坚定的拥趸，并将其作为每天 1 万步目标的有氧运动补充。这款游戏名为 Supernatural VR Fitness，可以通过虚拟设备制造商 Oculus 订阅。这款游戏非常好玩，你甚至可能会考虑取消自己的实体健身房会员资格。

在训练刚开始的时候，你会被传送到地球上某个名副其实的美轮美奂的地方。想象一下，睁开眼睛，发现自己身处中国的长城、马丘比丘遗址、加拉帕戈斯群岛、冰岛或者埃塞俄比亚的尔塔阿雷火山前。你面前是你的运动教练（一个真人），他对着你的耳朵说话，鼓励你挥动球拍（你握着球拍，一手一个），击打朝你飞来的成双成对的黑白目标。周围音乐炸响，正播放着一连串由你所熟悉和喜爱的歌曲组成的充满动感活力的背景音乐，节奏越来越快。很快，你就会随着音乐的节奏下蹲、旋转、挥拍，呼吸急促，满身大汗。其中可供选择的锻炼方式有很多，既有短平快的 8 分钟锻炼，也有长达 30 分钟的锻炼。

不用锻炼就能练就肌肉的捷径？

我们都知道锻炼有多重要，但是如果你没有条件进行锻炼，比如你患有严重的关节炎、身体受伤等，那该怎么办？即便如此也不能听天由命，一定要想方设法获得锻炼给身体带来的好处。如果你在谷歌上搜索运动模拟物（模拟运动的事物），你会发现最有希望的是一种小分子 AICAR。但我们有更好的东西给你。

首先，让我们弄清楚运动的化学作用。事实证明，一种名为“腺苷－磷酸”（AMP）的分子是你开始锻炼时产生的最重要的分子，它会告诉整个身体你正在锻炼。AMP 使肌肉细胞、脑细胞和肝细胞分解储存的糖原和脂肪被用作能量。这就引出了一个关键问题：“如果你能将低水平的 AMP 输送到目标器官，那么你能模仿运动的效果吗？”

答案是肯定的。目前，一种名为 ZMP 的 AMP 类似物，已在动物和人类研究中被证明可以增加耐力，减缓肌肉损失，缓解炎症，降低脂肪－瘦肉体重指数。既然如此，为什么不使用这个 ZMP 呢？为了达到这些效果，必须大量静脉注射小分子 AICAR。

生物科技公司 Skylark Bioscience 发现了一种代号为 P39 的第一代产品，它比 AICAR 能更有效地传递 ZMP。该公司宣称：“它的效力是 AICAR 的 100 倍，可以口服。不需要大量输液，每天服用 25 毫克的小药丸，就能获得剧烈运动产生的大部分生物效应。”你需要开始全力以赴进行这种化学锻炼，从中获得体育锻炼给身体带来的好处。Skylark Bioscience 公司的奥利弗·桑德斯指出："这种分子目前还没有上市，只是刚刚开始试验，但我们希望它能在未来几年上市！"

我们在这一章讨论了很多内容，我希望你从中学到的关键一点是：肌肉是生活质量的"必需品"，你不必每天去健身房疯狂锻炼才能增长、保持它。你可以利用短时间的锻炼，仍然获得巨大的效果，而不是找借口或因为没有强迫自己锻炼而感到内疚。

记住，你需要适当的运动量才能取得最好的效果。否则，不但没有效果，你还会因为浪费时间而筋疲力尽。你的挑战是要让你的身体和肌肉产生一种需求感，其实非常简单，每周至少几次，一次需要 10~15 分钟。你会选择什么？你是打算自己设计每天 15 分钟的力量训练计划，还是使用 OsteoStrong 技术让自己变得更强壮，并随着时间的推移扩大需求？你会在 WHOOP Strap 的帮助下优化你的身体机能和日常生活吗？你是否会找一个人工智能驱动的循环训练来实现训练效果最大化，或者找一个像 Black Box 或 Supernatural VR Fitness 这样的虚拟现实游乐场？还是选择每天只锻炼 15 分钟，降低 14% 的死亡风险，延长 3 年的寿命？

无论你的决定是什么，你都有机会从精神上、情感上、身体上，甚至性爱等各个方面改变你今天的生活质量，增加魅力，提升力量，增强健康与活力。

为什么不现在就做出决定呢？从你在本章学到的内容中选择你想要养成习惯的 1~3 件事情，制订一个计划，养成一个简单的习惯，每天锻炼 10~15 分钟，每周 2~3 次，慢慢地，你就会习惯成自然。一旦养成某种习惯，你就会开始有感觉，事情就会变得容易起来，你就会想继续坚持下去。你可以和朋友一起做，或者找一个教练进行指导。但关键是现在就要行动起来，做出决定——比如，给朋友或教练发个短信。这样做之后，你会变得更强大，更坚定，不仅有助于你的健康和幸福，而且你会发现，这种身体的简单训练将在生活的各个领域为你提供更大的力量和自律能力。我们的感受决定了我们的表现、我们的互动方式，以及我们的快乐程度。就像我多次说过的，仅仅做出决定是不够的；在做出决定的那一刻，你需要采取行动说服自己坚持到底。制订一个快速计划，安排好时间。我总是告诫人们：空谈等于白日做梦，预想只是有可能，计划才能变成现实。

本章重点介绍了一些非常有用的工具，但它们并不是唯一的工具。找到适合你的喜好、身体情况和目标的有效工具，你肯定会惊讶地发现，你做到了能量复原，身体恢复了活力，生命力达到了巅峰状态。从我自身来讲，我就是依靠这些工具大幅提升日常生活质量的，所以请相信我，增强身体力量就等同于打造非凡的人生。

接下来，让我们继续探索最新的技术突破，寻找恢复外在健康和活力的方法与工具……

15

美：增强外在的健康与活力

想让自己看起来更年轻吗？尖端科技能以曾经难以想象的方式让你的身体、皮肤和头发恢复活力

早知道能活这么久，我就该对自己更好一点儿。

——尤比·布莱克

你还记得自己某次度假归来时，感觉休息得很好，心情愉悦，脸上容光焕发吗？你注意到了这一点，其他人也注意到了，不是吗？或者你还记得上一次你精神抖擞地跑完步，充满活力地上完瑜伽课，或者兴高采烈地滑完雪吗？当时的你脸颊泛着健康的红晕，眼睛明亮、清澈、灵活，你感觉你可以应对整个世界——你可能真的可以！

关键是，你的外在状态并不肤浅，它反映了你内在的健康和活力。例如，占体重 15% 的皮肤是人体最大的器官，皮肤的状态反映了人体内部系统的状态。皮肤红肿以及其他各类可见的问题都是警示信号，提示你的饮食、药物或自身免疫系统出了问题。换句话说，你的整体健康状况就反映在你的皮肤表面上。你可以把皮肤视为你身体煤矿里预警瓦斯的金丝雀。

身体脱水会体现在皮肤上。没有睡好，或者饮酒过多、暴饮暴食，外表也会体现出来。这一点你心知肚明，即使你试图用太阳镜或棒球帽进行遮挡。我们或许能够隐藏自己的习惯，但它们会通过我们的外表显露出来，其中包括心理健康，尤其是压力。

我能问你个私人问题吗？当你站在镜子前，你感觉如何？你喜欢你现在的样子吗？你是否无条件地爱你自己，尽管你有那么明显的缺陷？

或者你有时会因为岁月给身体带来的微妙（甚至不是很微妙）的副作用而担忧、不安甚至沮丧地审视自己吗？有些人觉得他们的肌肉松弛了，或者腰围变大了。另一些人则注意到他们的头发变稀疏了，露出了以前从未被人看到过的头皮。或者他们脸上的皱纹更多了——这是几十年阳光和欢笑的活生生的证明！

我们迟早都会经历这样的时刻，时间似乎一直在追赶我们。这是变老变聪明的自然过程，对吧？不管怎样，我们都知道，外表并不是衡量我们价值的真正标准。真正让你美丽的是你的心灵。

但不管承认与否，我们大多数人都很在意自己的外表。这不仅仅是虚荣或社会条件的问题（尽管这显然是其中的一部分），也是一个生存的问题。从进化的角度来看，人类天生就会评估潜在伴侣的吸引力，评估对方的外表，从身体上寻找有关对方健康和地位的线索。

外表在职场中也很重要。研究所谓“美貌偏见”或“美貌溢价”影响的研究人员证明了外在吸引力与职业成功之间的相关性。2019 年《哈佛商业评论》上的一篇文章总结道：“长得好看的人更有可能获得工作面试和聘用，更有可能通过频繁的晋升在职业生涯中快速发展，而且他们的薪资也比长得不好看的人高。”[1]

这不公平，而且也不总是正确的。但这项研究表明，让自己看起来漂漂亮亮的确实有必要。想象一下，两个人在面试同一份工作，其中一人发如青丝，肤如凝脂，唇红齿白，体态匀称。而另一人蓬头垢面，双颊憔悴，眼圈乌黑，看起来刚从宿醉中恢复了一半。在其他条件相同的情况下，你认为谁会得到这份工作？你我都知道，真正重要的是智力、沟通技巧、领导能力、职业道德和工作热情等品质。但是不平等的东西——你的外表——有时能扭转乾坤。

注重外表的一个更好的理由是，它会强烈影响你对自己的感觉。当你看起来和感觉起来最好的时候，你周身会散发出自信。这种身体健康感是自尊的血清素。

我并不是说你应该过分在意自己的外表，因为生活中还有更多更重要的事情。但是，你为什么不想尽可能地让自己看起来最好呢？这样你就可以从内外两个方面，享受这种充满活力的幸福感了。好消息是，要让自己看起来很好，并不需要你把毕生积蓄花在那种惊心动魄的手术上——一想到某个年龄段的电影明星我们就会联想到那种手术。相反，我们在这里谈论的是突破性的技术，它能以令人惊讶的温和、友好和自然的方式让时间倒流——而且效果非常好。

正如你将在本章看到的那样，美容相关技术目前发展得飞快，以下这些已经成为可能：

- 任何年龄的人都可以通过植物疗法和细胞再生长出新头发，无须服用药物（自然也就没有副作用）。
- 根据你的 DNA、皮肤菌群、生活方式和环境因素，比如天气状况和住所附近的污染程度，专门为你定制产品，让你的皮肤焕然一新。
- 用射频在几分钟内溶解掉多余的身体脂肪，然后用超声波修复遗留下来的多余的皮肤。
- 用一种非化学的、经美国食品药品监督管理局批准的纯天然食欲抑制剂来控制体重，这种抑制剂甚至没被列为药物。目前，美国超过 70% 的成年人超重，39% 的人肥胖，这提醒我们，我们的外表和健康密不可分。

当然，富人和名人总是能获得最先进的美容护理和技术。相信我，明星看起来比实际年龄年轻几十岁，这不仅仅是基因上的奇迹！我看到我的朋友们做完最高级的水疗和整容手术之后，看起来就像刚在不老泉里沐浴过一样。

但是，我们将要讨论的这些创新技术最令人兴奋的地方在于，它们越来越普及，越来越便宜，普通人也可以负担得起。你不必是比弗利山庄的电影明星，就能体验细胞层面的皮肤再生或脂肪燃烧疗法。你不必成为百万富翁，就能买到专为你设计的头发修复品和护肤品。它们很容易获得，已经成为所谓的“大规模个性化”新运动的一部分。

但这里有个问题：你需要可靠的信息才能从这场技术创新的爆炸中受益，因为有太多的选择——而结果往往达不到宣传的效果。因此，我们将带你进行一次短暂且极具选择性的美容之旅，向你介绍一些真正值得你关注的重大突破。

为时不晚！如何让秀发恢复光泽

对自己的身体失去信心，就是对自己失去信心。

——西蒙娜·德·波伏瓦

你知道作为头发正常生长周期的一部分，每人每天平均会掉 50~100 根头发吗？这不是问题，除非毛囊开始在原来的地方长出更细的头发，在每个周期中变得更小、更细。如果你想听一节简短的科学课（你肯定不想！），下面我就来介绍一下头发生长健康周期的 4 个简单步骤。每根头发都要经历 4 个阶段：

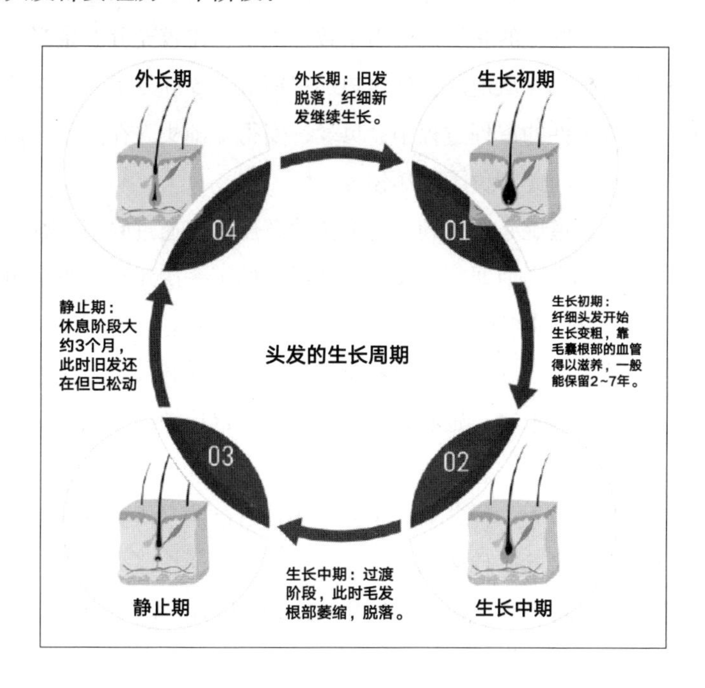

你的每根头发都处于生长周期的不同阶段。随着时间的推移，生长初期阶段的头发长度会逐渐缩短，头发也会变得越来越脆弱、纤细，直至脱落，至少在肉眼看来是这样的。

脱发的原因是什么？罪魁祸首是衰老和基因，但也有其他的因素，包括压力、饮食、各种疾病、自身免疫失调、药物以及治疗等，这些都会损害头皮。到 50 岁时，大约 85% 的男性和 50% 的女性都会经历严重的脱发。2020 年，因出演原创歌舞喜剧《发胶》而成名的女演员瑞奇·雷克披露了自己与脱发斗争的经历，马萨诸塞州的众议员阿雅娜·普雷斯利也透露了自己的故事。仅在美国，就有大约 3 000 万女性患有明显的遗传性脱发，而男性为 5 000 万。

幸运的是，现在是找到安全、有效、价格合理的方法来扭转脱发的最佳时机，这对贝丝·安·科尔索这样的人来说是一个巨大的安慰。几年前，当她 62 岁的时候，这位康涅狄格州 3 个成年孩子的母亲注意到自己的头发越来越稀疏，不是一点点，而是大量脱发。她试着把头发盘起来，盖住头发稀疏的地方，但没有用，她太阳穴和头顶上的头皮都露出来了。

贝丝·安怀疑她的脱发是压力所致，理由也比较充分。她当时的丈夫被判犯有白领罪，从他的会计客户那里窃取了 500 万美元。在这起备受关注的法律案件的审理过程中，贝丝·安得知她丈夫在拉斯韦加斯有第二段感情，并因此背负了巨额债务。[2]

贝丝·安知道她必须找到一种方法化解压力。通过脸书，她找到了一些配偶被判犯有类似罪行的女性，然后开始了一次驾车横跨全美的冒险之旅，她拜访了其中的 15 位女性。贝丝·安称这次经历改变了她的生活，给她注入了新的勇气和自我价值感。虽然这并没有阻止她的头发脱落，但当她回到家时，她心理上得到鼓舞，这让她决心想办法解决这个问题。

和我们大多数人一样，贝丝·安不想让自己的身体摄入太多的化学物质，因此，她排除了使用米诺地尔（落健中的活性成分）和非那雄胺（最初以 Propecia 品牌出售，现在用于 Keeps 和 Hims 等产品）的治疗。

非那雄胺被美国食品药品监督管理局批准用于男性脱发。虽然也有很多女性使用，但由于它与出生缺陷有关，所以只推荐那些过了生育年龄的女性服用。说实话，这种药即便对男性也会产生一些非常不愉快的副作用，包括阳痿和性欲丧失。[3] 一个男人曾对我说："你有头发，但你不在乎！"

后来，贝丝·安读到关于 Harklinikken 脱发诊所的报道，这家诊所在欧洲皇室和好莱坞名流中赢得了一批忠实的追随者。它的丹麦创始人拉尔斯·斯科斯花了几十年时间研究植物提取物和牛奶制品，然后将这些天然成分结合起来，开发出了自己的洗发水、护发素和夜间精华液系列产品，所有这些都是为每位客户定制的。

效果如何呢？据贝丝·安了解，根据该诊所对头部治疗区域的头发数量和直径的精确测量，其客户的头发总量通常会增加 30%~60%。贝丝·安在自己身上也看到了类似的效果。她红金色的头发蓬松地垂到肩膀上，这与她驾车横穿全美时的照片形成了鲜明的对比，当时她的头发软软地贴在头皮上。我记得在贝丝·安发量增加了大约 50% 后，看到她我很震惊。她很漂亮，身上散发着青春、活力和欢乐的光芒，我发誓她看起来至少比她声称的 62 岁年轻 10 岁！

生活杂志《名利场》前美容总监桑希·格林内尔也有类似的惊人经历。在一次医疗手术后，她惊恐地发现自己在掉头发，之前她的头发一直又长又密。Harklinikken 脱发诊所让她的秀发恢复如初（用她自己的话来说就是，把"魅力"还给了她），这使得桑希大喜过望，于是同意在视频中露面，展示自己治疗前后的照片。视频中 Harklinikken 脱发诊所的其他客户包括一名 20 多岁的年轻金发女子，她的头部有些部分几乎全秃了。看到她的头发在没有手术的情况下恢复到原来的厚度和活力，着实令人感动，更不用说它对所有这些人的生活产生的影响了。我们有时会忘记一点：脱发甚至秃顶可能会发生在年轻人身上，就像刚才这个例子。这可能是压力或环境中的化学物质造成的。不管是什么原因，见到这些客户，看到他们重拾信心、兴高采烈地进入录制现场，不再担心所有人都会注意到他们稀疏的头发，我内心的那种感动简直无以言表。

对于这种焦虑，Harklinikken 脱发诊所的创始人也略知一二。在 20 岁出头的时候，拉尔斯的头皮出现了问题，需要经常去看皮肤科医生，并因此开始脱发。他的病最后被治好了，但这次经历让他一直渴望能帮助那些因脱发而不快乐的人。拉尔斯说："脱发是对自我形象的严重打击，就像失去某个你认为理所当然的器官，然后突然间，它遭到了残酷的攻击，而你却发现自己陷入绝望的境地，迫切需要帮助。"

拉尔斯为了追求新的梦想，放弃了之前想当飞行员的梦想，取得了营养与生物化学硕士学位。1992 年，他在哥本哈根创办了自己的第一家脱发诊所，目前在柏林、雷克雅未克、迪拜、洛杉矶和坦帕都设有办事处。最近，拉尔斯又在纽约市开设了他在美国的旗舰诊所。该诊所还通过 FaceTime（苹果视频聊天工具）和 Skype 等聊天软件提供在线咨询服务，只需要支付象征性的费用。

这家纽约诊所位于一间可以俯瞰第五大道的阁楼里，感觉更像是公寓或烹饪学校，而不是脱发治疗中心。电梯直接通往诊所的"厨房"，那里有一个大理石台面的中央岛台，旁边有酒吧凳，四周环绕着两面墙的架子和一排排摆满产品的橱柜。在水槽旁边的工作台上，放着一排盛满不同颜色液体的烧杯，就像盛着沙拉酱一样。与客户的咨询在一张长木桌旁进行。一盏现代的枝形吊灯，多个灯泡呈分子状向四周延展。吊灯下面摆着 10 把椅子，相邻的座位区装饰有沙发和椅子，配以柔和的灯光和黑白的摄影作品。这是丹麦人舒适生活理念（hygge）的体现。

这里的气氛如此温馨诱人绝非偶然。拉尔斯说："我认为让头发重新长出来与虚荣心关系不大，主要与生活质量有关。对很多人来说，头发不仅仅意味着头顶上的生物组织，他们也很惊讶自己对头发的情感如此强烈。对很多来诊所的女性来说，你能说她们虚荣只是因为她们想要头发吗？还是说她们害怕被人视为好像她们生病了？"

拉尔斯估计，在他接诊的病例中，女性占 80%。说到脱发，女性通常比男性更愿意寻求帮助，因为男性往往认为脱发不过是生活的一部分。尽管如此，我还是认识很多男人，他们对自己突然脱发感到恐惧！

以安德烈・阿加西为例，他是我的朋友，也是我以前的客户，他是有史以来最优秀的网球运动员之一。19 岁开始脱发的安德烈感到很不自在，于是他选择在球场上戴一顶蓬松的假发。安德烈在回忆录中坦言，1990 年法网公开赛之所以失利，可能是因为他非常担心自己的假发会脱落，让全世界都看到他脱发。

几年前，我发现自己的头发也在变少，倒是不太严重，只是左右太阳穴处各有一小块，头顶上有一小块。好在只有个子很高的人才能看到我头顶上面脱发的情况！但我不是那种被动地等待事情变得更糟的人，我喜欢寻找高质量的解决方案，并与他人分享，以提高他们的生活质量。当我发现 Harklinikken 脱发诊所时，我对如此简单的头发修复过程感到震惊。

拉尔斯的治疗方案从咨询开始，以确定脱发的程度。他会测量头皮不同部位的头发密度，尝试找出头发稀疏的原因。拉尔斯认为，遗传性脱发的问题可以通过改变环境和生活习惯、恢复头发活力加以改变，其中包括减轻压力、适当采用根茎植物提取物、蛋白质、脂肪酸和牛奶的混合物。他最喜欢的一些成分包括乳清、万寿菊和牛蒡根的提取物。他的每位客户都得到了一种专门为其量身定制的混合物，但目标都是一样的：让毛囊恢复活力，这是头发健康的根源。

对我来说，疗效惊人。随着年龄的增长，我不但不再脱发，而且重新长出了新发！事实上，Harklinikken 脱发诊所的测量结果显示，我的头发比以前多了 40%，比以前更浓密了！我需要做的事很简单，就是每晚睡觉前在头皮上擦一些天然成分，洗澡时使用拉尔斯定制的洗发水。还有什么比这更容易的吗？

对于贝丝・安・科尔索来说，Harklinikken 脱发诊所的魔法药水简直是天赐之物。要想保持头发活力，她所要做的就是坚持使用该诊所的洗发水、护发素和精华液，养成护发习惯。一旦停止使用，贝丝・安可能会再次脱发。她每月的洗发护发费用大约是 100 美元。我知道很多人宁愿掉头发也舍不得花这 100 美元！但是，每月 100 美元与 1.5 万美元（甚至更多）的植发手术费用相比还是差别很大的。

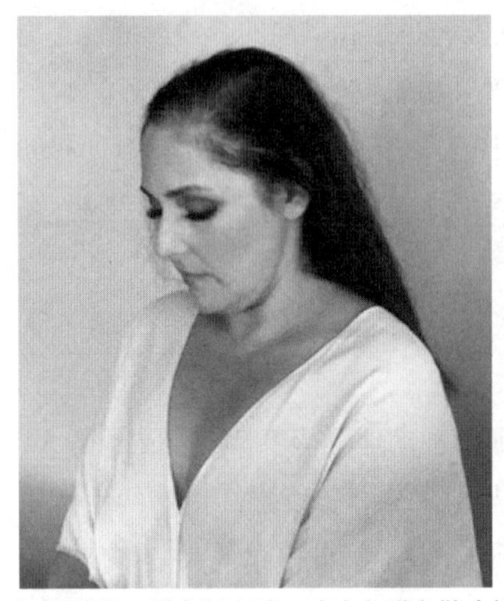

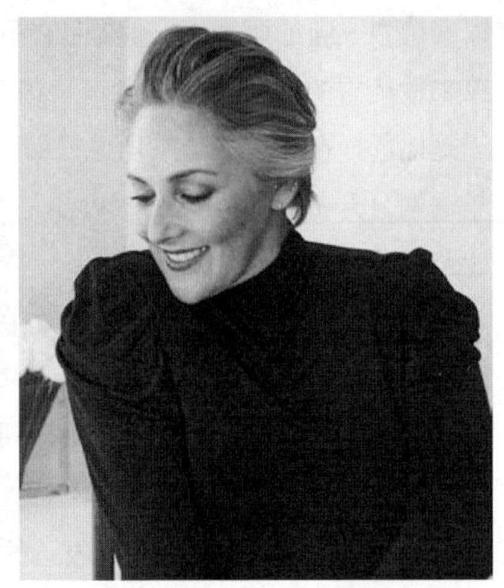

演员瑞奇·雷克30年来一直在与脱发做斗争，几乎尝试了所有办法，比如落健生发水、处方药以及PRP疗法（富血小板血浆疗法），但毫无效果。去了一趟Harklinikken脱发诊所之后，她重拾自信。

贝丝·安说，她花的每一分钱都物有所值。她笑着说："我的生活并不奢侈，没有按摩，也没有水疗，甚至理发都是自己动手。但与餐桌上的食物相比，我更愿意为这些生发护发产品买单。我并不想表现得多么肤浅，因为你的外表并不能说明你的为人。但是，当你看起来更好的时候，你会感到自信，面对世界和尝试新事物的时候你会感觉更好。我现在就有一种前所未有的自信。"

干细胞如何使头发恢复活力

一直以来人们都认为，每个人出生时的毛囊总数是一定的，损失一个就少一个，无法弥补。现在，我们知道事实并非如此。

——乔治·科萨雷利斯博士

毛囊再生科技公司 Follica 联合创始人

我喜欢 Harklinikken 脱发诊所以植物为基础的头发修复方法，因为它非常简单，而且无创。从某种意义上说，这与外科毛发移植相反，外科毛发移植不仅昂贵，而且可能很痛苦，（如果你运气不好）还会导致感染，留下疤痕。在许多情况下，也没有人提醒你，手术的好处很可能是短暂的。

但我们也开始看到一些科学家取得了令人难以置信的突破，他们正从一个完全不同的方向解决脱发问题。他们是怎么做的？他们利用干细胞的力量来修复和刺激头皮，这样头发就可以重新长出来。

正如我们在前几章讨论的，从原本会被扔掉的羊水和胎盘中提取的干细胞正在彻底改变我们治疗和治愈身体的方式，使我们有可能替换和再生各种受损组织——这是生物上的神奇魔术！这种细胞再生的概念也可以用来恢复你的年轻美丽。

这就是事情变得特别有趣的地方——也是竞争激烈的地方。目前，至少有 10 家公司正陷入一场全球竞赛，以证明它们已经找到了生长头发的最佳科学解决方案。日本、瑞典、法国、英国和美国的实验室都在争先恐后地完成临床试验，以便尽快投放市场，其中有几个即将完成。

TissUse 公司是其中的领先者之一，该公司开发了一种智能头发移植的专利技术。该过程包括从头皮后部提取 30 个毛囊，将其繁殖成 1 万个“新毛囊”，然后将其注射回头皮。新毛囊是促进毛发生长的细胞，可以生长出新的毛囊，使衰弱的毛囊恢复活力。TissUse 公司的这项技术已授权给日本再生医药公司 J.Hewitt。这是一个优势，因为日本的法规为干细胞技术提供了快速审批通道。

这场竞赛中的另一个先驱者是波士顿的一家生物技术公司 Follica。该公司开发出一种技术，在一系列基于短期办公室的治疗过程中，使用专有的“皮肤破坏装置”在头皮上制造微伤口。听起来很残忍，对不对？事实上，愈合过程创造出一个宝贵的“胚胎窗口期”，让新毛囊从上皮干细胞（表面内衬）中生长出来。使用擦伤刺激皮肤的想法并不新鲜，新鲜的是 Follica 公司的方法——在窗口期引入一种表面化合物，促使细胞形成毛发，而不是形成表皮。简直是奇思妙想！ Follica 公司的技术奇才已经想出一种方法来刺激你头皮上的干细胞，使之成为一个能长出新头发的细胞!

这种被称为“毛囊新生”的再生效应，是由美国宾夕法尼亚大学皮肤学系主任、Follica公司的联合创始人乔治·科萨雷利斯博士的研究实验室研究出来的。正如他在该公司的网站上宣称的那样：“一直以来人们都认为，每个人出生时的毛囊总数是一定的，损失一个就少一个，无法弥补。现在，我们知道事实并非如此。”

2019年，Follica公司报告了一项关键试验的结果，该试验表明，治疗3个月后，脱发者头发增加数量明显，达到了惊人的44%。[4]该公司指出，目前在该领域有两种获批的药物，可将头发数量适度提高12%。换句话说，Follica公司的技术有望带来巨大的飞跃，而不是微小的进步。下一步的目标是什么？在关键的第三阶段临床试验中，证明其突破性的脱发治疗在更大范围内有效。

许多其他公司也在竞相争夺这个奖项，但谁也说不准最终花落谁家。例如，RepliCel公司正与个人护理巨头资生堂合作，开发一种可以培养人自身毛囊细胞的治疗方法，生成数百万个可以植入头部周围的细胞。Biosplice Therapeutics公司在治疗癌症和其他疾病方面成就突出，我们在第九章讨论过。目前，该公司正在开发一种局部解决方案，激活Wnt通路，通过表面受体传递信号，显示头发细胞的生长阶段。欧莱雅公司也是一个有力的竞争者，该公司正在与生物打印公司Poietis合作，在培养皿中3D打印毛囊类器官。这意味着什么？从本质上说，这意味着欧莱雅让我们离头发克隆的圣杯又近了一步。

如果你有点儿迷茫，我能够理解，因为这一切听起来很像电视节目《比尔教科学》中的成人剧集。但关键的一点你要记住：如果你的头发越来越稀疏，不要害怕，你现在生活的这个最伟大的时代可以让你有所行动，做出改变，并且接下来的几年肯定会越来越好!

皮肤健康问题

二十岁时你拥有的是大自然给你的脸庞，
五十岁时你拥有的是你给自己的脸庞。
——加布里埃·香奈儿

与美容相关的细胞再生技术的应用还不止是生发。毕竟，如果干细胞可以用来长出新头发，为什么它们不能用来让皮肤焕发青春呢？事实也的确如此，像比弗利山庄再生中心这样的抗衰老医疗水疗中心已经采用了这种技术，该中心在全美拥有 50 家分店，其共同所有人丹·霍尔茨经常被媒体誉为“明星们的健康专家”，因为他曾帮助超人的饰演者迪恩·凯恩治疗过膝盖，帮助美国小姐阿丽·兰德里治疗过背部疼痛。

如今，霍尔茨对脐带干细胞的再生能力很感兴趣。脐带血中含有高浓度间充质干细胞，可用于各种组织修复的再生。富含间充质干细胞的脐带结缔组织被称为“沃顿胶”。这听起来就像你在烤面包片上涂抹的东西，但现在它被认为是一种有效的物质，可以注射到全身来治疗损伤。

霍尔茨说：“当你从新生儿身上获得这种细胞时，这些生长因子非常非常年轻，就像刚出生的婴儿一样年轻有活力，可以用于再生关节和组织修复，也可以用于面部美容、头发再生和全身皮肤年轻化。”霍尔茨对此非常感兴趣，他在自己身上尝试了这款沃顿胶面膜，对其效果非常满意，于是决定向公众提供这种创新疗法。

你可以想象，美容行业对开发这样的抗衰老年轻化疗法的兴趣达到了白热化。这促使美国食品药品监督管理局鼓励创新，突破我们已知的界限，使审批过程相对容易。2016 年，作为《21 世纪治愈法案》的一部分，美国食品药品监督管理局为被归类为再生医学高级疗法（RMAT）的药物和设备提供了一条捷径：基于人体细胞和组织的产品被视为再生医学高级疗法，因此不需要上市前的授权。其中最重要的一点是什么？那就是像霍尔茨这样致力于再生医学研究的人获得了行业快速核准通道。

兰德里在 1996 年赢得美国小姐头衔后成功转型，成为一名演员。她和霍尔茨一样对新疗法持开放态度，在背部注射了沃顿胶，结果很高兴地发现自 20 年前一场事故后一直折磨她的背痛消失了。所以当霍尔茨邀请她尝试沃顿胶面膜时（需要在她脸上注射这些生长因子），兰德里毫不犹豫地答应了。她说："这些间充质干细胞就像小导弹一样，可以飞到你需要它们去的地方去对抗炎症。我不介意做小白鼠，我愿意尝试。让我先试一试，然后与大家分享！"

整个治疗过程被拍成了电视节目《医生》，之后兰德里借助治疗前后的照片讨论了此次经历。她说："当第一次看到这些并排放在一起的照片时，我感到很震惊。之前我从未意识到所有部位都在下垂——下颚、眼皮，毛孔也越来越粗……"我不知道你怎么想，但我怀疑即使在注射干细胞之前，兰德里看起来也没她说的那么邋遢！但她毫不怀疑这种治疗产生的积极效果。兰德里盛赞道："我简直不敢相信我们所达到的效果——我们一下子年轻了好多岁。"

但如果你不喜欢将干细胞注射到自己脸上呢？那也没关系，我们还有很多其他的先进疗法来恢复皮肤活力。正如我们在第十一章讨论的，冷冻疗法是治疗炎症的有效手段。如果不加以控制，炎症可能会变成疼痛和肿胀的魔鬼游乐场。

想象一下用同样的方法让你的面部皮肤恢复活力。冷冻美容的工作原理是这样的：你戴着防护镜斜靠在椅背上，医生站在你身边，手持魔杖向你的脸和脖子周围缓慢地喷出一束汽化的液氮。汽化的液氮会导致血管收缩，收紧粗大的毛孔，减少浮肿，并使外层死皮细胞脱落。当这一切结束时，回流的血液会输送大量营养物质，排出各种不受欢迎的物质，包括环境毒素和细菌。这种再生效应来自"紧急"信息，该信息促使细胞的自然功能高速运转，促进胶原蛋白的生成。胶原蛋白是皮肤的一层蛋白质，随着时间的推移，会因衰老和晒伤而分解。

我的一些朋友试过这种方法，他们告诉我冷冻美容的体验比听起来要舒服得多。很明显，这种冷没有在滑雪场坐空中缆车那么难受，而且护理结束后你的皮肤会变得更光滑，色素沉着减少，面颊红润。喜欢这种效果的人往往会定期做冷冻美容，就像有些人喜欢做美甲或足疗一样，费用也差不多。

另一种常见的做法是使用光线来对抗皮肤衰老的影响。激光可以在小范围内形成强光，能够最大限度地减少各种皮肤损伤，比如皱纹、色素沉着、疤痕、静脉和癌前生长等。激光的种类和专业化程度不断提高。

埃伦·马默博士拥有不下于 40 种不同的激光器，她像艺术家一样挥舞着这些激光。例如，她用飞梭激光治疗客户眼睛周围的细纹，用 PiQ04 治疗他们手上和脸上的棕色斑点。在纽约开设马默医疗公司之前，她是西奈山医院皮肤科外科第一位女性主任。从那时起，她就成了《早安美国》和《今天》等节目的媒体宠儿，因为她既有解释复杂科学的天赋，又能提供有关防晒霜的常识性建议。作为一名皮肤癌幸存者，马默从各个角度都很了解自己的研究领域。

劳伦·奎因成为马默的患者时，她正在同皮肤癌后遗症做斗争。奎因在 38 岁时被诊断患有皮肤癌，手术后，她的鼻梁上留下了一个明显的洞，缝了 170 针，还用前额上的皮肤进行了大量移植。奎因说："我看起来像个怪物，样子十分可怕。"

经过 8 次手术，奎因的面部明显好转，但仍然必须密切关注新的增长物出现。当一个小的癌前病变斑点出现时，马默就用光动力疗法进行治疗，这种疗法将光能和药物结合在一起。她还给了奎因一个带回家使用的 LED（发光二极管）设备，该设备可以发出不同波长的光，穿透皮肤，达到不同深度。事实证明，LED 设备在愈合伤口、减轻疼痛和炎症、改善痤疮和酒渣鼻、软化疤痕、增加血液流动和氧合以及缓解疼痛方面有显著作用。[5]

奎因的 LED 疗法，每天早上用蓝光照射异常细胞 20 分钟，晚上用红光照射发炎的地方 20 分钟，效果很好。在癌前病变斑点治疗结束几个月后，她仍然虔诚地使用 LED 设备，因为它可以改善皮肤的整体质量。奎因说："你马上就会注意到差异。它能收缩毛孔，收紧皮肤……我在加州看到了我以前的皮肤科医生，她那惊诧的表情像是在说：'我的天哪！你这是怎么了？看起来简直太棒了！'"

最近，LED 光照疗法越来越受欢迎，部分原因是医疗水疗所使用的全身器械已被复制成更小的尺寸供家庭使用。但让 LED 光照疗法特别流行的是一个易于理解的概念——不同颜色的灯有不同的用途，再加上那种舒适感，你仿佛坐在阳光明媚的窗户前。

马默说："它（激光）对皮肤有很多好处，比如生成胶原蛋白，改善痤疮和晒伤，减少红肿和色素沉着，等等。但其用途远不止于此，我们知道，它对失眠、昼夜节律、季节性情感紊乱和平静心率有很大作用。激光产生的辐射能治疗各种各样的疾病。"

马默只是众多在医用激光领域开拓创新的专家之一。我们在第十一章介绍过这个领域的另一位领导者——安东尼奥·卡萨利尼博士。他是一位电气工程师和发明家，他的激光帮助过我和我的许多职业运动员朋友和客户，其影响对我和他们来说都是无价的。卡萨利尼曾为企业、医生和兽医设计医用激光器。事实上，在他所设计的所有这些激光设备中，最著名的是 Thor 激光。在为企业设计激光之后，卡萨利尼博士为 904 激光所建立了越来越复杂和有效的 Thor 激光模型。904 激光所是他在加利福尼亚州奥兰治县的团队医疗机构，专门从事抗衰老治疗和疼痛治疗。

大多数激光仪有 1~4 个波，卡萨利尼博士的激光仪有 9~17 个同步波，功率各不相同。它们有内置的电离器，可以为血液输送新鲜纯净的氧气。它们甚至还有计时器，以防你过于放松睡着了。卡萨利尼的一些客户，包括职业运动员，购买了定制的激光仪在家里使用。卡萨利尼博士说："我们的激光可以产生多光波，这意味着它们是多功能的。所以你可以利用一台激光仪治疗疼痛、疤痕组织，抗衰老，等等，因为每个光波给你不同的能量。"

我为我和妻子塞奇买了几台卡萨利尼博士的激光仪，并投资了他的公司，在此我想告诉你一些事情。这家公司的激光仪具有多种不同功效，着实令人不可思议。它们能加速伤口愈合，减轻疼痛，消炎化瘀，缓解紧张。在较低的美容模式下，它们还可以修复疤痕和色素沉着，光滑皮肤表面，并逆转一些晒伤的影响。各种各样的研究都证明了这一点。[6] 不妨想象一下，照镜子时看到脸上出现一条新的皱纹或变色的斑点，当场就能够对其采取治疗措施。在舞台上劳累了一天之后，激光仪也能发挥奇效，放松身体，消除疲劳。我只希望这项技术早在我踢足球的时候就存在了！

冻结脂肪？

适合一个人的鞋子会夹痛另一个人的脚；
不存在适合所有人的生活方式。
——卡尔·荣格

这种低调干预趋势的最好例子之一是冻结顽固的身体脂肪袋。人到中年以后，这些脂肪往往会堆积在难以锻炼到的部位。我们在这里指的是你的大腿、后背、腰部，或者可能是你的下巴下面！有些人过去常常利用手术刀去除多余的脂肪，但现在的治疗方法不需要切口或麻醉，也没有瘀伤或疤痕等附带伤害。

你可能听说过一种名为 CoolSculpting 的非侵入性技术，它将脂肪储存细胞暴露在极端寒冷的环境中，从而削弱它们的功能。脂肪细胞死亡，然后你的身体自然地通过尿液排出废物。是不是特别炫酷？你想知道 CoolSculpting 是如何被发现的吗？两位波士顿的医生发现，孩子们吃冰棒后，脸颊上的脂肪减少了很多！听起来难以置信，但事实的确如此。

其他设备（有着像热玛吉和胜利者 Vanquish 这样颇有气势的名字）则采取了相反的方法，使用射频波加热融化并消除脂肪。Exilis Ultra 是一款高端设备，它将射频波和超声波结合起来，融化多余的脂肪，同时收紧余下的皮肤，从而创造出了美容奇迹。该设备使用分层效应，将能量输送到不同深度，从表层到深层组织。同样，这些治疗方法比外科手术侵入性小得多。如果由熟练的专业人士进行治疗，患者通常只会出现暂时的肿胀或发红。

有没有一种脑洞大开的感觉？如果你正在写科幻小说，这是你在丰富的想象力中梦寐以求的技术类型，而你的读者可能会认为这过于牵强！这种治疗没有疼痛，不需要手术，不需要恢复时间，趁午休时间就可以毫不费力地完成。

专为你设计的个性化产品

永远记住，你和其他人一样，都是独一无二的个体。

——玛格丽特·米德

我想在这里提一下最后一种趋势，因为它将改变你在未来几年使用的产品。我们现在正全速进入一个“大规模个性化”的时代。这是什么意思？这意味着企业将越来越多地根据你的身体、生活方式和环境的特点为你量身定制产品。企业不再采取千篇一律一刀切的方法，而是准备好微调产品，把所有因素都考虑在内，其中既包括你脸上的细菌（微生物群），也包括你家乡的湿度，等等。

我们来看一下像修丽可这样的领先品牌。它现在推出了一款名为 Custom D.O.S.E. 的个性化私人订制护肤精华产品，该产品被《时代》杂志评为 2019 年 100 大创新产品。（如果你想知道，D.O.S.E. 是“诊断优化血清体验”的首字母缩略词。）这种体验从会诊开始，皮肤科专家在专利诊断工具的帮助下评估你的需求。然后，在不到 10 分钟的时间里，你惊奇地看着一台精心设计的混合机，在考虑了 250 多种皮肤特征的可能组合后，混合并配制出专门为你配制的“校正血清”。据说，这一过程涉及 2 000 多种算法。

修丽可是欧莱雅公司旗下的子品牌，是美容研究的推动力量，其技术孵化器促成了该行业一些十分有趣的进展。在2019年消费类电子产品展销会上，欧莱雅公司推出一款可以在家中定制护肤品的智能设备Perso。在使用过程中，你首先需要拍一张自己的脸部照片。然后，Perso应用程序使用人工智能来分析你的皮肤状况。此外，该应用程序还考虑当地天气条件、紫外线辐射水平和污染等环境因素。在你输入一些关于你护肤目标的具体细节之后，该设备会根据你当天的需要当场提供单剂配方！

对化妆品行业来说，人工智能的一个吸引力在于，它可以用来分析大量令人费解的数据，以便提供定制产品建议。以2018年获得麻省理工学院人工智能奖的美容创业公司PROVEN Skincare为例。这家公司由赵明和袁恩美联合创办（前者是一位极为成功的私募股权高管，她担心疲惫的影响开始在她的皮肤上显现出来；后者是一位拥有计算物理博士学位的数据科学家）。

在机器学习和人工智能算法的帮助下，赵和袁分析了2万多种护肤品成分、10万余种产品、4 000多篇科学期刊文章和数百万客户评论，以了解不同成分对不同人的影响。这些海量的信息都存储在其皮肤基因组计划中，这是世界上最全面的护肤数据库。

两人是如何挖掘这些巨大的数据宝藏的？PROVEN Skincare公司的客户参加了一个皮肤基因组测试，从而使该公司能够构建他们皮肤的详细档案，包含年龄、种族、环境和饮食等大约45个因素。然后，利用人工智能以极快的速度浏览其庞大的数据库，并根据客户的具体情况推荐个性化的护肤产品。

这些个性化游戏中还有许多其他玩家，每家公司的做法都不相同。有些公司通过追踪你的邮政编码来判断你日常用水的硬度，而有些公司使用传感器和生物特征数据来跟踪你的补水和防晒需求。一家名为LifeNome的公司甚至可以根据客户的DNA帮助他们选择正确的美容产品。LifeNome公司的创始人之一阿里·莫斯塔沙里说："从一个人的DNA蓝图中，你可以很容易看出环境和习惯将如何影响他们的衰老。"

LifeNome公司的技术非常复杂，但基本原理很简单：你和我是不同的，既然如此，我们为什么要期望完全相同的产品对我们双方都同样有效呢？根据你的基因构成、居住地和生活方式，购买专门为你设计的产品不是更明智吗？尽管如此，莫斯塔沙里说："大多数人都试图使用对其他人有效的相同的配方。这实际上是灾难性的。"

最后，我想让你了解这个领域的另一家开创性公司，因为它正在推动皮肤再生医学朝着一个新的、非常有希望的方向发展。这家公司的名字是 OneSkin Technologies，由 4 名女博士组成的开创性团队于 2016 年共同创立，其中包括首席执行官卡罗莱娜·赖斯·奥利韦拉（生物学干细胞专家）和首席科学官亚历山德拉·佐纳里（皮肤再生专家）。她们在彼得·戴曼迪斯最近主持的关于长寿科学的活动上让观众赞叹不已。

OneSkin Technologies 公司的开拓性科学家们痴迷于研究衰老生物学。基于这一基本知识，他们相信他们可以降低皮肤细胞的分子年龄。换句话说，他们的使命是从内部激活你的皮肤，延长你的"皮肤周期"——皮肤保持健康和年轻的时长。

具体如何操作呢？赖斯·奥利韦拉博士说："我们的目标针对的是我们认为导致皮肤老化的根本原因。"她解释说，罪魁祸首是衰老细胞，这些受损细胞会在体内积聚，导致衰老和与年龄相关的疾病。当衰老细胞在我们的皮肤中积累时，它们会产生皱纹，造成皮肤松弛，产生炎症，也会使我们更容易患皮肤癌。所以，OneSkin Technologies 公司打算杀死这些细胞。

该公司开发了一种强大的筛选机制，可以评估约 1 000 种小肽，看看它们是否能消除衰老细胞。结果他们取得了巨大成功，发现了一种高效的小肽，命名为 OS-01。该公司的实验表明，这种专利肽可以显著降低衰老细胞的数量，能在分子水平上减缓皮肤衰老数年。

这一发现促使该公司在 2020 年底发布了第一款产品。这是一种含有 OS-01 的局部补充剂。你可以像使用保湿霜一样，清洁完皮肤后，每天两次将其涂抹在脸、脖子和手上。OneSkin Technologies 公司的产品与大多数皮肤护理产品不同，它不是肤浅的短期疗法，尽管它确实能让你的皮肤看起来很棒！相反，它的目的是减少老化细胞的积累，修复损伤，提高皮肤细胞的整体功能。简言之，这一切都是关于长期的恢复和再生。

我希望你现在能明白，今天美容护肤行业的可喜之处就在于，你有无数种选择。如果你想提升或恢复你外表的某个方面，几乎一切都是有可能的，没有做不到的。但请相信我，在此我并不是建议你必须美容护肤。对许多人来说，笑纹、鱼尾纹和其他可见的衰老迹象都是荣誉徽章，代表着一生的经历，所以应该为它们而自豪！阿加西就是其中之一，他最终决定坦然接受自己脱发的事实，在25岁的壮年时期彻底剃光了头发。多年后回首往事时，阿加西说："剃光头发的那一刻，我这辈子都没有觉得这么自由过。"

但是，如果你不想淡然地步入美好的暮年岁月，也是可以的，决定权在你。现在的技术可以让你选择自己的长相和年龄，不管你的生日是哪年哪月。知道现在有这么多有效且无痛的解决方案可供使用，你难道不觉得很有成就感吗？因此，你可以先看一下我们讨论过的一些公司，研究一下它们最具创新性的处理手段和治疗方法，然后自己决定现在是否该激发你美丽身体的细胞活力来逆转时间。

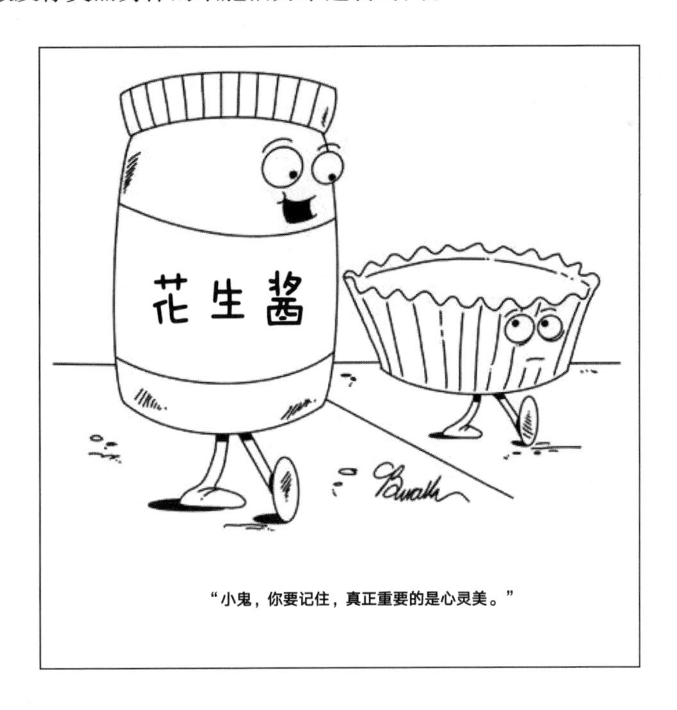

"小鬼，你要记住，真正重要的是心灵美。"

现在，在结束本书第三部分之前，我们还剩最后一章内容，这一章专门讨论了女性的长寿和生殖健康。由于我不是这一领域的专家，于是请教了珍妮弗·加里森博士和卡罗琳·德卢西亚医学博士：前者是全球生殖长寿与平等联盟的创始人，也是旧金山加利福尼亚大学医学院细胞分子药理学助理教授；后者是这一领域的专家，从事妇产科工作30多年。

虽然这一章专为女性而写，但如果你是一名男性，想更深入地了解和欣赏女性的生命周期，以及女性生殖健康方面的独特挑战和机遇，你可能会觉得这一章很有趣。

之后，我们将进入本书第四部分“应对六大健康杀手”，展示预防和对抗“六大杀手”的最新突破：心脏病、中风、癌症、炎症和自身免疫病、糖尿病和肥胖，以及阿尔茨海默病。

让我们继续踏上此次健康之旅……

16

女性健康：奇妙的生殖周期

本章专门讨论女性福祉、女性长寿、活力、寿命、健康和生殖衰老，属于一个极为重要的学科领域。虽然短短的篇幅还不足以涵盖女性独有的所有奇妙的复杂性和神奇的能力，但请注意，本书没有专门针对男性的章节。

我非常尊重女性，对她们所拥有的天赋充满敬畏，正是这些天赋使我们每个人来到这个世界上。世上所有活着的人，没有一个不是因女人精神灵魂中的勇气、坚忍和奉献才来到这个世界的，没有一个不是因女人身体的神奇能力才获得生命的。

女性的生化振荡和周期确实是整个身体健康的复杂指标和生物标志物，这也是女性生殖衰老可能是医学领域最重要，同时也是研究最多的部分原因，也是我不会试图间接地解读这个领域所取得的突破的原因。

在此，我将把写作的火炬传递给珍妮弗·加里森博士，她是全球生殖长寿与平等联盟的主任，也是巴克衰老研究所的助理教授。她在写作过程中采纳了来自卡罗琳·德卢西亚医学博士和莉莎伦·拉福莱特博士的建议，她们二人分别从事妇产科工作 30 多年和 25 年。这三位女士比我更适合讨论这一关键卫生领域，该领域影响到世界一半以上的人口，也影响到所有像我们一样热爱她们、崇拜她们的人。

为什么女性长寿对我们所有人都很重要？

——珍妮弗 · 加里森博士、
卡罗琳 · 德卢西亚医学博士、
莉莎伦 · 拉福莱特博士

大多数人都没有意识到女性更年期的年龄与她们的整体寿命是相关的。简单来说就是，更年期较晚的女性往往寿命更长。关于生殖长寿的科学刚刚起步，它不仅有可能极大地改善女性的健康，提升她们的满足感和幸福感，使她们在老年时能享受高质量的生活，而且有可能对我们为什么会衰老产生全新的见解。

在这一章，我们将与你分享……

- 关于女性健康的一些常见的荒诞说法和事实真相，以及目前正在进行的、可以让你获得自由的工作！
- 为什么女性生殖寿命科学可能是解开衰老秘密的唯一未被探索的关键。
- 为什么经期是潜在健康的重要标志。
- 你现在就可以做的事情，会对你的生活、活力、激素健康、整体身体健康和生育能力产生深远的影响，不管孩子是不是你未来计划的一部分。

长寿和排卵之间的联系

排卵一直被认为与生殖有关，
然而，最近的证据表明，排卵是健康的标志。
——皮拉尔·比希尔博士

在我们的历史上，65 岁以上的人口将首次超过 5 岁以下的人口。根据《2021 年世界卫生统计报告》，世界各地的女性预期平均寿命比男性长 5 年。事实上，大多数物种的雌性寿命比雄性都要长。已经证实的人类长寿世界纪录保持者是一位法国女性，她活到 122 岁，于 1997 年去世。本书于 2022 年出版之际，世界上在世最年长的人是一位 118 岁的日本女性。（相比之下，在世的最年长的男性只活到 112 岁。）研究表明，女性比男性拥有遗传优势，这在一定程度上解释了其长寿的原因，但性激素和社会因素的差异也起到一定作用。尽管从统计数据来看，女性比男性长寿，但是与男性（平均 26 年）相比，她们处于健康状况不佳的时间（平均 34 年）更长。

虽然我们仍有很多不明白的地方，但有一点研究人员似乎可以确定：对女性来说，衰老与生殖衰老密切相关。为什么？因为研究表明，更年期会加速女性身体的衰老过程。

现在，你对测定人的生物学年龄的霍瓦特生物时钟已经很熟悉了。霍瓦特的研究小组发现，更年期会使细胞衰老速度平均加快 6%。2016 年，霍瓦特在接受《时代》杂志采访时表示，这项研究和由此引发的争论“非常、非常强烈地表明，伴随更年期的激素流失会加速衰老”。

问题是，今天出生的女性的预期寿命接近 100 岁。[1] 思考一下这个问题，这意味着用不了多久女性绝经后的时间比绝经前要长。许多女性开始害怕“生活的改变”，因为生育时代的结束会对健康女性的身体产生一系列影响，比如心脏病、中风、认知能力下降、失眠、抑郁、体重增加、骨质疏松和关节炎的风险增加，以及在更年期影响至少 75% 女性的其他症状，包括潮热、脑雾、失眠和性功能障碍等，其中任何一种情况都可能降低女性的生活质量（许多阅读本章的女性对此可能十分熟悉）。不过，“生活的改变”也有好的一面。

虽然许多人都觉得更年期会让人感到阴郁，但大多数女性发现，绝经后的生活（最后一次月经结束一年后）是大自然保守得最好的秘密之一！许多女性说，在绝经后，随着激素水平自然稳定下来或通过激素替代疗法（本章稍后会详细介绍）稳定下来，许多症状都会消失，整个人处于多年来最好的状态。当然，每个女人的情况都不一样。

好消息是，重大问题也提供了巨大的机会。女性的寿命本来就很长，虽然她们绝经后还面临着独特的挑战，但科学研究终于开始加快步伐，为女性提供持续健康寿命的真正解决方案，让她们的晚年生活变得更有意义。

> 许多女性说，在绝经后，随着激素水平自然稳定下来或通过激素替代疗法稳定下来，许多症状都会消失，整个人处于多年来最好的状态。

在了解提供革命性解决方案的最新进展之前，我们有必要弄清如下几点：作为健康标志的排卵、女性生理周期所代表的意义，以及绝经前女性身体发生的变化。

揭秘更年期

我母亲过去常说，“人越老越好，除非你是香蕉”。

——贝蒂·怀特

在美国，大多数人是从小学那堂尴尬的生理卫生课上了解到青春期发生的激素变化的，但在成年后的生活中，我们并没有得到任何关于健康月经、排卵、生育或更年期的正式指导。长期以来，女性的生育能力一直被视为禁忌话题，女性甚至很少与亲密的朋友讨论这个话题。

沉默和缺乏可靠信息导致了对妇女健康的荒诞说法和危险误解。大多数人都没有意识到，男性一生都在制造精子，而女性一生都在制造卵子。没错，事实上，当一个女婴还在母亲子宫里的时候，就已经发育出了生殖系统，她的卵巢中包含了大约 600 万个卵子（卵母细胞）。所以，尽管加里森博士出生在 20 世纪 70 年代，但生成她的卵子早在 1956 年就已经在她外祖母子宫的胎儿中——这个胎儿后来成为加里森的妈妈。这听起来就像现实生活中的科幻小说！女性体内卵子数量下降极快，这种下降发生在她想使用卵子之前很久，出生时下降到大约 100 万个，到青春期时下降到大约 35 万个。此时，卵子开始以每个月经周期大约 1 000 个的速度死亡。[2] 总的来说，女性一生中只有大约 400 个成熟的卵子会经历排卵过程（从卵巢排出，通过输卵管进入子宫）。

在卵巢因为没有卵子而停止正常工作的时候，女性就进入更年期。用激素避孕措施（如避孕药、贴片、注射剂、宫内节育器、节育环等）抑制排卵对减缓卵子的流失没有任何作用。因此，10% 的女性在 35 岁时无法生育，而仅仅 5 年后，40 岁的女性在任何一个月内怀孕的概率只有 5%。[3] 事实上，35 岁以后怀孕的妇女被医学界归类为“高龄产妇”。此时她们预计还有大约 60 年的寿命，怎么就成了高龄产妇呢？！显然，这种分类已经过时，尤其是在辅助生殖技术（ART）发展的强大帮助下，40 多岁的女性怀孕率正在上升，近 20% 的新生儿是由 35 岁以上的女性生育的。[4] 研究表明，用冷冻保存的组织移植来替代生理浓度的激素，有可能推迟女性更年期的到来。[5] 该研究已经在小鼠身上试验成功，但要在人类身上实现这一目标，我们还有很长的路要走。除了这一设想，研究人员正在研究许多不同的想法来延长女性的生育寿命。想象一下，如果我们能推迟卵巢衰竭的时间，那该是一种什么局面？那肯定会改变女性的整体健康状况，更不用说生育能力了。

近 20% 的新生儿是由 35 岁以上的女性生育的。研究表明，总有一天干细胞可以用来培育新的卵细胞，从而推迟女性更年期的到来。

破除几个常见的荒谬观点

有张图表描绘了卵子数量和质量随年龄急剧下降的情况，其主要特征是中间有个时间拐点，自那之后是一个断崖式下降，对此很多女性深信不疑。虽然图表描绘的内容在一般情况下可能有些道理，但就个人层面而言，这是完全不正确的，因为每个女人都有独特的生育周期轨迹。生育力不像银行，只向一个方向发展；相反，它是随机和周期性的。年轻、健康的女性经常会经历不孕期，而有些女性在 50 多岁的时候会随机出现生育高峰。

至于你被教导的“正常的”生理周期是 28 天，是另一个荒谬的说法！只有 12% 的女性月经周期是 28 天。就像所有与女性生殖寿命有关的事情一样，“正常”的周期长度在个体层面上是可变的，并且随着年龄的变化而变化。你的自然周期随着压力、营养、运动、疾病、光照和许多其他生活方式因素的变化而变化。

那么其中的主要因素——排卵又是一种什么情况呢？人们普遍认为，排卵期在月经周期的第 14 天。一项测量了 141 名女性 1 060 次月经周期的研究发现，只有 1/4 的参与者在月经周期的第 10 天到第 17 天经历了她们的生育窗口期（排卵期）。[6] 这意味着 75% 的月经周期在“正常”范围之外，从而表明当涉及月经周期时，真正的“正常”是相当多变的！

虽然我们认为每个女性在任何时候都有避孕的权利，但有种流行的说法非常具有欺骗性，我们想在这里指出这种错误观念：许多女性认为避孕药可以防止她们失去卵子，但是每个月排出的那个卵子并不是你失去的唯一的一个卵子。不管发生什么，即使你在节育或怀孕，每个周期都会有大约 1 000 个卵子死亡。因此，服用避孕药并不能减缓卵巢衰老的速度。此外，有新的数据显示，长期使用激素避孕会产生副作用，所以一定要与医生沟通，而且你自己要了解所有的选择，清楚最适合自己的方法。

好消息是，有许多非激素避孕方法可以考虑，这些方法不会强行操纵女性体内的生物化学。你可以探索所有的选择，不要勉强自己，不要吃亏。简言之，生殖功能是人体最神奇、最个性化、最复杂的多元特征之一，因此我们需要对它给予应有的关注、感激和尊重。

卵巢健康预示着整个身体健康

卵巢长得很像两颗葡萄，虽然个头很小，却是整个身体中最重要、最强大的器官之一，也是区分女性和男性的关键要素之一。卵巢主要负责产生卵子和分泌促进生育的性激素。有趣的是，卵巢也是人体内第一个衰老的器官。

卵巢由许多不同的细胞类型和结构组成，在每个月经周期中，这些复杂的小器官都会进行动态重塑，而这在其他组织中是不会发生的。事实上，它们的衰老速度是其他器官的两倍。这意味着，当一个健康的女性快 30 岁时，她的身体机能处于最佳状态，但她的卵巢已经显示出明显的衰老迹象——这是许多年轻女性在试图怀孕时惊讶地发现的事实。这就是为什么——早在更年期之前——生殖功能和整体健康之间有很强的联系。

即使是年轻女性，如果生殖器官存在潜在的功能障碍，也会严重影响身体的其他部位。例如，患有多囊卵巢综合征（PCOS）的女性在晚年更容易罹患代谢性疾病。因此，很明显，研究卵巢健康可能会开启有关其他人体组织衰老的革命性发现，其意义十分深远，而且能让我们清楚如何逆转或减缓女性和男性的衰老进程。

现在你一定会问：我们怎么可能还不知道女性健康的这些基本方面

是如何运作的？不妨思考一下下面这两个罪魁祸首：

- 缺乏研究资金。由于所涉对象为人口的一半，因此对女性健康的研究总体上资金严重缺乏。2021 年，美国国立卫生研究院在妇女健康方面的支出占总预算的 11.9%，其中只有不到 0.1% 用于研究女性的生殖衰老。
- 缺乏数据。几十年来，由于排卵周期被认为是令人困惑的“嘈杂”变量，女性生理学一直没有得到充分的研究，也被故意排除在研究之外。直到 2016 年，美国国立卫生研究院才要求受资助者在动物研究中开展雌雄两性研究！

更年期并不是生理上的必然

我们目前所掌握的情况是：更年期是一种不同寻常的生殖策略，完全违反进化理论。为什么女性的生存期长于生育期？我们人类在动物王国中属于极端少数派，只有少数种类的鲸鱼有更年期。[7] 一些猴子的激素模式与人类相似，但它们的生育周期一直持续到非常临近死亡的年龄。[8] 事实上，虽然有几种理论（比如流行的“祖母假说”），但没有人确切地知道为什么女性的卵巢会关闭月经和排卵过程——也就是更年期，这是我们需要延长生殖寿命和健康寿命的谜题中的一个关键部分。[9]

现在让我们考虑这样一个场景，在这个场景中，女性在生殖选择上不会受到有限且不变的生物钟的限制，在这个世界中，女性不会受到性激素水平下降所带来的有害影响……

最近，巴克衰老研究所与生物回响基金会合作，发起了一项解决女性生殖衰老问题的“登月计划”。

我们正在资助研究和建立生态系统，以支持围绕生殖寿命的发现与创新。我们正在加快产品和疗法的开发，从而积极影响女性的生活，其中包括卵子线粒体等细胞靶点、卵巢炎症等。我们资助的一些科学家正在重新定义诊断方法，以告诉女性她们在各自的生殖周期中所处的位置，而另一些科学家正在开发新的治疗方法，以延长生殖寿命。在这一过程中，我们认为，理解卵巢过早衰老的原因将为了解身体其他部位的衰老提供重要线索。坦率地说，我们打算改变世界，毕竟，人类的未来实际上取决于自己的身体。

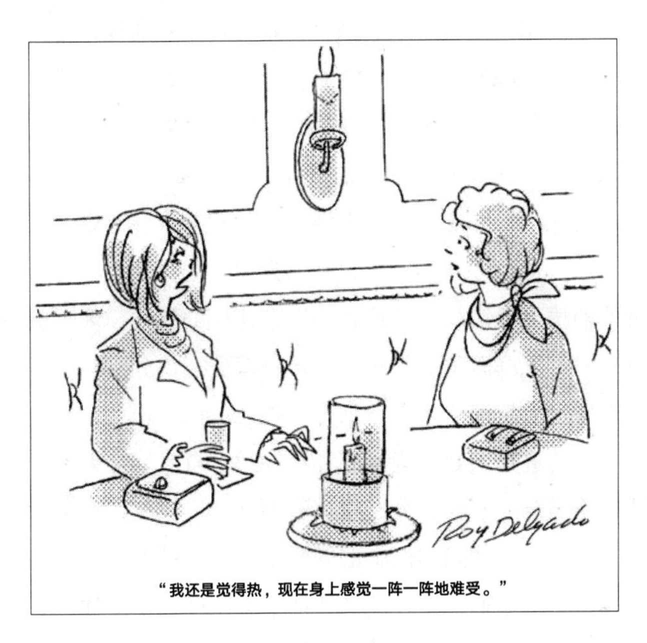

“我还是觉得热，现在身上感觉一阵一阵地难受。”

目前可用的治疗方法

因为每个人都有自己独特的生育轨迹，目前的护理标准
并不适合每一位女性——我们需要为每个人量身定制治疗方法。
——莉莎伦·拉福莱特博士

就在我们等待那些关于卵巢衰老的根本原因的重要科学发现时，一些很好的解决方案已经出现，它们可以解决随着女性年龄增长出现的健康和生育问题。应该指出的是，那句古老的格言“认识你自己”放在

这里非常贴切，是个相当不错的建议。调整你身体内在的智慧，倾听每个月它向你发出的信号，尽可能多地搜集关于你的身体和你的独特周期的基线数据，这样你就知道你的“正常”是什么。请记住，美国妇产科医师学会提倡“将月经周期作为生命体征”，而且多种应用程序（MyFLO、Clue、Ovia、Period Tracker、Glow）可以帮助测量你经期4个阶段的生理变化。随着时间的推移，新公司不断涌现，帮助女性进行实时个性化监控。（单一的静态快照不足以捕获关于女性动态变化的激素周期的有意义的信息，所以要在几个月内尽可能多地捕获信息。）

你如果面临任何问题，如无法怀孕、子宫肌瘤、子宫内膜异位症、痛经或任何其他干扰你的周期或生活质量的病症，一定要找不同的健康护理专家团队，帮助你理解你搜集到的数据。把你的症状视为你身体发出的有价值的信息和信号，就像我们一直建议的那样，多听听别人的意见。你可以咨询家庭医生、护士、妇产科医生、内分泌科医生、生育专家、整骨医生、自然疗法医生、助产士以及中医。记住，你必须决定自己想要什么样的选择，必须确定哪种选择适合自己。如果你对别人提供给你的选择不满意，不要放弃，继续咨询其他人！你的医生可能是世界上最善良的医生，但如果你面临的问题不在他们的专业领域之内，我们建议你去找专业对口的医生，这样才能最大限度地帮助你，有利于你的身体健康。下面让我们来看一看4种解决方案，它们可以改善你的激素健康、性功能、生育能力和整体幸福感……

1. 选择符合常识的健康生活方式。我们知道很多因素都会加速卵巢的衰老，包括环境压力、我们吃或不吃的食物、运动、睡眠、毒素负荷、化疗或放疗等药物诱发因素，以及无数其他情况。有关速效疗法和神奇药物的营销宣传很多，但事实上，选择合理的、符合常识的生活方式可以极大地影响健康和幸福的各个方面，这包括激素调节和月经体验。让我们来听听《量大》（*Heavy Flow*）一书的作者、整体营养学家阿曼达·莱尔德是如何解释这种循环的：

我们的激素对压力和营养非常敏感，这意味着压力大的生活方式和不良的饮食会对我们的激素健康产生不利影响，最终影响月经。压力会抑制排卵，而我们需要排卵来获得孕酮的好处。如果我们没有产生足够的孕酮，雌激素会在没有孕酮平衡的情况下激增，从而导致月经问题。更奇怪的是，雌激素水平越高，皮质醇（一种调节我们应激反应的激素）水平就越高——这反过来又会影响我们的排卵能力。结果就这样循环往复。不过，好消息是……这意味着改变我们的饮食、运动方式和心态可以对我们的激素健康产生积极影响，进而对我们的月经周期产生积极影响。

所以我们要善待自己的身体，重视身体带给我们的礼物：保持良好的睡眠，经常锻炼身体，不要吃过度加工的食物，多吃蔬菜，尽可能选择有机食品，休息好，消化好。看在上帝的分儿上，千万别抽烟。限制饮酒或戒酒，限制压力或消除压力。要清楚一点：如果你选择从牛奶中摄入乳制品，你就是在选择摄入激素和常见的过敏原。多喝水，保持血糖平衡，避免使用人工甜味剂。避免使用含有毒素的清洁产品、洗涤剂、身体护理用品和个人物品，如铝除臭剂和气溶胶喷雾剂。你一定要静下心来，仔细想想上面所讲的这些。我们知道你知道这些事情，我们都知道这些事情，但是好心提醒一下总没坏处，因为平常牵扯我们精力的事情太多，因而实际上我们无法始终如一地做好这些基本事情。（而这些基本事情十分重要！）

补充剂可以极大地缓解症状，维持身体健康，在整个周期内为女性的身体提供支持。我们知道，补钙可以减缓更年期引起的骨密度下降。[10] 碘是人体产生所有激素所必需的一种基本微量元素，在促进女性甲状腺发育方面起着至关重要的作用。复合维生素 B 和锌有助于补充营养（众所周知，激素避孕药会消耗营养供应）。镁是支持神经系统的关键元素，它还可以用作肌肉松弛剂，帮助缓解子宫痉挛。维生素 E 也被证明能减轻经期疼痛。这是另一个需要探索和研究的领域。你一定要与你的医疗团队展开对话，与你的医疗服务提供者沟通，以便他们能够帮助你量身定制他们的建议和治疗方案——除非你告诉他们，否则他们不知道你正在经历什么。

2. 激素替代疗法。大脑控制着女性生殖的各个方面，它不是一个独裁者，而是通过不断倾听和整合反馈来实施控制。大脑和生殖器官之间存在一种动态的、持续的对话，决定系统中发生的一切。神经交流的语言是由化学物质（也就是激素）介导的，这些化学物质在大脑、卵巢和子宫之间来回传递信息。虽然我们知道这段对话中的一些关键词，包括类固醇激素（雌激素、孕酮和睾酮）和神经肽（催产素、促性腺激素释放激素和 kisspeptin），但完整的词汇表尚未确定。这些片段如何融入复杂的沟通网络以推动生育和衰老，是我们仍在努力解决的一个难题。当女性用光卵子，卵巢停止运作时，大脑借助化学物质的对话就会停止，从而导致更年期的负面下游效应。激素替代疗法是一种替代一些缺失的化学信号的方法，这些信号在围绝经期下降，在绝经期消失。

激素替代疗法可以降低与更年期相关的整体健康风险，也可以缓解严重影响女性生活质量的症状。话虽如此，激素替代疗法之间存在一些细微差别，需要咨询妇产科医生，仔细考虑其风险和益处。每个女性都应该与医生讨论包括乳腺癌家族史在内的这些风险，以决定激素替代疗法是否适合自己。

激素替代疗法并不完美，但它有时会遭受不公平的坏名声。2002年，一项随机临床试验成为新闻，因为该试验暗示激素替代疗法可能会增加乳腺癌风险，于是医生开始回避开这种处方。遗憾的是，这项研究存在设计缺陷，从而导致关于激素替代疗法的错误结论，而这些误解又被媒体放大，大肆报道，最终以讹传讹，错误信息满天飞。关于此事多方皆有报道，但简言之就是，患者群体的年龄和激素的使用被认为存在缺陷，这项研究广泛重复的结论实际上并没有达到统计学意义。此后，多项研究发现，激素替代疗法降低了数千名 35~55 岁女性患动脉粥样硬化和心脏病的风险。

多项研究发现，激素替代疗法降低了数千名 35~55 岁女性患动脉粥样硬化和心脏病的风险。

最近的研究也表明，女性开始激素替代疗法的年龄至关重要。激素替代疗法在接近绝经期时更有效，而在绝经后10年的妇女中，激素替代疗法并没有显示出任何益处。甚至有证据表明，如果开始得太晚，激素替代疗法可能有害。此外，激素替代疗法给药的方法值得考虑，因为口服给药使得与肝脏代谢相关的血凝块风险略有增加，因此，与口服给药相比，透皮贴剂或外用药膏更受青睐。这些看似完全不同的结果却传递出一个与内分泌健康和生殖激素信号有关的关键信息——激素替代疗法很复杂。要从激素替代疗法中获得益处，需要一个最佳时机，特定的激素或激素类分子组合，以及个体生物学条件。也不建议所有人都采用激素替代疗法，尤其是有家族癌症风险的女性——一定要与你的医生一起仔细分析个人的风险和益处！这方面最令人兴奋的发展之一是像Evernow这样的个性化远程医疗公司，它们将详细的患者病史与新颖的激素替代疗法制剂相结合，在个人层面上定制、协商采用激素替代疗法。

3. 基于高温和射频的激光治疗。激光发射出的热量能够被目标组织中的水分吸收，释放的热量会造成微小的损伤，从而触发伤口愈合，进而促进组织重塑。在皮肤科，这可以转化为皮肤组织结构修复。同样的原理也适用于阴道组织。虽然皮肤科医生、外科医生和医务人员多年来一直在安全地使用激光，但美国食品药品监督管理局尚未批准将激光疗法用于治疗与女性健康和性功能有关的症状。[11] 许多医生，包括卡罗琳·德卢西亚和莉莎伦·拉福莱特博士，为她们的患者提供这些非适应证治疗，因为她们亲眼看到激光疗法可以有效地治疗尿失禁、阴道萎缩（阴道壁发炎，通常在绝经后可能引起疼痛）、性交疼痛和缺乏性满足感等症状。有研究证明，激光技术在这些方面是有效的，而且我们相信，在不久的将来，它们将是关键的解决方案。

4. 富血小板血浆（PRP）疗法。从患者手臂上抽取血样，快速旋转几分钟（借助离心力），然后分离出红细胞，剩下的就是富血小板血浆的浓缩物。这种血浆富含高浓度的细胞因子、生长因子和其他生物活性化合物，然后将其注射回患者的组织中，启动血管生成（新血管的发育），并刺激细胞再生与修复。已有多项研究表明，PRP在牙科手术中使用是有效的，并且已被美国食品药品监督管理局批准用于治疗骨关节炎和运动损伤。初步研究表明，PRP 可以有效地改善子宫内膜厚度，治疗阴道痉挛（痛苦的痉挛性收缩）、子宫内膜炎（炎症）、阴道干燥、盆底肌损伤和尿失禁等疾病，但还需要进一步研究。

激光的能量

卡罗琳·德卢西亚博士

阴道问题无疑是一种非常敏感的个人经历，许多女性在激素变化、更年期开始、分娩过程结束后，或因可能导致阴道组织结构和黏膜分泌物变化的医疗条件而遇到此类问题，所有这些都会对她们的生活质量产生负面影响。

我亲眼看见 PRP 和射频激光等治疗方法的疗效。举个例子，一位 42 岁的女士因尿失禁和原发性性快感缺失（无法达到性高潮）来到我的办公室。虽然她已经被折磨了好几年，但她没有告诉任何人自己的痛苦，甚至连她的丈夫也不知道。诊断之后我决定对这位患者使用 FemiLift 激光仪治疗整个阴道，以增加胶原蛋白血管系统。这种激光高温还能改善阴道血管的血液流动，为组织提供必要的营养，并刺激神经再生和黏膜分泌。同时，我决定对这位患者的阴道前壁使用 PRP。这一切都是完全无痛的，这位患者现在体验到了性满足。

在美国食品药品监督管理局批准这些适应证的治疗之前，更多的研究需要进行。我们再次回到一个紧迫的问题上，那就是必须对女性特定需求领域进行更多的基础科学研究。但想想这 4 种解决方案对改善众多女性的生活质量所产生的影响吧。我们为未来所拥有的一切和它即将实现的承诺感到兴奋。记住，你一定要与医生和卫生保健专家团队合作，以确定最佳解决方案，这一点很重要。

女性可以问医生的问题

1. 激素替代疗法对我有意义吗（如果我没有乳腺癌病史）？

2. 我正遭受潮热和盗汗的折磨。有什么办法能解决这些问题？

3. 我晚上睡不着。除了服用睡眠药物，我还可以采取什么措施来改善睡眠质量？

4. 我应该什么时候做基线骨密度扫描？

5. 我的月经周期中有哪些特征能预示我将来可能会有生育问题？

6. 我已经服用避孕药很多年了，现在正考虑怀孕。目前我可以采取哪些措施做好孕前准备工作？

7. 我已经失去了所有的性欲。我只能听之任之吗？

8. 性交太疼了，几乎不可能进行。我该怎么办？

9. 我一咳嗽、打喷嚏或大笑就会尿失禁。这该如何治疗？

10. 有人使用美国食品药品监督管理局批准的热成像术治疗护理乳房，对此你有什么建议？

11. 生完孩子后，我觉得和伴侣亲密的时候不那么快乐了。有方法治疗吗？

12. 我的情绪一团糟，不是异常愤怒就是极度悲伤，波动非常大，难以控制。是什么导致了这种情况？有哪些解决方案？

13. 我的体重越来越难控制了。我们能谈谈在这个阶段对我来说什么才是更好的选择吗？

激素避孕

卡罗琳·德卢西亚博士

作为一名妇女健康和赋权的倡导者，我当然认为所有女性都应获得避孕权，虽然避孕药在预防怀孕方面肯定是有效的，而且在生育治疗周期中通常是短期的必需品，但我一直支持教育和告知女性她们考虑服用的任何药物的所有好处和可能的副作用。我相信知情同意，即完全披露回报和风险。其好处是众所周知的——改善周期控制，减少出血和痉挛，预防卵巢癌等。[12]

对一位做了 30 多年妇产科医生的人来说，我对长期使用合成激素避孕药并不赞扬似乎有些奇怪。其实，避孕药、避孕贴、节育环、植入物、注射物以及宫内节育器等，会抑制人体自然产生雌激素、孕酮和游离睾酮。我们观察发现，服用激素避孕药的女性激素状况与更年期女性的激素状况相似，因为用激素专家艾丽莎・维蒂在《女性密码》（*In The FLO*）一书中的话来说就是："合成激素避孕药并不能纠正激素失衡，它只会抑制你自己的激素功能。"

虽然许多女性喜欢使用避孕药，但也有一些副作用需要考虑，包括头痛、抑郁、腹胀、体重增加、疲劳、性欲减退，以及乳腺癌风险增加，等等。许多女性没有意识到的是，服用激素避孕药也会增加血栓形成（血块）的风险，是正常风险的 4~7 倍。[13] 避孕药还会增加胆囊疾病、高血压和中风的风险。[14]

有很多资源可以利用，包括莉萨・亨德里克森－杰克的《第五生命体征》，里面有很多研究，在你选择使用激素避孕药时，甚至在你停止使用激素避孕药几年后，在你做出影响身体、性满意度和生育能力的决定之前，你可以考虑考虑。我觉得有必要在这里介绍一下这一信息，因为它影响到许多女性的生命力。我鼓励你，就像我鼓励我所有的患者一样，首先与医生和医疗保健团队交流沟通，一起考虑所有的选择和替代方案，分析可能存在的风险和好处，然后做出明智的决定。

总而言之……

虽然女性的生物化学和生命周期中的每一次经历都有其独特的复杂性和个性，但女性的身体，无论年龄、大小、体型或肤色，都是其自身的杰作。有些女人有一种神奇的能力，（如果她们愿意）可以通过生育培育新生命。女性的身体是造成这种现象的一种特殊机制。本章的目的仅仅是在旅程的不同阶段提供一些额外的选择，因为本书旨在提供全面的工具和见解，以便大幅提高所有人的生活质量。

好了，亲爱的读者，接下来我们进入第四部分。在这一部分，我们要解决“六大问题”——心脏病、中风、癌症、炎症和自身免疫病、糖尿病和肥胖，以及阿尔茨海默病。这些章节将向你深入展示最新的见解，告诉你如何预防这些疾病，告诉你如果你或你所爱之人不幸罹患其中某种疾病，那么眼下如何治疗这些疾病，并且告诉你最新的预防与治疗手段！

让我们开始吧……

第四部分
应对六大健康杀手

最新的科学突破可以帮助你预防、
治疗并有可能治愈一些最可怕的疾病，包括：

- 心脏病：修复受损的心脏
- 中风：治疗脑损伤
- 癌症：打赢抗癌战争
- 炎症和自身免疫病：利用突破性技术给身体带来安宁
- 糖尿病和肥胖：战胜双重威胁
- 阿尔茨海默病：根除这头威胁健康的野兽

17

心脏病：修复受损的心脏

保护和恢复身体最重要器官的新工具

生命中有一些东西想要自我更新，人类的心脏也是如此。

——杰克·康菲尔德博士

《踏上心灵幽径》作者

我们认为心跳是理所当然的。这个肌肉发达、10 盎司重的小马达每天 24 小时（无论我们睡觉还是清醒）不间断地将液体黄金——我们的血液，生命之源——通过 6 万英里的血管泵送到身体各处，滋养身体的每一个细胞。为了让你看得更直观一些，我们打个比喻，如果把这些动脉、静脉和毛细血管首尾相连，可以环绕地球赤道两周多。这就是我们与生俱来的力量，也是我们认为理所当然的力量。

心脏会一直不停地完成它的关键工作，尽职尽责地将生命力一遍又一遍传递给我们，每年跳动大约 3 500 万次，直到最后有一天停止跳动。由于某种原因，比如生活方式，动脉堵塞导致血液无法流通，由于疾病或者年老体衰，心脏会变得非常虚弱，最终导致衰竭。在心脏停止跳动的那一刻，其他一切都不重要了。此时，救护车被叫来，医护人员赶到现场，试图让心脏恢复跳动，用电击使其屈服，以保持氧气供应。因为没有氧气，你就死定了。脑细胞在缺氧几分钟内就开始死亡。对那些被抢救过来的人来说，他们的生活会发生根本性的改变。

36 秒内你能做什么？这大概是你读完前面两段内容所需的时间。每 36 秒就有 1 个美国人死于心血管疾病，这种疾病是美国人的头号健康杀手，占死亡人数的 1/4。但心脏病的破坏程度远不止于此。在全球范围内，每 5 个人中就有 1 人死于心脏病，比地球上任何其他疾病都多。心脏病每年造成约 1 800 万人死亡。换句话说，它每天造成近 5 万人死亡。

让我们仔细思考一下这些数字的含义。因为事实上，它们不只是数字，对吗？我们在这里谈论的是宝贵的生命，就像你和我，我们的父母，我们的伴侣，我们最亲密的朋友，可能还有我们的孩子。所以你我都知道其中的利害关系。我们在理智、情感和内心上都明白，我们迫切需要保护自己和我们所爱的人免受这种毁灭性的威胁。

你很快就会知道，这是一场我们越来越有能力打赢的战争，这要归功于以预防和再生为重点的令人敬畏的技术进步浪潮。但在我们开始之前，我想和大家分享一下心脏鲜为人知的一面。你可能不知道，心脏有它自己的大脑——有它自己的智慧，它会分泌影响大脑功能的激素，它是你最初的指导智慧。在本书的最后一章，我们将讨论心脏的智慧，以及如何将大脑和心脏结合起来，在情感、身体、财务、精神，以及健康上做出更明智的决定，从而提高生活质量。

现在，我要强调一个简单的事实，希望你永远不要忘记：你有能力通过你自己（没错，就是你自己）可以控制的因素来影响你的心脏健康，其中包括选择正确的饮食，保持健康的体重，限制酒精摄入，不吸烟，获得充足的睡眠，定期锻炼，等等。提醒一下，我们已经在第十二章到第十四章中讨论过这些简单的预防措施。

你务必认识到一点：哪怕是对自己的行为做出些许最基本的改变，也能拯救、延长和提振你的生命。正如我们在第十四章提到的，来自英国的一项重要研究表明，每天只需步行 20~30 分钟就可以将死于心脏病的风险降低一半。因此，即使是略微下定决心，比如决定每周坚持锻炼 150 分钟（每天 20~30 分钟，每周 5~6 天），也可以改变你的健康状况，从根本上降低你患许多慢性疾病的风险，包括心血管疾病。

如果这还不能说服你，那么运动还能增加流向大脑的血液流量，改善你的认知功能。

现在，除非你一辈子都与世隔绝，否则当你听说定期锻炼对你的健康和活力有奇效时，你可能不会感到惊讶。同样，你已经知道，如果你饮食健康，你的心脏和大脑会更好地为你服务，例如，多吃水果、蔬菜和全谷物，同时限制脂肪食物、精制碳水化合物和含糖饮料。既然你知道这些，我为什么还要费心提醒你这些基本常识呢?

因为预防是应对心脏病和许多其他危及生命的疾病的最佳方法。我希望你能照顾好自己，好好活着，这样你就能从未来几年即将实现的所有不可思议的技术中受益。虽然本书给了你很多基本的工具来帮助你让整个身体变得更强壮，包括你的心脏，但是这一章的重点是再生医学的力量。正如你现在可能知道的，再生医学不同于其他类型的治疗，因为它的目标是治愈或逆转潜在的损伤，而不仅仅是暂时治疗症状。

让我们深入研究那些既能帮助预防这种疾病又能帮助人们康复的科学突破。我为你们写这本书，首先，是为了确保你们知道如何照顾自己，这样你们就可以拥有不可思议的生命力。而且，如果你或你所爱之人遇到问题，你可以了解所有最新的再生医学技术，这能帮助你恢复健康，甚至可能恢复得比你最初时的状态还要好。我也希望能让你对未来感到兴奋，为将来的生活做好准备，这种生活可能比你之前计划得更长久、更愉快。

此时此刻，你可能想知道这些技术是否只是海市蜃楼，只是对未来的幻想。但让我告诉你，这场革命正在发生。就在我写作本书的时候，新的工具、治疗手段和疗法正在变得可行，进步的步伐非常之快，有望在未来的12~36个月涌现出一系列改变游戏规则的解决方案。在心力衰竭领域，最新一项重要的发明是心室辅助装置，它可以在心脏无法自行供血时进行泵送。该装置被证明可以延长等待心脏移植的患者的生命，并改善其质量。[1]但未来技术革命的真正发生地是在生物工程和再生医学领域。研究人员针对许多病例，已经在进行动物或人体试验，这无疑增加了人们对未来的期望，相信未来会更光明、更健康。一旦这些技术被推出，你就会知道，所以你可以改善你的生活质量，也可以帮助别人。换句话说，如果你注意保持目前的健康水平，短期内再生医学将产生一系列真正神奇的工具，帮助你活得更好，活得更长。

我们将向你介绍一批精英科学先驱，以及 5 种让你大吃一惊的工具、技术和治疗方法。

- 你会认识一家名为 Caladrius Biosciences 的生物科技公司，该公司利用干细胞彻底修复血液循环，帮助心脏再生。你还会遇到另外一些公司，它们利用干细胞和其他替代技术，使心脏病发作幸存者能够做任何事情，比如生成新的心肌细胞、生长新的血管等。
- 你会认识 Elevian 生物科技公司的研究专家，他们正在注射天然分子，观察心脏的神奇修复和再生，以及中风症状的逆转。
- 你会认识一位杰出的科学家，她曾在杜克大学、得克萨斯心脏研究所主持创新研发工作，发现了如何在实验室里制造“替代心脏”，为器官移植提供了新的模板。
- 你还会认识哈佛大学孵化的一家生物技术公司，该公司利用基因疗法帮助人类最好的朋友战胜了心力衰竭，为我们人类——它们的非犬类伙伴——铺平了类似的治疗道路。

现在，你和我都知道，许多人用恐惧和担忧的眼光看待未来。对此我能理解。因为首先，当每天面对悲观的新闻报道时，你很容易感到气馁，于是开始相信这个世界糟糕透顶，开始把注意力集中在所有可能出错的事情上。你开始忘记媒体是靠悲惨和不幸的故事来赚钱的，因为这才是卖点！我们都知道“点击诱饵”这个词，但正如你在这里看到的，我们有很多理由对未来保持乐观——没有什么比科学家在心血管疾病预防和治疗方面取得的惊人进展更让我充满希望的了。单凭这些进步就可以拯救世界上数百万人的生命。所以请继续读下去，我的朋友，振作起来！

工具1：修复受损组织

你已经了解了很多关于干细胞和外泌体及其惊人的治愈能力的知识。生物科技公司 Caladrius Biosciences 正在利用干细胞不可思议的多功能性，实施一项令人惊叹的伟大计划。该公司全球研发负责人兼首席医疗官道格·洛索多博士正依靠所谓的 CD34+ 干细胞来修复受损组织。洛索多亲眼看见这些干细胞在接受化疗和放疗的癌症患者身上重建成熟血细胞的转化能力，于是开始思考如何训练这些干细胞以其他方式发挥它们的魔力。他知道 CD34+ 细胞也能刺激新血管的生长，包括构成身体微循环的较小血管。（可以把循环系统想象成一张地图。当然，高速公路承载的负荷最重，不过从数量上来讲，作为支线道路的微血管要多得多。）

洛索多不是专注于修复主要动脉阻塞，而是专注于利用 CD34+ 细胞加强血液循环，这是身体生命力的精髓。这些细胞有效吗？没人能说得清。但事实证明，单剂量的这些修复细胞可以使冠状动脉微血管功能障碍患者的血液循环恢复正常。冠状动脉微血管功能障碍是心脏微循环受到损伤的一种疾病。当血液循环受损时，组织得不到足够的含氧血液，可能导致心脏病发作和心力衰竭。因此，洛索多对 CD34+ 细胞的研究有可能挽救许多生命。

现在，你可能会想："托尼，这听起来像是 20 年后才会发生的事情。"但我在这里告诉你，时间比你想象的要快得多。

在加入美国西北大学担任西北纪念医院心血管再生医学项目主任之前，洛索多在塔夫茨大学开始了这项研究。随后，他加入 Baxter 公司，负责该公司的再生医学项目研发。如今，在 Caladrius Biosciences 公司，洛索多对一项进入第三阶段的试验持乐观态度（这是美国食品药品监督管理局批准前的最后一步）。该试验将 CD34+ 细胞注射到严重肢体缺血的患者体内，这是一种慢性疾病，患者下肢的血液供应受到严重限制，组织开始分解。如果试验成功了，那就会大大改善其他多种疾病导致的血液循环问题，增强健康的含氧血液的生命力。

该试验正在日本进行。日本非常看好再生医学，因为京都大学的山中伸弥博士和生物学家约翰·戈登一起获得了 2012 年诺贝尔生理学或医学奖——他们发现诱导多能干细胞可以被重新编程，成为人体内任何类型的细胞系。

请记住，试验第一阶段考察的是安全性，第二阶段考察的是有效性。洛索多已经通过了这两个阶段的测试。第三阶段考察的是规模疗效，在获得美国食品药品监督管理局批准后，下一步是广泛推广这种救命疗法。

洛索多预计，首个批准用于治疗心血管疾病的细胞疗法将涉及 CD34+ 细胞。考虑到它们令人惊叹的加速新血管生长的能力，他相信这些细胞将是任何一种退行性心脏疾病的“合适候选细胞”。它们能在心脏病发作后加强血液循环系统吗？洛索多公司的名字“Caladrius”为我们提供了一个线索。在古罗马神话中，Caladrius 是一种神鸟，能为人消除疾病。今天，Caladrius Biosciences 公司正在尝试类似的神奇魔法，希望能战胜心脏病发作造成的伤害。

工具2：让衰老的心脏再次年轻

想象一下这样一个鼓舞人心的未来：衰老的心脏和大脑可以再次变得年轻。这听起来很牵强吗？这正是一家名为 Elevian 的生物科技公司正在开展的工作，该公司是由我的合著者彼得介绍给我的（我们都投资了该公司），医学博士马克·艾伦医生是这家公司的联合创始人，他的团队由一批顶尖的科学家组成，其中包括埃米·韦杰斯和李·鲁宾（两人都是哈佛大学干细胞和再生生物学教授）和布罗克·里夫（哈佛干细胞研究所执行主任）等专家学者。

Elevian 公司开发的药物旨在恢复身体的再生能力，目前该公司正在使用一种名为“生长分化因子 11”（GDF11）的天然分子来重现“年轻血液”的再生效果。研究发现，接受 GDF11 注射的老年小鼠与年龄相关的心肌肥厚（心脏增大或增厚，这是心脏衰老的标志）有所减少。[2] GDF11 还能增强大脑功能，改善骨骼肌修复，增加运动能力。GDF11 可以单独或与其他分子结合，加速人体再生能力。最终，像这样的技术有望帮助你的身体恢复活力，包括你的心脏和大脑。

Elevian 公司的主要候选药物 GDF11 已在心力衰竭、中风、阿尔茨海默病和 2 型糖尿病的临床前模型中显示出疗效。这是否意味着心脏和大脑的衰老已经成为过去？时间以及艰苦的研究将会给出答案。就在我撰写本书的时候，Elevian 公司正在进行第一阶段试验，以确定其方法对人类是安全的。

工具3：用于心脏血管的干细胞贴片

干细胞在最近美国食品药品监督管理局批准的修复和重建血管的贴片中也发挥了重要作用，即使是那些受到胆固醇堆积严重影响的血管。CorMatrix 心血管公司发明了一种支架，可以让患者自己的干细胞再生组织。这种特别坚固、柔韧、超薄的材料已经在全球 10 万多名患者身上使用[3]，由外科医生缝合到心脏上，实现永久性修复。因为它使用你自己的细胞来愈合，所以不会被视为身体需要攻击的异物，这使得它大大优于目前的外科贴片。

尽管这一进展令人惊叹，但这种贴片仍然需要通过手术才能使用。实际上还有另外一种疗法可能根本不需要手术。我们之前提到过，心脏病发作后，心脏会留下永久性的结构损伤。目前，从加州大学圣迭戈分校分离出来的 Ventrix 公司正在对其产品 VentriGel 进行微调——这是一种水凝胶，可以通过导管注射，用于治疗损伤严重的部位。2019 年，Ventrix 公司完成了首次人体临床试验，表明这种水凝胶既安全又可行。[4] 现在，该公司正在研究 VentriGel 能否到达典型的冠状动脉搭桥手术不能到达的心脏区域。研究人员希望这能很快取代最具侵入性的心脏手术之一。

工具4：心脏再生

我打赌我能让猴子的心脏再生。

——查克·默里

读完本章的开头，你知道了心血管疾病是美国以及全世界的头号健康杀手。其实在阅读本章之前，你可能已经知道了这一点，因为毕竟这属于常识。但你有没有想过为什么？

华盛顿大学心脏再生项目主任、干细胞与再生医学研究所所长查克·默里博士表示："心脏是最不容易再生的器官，因此心血管疾病成为头号杀手。也许大脑的情况同样糟糕，但至少在大脑和脊髓中有真正的干细胞可以制造新的神经。最好的证据是心脏中没有干细胞。"换句话说，当心脏病发作心脏受损后，心脏无法自行痊愈。

这里有一个问题：如果你不好好照顾自己的身体，不锻炼身体，饮食不健康，你可能会逐渐出现心力衰竭或突发心脏病。心脏包含60亿~70亿个心肌细胞。如果你突发严重的心脏病，幸运地活了下来，你会失去10亿多个这样的细胞。心脏无法更换受损细胞，所以也无法取代它们的收缩能力。心脏试图自愈，结果造成损伤，从而干扰心脏传导，使其更容易发病，如心律失常。在那之后，心脏通常会呈现出缓慢的螺旋式下降趋势。当心脏无法将血液充分输送给全身时，心力衰竭就会发生，其预后比许多癌症都要差，这也是心脏病是世界上头号健康杀手的原因。

只要弄清楚如何使心脏再生，我们就能治愈多种心脏疾病。这种认识在20世纪90年代扎根于默里的脑海中。从那以后，他一直痴迷于此。

默里第一次有这个想法是在他撰写一篇自称"垃圾论文"的时候，

这是一篇他在攻读博士学位时没有完成的论文。当时，作为一名博士后研究员，默里正在接受血管生物学方面的培训。他开始尝试将受损细胞——成纤维细胞——重新编程为心肌细胞。这项工作着实令人兴奋，不过默里失败得一塌糊涂。他回忆说："我花了很多钱，人们非常担心我能否成为一名合格的科学家，系主任也显得很担忧。"

默里不知道接下来该怎么办，但当他和整个世界见证了一项科学突破时，他的下一步行动变得清晰起来。1998 年，传奇生物学家詹姆斯·汤姆森培育出了第一个人类胚胎干细胞系。（他后来在人类诱导的多能干细胞方面也取得了同样的成就，这些细胞的基因编程类似于胚胎干细胞，可以成为体内任何特殊的细胞。）胚胎干细胞可以转化为人体内 200 种细胞类型中的任何一种。默里的实验室很幸运，成为华盛顿大学第一个开始培养胚胎干细胞的实验室。默里说："我们开始看到一小束跳动的胚胎心脏细胞（心脏），它在培养皿中自发跳动。看到这一切让我们感到极大的乐趣。"

虽然我个人并不支持默里下面进行的研究，因为我不支持使用猴子进行研究，但我还是觉得有必要介绍一下，因为该研究确实实现了突破，为心脏受损患者带来了希望。

"我们开始看到一小束跳动的胚胎心脏细胞（心脏），它在培养皿中自发跳动。"

现在默里有了他研究所需的细胞，于是开始用它们来培育新的心肌。他诱导老鼠心脏病发作，然后植入胚胎心脏干细胞，观察它们逐渐繁殖，促使部分心脏壁重新肌肉化。默里说："那种感觉棒极了！"然后，他用稍大一点儿的动物豚鼠做了一项研究，结果表明，注射到受损心脏区域的心肌细胞可以移植、繁殖并改善功能。这听起来像科幻小说，却是真实的。默里实际上是在创造全新的心肌。

研究进展稳定但速度相当缓慢。默里说："我总是说，我们距离临床还有 5 年的时间，我开始觉得，如果看一下我的死亡证明书，上面写的肯定是‘渐进主义’。所以我把我得到的最好的心肌细胞注入猕猴体内，因为这种动物最能预测人类的反应。当时我孤注一掷，把所有资金都投入这次实验，因为我打赌我能让猴子的心脏再生。”

细胞注入后，人的心肌渗透到猴子心脏的受损区域。相比之下，默里的研究团队突然发现了一种水母基因的变体，这种基因在每一次心跳时都会闪烁绿色。默里说：“我们可以看到细胞跳动的速度和节奏，它们与自己所居住的心脏处于完美的同步状态。那是我作为一名科学家一生中最美好的一天。”

2018 年，默里的一篇论文引起不小的轰动。他在论文中表明，被诱导心脏病发作的猴子，在接受心脏壁注射人类心肌细胞后，经过 3 个月的治疗，每次心跳时挤出的血液量都达到了正常的射血分数。注入的细胞产生了新的心肌细胞，帮助心脏恢复有力的泵送，恢复功能。

在默里开始他的研究几十年后，现在是时候看看在猴子身上取得的有希望的结果是否可以在人类身上复制了。其目标是：将干细胞移植到心脏病发作的幸存者体内，以预防心脏衰竭。这听起来像好莱坞科幻电影的剧本，对吗？也许默里的梦想会在 50 年后实现。

但你不需要等那么久。得克萨斯大学健康科学中心和美国国家心脏、肺和血液研究所于 2015 年进行了一项近期临床试验，试验人员注射了间充质干细胞和心脏干细胞的组合，作为严重心力衰竭患者的再生疗法。[5] 这是将工程心脏干细胞引入患者体内的首批临床试验之一，我们还将看到更多的创新技术通过临床试验，这只是时间问题。

在西雅图，默里的团队最近将研究转移到当地的细胞工程公司 Sana Biotechnology 公司，默里在那里担任心脏细胞治疗的负责人。默里一直是个乐观主义者，他希望自己能尽快将干细胞注射入人类心脏。干细胞在动物身上起作用，如果它在人类身上也能起到类似的作用，这将是医学史上心脏修复领域最重大的革命之一。默里说：“这是一项复杂而累人的工作。”然而他又不带任何讽刺意味地说：“没有大心脏是做不了这种工作的。”

在此我们快速回顾一下我们在第八章了解到的另一项非凡的心脏再

生技术：心脏病学家、格拉德斯通研究所所长迪帕克·斯里瓦斯塔瓦博士学会控制心脏成纤维细胞（结缔组织）的命运，对其进行重新编程，使其在心脏内发挥完全不同的功能。斯里瓦斯塔瓦使用基因疗法改变成纤维细胞的命运，把它们变成跳动的心脏细胞。他说服心脏中已有的成纤维细胞改变工作，从而在衰竭的心脏中创造出全新的肌肉！

工具5：制作替代心脏

我深吸一口气，听见自己的心跳，扑通、扑通、扑通。

——西尔维娅·普拉斯

当默里正在研究心脏再度肌肉化的时候，他的一位同事多丽丝·泰勒博士正在专注于使心脏去细胞化，也就是所谓的“替代心脏”。这到底是什么东西？1998年，泰勒在杜克大学的研究团队首次将一种动物细胞移植到动物心脏，结果发现动物在心脏病发作后心脏功能得到改善。[6, 7]令人惊奇的是，其中一些细胞存活了下来，并继续模仿心脏细胞。不过在那之后将近10年，泰勒没有取得任何重大进展。她开始怀疑自己是否能成功地将心脏病发作留下的薄而粗糙的疤痕恢复成功能正常的心脏细胞。是时候采取全新的策略了，于是泰勒对研修生哈拉尔德·奥特说：“如果能换一种方式，会不会很酷？”

这就是替代心脏的由来。

他们的团队取来一只大鼠的心脏，去除其细胞，然后引入未成熟的大鼠心脏细胞来制作一颗跳动的心脏。从早期开始这一过程就不断发展，泰勒已经成功地在尸体心脏上做了同样的事情，用盐分解心脏结构，用洗涤剂洗掉细胞。就这样做成了一个去除细胞的心脏，阴森森地不透光，因为里面没有血液和细胞，只有基本的支架，向身体供血的分支。正如泰勒所说：“我们只是在实验室里把心脏挂起来，等待它去除细胞。”

下一步听起来更奇怪。它需要将数百万个由人类干细胞制造的未成熟心脏细胞注入替代心脏，将整个装置连接到一个泵上，等待心脏再生并开始跳动，从而实现替代心脏的再细胞化。这听起来像某个疯狂科学家剧本里的场景，对吧？但泰勒现在是一名独立科学家，并且已经在得克萨斯心脏研究所（她是那里再生医学研究的负责人）培育了100多颗这样的心脏。

正如我们在第五章讨论的，这只是创造新一代替代人体器官的众多方式之一。

记住，再生医学对心脏至关重要，因为心脏细胞不会分裂。心脏病发作时失去的心脏细胞会永远消失。心脏一旦衰竭，就无力回天。泰勒说："植入后的心脏运作起来必须完美无缺。你有两个肾、两个肺、多个肝叶，但你没有两个心脏。"

记住，再生医学不同于其他类型的疗法，因为它的目标不是治疗症状，而是治愈潜在的损伤。泰勒说："我们的责任更大，因为它不像药物，用完几天或几周就停止治疗了。我们希望这种疗法能够持续下去。"

默里试图修复因心脏病发作而受损的心脏，而泰勒在创造新的心脏，这些心脏可能被移植到患有心力衰竭或其他心脏疾病的人的身上。泰勒说："我们的最终目标是实现心脏的自动化生产。我相信我们将在未来两年内实现这一目标。"

泰勒将她的成功部分归于她的性别。她说："作为一名女性，我看到了并非每个人都能看到的想法之间的关系。我们会成功是因为我们在情感、精神、心理和身体层面上再生了心脏。"

在最初尝试制作再细胞化心脏的时候，泰勒担心它可能维持不了很长时间，担心再细胞化心脏的心跳达不到正常的节奏。当时实验室一名技术人员问她："你真的喜欢它吗？"尽管他是在开玩笑，不过泰勒说："我认为他说得有道理。"

真正令人惊讶的是，泰勒还将这些替代心脏作为心脏贴片的来源，切下一块去除细胞的心脏，移植到受损的心脏上。她在实验中将替代心脏磨成粉末，然后制成水凝胶，注射到受损的心脏里。这种操作听起来像科幻小说《弗兰肯斯坦》里的内容，你觉得这种打破常规的想法怎么样？

泰勒最近的主要工作都在制造儿童大小的拟人心脏。她说："这些心脏对药物有反应，它们有电信号。我们希望让世界相信，我们已经用人类诱导多能干细胞制造出了第一个完整的心脏。"

接下来需要在动物身上进行大量研究，然后进入人体临床试验阶段。泰勒说："我很自信。你知道如何到达某个点，知道'就在这里，我们到达了目的地'，这就是我的感受。我将此归功于我的团队，因为科研是一项团队运动。目前我们已经到了一个关键时刻。"

事实上，我希望这是你从这一章吸取的关键教训之一：*我们已经到了一个关键时刻*。也就是说，我们已经到达这样一个时刻——研究变得复杂，有时很难区分科学和科幻小说。所有这些人类心脏再生的进展确实令人敬畏、惊叹。

同时，泰勒博士多年前带过的实习生哈拉尔德·奥特也在器官再生这一历史性的工作中有所斩获。他主要致力于为需要心脏移植的患者设计生物人造心脏。麻省总医院的胸外科医生、该院器官工程中心主任、哈佛医学院外科副教授奥特说："在这个领域，我们都是梦想家。再生器官，从活体组织中创造出活体组织，是下一个巨大的障碍。我们必须想出一个办法，使我们不会因一个器官的衰竭而死亡。"

在学术方面，奥特的工作围绕心肺工程展开。但有了像我和彼得这样的投资人的资金支持，他还成立了一家名为 Iviva Medical 的医疗公司。该公司利用生物支架制造肾脏和胰腺替代器官，这些器官不像心脏那么复杂。目前，奥特正在创造个性化的器官移植，方法是将一个器官的细胞剥离，然后将预期捐赠者的细胞重新植入，这可以消除器官移植带来的最大威胁之一——捐赠者身体排斥外来组织的可能性。

心脏再生工作比肾脏更令人打怵。奥特说："你不可能只替换一小部分心脏功能就完事了。"然而相比之下，你只需要 10%~15% 的肾功能就可以摆脱透析。但他对肾脏和胰腺的研究可以提供有用的见解，这也有助于他研究再生心脏。奥特说："如果我们仔细研究简单一点儿的组织，可以从中学到很多，可以将其应用于更复杂的组织，从而帮助我们更快地进行临床应用。”如此多的生命危在旦夕，紧迫感显而易见。

我希望到目前为止，你已经对再生医学开始治愈人类心脏的一些激进方式有了深刻的理解。不妨想一下我们讨论过的一些显著的进步。例如，我们谈到了向患者注入 CD34+ 细胞来恢复他们的血液循环，谈到了在心脏病发作后使用干细胞来构建新的心肌，谈到了利用生物工程移植人造心脏。

当你思考这些创新所代表的含义的时候，你就会开始意识到，这场科学革命挑战了一些自人类诞生以来就一直成立的基本假设。归根结底，还有哪个假设能比下面这个假设更基本的呢？随着年龄的增长，我们的身体必然会退化。再生医学带来了新的希望，即这种衰老的过程可以逆转，恢复活力是一种切实可行的选择。

但我们不会就此止步，对吗？人类需求永无止境！因此，当我们发现这个领域中一些最聪明的科学家正在努力应用同样的突破性技术来延长宠物的寿命时，或许也就不足为奇了。例如，总部位于圣迭戈的 Rejuvenate Bio 公司那几位爱狗如命的联合创始人正在研究推进一项基因治疗技术，延长狗的健康寿命，治疗与年龄有关的疾病。如果你有一只心爱的宠物，一定要注意，因为也有一些突破性技术是为我们毛茸茸的朋友准备的。

此项研究工作背后的灵感是什么？贝尔是一只 100 磅重的德国牧羊犬，属于 Rejuvenate Bio 公司的联合创始人兼首席科学官诺厄·戴维森。在哈佛医学院著名遗传学教授乔治·丘奇的实验室做博士后研究 6 个月后，他成为贝尔的主人。Rejuvenate Bio 公司的起源可以追溯到这个实验室，研究人员在这里使用一种组合基因疗法治疗小鼠的肥胖症、2 型糖尿病、肾衰竭和心力衰竭。这种疗法是一次性静脉注射。但真正有趣的是，它不会改变小鼠本身的 DNA，因此不需要担心将永久性的基因变化传给后代。

更有趣的是，用这些基因突变培育的小鼠——这些“设计生物”被称为转基因小鼠——寿命延长了 30%。Rejuvenate Bio 公司的共同创始人丹·奥利弗表示："通过此次转基因小鼠实验，我们获得了3年以上的安全数据，结果显示，该疗法的主要副作用是小鼠寿命的延长。"对像我这样的宠物爱好者来说，这听起来像是值得庆祝的理由。

Rejuvenate Bio公司目前正在研究这项技术是否能治疗二尖瓣疾病——二尖瓣疾病是犬心脏衰竭的主要类型。在美国，500万~700万只狗患有这种疾病。想象一下，你的宠物奇迹般地痊愈了，而且活得更久了！奥利弗说："每个人都感兴趣的是改善健康寿命——增进健康，延长健康的年数。狗和我们生活在同样的环境中，也有许多与年龄有关的病症。所以，如果我们想把这种技术应用到人类身上，会更容易一些。二者之间的数据端口连接得很好。"

换句话说，弄清楚如何帮助狗活得更久、更健康，可能会为它们的主人带来类似的突破，这将是一个令人难以置信的壮举。这一前景为"人类最好的朋友"一词增加了一个全新的维度。

我多么希望这项技术早早问世，能帮助我85磅重的好朋友布达拉，一头比特斗牛犬，它是你能想象到的最可爱的东西。它像小猎狗一样爬到我身上，用前腿抱着我，想要我抱它。它看起来是那么强壮有力，简直是健康的化身，却在3岁时死于心脏病发作，这让我们悲痛欲绝。如果当时有这种基因治疗技术，它今天可能还活着。

多亏了你在本章中遇到的科学家，他们使狗和人类焕发活力的愿景正迅速成为现实。

唯一比头脑的力量更强大的是心灵的勇气。

——约翰·纳什

你可以从小事做起，让自己从一开始就不需要这些疗法——对此我再怎么强调也不为过。所以，为了惠及你和你所爱之人，请一定仔细阅读本书。现在你要照顾好自己，并鼓励你所爱之人——父母、兄弟、姐妹、好友、配偶、子女——也照顾好他们自己。如此一来，就有可能利用技术，治愈我们身体中最重要的器官，应对世界上头号死亡原因。一定要照顾好自己，因为科技的发展比你想象的要快得多。不久，我们就能够利用干细胞、基因疗法和人工制造的新心脏（替代心脏），以确保一个比我们想象的更加光明的未来。照顾好你自己，我亲爱的朋友，要让自己活得健康、长久，充满活力，焕发出强大的生命力，这是由人类的心脏赐予我们的美好礼物。

在下一章，我们将学习革命性的技巧和技术，这些技巧和技术有助于预防和治疗美国第五大死因——中风……

另外一种突破性技术：每年注射两次以对抗高胆固醇

基因沉默技术是一种新的生物技术，可以阻止某些基因的表达。基因仍然存在，只不过沉默了。这种突破性进展已经存在了 20 年。到目前为止，大多数使用这种技术的治疗方法都被用于治疗罕见的遗传病。但这种情况即将发生改变。

英国国家卫生局最近批准了因利司然，一种降低胆固醇的注射剂，一年只需注射两次，针对的是那些患有导致高胆固醇的遗传疾病、心脏病发作或中风或对立普妥等主流疗法反应不佳的人。在未来 3 年内，将有 30 万人接受这种新疗法。

有一种叫 PCSK9 的蛋白质可以调节我们体内的胆固醇，但在低密度脂蛋白（LDL）——有害胆固醇——水平高的人群中，它会过量存在。但是，如果我们能从一开始就阻止 PCSK9 的产生呢？

如果你还记得，mRNA 是一种负责编码蛋白质的 RNA。事实证明，另外一种不同版本的 RNA——siRNA（小干扰 RNA）在靶向 mRNA 并“干扰”或破坏方面发挥着重要作用。因利司然是一种 siRNA，其目标是编码 PCSK9 的 mRNA。它经过了大量改造，能够抵抗血液中的降解，并能够专门针对肝细胞，所以副作用很小。

因利司然是首次在这种常见疾病中使用的基因沉默技术。立普妥无法降低胆固醇？高胆固醇可能导致心脏疾病的高风险？根据专家的说法，一年只需注射两针，你就可以康复。但如果你有遗传性高 LDL 胆固醇，你可能需要去看医生。

18

中风：治疗脑损伤

革命性的技术将逐渐加强预防、治疗和消除美国第五大死亡原因：中风

人类大脑有 1 000 亿个神经元，每个神经元连接着另外 1 万个神经元。你肩膀上顶着的这个东西是已知宇宙中最复杂的玩意儿。

——加来道雄

纽约市立大学—城市学院、纽约市立大学研究生中心理论物理学教授

大多数人在想到有人中风的时候，脑海中浮现的画面通常是个七八十岁头发花白的老人，不会想到一个充满活力的年轻女子也会中风。我们姑且叫她苏珊吧，她碰巧是我的一位助手，同意我们分享她的故事。那年苏珊只有 32 岁，有一天开会的时候她突然说不出话来。她试着喝了一口水，结果水从嘴角流了出来，左眼朝着鼻子方向向内转动。当时苏珊还没有为我工作，她的老板很困惑。苏珊回忆说："他以为我在开玩笑，因为我总是在工作时开玩笑。于是老板说：'不要搞怪了，不然我要报警了。'"老板果然说到做到，这对苏珊来说算是幸运的。

在救护车上，医护人员非常确定苏珊中风了，尽管她年纪轻轻。事实上，年轻人的中风比例正在上升，部分原因是年轻人中风风险因素增加，如肥胖和 / 或高血压。中风通常是由血液凝块堵塞大脑血管引起的，也可能是由血管破裂引起的。提高由血栓引起的中风康复概率的关键是一种叫组织型纤溶酶原激活物（tPA）的物质。它是美国食品药品监督管理局批准的唯一一种治疗由血栓引起的中风的药物，可以快速溶

解血栓。但是小型社区和农村医院并不总是有一个中风医疗小组来快速评估患者并决定给药。更糟糕的是，tPA 可以有效给药的时间窗口非常短——大约是患者中风后 3~4.5 小时。你可以想象，我们无法保证患者每次都能得到及时救治，特别是许多人中风后并没有意识到发生了什么，也没有去医院。

苏珊是幸运的，因为她的老板立即采取了行动。医生给她实施了 tPA 治疗，做了血栓切除手术，用一根细导管穿过她腹股沟的动脉，一直穿过她大脑中被阻塞的动脉。一个细小的网状管被扇形打开以捕获血块，然后将血块从她体内拉出来。多亏了合适的医院、合适的专家以及合适的心态，苏珊重获新生。在康复治疗中，她的治疗师向她保证，如果她愿意付出最大的努力，她将能够回到从前的自己。果然，没过几个星期，苏珊就穿着高跟鞋在康复中心的大厅里走来走去了。积极心理学帮助苏珊完全康复。4 年后，她又回到了从前的自己。

毫无疑问，很多非常聪明的人都非常关注中风的预防和治疗，因为毕竟大脑是身体的指挥中心。它有大约 1 000 亿个神经元挤在一个 3 磅重的褶皱的灰色海绵里，控制着你说话、感觉、看、听、眨眼、形成记忆、行走的能力，当然还控制着你的思考能力。我们认为这一切都是理所当然的，但这真的很奇妙，不是吗？你可以这样想：你实际上是在自己的脑袋里拖着世界上最复杂的超级计算机！

因此，一旦出现问题，这台复杂的超级计算机的功能就岌岌可危了。中风是美国第五大死因，每年夺去近 15 万美国人的生命。每 40 秒，就有一个人在美国某地中风。65 岁以上的中风幸存者中，超过 50% 的人活动能力受损。[1] 幸存者会感到心碎不已，他们的家人同样会感到十分悲伤——眼睁睁看着一个之前生龙活虎的人现在连打开一罐意大利面酱或一听汽水都十分困难，着实让人感到无助。这一章的内容都是关于如何给无望的处境带来希望的。但希望之所以真实、触手可及，是因为再生医学解决方案已经问世，并且还在源源不断地涌现，可以产生巨大的影响，因为这些解决方案不仅针对症状，而且能真正逆转损伤。

当然，对中风和所有退行性疾病来说，预防才是王道。因此，要经常锻炼，多吃水果和蔬菜，不吸烟，保持健康的体重以最大限度地促进身体循环。在本书中，你还将了解其他一些突破性技术，这些突破将影响人们如何应对中风和恢复生活。我已经在第十四章告诉过你很多关于如何获得最有效、最先进的全身锻炼的方法。但在本章，我们将聚焦于突破性技术，这些技术正在帮助像苏珊这样年轻的中风幸存者和那些比苏珊年长几十岁的人，不仅要让他们生存下来，而且要让他们从此以后都能健康地生活。我将与你分享 4 个已经在发挥作用的令人难以置信的研究成果。

1. 你将遇到一些有创意的研究人员，他们正在使用机器人手套帮助中风幸存者恢复运动，给他们带来康复的新希望。

2. 你将了解如何使用虚拟现实耳机、高科技传感器和锻炼手眼协调的视频游戏，提高中风幸存者的敏捷性和灵活性。

3. 你将了解科学家如何将干细胞释放的外泌体注射到猪体内，这是一项非常有希望的研究，旨在减轻中风对人类日常功能的影响。

4. 你将了解上一章遇到的 Elevian 公司的那些科学家如何使用他们的 GDF11 分子，并看到缺血性发作症状的神奇修复和逆转。

5. 你将会遇到才华横溢的玛丽·卢·杰普森博士，她的 Openwater 公司正在救护车上使用红色激光和全息术测量患者的脑血流量，在最初的 3~4 个小时的关键时段，确定是否需要 tPA 治疗，并诊断每一次中风。

突破1：可穿戴技术

身体的主要功能是携带大脑。

——托马斯·爱迪生

你听说过这样一种手套吗？它能教你在极短的时间内（比洗一堆衣服的时间还短）学会弹钢琴。这不是什么愚蠢的异想天开，而是确有其事！

更重要的是，这种神奇的手套还被用于一个更崇高的目的：恢复中风幸存者的功能。坐在我对面的是一位真正的天才，佐治亚理工学院交互计算学院的教授萨德·斯特纳。我迫切地想了解他超凡脱俗的发明创造。

斯特纳教授对可穿戴技术并不陌生，他可能是第一个“穿戴”计算机处理日常事务的人。他帮助开创了可穿戴计算领域，并在谷歌眼镜的开发中担任技术指导。谷歌眼镜是一种未来主义的增强现实眼镜，曾引起极大轰动，但由于过于超前，没能在用户中流行起来。但当时我在那里跟斯特纳教授谈论的是一种完全不同的可穿戴设备，这种设备堪称神奇的发明，是他指导自己的一个研究生制作出来的。这是一种手套，类似无指自行车手套或无指高尔夫手套，里面嵌入了微型振动马达。

其目标是什么？是想看看手套中的振动模式是否能教会佩戴者不用练习就能弹钢琴。这听起来可能很荒谬。但事实证明，人类尚未开发的潜力比你想象的还要巨大。这种手套会振动，当它们模仿钢琴歌曲的手指模式时，会敲击与每个音符相关的手指。当你戴上手套，开始一天的工作时，比如叠衣服、跑步、浏览电子邮件，你的大脑就在后台被动地接受训练。[2] 该发明背后的原理是：大脑开始记忆刺激的顺序，就像你在练习时记忆动作一样。

斯特纳看出我还是有点儿怀疑，于是他说：“托尼，我给你看一段视频。”我简直不敢相信我看到的内容：一个没有音乐背景的电视气象预报员戴上手套后居然能在美国有线电视新闻网现场演奏《欢乐颂》。在场的记者和我一样都惊呆了，就连斯特纳也被震惊了。这种发明和中风恢复有什么关系？被动地教你如何演奏歌曲的手套相当于一个令人印象深刻的派对戏法，但是斯特纳给我讲了一个关于这种手套的故事，这个故事更令人印象深刻。

斯特纳有一个朋友叫德博拉·巴克斯，她是亚特兰大谢泼德中心脊髓损伤研究的副主任，该中心是全美首屈一指的康复医院。巴克斯主要治疗多发性硬化和脊髓损伤。她想知道斯特纳的振动手套是否能提高患者的灵活性。斯特纳回忆道：“她找到我对我说：‘我想用你那个弹钢琴的玩意儿治疗我的瘫痪患者。’当时我以为她在开玩笑。但巴克斯说：

‘你不明白。’她告诉我，她的直觉是大脑会吸收更多的神经元。我惊得下巴快掉到了地上，无奈地说：‘我们开始吧。’”

果不其然，这些触觉手套——“触觉学”是一个涉及触觉的技术领域——也适用于这些患者。一名博士生表明，脊髓部分损伤的患者残疾的那只手的感觉有显著改善，可以帮助他们完成重要的日常任务，比如系衬衫纽扣。[3]

斯特纳很激动。他的母亲曾是一名护理老年人的护士，斯特纳小时候经常跟着母亲去养老院。他说：“我10岁的时候，我的大多数朋友都已经80多岁了。”这一背景帮助他认识到，触觉手套最初不过是一种有趣的新奇玩意儿，却在帮助人们过上更美好的生活方面有着难以言喻的意义。

当另一名博士生凯特琳·塞姆使用同样的触觉技术为盲人戴上手套时，这种预感进一步得到证实。这种振动能够在4个小时内教会他们打字和阅读盲文，而不是通常所需的4个月。[4]这很好地提醒我们，我们有能力做很多人想象不到的事情。

这些意想不到的成功提出了一个有趣的问题：如果用同样的技术来帮助中风患者会怎么样？考虑到中风在美国是导致长期残疾的主要原因，其中的风险再高不过了。手指蜷缩在一起是最使人衰弱的后遗症之一，中风会导致患者把手蜷缩成一团，无法完成日常生活中一些最基本的动作，比如拿叉子、挥动牙刷或转动门把手。

> 这种振动能够在4个小时内教会他们打字和阅读盲文，而不是通常所需的4个月。

健康的人认为手的灵活性是理所当然的，丝毫没有意识到大脑和脊髓正在毫不费力地来回发送信号，以保持肌肉的平衡。但对中风幸存者来说，提示肌肉张开手的信号遭到破坏，而闭合手的肌肉占主导地位，从而导致手蜷缩成一团。

突破2：触觉技术

触觉技术提供了一个关键的突破。在钢琴练习中采用的原理也被用于提高中风幸存者的能力：当大脑被触发对信号做出反应时，它会激发神经元的模式，吸引更多的神经元。这会增加感觉，随着时间的推移，当然会提高灵活性。换句话说，戴手套似乎能唤醒手部肌肉。

中风对幸存者的影响取决于大脑的哪一部分已经死亡。中风会导致脑组织缺氧和脑死亡。中风幸存者必须克服的最大挑战之一是，他们的身体不再做他们想做的事情。这是什么意思？我的意思是，关节可能会不由自主地弯曲；一只手可能会抓住一个杯子，但由于肌肉紧绷而无法松开。想象一下，当你无法控制自己的双手时，你会多么沮丧无助——无法抓握，无法触摸，无法感觉自己所处的位置。有没有方法可以彻底松开紧攥的拳头呢？答案是：有！

直到几十年前，科学家还确信，脑细胞死亡后，就再也无法恢复了。但经过几十年的研究，我们现在知道大脑具有可塑性，具有适应能力，这意味着中风患者能够显著恢复。现在是斯坦福大学博士后研究员的塞姆博士说："大脑可以自我改变，因此，康复的潜力很大。"

作为研究的一部分，塞姆博士要求中风幸存者在两个月里每天戴 3 个小时的触觉手套。通过被动触觉学习进行触觉刺激——戴上预先编程为在特定设置下振动的计算机化手套，可以显著改善感觉、运动范围和肌肉张力，同时降低肌肉紧张度。

效果令人满意吗？塞姆博士说，她最满意的一刻发生在与一名中风患者及其妻子会面时。当她问这位女士是否注意到丈夫的手有任何改善时，妻子深情地揉着丈夫长有老年斑的手，回答说："现在我可以活动他的手指。以前，他的手指攥得紧紧的，甚至连戴手套都很难把手指弄直。但现在我看到他的手指灵活多了，走路的时候我都能握着他的手。"

最终，塞姆博士希望触觉手套能够被批准作为中风患者的长期和持久的治疗方法。为此，她与斯特纳以及他的一名前研究生合作，创建了一家名为 Stimulus Labs 的公司，该公司正努力尽快将手套推向市场，以造福中风幸存者。无论结果如何，我们现在都知道，曾经无法活动的手通过一项大胆而富有想象力的技术，可以学会再次活动，而这种技术直到最近才被人发现。这真是重塑中风患者生活的神奇方式。

突破3：虚拟现实

我相信你一定听说过很多关于虚拟现实的事情——你进入一个感觉十分真实的幻想世界，你的心跳开始加快。无论你是在坠落还是在飞翔，这种感觉都非常真实，会引发与你在现实生活中经历的同样的恐惧或兴奋。现在想象一下，如果我们能用虚拟现实技术重新训练神经系统，使其恢复功能，那该有多酷。

在现实世界的加州城市阿拉梅达，人们所构想的虚拟现实世界中的事情正在发生。在这个虚幻的世界里，中风患者在虚拟现实耳机、传感器和平板电脑的帮助下，将毫无乐趣的康复过程游戏化。这个游戏实际上是美国食品药品监督管理局批准的一种治疗工具，被称为 REAL 系统，由一家总部位于阿拉梅达的公司 Penumbra 开发。

下面跟你讲述一个女人的故事。她名叫德布·肖，来自加州洛斯加托斯市，是一名中风幸存者，帮助开发了 REAL 系统。她在职业治疗师莉萨·卡洛维的监督下测试虚拟现实练习，并向 Penumbra 公司提供反馈。2016 年，55 岁的肖首次中风，当时她正在睡眠中。当她醒来试图下床时，她惊讶地发现自己的胳膊动不了了。她丈夫带她去了急诊室，扫描结果显示她中风了。

肖开始接受传统康复治疗，但她讨厌这种疗法，锻炼不是很积极，收效甚微。后来，她的丈夫从最初的一个研发人员那里听说了 REAL 系统，此人邀请肖和她丈夫去他们的办公室试用该系统。肖说："二者简直是天壤之别，REAL 系统将我的治疗立刻提升到一个新的水平。"

Penumbra 公司的软件工程师问德布·肖："你最喜欢做的事情是什么？"肖回答说："看鸟！"她建议工程师们制作这样一款游戏：小鸟落在她的手上，然后她需要将小鸟放回巢中。虚拟现实技术将这种需要她的肩膀、手和手指参与的乏味的康复锻炼变成了娱乐活动。肖戴上 VR 耳机，绑上 6 个传感器，然后就消失在一个名为"欢乐谷"的动画世界里，那里有色彩斑斓的鸟儿，苍翠如黛的山峦，温暖和煦的太阳。肖说："你被带到另一个世界，在那里一切皆有可能。这改变了患者看待治疗的方式。"

在治疗过程中，平板电脑搜集肖的每一个动作的数据，让卡洛维清楚地看到肖正在改善的地方和需要额外关注的地方。肖一直非常主动地想要打破之前的成绩，所以她的进步比她和卡洛维一起锻炼时要快得多。

肖对中风疗法并不陌生，几乎什么方法都试过了：腰部以下的物理疗法、腰部以上的职业疗法、头部针灸、指压按摩、高压氧舱和水疗法。她最终的结论是什么？肖说："虚拟现实疗法胜过所有这些疗法。"

我们最近一次与 Penumbra 公司的人交谈时，他们已经开始将他们的虚拟现实产品推向市场。他们预计，很快就会有许多医院、住院康复中心和门诊中心用上这种设备，治疗师可以随时随地用它来治疗中风幸存者。对患者来说，每次通过一个小游戏就能取得一点儿进步，重新获得活动能力，这是多么美妙的方式啊！

突破4：GDF11分子

想象一下这样一个令人振奋的未来：老年人的大脑和心脏可以重新变得年轻。这听起来太过离谱吗？这是 Elevian 公司目前正在开展的研究。该公司由医学博士马克·艾伦负责运营（我们在上一章见过此人），他们的工作团队包括顶尖科学家埃米·韦杰斯、理查德·李和李·鲁宾等（都是哈佛大学干细胞与再生生物学教授）。

我们已经知道，Elevian 公司已经开发出一种叫 GDF11 的天然蛋白质，具有强大的再生特性。研究发现，注射 GDF11 的老年小鼠身上与年龄相关的心肌肥厚（心脏增大或增厚，这是心脏衰老的标志）有所减少。GDF11 还能增强大脑功能，改善骨骼肌修复，增加运动能力。[5] GDF11 可以单独或与其他分子结合，加速人体再生能力。最终，像这样的技术有望帮助身体恢复活力，包括大脑和心脏。

虽然治疗缺血性发作的黄金救治时间是短短的 4 小时，但 GDF11 可在一周后发挥作用。尽管还需要更多的研究，但来自临床前研究的科学数据对预防和康复而言都是令人鼓舞的。在我写这本书的时候，Elevian 公司正在进行 1 期试验，目标是治疗急性缺血性发作。

有一种治疗方法可能在缺血性发作后最长一周内有效，这将彻底改变中风医学的面貌。但是 Elevian 公司的眼光更高。其下一个目标是出血性中风，即由脑出血引起的中风。由于 GDF11 也被发现在葡萄糖代谢、胰岛素敏感性和脂肪减少方面有一定作用，因此研究人员希望将其推广应用到心血管和代谢疾病上，如糖尿病和肥胖。谁能想到一个分子竟会有这么大的作用?

在人们努力治疗急性中风的同时，现在让我们把注意力转向另一家公司，该公司将彻底改变慢性中风患者及其家人的生活。

突破5：Seraya Medical公司——大脑刺激的黄金标准

目前还没有有效的、经批准的治疗中风造成的慢性脑损伤的方法。即使是急性中风的治疗也无法治愈脑组织的损伤，从而导致患者永久残疾。美国有 600 万中风幸存者放弃治疗，任凭痛苦折磨，因为他们目前的疾病既没有治疗方法，也无法治愈。

但现在有希望找到突破性的治疗方法。经过 10 年的研究和发展，医疗公司 Seraya Medical 最近展示了一种革命性的新型无创性脑刺激技术，即经颅旋转永磁刺激（TRPMS）。在 1 期 /2a 期试验中，TRPMS 恢复了受损脑组织的功能活动，其中中风时间最久的患者长达 16 年。该设备由一个通过智能手机应用程序控制的轻便可穿戴的帽子组成，患者可以在家里自我治疗，没有任何副作用。未来的试验计划证明，通过治愈大脑，TRPMS 可以帮助患者恢复四肢或其他功能——这是中风医学的圣杯。

像大多数医学突破一样，TRPMS 需要人们尽早认识到它的潜力。这就是莱姆・洛因和 Seraya Medical 公司的用武之地。早在 2012 年，该公司创始人兼投资者莱姆・洛因就参与了口吃研究，试图刺激鸣禽的大脑。当时唯一可用的设备是一台 300 磅重的经颅磁刺激机。可是它是为人类大脑设计的，对这些较小的鸟类大脑来说太大了，无法聚焦。为了解决这个问题，该团队发明了一种新的微型磁刺激器，包括一个只有 8 盎司重的可穿戴帽，上面有 6 个针对单独编程区域的刺激器。

洛因长期以来一直认为，许多脑基础的神经障碍是由大脑区域之间的错误连接导致的。他意识到，这种新的、更小的可穿戴设备可能会提供一种前所未有的工具，来重新校准受到干扰的连接。结合他自己的脑刺激患者的整体情况和这项新发明的许可证，洛因成立了 Seraya Medical 公司，作为构建全新脑治疗平台的第一步。

该公司选择中风作为其最初的目标，中风是任何治疗方法最难治疗的一种疾病。这将是有史以来第一次治疗受损脑组织，恢复之前被认为“永久”丧失的功能。研究人员希望，通过治疗中风患者，TRPMS 能迅速成为大脑刺激的黄金标准，用于治疗其他脑部疾病，如强迫症（OCD）、创伤后应激障碍（PTSD）、口吃和顽固性抑郁症等。事实上，就在我撰写本书的时候，Seraya Medical 公司已经与全美各地的研究实验室合作，测试 TRPMS 对成瘾、口吃和多发性硬化的作用。这项技术的应用潜能是无穷的。

这将是有史以来第一次治疗受损脑组织，恢复之前被认为“永久”丧失的功能。

突破6：眼协调

我们能体验到的最美好的事物就是神秘。

它是所有真正艺术和科学的源泉。

无法拥有此种感受的人，不再停下来思索，不再因敬仰而驻足着迷，

那他就如同死人一般：他的眼睛是闭着的。

——阿尔伯特·爱因斯坦

大约30年前，当时7岁的约翰·罗斯·里佐注意到他在夜间的视力有问题。在黑暗的电影院里，他无法在两排座位之间穿行。晚上在和小朋友玩捉迷藏游戏时，他一直待在原地附近，因为他什么都看不见。里佐回忆道："那种感觉就像在午夜盯着一个黑洞。"又过了7年，他才被诊断出患有一种名为"脉络膜缺损"的疾病，这是一种罕见的遗传性疾病，会导致周边视力、夜视和白内障等问题。

里佐博士在医学院对残疾医学领域有所了解。由于个人经历，他决定专攻康复治疗。在康复治疗领域，没有比纽约大学更好的地方了。康复医学之父霍华德·腊斯克在纽约大学启动了该领域的研究，里佐在那里进行住院医生实习。如今，里佐博士是高科技视觉运动整合实验室主任，该实验室是纽约大学医学院腊斯克康复项目的一部分。受自己视力问题的启发，里佐博士对人们如何利用视觉来帮助控制运动特别感兴趣——眼睛如何聚焦于一个物体，以及眼睛的运动如何与手进行沟通，从而拿起物体。

你知道每个人平均每小时做1.1万次眼球运动吗？事实证明，中风幸存者的眼球运动要多得多。他们必须付出更多的努力来做同样的事情。这让人筋疲力尽，任务越复杂，消耗的精力就越大。想一下一边拍着头、一边揉肚子的情景。里佐博士说："这是同样的想法，但被眼、手一起行动搞得增加了难度。中风之后想要手眼协调工作，会变得非常困难。"

在一项致力于恢复手眼协调能力的研究中，里佐博士使用了一种类似计算机游戏的系统来给予反馈，并纠正双手活动范围的错误。[6] 他使用一个配有摄像头的双耳式耳机来跟踪参与者的眼球运动，并使用食指传感器来跟踪手部运动。然后，里佐博士和他的团队测试了一种基于生物反馈的技术，该技术旨在同时关注手和眼睛。你知道他们在评估一组中风幸存者和一组未受影响的对照组时发现了什么吗？他们发现，中风患者的手和眼的运动不像未受影响的人那样协调。里佐博士说："我们是我们国家，也许是全世界唯一一个试图了解这种机制的研究机构。这方面没有剧本可以参考，因为其他人没有这么做过。"

重点关注中风患者的眼睛很重要。里佐博士认为，这可能是更好地理解他们在试图拿起物体时所面临的困难的关键，而这种理解可能会被应用于治疗，从而加快康复的步伐。目前正在研发的项目包括：基于平板电脑和游戏的技术、人工智能和虚拟现实康复系统，它们正在将眼球跟踪功能纳入其程序。里佐博士说："我们认为我们正在做的事情很有意义，其中承载了很多希望。我们正试图传递这一信息，以便其他人开始研究眼睛和手之间的联系。"

突破7：外泌体治疗

我喜欢猪，因为狗仰视我们，猫俯视我们，而猪平视我们。

——温斯顿·丘吉尔

你还记得我的助手苏珊是多么幸运吗？当时她被迅速送往医院，在那里接受了美国食品药品监督管理局批准的唯一一种针对血栓引起的中风的药物治疗。血栓引起的中风占美国中风的 85% 以上。这种被称为 tPA 的药物在小医院或农村医院并不常见。它不能修复已经受损的组织，而且必须迅速给药，因为它只在中风发作后的几个小时内有效。tPA 的工作原理是分解血块，恢复血液流动——从药理学上讲，就像用威猛先生疏通大脑一样。

但是，如果有一种治疗方法可以在中风后的整整两天内有效，并且有望在几周内完全康复，那么会怎么样呢？那将是革命性的突破。目前，这种情况正在佐治亚州的阿森斯市发生。

这一梦想正在由医学博士生萨曼莎·斯佩利西变成现实，她一直在佐治亚大学再生生物科学中心史蒂文·斯蒂斯负责的实验室里进行研究。斯蒂斯实验室研究的对象是猪。事实证明，猪脑和人脑有相似之处。事实上，猪的神经解剖学——它们的灰质和白质——比老鼠更接近人类，而老鼠是动物研究的典型对象。但啮齿类动物的白质含量不到10%，而人类和猪的白质含量均超过60%。人类的大脑比啮齿类动物的大脑大650倍，而只比猪的大脑大7.5倍，因此猪脑更有用，可以用来计算药物的正确剂量。总之，使用猪来研究中风还是比较有说服力的。

斯蒂斯的实验室开发了一种替代方法来创造神经干细胞的治疗用途——我们再次惊叹于干细胞治疗的神奇魔力！这种方法利用来自干细胞生长“浴池”的神经外泌体的有益作用。外泌体是纳米大小的囊泡，携带参与细胞间通信的关键生长因子。生长因子被认为是再生和细胞修复的关键。所有细胞，尤其是干细胞，都会产生和脱落外泌体。甚至在啤酒和面包中也有由于酵母细胞脱落而产生的外泌体。

我在第二章给你讲过肩膀受伤的情况。我个人使用外泌体和干细胞解决了肩伤带来的各种挑战。斯佩利西说：“这些囊泡最酷的地方在于，它们含有一些来自分泌它们的细胞的核酸或蛋白质成分，也许仅仅通过提供外泌体而不是完整的干细胞，我们就可以在避免负面影响的同时获得干细胞的益处。”关于外泌体还有另一件很酷的事情：它们可以被连续冷冻数月。因此，医院可以将大量的外泌体保存在冰箱中，并在患者需要时将其解冻，而干细胞必须单独培养，这需要时间。

斯佩利西和她的同事发现：在一项早期研究中，磁共振成像显示，中风后接受外泌体治疗的猪与未接受外泌体治疗的猪相比，其脑容量受到的影响更小，肿胀更少，白质保存更好。更令人印象深刻的是，用外泌体治疗不到4周，患者已经能够正常行走，而没使用外泌体治疗的患者仍然行动不便！斯佩利西感叹道："看到接受治疗的猪恢复得如此之好，真是令人震惊。"

> 用外泌体治疗不到 4 周，患者已经能够正常行走，而没使用外泌体治疗的患者仍然行动不便！

值得注意的是，经过治疗的猪的存活率也明显更高，这让我们不禁想到，这个令人难以置信的结果可以转化到人类身上。斯佩利西说："我们可以推断出临床应用——如果你是一位中风非常严重的患者，我们用外泌体给你治疗，效果肯定差不了，生存率也不会很低。严重中风可以用外泌体进行调节，这一发现着实令人兴奋。这告诉我们，中风严重的人还有希望。"

斯蒂斯与人共同创办了生物公司 Aruna Bio，该公司正在进军外泌体疗法的人体临床试验测试领域。他希望使用专有的神经外泌体来靶向和修复病变细胞，为治疗中风和其他神经退行性变性疾病提供一种新方法。如你所知，考虑到 tPA 作为有效的血栓清除剂的时间窗非常短，现在迫切需要更有效的中风治疗方法。相比之下，在斯佩利西进行的实验中，外泌体对中风后的猪在 48 小时内似乎有效果。

突破8：中风检测

最值得庆幸的是，诊断技术一直在进步，变得越来越便宜、准确、简单。玛丽·卢·杰普森博士是诊断领域的英雄之一，她是一家名为 Openwater 的初创公司的创始人和首席执行官，该公司正在开发一种新的医学成像方法。杰普森是脸书和谷歌的前高管，曾被《时代》杂志评为全球最具影响力 100 人之一。她说自己的目标是"将高质量的类似磁共振成像的医疗成像成本降到现在的千分之一"。

25 年前，杰普森在布朗大学攻读光学物理博士学位时，磁共振成像显示她患有脑瘤。她说："当时，我认识的每个人都感到很难过。之前有一段时间我感觉很不舒服，却不知道为什么。当最终拿到诊断结果时，我很激动，因为有了诊断就可以治疗，可以找神经外科医生做手术。"过去了多年以后，杰普森现在经营着一家公司，这家公司正在实现她的愿望——开发一种便携式设备，这种设备可以提供磁共振成像质量的图像，而且价格是现有设备的千分之一，体积也是千分之一。为此，杰普森将固态激光、超声波、机器学习和最新的摄像芯片等技术结合起来。目前她正引领着时代巨变，站在成像领域前沿，朝着非物质化、去货币化和普及化的方向阔步前进。杰普森说："我们没有理由让设备本身的价格高于手机。"

Openwater 公司计划在哪里使用这项新技术？他们计划在救护车上使用这项技术检测脑血流，在去医院的路上检测中风。截至 2020 年中，Openwater 公司已在神经科重症加强护理病房对中风患者进行了人体研究，并在 2022 年初扩大到多中心试验。

正如我们之前讨论的，严重中风发作之后，有宝贵的两个小时的抢救时间，在这之前如果不能确诊，患者余生将与残障为伴。今天，55% 的严重中风（大血管阻塞）患者会死亡或落下严重残疾。在这两个小时的窗口期内，如果身体出现大血管堵塞，清除血栓可以让你有 90% 的机会康复，不会留下后遗症。

杰普森说，Openwater 公司的便携式磁共振成像设备可以用于救护车，快速诊断患者中风的情况，从而对症下药，及时施治，不用等上好几个小时到了医院再做脑部磁共振成像。你担心便携式设备不如价值数百万美元的医院设备好吗？完全没有必要！杰普森介绍，Openwater 公司的供血检测技术已经比超声或磁共振技术好了 200 倍！

除了救护车，这项技术还能在哪里应用？下面是彼得·戴曼迪斯对未来医疗保健从医院转移到家庭的愿景。彼得说："想象一下，利用 Openwater 公司的技术，结合人工智能，内置在你的床上或办公室里，私下里定期对你进行扫描。这可以让你（和你的人工智能）尽早在最容易治愈的时刻发现问题。"真能如此的话，无数像你我这样的人就会及早发现问题——此时最容易解决问题，能够挽救很多人的生命。我和彼得对这个项目充满热情，均已投资 Openwater 公司，希望帮助这个项目更快地实现。

当然，目前我们手头也有很多方法可以预防中风。就像我们在第十四章讨论的那样，经常锻炼以增加血液循环，可以显著降低中风风险。换句话说，本书从头至尾包含很多有价值的见解，介绍了许多其他方法和手段，可以促进血液循环，帮助预防中风。但现在你也了解，如果有人中风了，我们有一条清晰有效的康复之路。无论是学习借助触觉手套再次张开双手，探索充满乐趣和游戏的梦幻虚拟现实世界，尝试促进手眼协调，还是使用外泌体引导大脑进行自我修复，中风治疗方面都出现了新的希望。

我们有幸生活在这样一个充满突破性技术的时代。一方面，请照顾好自己；另一方面，如果你认识中风的人，他们可以考虑使用这些神奇的工具和技术。

接下来，让我们进入下一章。下一章的话题是癌症，比较可怕，没有人愿意谈论。不管怎样，让我们继续下去，了解一下如何打赢这场与可怕疾病的战争……

重新规划诊断和治疗大脑的方式

REACT Neuro 是一家数字健康公司，该公司重新规划诊断和治疗大脑的方式，成功地将整个神经系统的检查数字化。

这一切都始于新英格兰爱国者队主教练比尔·贝利奇克。他注意到，球员在球场上头部受伤后进行的体检（神经系统评估）看起来非常老派。医生基本上只会说："眼睛跟着我的手指转动。"边说边上下左右移动手指。贝利奇克说："那种感觉就像医生在球场上比画神圣的十字架。"

REACT Neuro 公司在贝利奇克观察的基础上提出了这样一个问题："我们如何将所有这些重要的检测放到一个设备中，让人们既能在球场也能在家中舒适地使用？"答案是使用内置传感器的虚拟现实技术来跟踪眼球运动、记录声音和捕捉身体动作，以此作为一种一站式解决方案。如今，REACT Neuro 公司的技术不到一分钟就能进行全面的大脑健康诊断，并检测出被诊断者的注意力、记忆力和情绪。该公司开发出了最全面的大脑健康平台，拥有 20 多个数字化检测，应用非常广泛，比如跟踪健康的衰老和机能、监测像阿尔茨海默病这样的疾病等。

该公司甚至在治疗领域也取得了进展。除了评估大脑健康，该公司还创建了数字体验，为遭受脑震荡或中风的人提供治疗。这些数字疗法是根据某人的实时能力定制的游戏体验，既能让他竭尽所能，又能逐渐增加任务的难度。

REACT Neuro 公司的时尚产品耳机已经在养老院、军队和礼宾保健系统中使用。目前，他们正朝着实现普及化的目标前进，让你在家中就能舒适地享受到最高质量的脑部医疗服务。

19

癌症：打赢抗癌战争

新测试、新药物和新技术正在改变我们治疗癌症的方式；最重要的是，它们改变了我们从一开始预防癌症的方式

癌症并没有让我屈服，反而让我更坚强。

——迈克尔·道格拉斯

美国演员，癌症幸存者

相信每个人都认识被诊断出身患癌症的人。这种疾病是美国第二大致死原因，可能关系到你的家人、朋友、同事，或者可能涉及你本人。

癌症每年影响数百万人，是一个没有人愿意加入的俱乐部。癌症和心脏病、痴呆一样，是缩短我们生命、夺走我们与家人共度美好时光的杀手。仅在美国，每年就有 180 万人被诊断患有癌症，其中每年超过 1/3 的人，也就是每天 1 600 人死于癌症：其中包括丈夫和妻子，父母和孩子，兄弟和姐妹，亿万富翁和穷苦百姓，科学家和艺术家，等等。全球每年约有 950 万人死于癌症。

真正令人震惊的是我们患癌症的可能性有多大，预计近 40% 的美国人在一生中会患上癌症。失去亲人给家庭造成的损失无法估量，而医疗费用同样令人震惊：2018 年，美国癌症医疗支出近 1 510 亿美元。[1] 这一数字极为庞大，很难从个人角度理解它的含义。让我来试一试：每位癌症患者的平均治疗费用估计为 25 万美元，而账单往往高达数百万美元。[2] 在美国这样的国家，这些费用的负担只会随着人口老龄化而增

加。记住：癌症在很大程度上是一种衰老的疾病。

我之前说过，我曾经很害怕自己会得癌症，害怕自己年纪轻轻就缓慢而痛苦地死去。我的恐惧是非理性的，但并非完全没有根据。我见过我母亲的好朋友死于癌症，也见过我的一家公司的首席执行官的妻子死于癌症，那种感受极度痛苦。后来我又经历了我的一个好友兼商业伙伴，以及一位同事死于癌症。去年，我的一个朋友被告知她已经病入膏肓。但幸运的是，在新技术的帮助下，她尝试了一种包括干细胞在内的新疗法，结果一年后，她的癌症被治愈了！

现在人们普遍认为，免疫系统通常能预防癌症。[3]你知道我们的身体时刻在发生癌变吗？只是我们的免疫系统在一开始就发现了它们，并击败了它们。只有当我们的免疫系统失效时，癌症才会发生。因此，高效的免疫系统是抵御癌症和几乎所有疾病的最重要方式之一。这是有道理的。

只有当我们的免疫系统失效时，癌症才会发生。因此，高效的免疫系统是抵御癌症和几乎所有疾病的最重要方式之一。这是有道理的。

无论是当时还是现在，让我印象深刻的是传统的治疗方法——为了提高患者的生存概率而进行的化疗和放疗——最终是如何摧毁癌症患者的身体和灵魂的。患者在经历了地狱般的折磨之后，残酷的治疗可以说丝毫没起作用。对此我深表同情，我与他们的密切联系让我能够帮助他们。但同样程度的同理心让我觉得我当时和朋友们一起经历了这种折磨人的疾病，他们的痛苦给我留下了不可磨灭的印象，我热切地希望看到与癌症的战争取得进展，从而使数百万人免受这种痛苦。

这场战争与我们休戚相关。因此，我很高兴地告诉大家，癌症检测和治疗的未来从未像现在这样充满希望。正如你将在本章了解的那样，技术潮流终于以一种曾经看似不可思议的方式发生了转变。这是惊人的成就，也是巨大的宽慰，因为事实上，我们早该在如何应对这种疾病方面进行一场革命了。我们需要打破它对我们身体和思想的可怕控制。

近年来，我们在与癌症的斗争中取得了缓慢但稳定的进展。2001 年至 2017 年，男性癌症死亡率下降了 1.8%，女性癌症死亡率下降了 1.4%。这在一定程度上是由于吸烟已经失去了昔日的吸引力，要知道，吸烟会极大地增加患癌症的风险。随着治疗手段日益先进，早期发现逐渐增加，癌症死亡率的下降趋势可能会继续下去。2019 年，美国有近 1 700 万癌症幸存者。到 2030 年，这一数字预计将超过 2 200 万。这是一个很了不起的开端，但与我们即将看到的相比，这根本算不了什么。

为什么我与我的合著者彼得和哈里里，以及许多顶尖癌症专家都如此乐观？因为科学现在正以指数级的速度发展，带来大量前所未有的突破性技术。在本章中，我们将向你介绍一系列旨在预防和发现早期癌症的工具，这些工具始终提供微创、高效的治疗方法。最后，我们还将介绍一系列尖端的治疗方法与手段，它们可以增强我们自身的免疫系统，以对抗和阻止癌症，其中包括（简单举几个例子）：一种日常服用的药丸，可以消除癌症的致命机制；一种输液方式，曾经战胜吉米 · 卡特总统的恶性黑色素瘤，挽救了他的生命。

这一系列突破性创新可以帮助你避免癌症和放射治疗导致的身体衰弱，其中包括：

- 在有关诊断的那一章，我们与大家分享了一种简单的血液检测方法，可以在癌症早期和可治疗阶段检测出多达 50 种癌症。在这一章，我们将更深入地了解这方面的内容，并介绍全身磁共振成像如何很快从医院进入千家万户，方便广大患者。记住，发现早期癌症是生存的关键！
- 数千项研究证明，一种天然成分可以显著降低患癌症的风险，甚至被证明可以减少 80% 的乳腺癌细胞。
- 前列腺癌是男性最常见的癌症，一种创新的治疗方法巧妙地避免了尿失禁和性功能丧失等常见副作用，而且可以放心地在医生的办公室里进行治疗，无须放疗或住院治疗。
- 4 种个性化疗法，可以增强提升你自身的免疫系统来对抗癌症。你已经了解了 CAR-T 细胞。但是，你很快就会看到，涉及免疫细胞及其副产物（如自然杀伤细胞）的相关细胞疗法，以及个性化的癌症疫苗和肿瘤浸润淋巴细胞，终于使人们有可能战胜那些被认为无法治愈的癌症。甚至有一种叫检查点抑制剂的免疫增强剂，可以在几周内扭转 3 期癌症患者的预后！

- 还记得外泌体吗？它就是你体内所有细胞释放的微小“囊泡”状分子或信号因子。事实证明，它们可以被重新编程来对抗癌症。

新技术的大量涌现给我们所有人带来巨大的希望。我们日益精进，越来越能在癌症危及生命之前及早发现它，并使用尖端技术进行治疗，这终将使放疗和化疗看起来像水蛭吸血法一样原始。

这一主题十分重要，这一章也比本书其他大部分章节略长一些。但是，如果你想确保为自己或自己所爱之人掌握最新的突破性技术，这一章是必读的。

本章的第一部分将重点介绍预防癌症的方法；第二部分将分享最新的突破，如果你或你认识的人不幸患上了癌症，你可以选择已有或即将研发成功的技术来对抗这种疾病，并争取赢得这场斗争。

这些新的发展颇具创造性，富于想象力，具有变革意义，因此，有关战胜癌症的讨论不再是白日梦，而是切实可行的，而且可能会改变你的人生，所以让我们一起深入研究一下吧。

最好的应对方法：预防

预防为主，治疗为辅。

——本杰明·富兰克林

比治疗癌症更好的手段是什么？是预防！显然，对付癌症的唯一最佳方法就是从一开始就不要任其发展成癌症。简言之，没有比预防更好的治疗方法，这也是我们最热切的希望所在。

我非常相信预防的力量。我和罗伯特·哈里里博士、彼得·戴曼迪斯博士，以及比尔·卡普博士联合成立 Fountain Life 公司的原因之一（我们在第二章介绍过该公司），是为了鼓励更多的人利用精准诊断检测技术。目前，我们、我们的家人和许多最亲密的朋友都会定期接受检查，作为在最早、最可治疗的阶段发现疾病的一种方法。请记住，我们公司的目标是成为人们健康和幸福的可信赖的来源，策划最佳的解决方案，优化人们的身体机能和活力，改善健康，延长寿命。

如果你想保持健康，避免麻烦，没有比最新一款的全身磁共振成像更好的诊断工具了。正如比尔·卡普博士所说："全身磁共振成像是目前最有用的检测工具。当然，你也可以在你的基因组测序和血液化学中发现异常，但是绝大多数直接危及生命的重大疾病都是在磁共振成像检测中发现的。"

全身磁共振成像检测需要怎么做呢？你静静地躺在一台价值数百万美元的嘈杂机器里，它利用无线电波和强力磁铁为你的身体拍摄大约 1.5 万张图像。你从这项检测中获得的诊断数据绝对是无价之宝。除此之外，磁共振成像还能检测出颈部、胸部、腹部、骨盆和脑部的实体肿瘤，以及其他危及生命的疾病，如心脏病、动脉瘤和神经退行性变性疾病，如阿尔茨海默病和帕金森病。

为什么要费劲去寻找这些信息呢？糊里糊涂、盲目乐观、幸福地生活不是更好吗？我理解为什么有些人会有这种想法。但是如果你读过第三章，你就会知道，早期发现癌症可以大大提高成功治疗的概率，能够治愈无数疾病，包括各种可能致命的癌症。我猜你知道有人被诊断为癌症 3 期或 4 期，这意味着癌症到了晚期，治疗起来非常困难。如果能在零期检测到癌细胞，那该有多好啊！那时癌细胞还很小，只在身体某个部位，还没有扩散到附近的组织、淋巴结或身体的其他部位。

2020 年 8 月，彼得前往旧金山和圣迭戈进行 Abundance Platinum 培训活动。活动期间，他安排所有参与者进行了一系列最先进的诊断检测，其中包括全基因组测序（一种异常复杂的检测，可以发现导致癌症的基因突变），CT 扫描（确定他们的动脉状况，测量心脏病发作的风险），先进的血液检测，以及全身磁共振成像检测。

正如你所能想象的，一些人对这一连串检查可能发现的问题感到非常紧张。在检测开始前一天的晚宴上，彼得向他们保证，这些关于他们健康的精细检查将会把他们的生活提升到一个全新的水平，让他们更自信、更自知。彼得说："我们大多数人都对自己的健康持乐观态度。我们都在说：'哦，一切都很好，我感觉很好！'直到生病之后才知道自己并不好。这就是问题所在。我们对自家汽车或冰箱的状况了解得比我们的身体还要多！问题是，等我们发现问题的时候，往往已经太晚了。比较明智的选择是每年使用高分辨率的成像技术对我们自己进行检测，从一开始就发现问题，并立即解决问题。"

正如彼得解释的那样，我们希望通过所有这些下一代诊断检测技术来回答一个最重要的问题："你的身体里有什么问题是你现在需要知道的吗？如果你发现了什么，你的反应不是'哦，我的天哪！'，就是'好吧，我要灭杀它！'。所以，当有人对我说'我不想知道'的时候，我就对他说，'胡说！你当然想知道。你想尽快知道什么时候能解决问题'。"简言之，这一切都与诊断水平有关。

当天彼得晚宴上的一位发言嘉宾是我们自己人比尔·卡普博士，他是 Fountain Life 公司的首席执行官。如前所述，卡普博士对医生这一职业过分强调"病后治疗"的做法感到失望。所谓"病后治疗"，就是等到患者身体开始垮掉，再试图让患者恢复正常，而这样做的代价很可能是治疗无效并最终死亡。卡普主要致力于促进医疗保健，强调从一开始就做好疾病预防工作。

卡普博士解释说："我们也许可以妙手回春，让你活下来，甚至有时可以帮助患者从 3 期或 4 期癌症中恢复过来。但是，如果你在癌症发生之前就知道自己会得癌症，那不是很好吗？"

这就是为什么我和比尔·卡普、彼得、哈里里会不遗余力地推广这种精确诊断检测。我们在这里讨论的是一种思维方式的彻底改变，将重点从病后治疗转向健康护理，从反应性医疗转向主动医疗，从抗击疾病转向预防疾病。说到底，谁会怀疑预防是最好的选择呢？

我们的朋友兼合作伙伴戴维·卡罗博士是人类长寿公司总裁，也是一位医学博士兼哲学博士，是先进的身体成像和基因组分析方面的顶尖专家。他见证了无数生命得到挽救，因为这些诊断检测早在癌症升级成为灾难性疾病之前，就发现了它们。卡罗博士指出，早期诊断还可以节省大量成本。例如，使用免疫疗法治疗 3 期或 4 期肾癌可能花费数十万美元。但是，如果你在 1 期检测到同样的癌症，通常你可以通过加热或冷冻肿瘤来摧毁癌细胞，几乎毫不费力就可以治疗——这是一种安全且廉价的解决方案，通常在门诊就可以完成。

如果你问我的意见，我觉得选择并不难。我更愿意进行定期的诊断检测，在发病初期就发现问题，不要等到它发展成怪兽哥斯拉。

而且，一旦知道你的身体内部出现了什么问题，你就可以做出明智的调整来优化你的健康和活力。例如，我们在 Fountain Life 公司使用的诊断测试可以让你清楚地了解你的身体里有多少炎症。为什么这一点很重要？因为科学家认为炎症是导致衰老，尤其是癌症的罪魁祸首。在确定了你的炎症年龄后，我们可以给你一些工具来优化你的身体，比如肽——你一定记得第十章提到的肽，它属于微型蛋白质，能够对抗炎症和衰老。这只是降低癌症风险的一种方法。

> 使用免疫疗法治疗 3 期或 4 期肾癌可能花费数十万美元。但是，如果你在 1 期检测到同样的癌症，通常你可以通过加热或冷冻肿瘤来摧毁癌细胞，几乎毫不费力就可以治疗——这是一种安全且廉价的解决方案，通常在门诊就可以完成。

卡普博士还拥有免疫学和遗传学硕士学位，他这样解释说：“随着年龄的增长，你失去了像小时候那样强有力地刺激免疫系统的能力。我们使用肽通过增强 T 细胞来增强免疫力。T 细胞及其后代自然杀伤细胞（也称 NK 细胞），不断循环寻找肿瘤细胞。”我们稍后再回到这个话题，因为 T 细胞和 NK 细胞在对抗癌症的斗争中是非常重要的盟友。但就目前而言，简单来说就是，身体中有 T 细胞和 NK 细胞的数量越多越好，因为这些免疫细胞能够帮助你抵御癌症。[4] 它们能防范劫掠的入侵者。

所有这些诊断检测的另一个关键方面包括，准确测量你的身体组成。首先，你可以精确地发现腹腔内秘密储存了多少内脏脂肪。如你所知，过多的内脏脂肪会增加患上各种严重疾病的风险，这是你不愿看到的，包括结直肠癌、乳腺癌、心脏病和 2 型糖尿病。其次，我们的检测还会测量你的脂肪与肌肉之间的比例，从而评估你患上代谢综合征的风险。

关键是，一旦弄清楚了自己的身体状况，你就可以相应地采取行动，比如像我们在第十二章、第十三章和第十四章所讨论的那样，改变生活方式，在营养、睡眠和锻炼方面做出明智的选择，所有这些都在降低各种类型癌症的风险方面发挥着关键作用。你可能还记得，要想避免疾病、增强活力，你能做的最有效的事情是每晚睡 8 小时，减少糖的摄入量，定期锻炼，尤其要增强肌肉力量。

这样做并不是为了在沙滩上看起来肌肉发达、健美壮硕，尽管这没有什么不对。事实上，肌肉是人体最大的内分泌器官，拥有足够肌肉的人患癌症（和其他疾病）的概率要低得多。卡普博士说："肌肉质量越高，免疫功能就越强，活得就越久。这几乎与寿命直接相关。力量训练也可以阻止认知能力的下降。[5] 所以提高肌肉质量至关重要。"然而事实上，大多数人都不知道肌肉训练对他们的健康和寿命有多重要。

卡普博士说："肌肉质量越高，免疫功能就越强，活得就越久。这几乎与寿命直接相关。力量训练也可以阻止认知能力的下降。"

我希望你们开始看到一种新的模式——一种更有见地、更积极主动的思维方式，让我们在与癌症的战争中远远摆脱那种无能为力的境地。先进的诊断检测可以让我们未雨绸缪，在为时过晚之前发现问题。我们搜集的关于身体状况的精确数据使我们能够调整自己的行为，从而大幅降低患病风险。这是完全不同的态度，对不对？我们不是在被动地等待灾难来袭，而是积极主动最大限度地延长寿命，改善健康，提升活力。

发明圣杯：尽早发现癌症

英雄主义并不总是发生在突然迸发的荣耀中，
有时小小的成功和伟大的胸怀也会改变历史的进程。
——玛丽·罗奇
《不为人知的敌人：科学家如何面对战争中的另类杀手》作者

癌症检测的最大挑战之一是预防性检测太少，其中最著名的是用于发现乳腺癌的乳房 X 射线检查，用于识别结肠癌的结肠镜检查，以及用于诊断宫颈癌的巴氏涂片检查。然而，大多数癌症只有在症状出现后才能被发现，往往一经发现便是晚期。如你所知，到那时可能已经太晚了。这就是为什么我们在第三章提到了一种名为“泛癌早筛”的新型癌症血液检测法。

作为几十年来最有希望的突破性诊断技术之一，GRAIL 公司开发了一种液体活体组织检查技术，这是一种简单的血液检测，能够在早期发现大多数主要类型的癌症，那时治疗起来非常容易。GRAIL 公司的创始副董事长兼首席执行官杰夫·胡贝尔将这一创新视为一种“改变游戏环境”的方法，即“在有利于你的情况下”发现癌症。

胡贝尔说，如果能在 1 期或 2 期发现癌症，“治愈的机会大约有 80%，患者可以继续生活下去”。如果在 3 期或 4 期被检测到，“有 80% 的概率你不会喜欢这个结果”。事实上，“早期发现癌症的 5 年生存率几乎是 90%”。但如果晚期才发现，这个比率就会下降到 21%。遗憾的是，“大约 80% 的癌症到了晚期才被诊断出来，也就是 3 期和 4 期”。[6]

在 2016 年创办 GRAIL 公司之前，胡贝尔是谷歌公司的重量级人物。在谷歌的 13 年里，他创建了公司一些最大的系统，包括谷歌地图，当时他管理着一个超过 5 000 人的团队。作为公司“登月工厂”谷歌 X 的联合创始人，胡贝尔刚刚开始探索应用基因组技术推动未来生命科学突破的方法。后来，他接到了基因组测序领域的领军企业 Illumina 公司打来的一个决定命运的电话，该公司邀请他加入董事会。

在他的第一次董事会会议上，胡贝尔回顾了一个新的研发项目的进展情况，该项目的灵感来自在孕妇身上的意外发现。之前 Illumina 公司收购了一家从事无创产前检测的公司。该测试包括从准妈妈身上采集血液样本，分析胎儿的 DNA 痕迹，从中发现异常情况，如唐氏综合征等。在进行了数千次检测后，研究人员发现了一些与任何胎儿状况都无关的令人困惑的结果。奇怪的是，它们与另一种东西完全相关：癌症。研究人员随即展开调查，发现这些孕妇患有 3 期和 4 期癌症，但没有被诊断出来，而血液检测不知怎么检测出了这种疾病。

胡贝尔说：“这给了我们启发。本来这个检测用于完全不同的目的，但很明显，血液中有一个信号，可以用来检测癌症。”这一无意的发现催生了一个新的研究思路：如果能对血液检测进行微调，使其足够敏感，能够“在干预措施会对结果产生影响的早期阶段”检测出一系列癌症，那么情况将如何？

在接下来的几个月里，研究进展顺利。事实上，胡贝尔生活中的一切似乎都很顺利，但随后灾难降临。那一年，他的妻子劳拉，“45 岁，非常健康，身材非常好”，开始感到“比平时要累”，而且“臀部、骨关节有些疼痛——情况有些反常，但不是很确定”。她的医生认为没什么可担心的，告诉她：“这是更年期前兆，你会好起来的。”但症状并没有消失，劳拉很快又出现了肠胃问题。

最后，她做了结肠镜检查和内窥镜检查，结果发现她的结肠中有一个 2 厘米大小的肿瘤。胡贝尔说，一开始，他们觉得比较庆幸，因为发现癌症的时间比较早，可以进行有效治疗。但随后的 CT 扫描和磁共振成像显示，“一个看似很小的结肠肿瘤，实际上已经通过淋巴系统转移到肝脏，情况非常严重，肿瘤最终将转移到她的肺部”。

劳拉接受了积极的化疗。但 2015 年 11 月，经过 18 个月的治疗后，她去世了。胡贝尔说："我们请了世界上最好的专家，进行最好的检测。但很明显，尽管已经做了这么多，但我们远远没有了解癌症，不知道如何治疗癌症。"

在劳拉去世的前一周，Illumina 公司决定成立一家新公司，专门开发其基于血液的癌症检测技术。大约一个月后，悲痛中的胡贝尔被任命领导这家名为 GRAIL 的初创公司。当时的时机很糟糕，Illumina 公司董事会出于好心，建议在胡贝尔准备好之前安排一位临时负责人。胡贝尔思来想去，觉得自己必须立即走马上任。如果劳拉还活着，她肯定希望他立即展开工作。胡贝尔说，事实上，当时他别无选择，因为 GRAIL 是"一种道德和伦理上的义务，因为它可能会对许多人的生活产生影响"。如果它的血液检测技术"提前 3~5 年，可能会从根本上改变劳拉以及许许多多其他人的命运"。

在一种不可抗拒的紧迫感的推动下，胡贝尔于 2016 年执掌 GRAIL，在一天内就雇用了 40 人，迅速筹集了 10 亿美元用于临床研究，并在公司的第一项研究中招募了 1.5 万人。正如胡贝尔所说："我们像机枪一样一发而不可收。"

第一项研究涉及 1 万名最近被诊断出癌症的人，以及 5 000 名健康的人作为对照组。[7] 目标是建立一个庞大的数据库，包含我们所知道的所有可以在血液中检测的癌症信息。在这项研究的基础上，GRAIL 公司开发了一种名为 Galleri 的血液筛查检测，可以检测出 50 多种癌症。其工作原理是什么？该检测可以寻找出肿瘤释放到血液中的 DNA 和 RNA 的微小片段，这些片段反映了肿瘤的基因组特征。GRAIL 公司的这项技术非常灵敏，甚至可以探测到早期肿瘤存在的微弱信号。

要想知道这一突破的重要意义，你需要明白，迄今为止，我们筛查癌症的能力是多么有限。胡贝尔指出："80% 的癌症没有任何筛查机制，其中许多癌症都被认为是致命的，如胰腺癌和卵巢癌。但它们之所以致命，是因为通常很晚才被发现……在早期发现的罕见病例中，预后实际上非常好。"

如果你曾接受过乳腺癌、结直肠癌、肺癌或宫颈癌等疾病的检测，那么你肯定深有体会，知道我们现在依赖的筛查机制很有价值，但远远不够完美。例如，很多女性不愿意乳房被金属板挤压，不喜欢那种不舒服的感觉。同样，结肠镜检查也不是什么好玩的事。前列腺癌等疾病的检测也遇到了严重的问题，假阴性和假阳性的比例很高，徒增不确定性和压力。

就在此时，GRAIL 公司登场了。这项技术的最终目标是提供一种能够同时侦测所有类型癌症的检测方法。怀揣远大抱负的胡贝尔说："如果我们通过一个简单的检测就能有效地检测出所有类型的癌症，不需要通过结肠镜检查、巴氏涂片检查或乳房 X 射线检查来诊断癌症，那会是什么样子呢？"

GRAIL 公司于 2021 年在美国推出了 Galleri 血液检测技术。就目前而言，它的设计并不是为了取代现有的癌症检测方法，而是为了补充现有的方法，有望提高对 20% 已经有筛查机制的癌症的检测，同时也为其余 80% 的癌症提供一种新的筛查方法。

像许多医疗创新技术一样，GRAIL 公司的检测技术要广泛应用可能还需要一段时间。Galleri 的费用是 949 美元，对一次常规的年度检测来说，这听起来可能很昂贵。但想想看，如果这样的检测成为常规，那就可以避免高昂的治疗成本和不必要的痛苦。事实上，胡贝尔的设想是，你每年去医院体检时，就可以使用这项检测——就好比你想检查胆固醇和葡萄糖水平那样。和所有技术一样，该项检测技术的成本应该会显著下降。事实上，从 2021 年开始，英国国家健康体系将为 14 万名 50 岁以上没有癌症迹象的人以及 2.5 万名 40 岁及以上怀疑患有癌症的人提供这项检测。如果一切顺利，这项检测可以在英国被用作常规检查。[8]

妻子劳拉去世后，胡贝尔计算了一下她 18 个月痛苦的晚期癌症治疗的花费："一共花了 270 万美元，最终毫无效果。"你没有看错：一个人的治疗费用是 270 万美元，不但没有起作用，而且在那个阶段，治疗过程极其痛苦。相比之下，早期诊断可能只需 1 万美元的手术干预，而且很可能产生积极作用。

事实上，我们需要开始以一种更实际的方式考虑预防性保健。这有点儿像去看牙医，定期进行清洁和检查，以避免可怕（昂贵）的根管治疗。但说到癌症，我们谈论的是生与死。

与此同时，GRAIL公司的前景一片光明。2020年，将GRAIL孵化为初创企业的Illumina公司宣布计划以80亿美元的价格全面收购GRAIL。这个高昂的价格应该会让你意识到这项技术产生了多么令人兴奋的结果。但是，当你听到GRAIL并不是唯一一家逐利液体活体组织检查这一开放市场的基因诊断公司时，你也不要感到惊讶。2020年秋，一家名为Freenome的公司宣布在C轮融资中获得2.7亿美元，用于推进该公司血液检测的临床试验，以筛查结直肠癌以及其他各种癌症。

Freenome的联合创始人查尔斯·罗伯茨指出，早期诊断在与结直肠癌的斗争中尤为重要。罗伯茨说，如果你在肿瘤还在局部的时候就发现了它，“5年生存率是92%，而在癌细胞扩散之后，生存率仅为14%”。如果你在1期或更早的时候检测出来，“生存率实际上几乎是100%。考虑到结直肠癌是世界上第二致命的癌症（肺癌排在第一位），这无疑会挽救很多人的生命”。[9]

如果一切按计划进行，Freenome公司会在2022年启动检测，每3年进行一次，预计花费500美元。听起来很划算。如果你做过结肠镜检查，你永远不会忘记这样的经历：咽下1加仑[①]恶心的甜味黏稠泻药，然后在马桶这个瓷器宝座上一待就是几个小时！我不会阻止任何人做结肠镜检查，因为它的确可以救命。但是，4 500万美国人在结肠镜筛查方面没有跟上时代，这有什么奇怪的吗？如果Freenome公司能提供一个简单、负担得起、不用泻药的结直肠癌检测方法，我肯定报名！

预防为主，治疗为辅

虽然筛查非常重要，但用一种核心成分来滋养自己不是很神奇吗？成

① 1加仑（美）≈3.79升。——编者注

千上万的研究表明，这种核心成分可以降低患癌症的风险，甚至可以将乳腺癌细胞减少 80%。[10] 不起眼的青花菜芽是一种超级食物，含有极高水平的萝卜苷，是抗癌植物化学物质萝卜硫素的前体，而萝卜硫素是最强大的食物衍生分子之一。事实上，青花菜芽的功效比单独的青花菜强 50 倍。[11]

数以千计的关于萝卜硫素的研究表明，你摄入的这种植物化学物质会有 80% 进入你的身体细胞。研究还发现，萝卜硫素具有防癌作用，因为它能加速抗氧化剂和解毒酶的作用，而这些都能预防癌症这种疾病。青花菜芽中的萝卜硫素可以抑制肿瘤的生长，并在数百种基因的调控中发挥重要作用。

所以，也许是时候养成一种新的爱好了：培育青花菜种子或其他十字花科种子，包括萝卜、卷心菜和芝麻菜！当然，你也可以在很多超市或天然食品店买到这些菜芽。（即使不吃菜芽，你也要确保菜单上有青花菜和抱子甘蓝这类蔬菜，和西蓝花一样，它们也富含萝卜硫素。）记住，菜芽中的抗癌化学物质在第三天达到最旺盛的水平，所以应该在这个时候收获它们。也有很多菜芽胶囊可供选择，不过我个人更喜欢新鲜的菜芽，撒在沙拉上或加在我的绿色饮料中。它们成本很低，但预防能力非同寻常。

> 青花菜芽中的萝卜硫素可以抑制肿瘤的生长，并在数百种基因的调控中发挥重要作用。

准备，瞄准，开火：让免疫系统投入战斗

冲突越激烈，胜利越伟大。

——乔治·华盛顿

有了这些令人难以置信的技术，如液体活体组织检查、全基因组测

序、全身磁共振成像，甚至做一些简单的事情，如吃青花菜芽，我们比以往任何时候都更有可能通过从一开始就预防癌症来遏制癌症。但你我也都清楚，这并非一贯行得通的。在每年数以百万计的病例中，我们错过了早期干预的机会，不得不过度依赖那些有很多不尽如人意的治疗方法。

你知道吗？只有少数化疗药物能产生持久的缓解作用，更不用说治愈了。在大多数情况下，任何一种药物在肿瘤生长或扩散前仅能延长数月的生存时间。[12] 2008 年至 2012 年，美国食品药品监督管理局批准的 36 种抗癌药物，只有 5 种与现有治疗方法相比（或者令人震惊的是，与根本没有治疗相比），能够提高生存率。[13] 说实话，所谓的“提高”只不过是我们在这里自欺欺人罢了。在 71 种治疗实体肿瘤的化疗药物中，中位生存期优势只有可怜的 2.1 个月。

在 71 种治疗实体肿瘤的化疗药物中，中位生存期优势只有可怜的 2.1 个月。

那么使用高剂量辐射杀死癌细胞、缩小肿瘤的放射治疗效果如何？问题是，放疗也会杀死正常组织，这就是为什么恶心、呕吐、脱发、疲劳和腹泻等副作用是不可避免的。更糟糕的是，放射治疗不能治疗已经扩散的癌细胞。为什么不能？因为全身辐射强度大到足以在治愈你之前先杀死你。而且还有一个问题：辐射本身也会导致新的癌症。

我们该有更好的选择了。你知道吗？我们已经有更好的选择了！现在，除了残酷的抗癌武器——切割（手术）、毒化（化疗）和灼烤（放疗），医学界有史以来第一次有了第四个武器：动员人体自身的天然抗癌力量进行战斗。

癌症免疫疗法有很多不同的种类，但它们都建立在同一个惊世骇俗的理念之上：免疫系统可以消灭癌症。这种想法简直令人瞠目结舌。

我们已经讨论过 CAR-T 细胞疗法的巨大前景，它是免疫疗法和基因治疗的混合。正如你在第六章了解到的，一位开创性科学家卡尔·朱恩博士发明了一项专利技术，修改 T 细胞（我们免疫系统的步兵）来抵御癌症。现在我想告诉你们更多关于 T 细胞的知识，以及其他 7 种治疗方法，包括：

- 检查点抑制剂
- 个性化癌症疫苗
- 从人类胎盘中提取的天然杀伤细胞，经过改造后可用于治疗癌症
- 肿瘤浸润淋巴细胞，可以繁殖患者的 T 细胞来对抗实体肿瘤
- 抗癌外泌体在对抗最致命的一种癌症胰腺癌中疗效显著
- 帮助治疗前列腺癌的一项新技术，没有使人衰弱的副作用
- 使用一种单一的小分子药物治疗 6 种不同癌症的方法

这一切听起来都很前卫，对吗？的确如此。我们在这里见证的是一股前所未有的创新浪潮，它燃起了治愈癌症的新希望。

工具 1：检查点抑制剂

免疫系统是如何在治疗癌症的艰苦斗争中发挥核心作用的？这个故事显然要追溯到几年前的一项重大突破：研究人员开发出了一种名为“检查点抑制剂”的免疫疗法药物。

2002 年，年仅 22 岁的莎伦·贝尔文被诊断出患有转移性黑色素瘤，癌细胞已经扩散到她的肺部和脑部。贝尔文是一个坚强的泽西女孩，一直在学习成为一名教师，她勇敢地经历了一系列不同的治疗：伽马刀手术；三种化疗；注射白细胞介素 -2，一种由白细胞产生的蛋白质，被认为可以刺激免疫系统对抗癌症。但是没有任何效果。4 期黑色素瘤患者通常在几个月内就会死亡，所以贝尔文估计，她很快就会成为当年美国 1 万名死于黑色素瘤的患者之一。在她被诊断出癌症两三年后，她的胸部长满了肿块，呼吸困难。贝尔文回忆说：“我感觉死神已经悄然临近，现在我别无选择。”

2005 年，纽约纪念斯隆－凯特琳癌症中心的肿瘤专家扔给了贝尔文一条救生索。他告诉贝尔文："现在有一种新的实验性抗癌药物，它通过释放你的免疫系统来治疗肿瘤。你愿意参加该药物的试验研究吗？"当时的贝尔文已经没有什么可以失去的了，于是同意参加试验。那年秋天，她一共注射了 4 次这种新药易普利姆玛，每次间隔 3 周。"经过两三次治疗，我感觉好多了。"几个月来，她第一次有力气出门遛狗。尽管如此，贝尔文说："我还是没有抱太大希望。"

最后一次注射后，贝尔文做了 CT 扫描。纪念斯隆－凯特琳癌症中心的放射科医生问她的医生是否搞错了。因为很显然，这怎么可能是一个几周前还是满身肿瘤的患者的扫描结果？！但事实就是如此。贝尔文的肿瘤已经消失了——被她自己的白细胞摧毁了。这些白细胞是易普利姆玛释放出来的免疫系统的战士。

巧合的是，就在贝尔文的医生告诉她她体内已无癌症肿瘤的同一天，他还漫不经心地提到，发明易普利姆玛的科学家吉姆·阿利森碰巧也在医院里，问她是否愿意见见他。贝尔文说："阿利森来到我所在的病房，我给了他一个大大的拥抱，然后我们俩都哭了。"这是吉姆·阿利森第一次与被自己的发现挽救了生命的患者面对面。

贝尔文的肿瘤已经消失了——被她自己的白细胞摧毁了。这些白细胞是易普利姆玛释放出来的免疫系统的战士。

你可能从未听说过他，但请相信我，2018 年获得诺贝尔生理学或医学奖的阿利森博士是癌症生物学家中的传奇人物，他的突破性研究挽救了成千上万人的生命，并彻底改变了癌症医学。作为得克萨斯州人，他在职业生涯的最初去了加利福尼亚和纽约。但他回到了得克萨斯州，成为休斯敦 MD 安德森癌症中心的杰出科学家。正如你听到的许多科学家通过毕生的努力取得突破性成就的故事一样，阿利森的动机很大程度上出于个人目的，而不仅仅是职业目标：他的一个叔叔死于肺癌，另一个死于黑色素瘤，还有一个兄弟死于前列腺癌，而他自己也患有侵入性黑色素瘤和前列腺癌。[14] 因此，他选择制造这些免疫细胞治疗癌症似乎是理所当然的。

阿利森是“T 细胞揭秘者”。早在 20 世纪 80 年代，他就对 T 细胞有了前所未有的了解。他在它们的表面发现了一种识别外来入侵者的分子——被称为 T 细胞受体。他发现了另一种分子 CD28，可以加速 T 细胞对入侵者的攻击。他还发现了第三种分子 CTLA-4，其作用类似于 T 细胞制动器，必须断开该制动器才能将 T 细胞部署到战斗中。

所有这些研究成果让阿利森产生了一个启示性的想法：也许肿瘤内有一种邪恶的机制，可以让 CTLA-4 对周围的 T 细胞起到制动作用。1994 年，他和一名年轻同事进行了一项开创性的实验。他们引入了一种能够阻止肿瘤细胞干扰 T 细胞 CTLA-4 制动机制的分子。当他们将这种分子注射到注射了人类癌细胞的小鼠身上时，小鼠的 T 细胞蜂拥而至，摧毁了肿瘤。也就是说，阿利森博士激发了动物自身的免疫系统来对抗癌症。就是这种分子——易普利姆玛——救了莎伦·贝尔文的命。

易普利姆玛 2011 年获得美国食品药品监督管理局批准，成为被称为“检查点抑制剂”的新一类癌症免疫疗法中的第一种疗法。这个名字源于它们阻断（或抑制）肿瘤用来抵御 T 细胞的制动（或检查点）。自从阿利森取得突破之后，其他科学家发现了其他检查点——没错，肿瘤细胞有不止一种方法可以阻止 T 细胞，并且发明了其他药物，阻断肿瘤细胞的作用。

其中最著名的一种药物是帕博利珠单抗，用于治疗多种癌症，包括黑色素瘤、胃癌、膀胱癌、尿道癌和食管癌。帕博利珠单抗阻塞了一个名为 PD-1 的检查点，不过你对它的了解可能仅限于“吉米·卡特的救命药”。当年这位前总统被诊断出患有转移性黑色素瘤，已经扩散到他的大脑。正是这种免疫疗法消灭了他所有的癌症症状，使他在 91 岁时重新恢复了生命，现在他荣膺美国最长寿总统。其他 PD-1 检查点抑制剂包括欧狄沃（用于治疗黑色素瘤和其他癌症）和阿特珠单抗（用于治疗小细胞肺癌）。

过去，得了癌症无异于被宣判死刑。如今，通过开辟利用 T 细胞攻击癌症的途径，这种免疫疗法使人们有可能在癌症中存活下来。但由于尚不清楚的原因，检查点抑制剂只能治愈大约 1/4 的患者。原因之一可能是一些患者没有足够的 T 细胞，或者 T 细胞没有足够的能量穿透并杀死肿瘤细胞——这一现象被称为“免疫衰竭”。在这种情况下，想像检查点抑制剂那样阻止肿瘤踩下 T 细胞制动，根本没有任何作用。

值得庆幸的是，一波新的基于细胞的疗法可能会被证明更有效。这些疗法被称为“过继细胞移植”疗法，利用自然产生的或基因增强的免疫细胞来治疗癌症。[15] 正如我之前说的，免疫系统可以消除癌症。但是“可以”并不意味着“总是可以”。这些新疗法试图向免疫细胞提供帮助，让这种情况更频繁地发生。位于巴尔的摩的约翰斯·霍普金斯大学西德尼基梅尔综合癌症中心的副主任伊丽莎白·贾弗博士告诉美国医疗资讯网站 STAT News 的记者：“我们希望能够将不吸引免疫细胞的癌症转变为吸引免疫细胞的癌症。”

过去，得了癌症无异于被宣判死刑。如今，通过开辟利用 T 细胞攻击癌症的途径，这种免疫疗法使人们有可能在癌症中存活下来。

在第六章，我介绍过 CAR-T 细胞疗法及其战胜白血病等血癌的惊人能力。科学家制造 CAR-T 细胞的方法是先抽血，轻松地将 T 细胞移出体外，然后将一种新的基因注入患者的数十亿个 T 细胞中。经过基因改造的 T 细胞一旦被送回患者体内，就会直扑肿瘤细胞，像变形金刚那样，变成一架致命的战斗机器。更妙的是，CAR-T 细胞可以自我复制。如此一来，一整支 T 细胞大军直指癌细胞入侵者，它们在体内穿行，而且据科学家所知，这种战斗无止无休！是的，只需要一次治疗——而不是数周的化疗或放疗——就可能永久治愈。

工具 2：个性化癌症疫苗

虽然 CAR-T 细胞是治疗癌症的第一个细胞疗法，但它们肯定不会是最后一个，紧随其后的是个性化癌症疫苗，其工作原理是这样的：如果你仔细观察肿瘤细胞的表面，你会看到上面布满了抗原，通常是一种独特的蛋白质，CAR-T 细胞疗法能够检测并附着在上面。

但是，如果 T 细胞能被改造成同时发现并攻击几十种肿瘤抗原，情况会如何呢？由于表面上有更多的目标，肿瘤细胞将更难逃脱科学家释放到它们身上的 T 细胞。而追捕这些肿瘤的 T 细胞不会破坏健康的细胞，会让这些细胞继续保持稳定的生存状态。

这就是新抗原癌症疫苗背后的原理。*新抗原*意味着抗原是新的，是仅在肿瘤细胞中发现的突变的结果。*疫苗*当然指的是一种让你的免疫系统进入战斗状态的机制——在与癌症的战斗中，疫苗不是为了预防疾病（就像流感疫苗和新冠病毒疫苗那样），而是为了攻击疾病。但问题的难点在于，没有两个患者的肿瘤新抗原是相同的。因此，新抗原疫苗必须是独特的、个性化的，必须精心制作，针对每个患者的肿瘤找到新抗原。

这怎么可能呢？科学家首先对通过活体组织检查获得的微小肿瘤进行测序，寻找产生新抗原的突变。然后他们选择 30 个左右的“最佳”新抗原——这些抗原数量众多，最有可能吸引 T 细胞。这些新抗原是在实验室里合成的，然后融入疫苗。在几个月的时间里，患者接受含有数百万新抗原的注射，这些新抗原旨在触发免疫系统产生 T 细胞，攻击新抗原和肿瘤。非常巧妙，对吧？2020 年，一系列新抗原疫苗的临床试验已经开始进行，这些新抗原疫苗被开发用于对抗胶质母细胞瘤、三阴性乳腺癌、晚期黑色素瘤和非小细胞肺癌等疾病。

工具 3：自然杀伤细胞

与此同时，抗击癌症的另一条主要战线也在开辟之中。现在介绍的抗癌军团由自然杀伤细胞（NK）组成。是的，这是它们的真名，我们有充分的理由认为，这些更强壮、耐力更高的 T 细胞近亲可以实现它们的目标。NK 细胞的一个优点是，它们不会引发 CAR-T 细胞有时会引发的灾难性免疫反应。此外，NK 细胞甚至不必来自它们将要治疗的患者：来自单个供体的血液或储存的脐带血可以为无数患者提供 NK 细胞。

本书的合著者罗伯特·哈里里博士是使用 NK 细胞对抗癌症的先驱之一。第二章提到他的公司 Celularity 从人类胎盘中提取 NK 细胞。胎盘通常被认为是一个一次性的器官，但其中富含干细胞和 NK 细胞，而且里面的细胞比成人甚至儿童骨髓中的细胞更年轻。Celularity 公司的创始首席科学官张晓奎称它们为“零日”细胞，因为它们来自新生儿，具有“持久生存的内在属性”。实验室培养皿和小鼠试验表明，这些胎盘 NK 细胞的存活时间可能是普通 NK 细胞的两倍。这一点非常宝贵，因为普通的 NK 细胞“停留两周左右，然后就消失了”。张晓奎说：“所以我们提出过这样的问题：怎样才能把 NK 细胞变成一种持续时间更长的抗癌产品？”

张晓奎说，胎盘 NK 细胞还会分泌更高水平的酶来分解肿瘤细胞，同时分泌一种被称为细胞因子的有毒蛋白质，这种蛋白质也能杀死肿瘤细胞。此外，胎盘 NK 细胞中有更多的受体——这些表面分子能够嗅出像“肿瘤细胞上的奇怪抗原”这样的目标。就像侦探如果沿途安排更多的警犬，就有更大的机会追踪到逃跑的嫌疑人一样，拥有大量受体的 NK 细胞也有更大的机会追踪到肿瘤细胞。

简言之，越来越多的证据表明，胎盘 NK 细胞可以用来在血液中巡逻，寻找并消灭癌症。但是 Celularity 公司并没有计划让 NK 细胞只用它们的天然武器作战。该公司还选择了具有高水平受体的细胞，这种受体可以提高 NK 细胞的杀伤能力，并通过基因工程使其更具适应力。NK 细胞似乎对实体肿瘤也有效。张晓奎说：“对今天的 CAR-T 细胞来说，实体肿瘤是它们死亡的墓地。我们认为 NK 细胞可以克服限制 CAR-T 细胞的因素。”

Celularity 公司的实验性 NK 细胞疗法 Taniraleucel 在注射了人类多形性胶质母细胞瘤细胞的实验室小鼠身上显示出了巨大的前景。多形性胶质母细胞瘤是一种致命的脑癌，夺去了美国两位著名参议员爱德华·肯尼迪和约翰·麦凯恩的生命。将 Celularity 公司特制的 NK 细胞注入小鼠大脑后，癌细胞要么完全消失，要么数量急剧减少。Celularity 公司已经启动了对 NK 细胞的人类临床研究。[16]

工具 4：肿瘤浸润淋巴细胞

T 细胞大军中的另一军团是由肿瘤浸润淋巴细胞（TILs）组成的，这是一种已经钻入肿瘤的白细胞。TILs 是细胞的混合体，充满了不同的受体，可以针对一系列不同的肿瘤抗原，因此它们有更好的机会攻击每个肿瘤细胞。不过，TILs 已经渗透到敌方领土，数量严重不足，需要紧急增援。幸运的是，美国国家癌症研究所的史蒂文·罗森堡博士已经找到了一种方法，可以派遣更多的部队来帮助肿瘤浸润淋巴细胞完成任务。

到目前为止，罗森堡的成绩非同寻常。超过一半的晚期黑色素瘤患者受益于他的 TILs，他们的病情处于缓解状态。[17] 经过 3 年多的随访，24 名“完全缓解”的患者（检测不出黑色素瘤）中只有一人复发。在一些小型研究中，罗森堡的 TILs 还治愈了晚期胆管癌、乳腺癌、结肠癌和宫颈癌患者。一家名为 Iovance Biotherapeutics 的生物技术初创公司正在多种癌症中测试 TILs，希望在更大的范围内复制罗森堡的非凡成就。

从表面上看，TILs 可能有两个优势是目前这一代 CAR-T 细胞所缺乏的：它们能够摧毁实体肿瘤（罗森堡发现了这一点）；它们可能会比 CAR-T 细胞更持久地对抗癌症——甚至可能是永久性的。

> 超过一半的晚期黑色素瘤患者受益于他的 TILs，他们的病情处于缓解状态。

工具 5：外泌体

人们终于有希望战胜最可怕的敌人之一：胰腺癌。目前，胰腺癌的预后确实非常糟糕。只有 20% 的患者在确诊后能活上一年，而活上 5 年的只有 7%。[18] 眼下，MD 安德森癌症中心的拉古·卡卢里博士已在开发抗癌外泌体。

如前几章所述，外泌体是细胞分泌的囊泡（或“小泡”），含有促进修复和再生的生长因子，其成分包括 DNA、蛋白质以及被称为脂质的脂肪分子。虽然我们通常认为干细胞产生的外泌体是促进再生的，但癌细胞产生的外泌体被认为在癌症扩散、肿瘤细胞大量繁殖、与健康细胞融合并使其变成恶性细胞方面起着重要作用。这种进入其他细胞并改变其命运的能力可能听起来很可怕，但也可能被证明非常有用。卡卢里说：“我们想看看是否能利用外泌体的这种能力，使其携带具有抗癌作用的药物，进入特定细胞。也就是说，我们想把外泌体当作特洛伊木马来使用。”不过传递的是救命的药物，而不是致命的武器。

为了实现这一目标，卡卢里正在改造外泌体，使其能够将抗癌基因物质输送到肿瘤中。经过改造，他的“iExosomes”中包含了一种名为 siRNA 的 DNA 亲缘体的微小片段。这些 siRNA 能够干扰一种叫 KRAS 的致癌蛋白质，这种蛋白质是 80% 的胰腺癌患者身上发现的突变的结果。[19] 卡卢里说：“我们将 siRNA 整合到被分离和纯化的数万亿个外泌体中。”他的 iExosomes 最初是从实验室培养皿中生长的胰腺癌细胞中开发出来的，然后被注射到患有胰腺肿瘤的小鼠体内。iExosomes 似乎能聚集在胰腺周围，使肿瘤缩小，阻止癌症扩散，延长小鼠的生存期。[20]

虽说科学家已经治好了无数小鼠的癌症，但同样的疗法用在人类身上却都失败了。因此，在涉及实验性治疗时，我们不应该抱太大期望。但当我们与卡卢里接触时，他正准备在一项人体研究中测试他的 iExosomes，他表现得信心满满。最重要的是，他相信基于外泌体的治疗不会局限于胰腺癌患者。

卡卢里的 iExosomes 似乎能聚集在胰腺周围，使肿瘤缩小，阻止癌症扩散，延长小鼠的生存期。

工具 6：Focalyx 技术

人生苦短，所以，想做什么就做什么，现在就做，不要等待。

——罗伯特·德尼罗

美国演员，前列腺癌幸存者

在继续下一章之前，我还想简单地告诉你目前在癌症治疗方面的另一个重要突破。这是一种治疗前列腺癌的创新方案。前列腺癌是美国男性中除皮肤癌以外最常见的一种癌症，大约 1/8 的男性一生中被诊断出患有前列腺癌，每年有超过 3.4 万人死于这种疾病。[21] 所以你应该知道这种非常有效的治疗方法，可能对你或你身边的人很有帮助。

你可能知道，传统治疗前列腺癌的方法有一个问题就是，它会对患者的生活质量造成灾难性的影响。在很多情况下，外科医生为了挽救患者会切除整个前列腺，但如此一来就毁掉了他的性能力，导致尿失禁。这一代价过于惨烈，因此我们迫切需要其他选择，而幸运的是我们找到了，这要感谢佛罗里达州的泌尿科医生费尔南多·比安科博士。我经人介绍认识他是因为我前列腺肥大，这迫使我每晚要多次起来小便——这是男性随着年龄增长的一个常见问题。

我很快发现，比安科博士发明了一种名为 Focalyx 的巧妙技术，对许多前列腺肥大或前列腺癌患者非常有效。他首先利用专门的磁共振成像检测前列腺中的恶性和良性肿瘤。然后，他找到了一种快速、无痛的方法，通过会阴皮肤而不是标准的直肠活体组织检查来搜集肿瘤样本。这种方法创伤更小，可以大大降低感染风险。比安科博士用全球定位系统一样的精确度定位任何可疑的病变，然后用严寒或酷热摧毁癌细胞，保护健康的前列腺组织及其功能。

这种超靶向治疗的优点在于，它比标准的手术方法破坏性小得多。使用比安科博士的专利方法，不需要手术，不需要放疗，也不需要住院，整个过程在医生的办公室里就可以完成。最重要的是，这种低调的方法让患者保留了前列腺功能，这样他就不必生活在尿失禁和阳痿的恐惧中。

当我和比安科博士坐下来讨论他的突破性成就时，他告诉我激发他取得突破的个人危机。多年来，他一直以传统的方式进行大刀阔斧的侵入性手术，并确信自己能够改变患者的生活。2012 年，一项为期 12 年的研究显示，标准治疗方法往往比疾病本身更糟糕！[22] 这一结果让比安科博士大吃一惊。他告诉我说："这让我陷入了深深的沮丧，但随后它变成了一种动力，促使我去寻找一种新的方法，不再让男性面临尿失禁和阳痿的风险。"比安科博士开创的"新方法"提供了一种安全而精确的替代方法——"一种不会改变生活质量的干预措施"。我自己尝试了他的方法，并且投资了他的公司。

值得注意的是，在大多数情况下，这种疾病不会对男性患者造成伤害，而且大多数男性往往比这种疾病活得更久。[23] 所以，一定不要做不必要的治疗，在需要治疗时，如果能在医生的诊室完成，不需要住院，也不会导致尿失禁或阳痿，那当然最好不过了。

工具 7：控制癌症

每天只需一片，远离癌症烦恼。

——奥斯曼·吉巴尔

到目前为止，我们主要讨论了抗癌运动中的两种变革性的方法：一种是发展诊断性检测方法，能比以往更早地发现疾病；另一种是一系列创新疗法，能利用我们自身免疫系统的能力。除此之外，我还想简单提一下另一种突破性技术。想象一下，如果我们能够阻止癌症发展，将其变成一种慢性可控疾病，那会怎么样？当然，没有什么比得上预防或治愈癌症，但退而求其次也是可以接受的。

在第九章，我介绍了奥斯曼·吉巴尔，他是 Samumed 公司（现在改名为 Biosplice）的创始人。目前，这家生物技术公司正试图彻底改变我们治愈身体疾病的方式，正在开发靶向治疗方法，以应对包括癌症在内的一系列疾病。该公司在吉巴尔所说的“恢复性药物”方面处于领先地位，其中包括阻止实体肿瘤（如肺癌或乳腺癌）和液体肿瘤（如白血病）繁殖失控的药物。

我们可以这样理解这些药物：它们的功能就像一个释放阀，能使癌变的轮胎释放出有毒气体。关键是 Wnt 通路，它指示细胞如何分化成不同的细胞类型，并调节它们的分裂方式。随着我们年龄的增长，这一通路会恶化，引发可能导致癌症的问题。如何解决呢？生产药物，使通路恢复活力，这样细胞分裂就不会偏离轨道。从本质上讲，癌症是细胞分裂失控的结果。因此，恢复 Wnt 通路年轻时的光彩可以重建身体的健康平衡。

秘密可能在于你体内的激酶。没明白吗？正如吉巴尔解释的，人体内有 500 多种特殊的蛋白质，被称为激酶。它们是主要的监管者，是监督基本生物过程的分子监管者。Biosplice 公司发现了某种激酶的一个分支，在将基因转换成各种蛋白质中起着关键作用。该公司利用这一发现，发明了一种化学物质，安全有效地将这些激酶推向正确的方向，确保细胞内产生合适的蛋白质成分。吉巴尔说：“此番操作之后，细胞健康如初。”说这话时他的语气十分平淡，好像这种生物魔法没什么大不了的！

我们不妨把蛋白质的生产想象成工厂生产。如果装配线出现故障，产品就会出问题。吉巴尔说：“出现癌变后，某个开关出现故障，所以生产这种产品的装配线就会转向不同的路径，给你提供不同的蛋白质。我们的小分子药物可以在装配线的正确位置进行干预，改变生产方式，从生产坏的有缺陷的蛋白质转向生产健康的蛋白质。”

有很多不同的突变可以导致癌症。但是 Biosplice 公司的革命性计划不是针对每种情况开发不同的药物，而是从源头上解决问题——也就是信号通路。略微思考一下你就会明白其意义：你不需要许多不同的药物来治疗许多不同的癌症。相反，Biosplice 公司正在使用一种单一的小分子药物来抗击 6 种不同的癌症：前列腺癌、三阴性乳腺癌、非小细胞肺癌、卵巢癌、子宫内膜癌和结直肠癌。

Biosplice 公司也对药物化合物进行微调，将其分成另外 4 种更具针对性的化合物。吉巴尔说："我们追求的是精准选择，类似激光般的精度。"越是精准，脱靶现象就越少。

同时，为了参与其临床试验，Biosplice 公司一直在招募癌症晚期患者。这些人被认为最多只能活几个月，其前景十分凄惨，无比糟糕。但请注意：在 Biosplice 公司的 1 期临床试验中，有几个这样的患者病情稳定长达 12 个月。

Biosplice 公司正在研究的一种分子能够穿透血脑屏障，将高比例的生物活性药物注入大脑。为什么这是一个十分重要的突破？因为扩散到大脑的癌症几乎等于死刑判决，几乎没有可用的治疗选择。吉巴尔说："我们希望这种分子能够治疗原发性和转移性肿瘤。我们相信，我们应该能够提高这些患者的存活率。"

更令人难以置信的是，Biosplice 公司的抗癌分子可以以每日服用药丸的形式提供给患者。我们听听吉巴尔对此的解释："其开发理念是，如果你患有癌症，而你的致癌基因突变符合我们的目标适应证之一，你就开始服用这种药物。这种药不能消除突变，但只要你服用，突变就不会转化为癌症。"这是多么神奇啊！

同样，对吉巴尔这样处于创新前沿的科学家来说，这种探索是非常个人化的。他的父亲死于癌症，这促使吉巴尔开始思考一些之前他没有过多考虑的问题：人生的意义是什么？我们的目的是什么？ 他说："当你得知自己已到癌症晚期的时候，你已然无暇回顾自己的一生，无法回顾自己做过的事情和没有机会做的事情，一门心思担心的是死与不死，自己所有的感觉和情绪已经全部失衡。"

吉巴尔同你我一样，同我们所有人一样，他希望能一劳永逸地赢得这场与癌症的战争，这样就没有人会遭受这般痛苦，这样数百万家庭就能重新拥有健康和幸福。吉巴尔的终极愿景是："将癌症转变为一种可控制的慢性疾病，只需要每天服用一粒药丸，就可以控制癌症。"每天吃一粒药就能应对癌症？这可能是有史以来最好的处方！

我希望你能看到，这一连串的技术突破正在创造一种几乎不可阻挡的势头。在杰夫·胡贝尔、玛丽·卢·杰普森、吉姆·阿利森博士、罗伯特·哈里里博士、史蒂文·罗森堡博士、拉古·卡卢里博士和奥斯曼·吉巴尔等诸多满怀激情、成就卓著的先驱的帮助下，我们从未如此乐观过。

所以，根据你在这一章学到的知识，不要等待，请立即采取行动，给自己做个体检，最好是做个全身磁共振成像和 GRAIL 血液检测。可以在离你较近的地方进行检查，或者你也可以联系 Fountain Life 公司安排体检，或者由你自己的医生来安排。在本章中，你已经发现了许多利用个人免疫系统的方法，例如个性化的癌症疫苗和 NK 细胞，正在帮助许多人治疗并战胜曾经是晚期的癌症。你还发现了青花菜芽的功效，这也是我最喜欢的预防方法，其中富含抗癌的植物化学物质。抗击癌症的方法有很多，你不再需要仅仅依靠传统的方法，比如化疗和放疗，这些方法对一些人来说可能和疾病本身一样糟糕。

最重要的一点是，你要记住，癌症对每个人来说机会均等，没有人认为自己会得癌症，但癌症却影响了 40% 的人口。你在本章学到的工具可以帮助你预防癌症，在其萌芽时期且极易治疗的时候发现它，或者利用一些效果很好、毒性很低的替代疗法。在很多情况下，这些疗法比传统治疗方法有效得多。我希望本章丰富的内容能激励你，帮助你减少很多人对这种疾病的恐惧。

下一章涉及一个非常重要的话题——自身免疫病，这种疾病在美国影响巨大，波及人数高达惊人的 5 000 万。让我们继续阅读，了解炎症是如何导致全身的危险突变的，以及从源头上治疗炎症的最新突破……

20

炎症和自身免疫病：利用突破性技术给身体带来安宁

有关克罗恩病、多发性硬化、类风湿关节炎和银屑病的最新研究

在本章中，你将了解到对那些曾经绝望的人来说如何实现真正的治愈和解脱。他们正在与自身免疫病抗争，这是一种侵袭数千万人的致命疾病，但也是再生医学的竞技场，其中涌现出许多令人兴奋和富有想象力的突破性技术。以下是我们将要介绍的一些新观点：

- 一种突破性的治疗方法，可以通过精确的电刺激消除克罗恩病和类风湿关节炎的疼痛和痛苦。
- 一种利用干细胞的力量治疗儿童类风湿关节炎的新方法，同时可以帮助患有晚期心力衰竭或剧烈腰痛的成年人。
- 替换缺失的"β 细胞"，在治疗 1 型糖尿病方面取得飞跃，这在过去似乎是不可能的。
- 自身免疫病（以及许多其他疾病）的根本是炎症，它会导致危险的突变——身体就是这样被毁掉的。你将了解到阻止炎症发展的新疗法，包括一种从血浆中去除炎症因子的方法。
- 我们还将与你分享一些简单的方法来调整你的饮食，达到抗炎效果。

正式开始之前，让我们先弄清楚到底什么是自身免疫病。从本质上讲，这是一场细胞内战，其破坏性极其残酷。彼得·戴曼迪斯称其为

“体内平衡的崩溃”，即无法在让感染肆意蔓延（瞬间就会杀死你）和误伤我们的健康细胞之间维持平衡。我们原本精巧的免疫系统会脱轨、失调，体内的白细胞没有按照基因指令去消灭有害微生物，而是变节投敌，转向了黑暗势力，开始袭击我们的身体组织和它们本应保护的器官。原来的朋友变成了敌人。结果如何呢？无尽的疼痛、摧毁意志的疲惫、严重的功能丧失，在严重的情况下还会缩短预期寿命。[1]

快速问答：美国最常见的慢性病是什么？如果你像大多数人一样，或者像我在有机会为这本书做研究之前一样，你可能会猜是心脏病、糖尿病或癌症。但和我之前一样，你也猜错了。对我们的能量和健康最普遍的威胁是自身免疫病，共有 100 多种。

- 在克罗恩病中，免疫系统会破坏大肠或小肠的细胞。
- 在类风湿关节炎中，免疫系统会破坏我们手指、脚趾、脚踝和手腕上的细胞膜。
- 在 1 型糖尿病中，免疫系统会破坏胰腺中产生胰岛素的细胞。
- 在多发性硬化中，它会使我们的中枢神经系统短路。
- 狼疮的侵袭是全身性的，会摧毁人的肾脏、肺、皮肤、心脏和大脑。
- 自身免疫甚至可能与孤独症有关。[2]

该领域领先的全国性组织估计，美国有 5 000 万人面临自身免疫病的挑战[3]，几乎是心脏病诊断总数的两倍[4]，是癌症患者人数的两倍多。[5] 它对女性的影响最大，是男性的 3~4 倍。[6]（其中包括歌手赛琳娜·戈麦斯和唐妮·布莱斯顿，还有我的朋友金·卡戴珊。[7]）自身免疫病是导致女童以及 64 岁以下所有年龄组女性死亡的十大原因之一。[8] 更有甚者，这种趋势一年比一年普遍。研究表明，在过去的半个世纪里，常见的自身免疫病的发病率翻了一番，有的甚至翻了两番。[9] 儿童自身免疫病发病率也在飙升，这是西方世界 21 世纪最接近瘟疫的一种疾病。

你是否觉得这像全国性的健康危机？我也这样觉得。然而时至今日，自身免疫病仍存在诊断不足、治疗不足、报告不足、研究不足和资金不足等问题。初级保健医生往往发现不了这种疾病，而风湿病学家、胃肠病学家、神经病学家等一线专家常常无法理出头绪。联邦政府对自身免疫病研究的资助多年来停滞不前，拨款数额仅相当于癌症研究拨款（71.7 亿美元）的 15%。很难理解影响 1/7 美国人的一种疾病竟然没有被关注，但事实就是如此。

自身免疫病从何而来？

对免疫系统来说，既要保持对自身的耐受性，
又要准备好对我们周围的一切做出反应，这是一项艰巨的任务。
——布鲁斯·博伊特勒
美国免疫学家和遗传学家，诺贝尔奖获得者

在全基因组测序的帮助下，我们知道有些人从出生起就容易患上自身免疫病。但遗传并不是患病的全部原因——远非如此。对同卵双胞胎的研究表明，基因可能占我们患病风险的 1/3，甚至更少。[10] 因此，单凭遗传学无法解释为什么这些疾病会滚雪球似的越滚越大。可以肯定的是，人类基因组在过去的 50 年里没有改变。

自身免疫病从何而来？通常的可疑因素包括感染、环境中的有毒化学物质、重金属和紫外线辐射。在一项研究中，研究人员在胎儿脐带血中发现了 287 种工业毒素，这些毒素都是母亲在婴儿出生前传给他们的。[11] 尽管科学家对自身免疫病的具体触发因素可能存在不同看法，但是现在普遍认为，自身免疫病的根本原因是炎症。

当你扭伤的脚踝变得红肿，肿胀到原来的两倍时，到底发生了什么？为什么我们会感到如此痛苦？答案就是炎症。炎症是身体的自然愈合反应，这种古老的生存机制是为了抵抗感染和修复受损组织。问题是，错误的炎症类型和过多的炎症会对你的身体造成巨大的伤害。

炎症类型主要有两种：急性炎症和慢性炎症。急性炎症比较疼，但通常是有益的，因为它开始了愈合的过程。在受伤后的最初几分钟内，受损组织会在全身发出 SOS 警报。急性炎症会使血管渗漏（因此肿胀），从而使免疫细胞迅速进入感染区域并立即开始修复。

但是，如果最初对身体的伤害没有得到修复，或者伤害不断重复，那么结果会怎样呢？结果可能会引发慢性炎症，它会激活你的免疫系统，使其在几个月或几年里处于备战状态。慢性炎症可导致表观遗传 DNA 损伤，引发类风湿关节炎、癌症等疾病。[12] 大多数自身免疫病患者会陷入炎症循环，终生疼痛，离不开止痛药。他们迫切需要一种新的方法，一种恢复平衡、恢复身体自然免疫状态的方法。

那么解决方案是什么？体内平衡失去之后能恢复吗？一些新兴的治疗方法表明，体内平衡是可以恢复的。你肯定会很庆幸自己读到了这一章。如果你认识任何患有狼疮、风湿性关节炎或克罗恩病的人，我强烈建议你继续往下读，因为我们即将谈到对抗自身免疫病的最伟大的进步之一：令人激动的生物电子学领域。我们首先从一个勇敢的女孩的故事开始，她因为自身免疫病的折磨而一筹莫展，似乎已无药可救……但她拒绝向命运低头。

凯利·欧文斯的故事

我们遇到的敌人就是我们自己。

——沃尔特·凯利

连环漫画《跳跳舞》（*Pogo*）作者

13 岁时，凯利·欧文斯和其他正常孩子一样，身体健康，活泼好动。她在新泽西州的学校演出中跳踢踏舞时，好像扭伤了脚踝——其实这没什么大不了的，对吧？她估计一两周后就会恢复正常。

但是肿胀一直无法消退。正如凯利告诉我们的那样，这次受伤给她的身体带来了“一股毒浪”。在接下来的几个月里，疼痛辐射到这位少女的双腿，然后是手臂……最后蔓延到肚子，引发剧烈的腹痛！凯利发现自己一天要跑 20 趟厕所，她仿佛得了世上最严重的食物中毒。但事情并没有就此结束。扫描显示，她的小肠和大肠都出现了严重的炎症，这是克罗恩病的特征——一种广为人知的自身免疫病。

克罗恩病是一种痛苦且可能致命的疾病，仅美国就有近 80 万人受其折磨，每年确诊人数有 2 万多人。（大约同样数量的人患有溃疡性结肠炎，这是一种相关的炎症性肠病。）人们一般在自己的黄金年龄患上克罗恩病，通常是 35 岁之前。这种疾病会导致难以想象的腹痛和痉挛，腹泻严重到让你感觉身体翻了个底朝天，体重减轻，整个人疲惫不堪，起床就像攀登喜马拉雅山一样。克罗恩病患者患结肠癌的风险更高，同时也有肠梗阻的危险。70%~90% 的人最终会接受手术，但手术往往会在 10 年内失效。患者大部分肠子最终可能不得不被切除，从此永远依赖造口袋来清除体内的废物。

比较严峻的是，目前还没有完全治愈克罗恩病或其他自身免疫病的方法。大约 20 年前，当凯利的胃肠道出现问题时，标准的治疗充其量是碰运气。在她的生活中，当她的朋友们为毕业舞会或下次代数考试而感到紧张的时候，凯利却穿梭在急诊室之间，面对如此折磨人的痛苦，她以为自己要死了。

尽管如此，凯利在学校表现优异，并成为夏威夷的一名中学教师。25 岁的时候，她的整个身体开始倾斜。正如衰老实际上是一种具有多面孔的疾病一样，自身免疫失调也是衰老的一种表现，具有相同的触发线。一旦患上其中一种，你就很有可能患上另外两到三种。

凯利的膝盖和脚踝肿得像气球一样，走路变得十分痛苦，她的丈夫肖恩不得不抱着她从一个房间走到另一个房间。克罗恩病最常见的并发症是炎症性关节炎，年轻人、儿童，甚至婴儿都会受到影响。（与免疫系统无关的更常见的关节炎、骨关节炎和关节磨损，发展得更慢，当我们超过 65 岁时更常见。）

凯利被迫辞去教学工作，整个人瘦了 32 磅。她说，有那么几天，她觉得自己像个90岁的老太太。为了找到更好的治疗方案，找到一些可能会有所帮助的新药，凯利强迫自己在全美各地寻找。阿司匹林和布洛芬是标准的抗炎药，对克罗恩病或结肠炎患者来说可能会刺激胃肠道。氨甲蝶呤是一种低剂量的癌症化疗药物，非但没有缓解凯利的症状，反而使她感到恶心。

目前，治疗克罗恩病的黄金标准是一组被称为“生物制剂”（biologics）的细胞药物。它们是从人类细胞中提取的基因工程蛋白质，稍后你会听到更多关于这种药物的信息。生物制剂已使数百万患者受益，并使一些患者病情得到缓解。然而，它们并没有帮到所有人，也没有帮到凯利。她的医生除了开一些大剂量的泼尼松（一种皮质类固醇），没有别的办法。泼尼松能快速缓解症状，但对减缓疾病的发展毫无作用。更糟糕的是，类固醇对我们的免疫系统发起了焦土政策般的攻击。泼尼松会导致青光眼、糖尿病、肺结核和淋巴癌（一种白细胞癌症）。在25岁左右的时候，凯利被诊断出患有骨质疏松症，这是长期使用类固醇药物导致的。她说：“什么方法都不管用，但副作用一样都不少。”

工具1：用生物电子学治疗克罗恩病

如果你正在地狱中前行，不要停，继续前进。

——温斯顿·丘吉尔

尽管凯利的未来看起来黯淡凄惨，但她并没有消沉。她拒绝屈服，拒绝放弃，表现出顽强的战斗精神——而这也正是我向所有人推荐的坚强意志。凯利坦然接受自己患有克罗恩病的现实，但断然拒绝从此逆来顺受。

当凯利在长岛找到一位具有开拓精神的神经外科医生时，她的故事发生了转变。这位神经外科医生是一位不走寻常路的发明家，对她的病情产生了新的想法。这种改变游戏规则的疗法不是神奇的药丸、药剂或蛋白质，它不会扰乱我们的基因，是完全无毒的。它利用了已经在运行我们神经系统的基本力量，这种力量对我们的免疫系统也有很大的影响。

这位发明家的秘诀是什么？正如你可能已经猜到的，克罗恩病和其他许多疾病患者新近萌发出的希望建立在电的基础上。这是一个有着巨大潜力的领域，自2015年以来，谷歌的Verily生命科学公司和葛兰素史克公司已向该领域投资超过7.15亿美元。[13]生物电子学是一个很好的例子，表明聪明的头脑正在努力补充我们的自然生命力。最有希望的潜在治疗方法是等待从我们体内释放出来的奇迹，在这种情况下，是从我们体内最长的神经上发出的电流。

凯利·欧文斯将以亲身经历告诉你："如果此生难免身患恶疾，那么眼前这个世纪将是患病的最佳时间。"

生物电子学先驱凯文·特雷西

当你觉得自己已穷尽所有可能性的时候，
记住：你还没有竭尽所能。
——托马斯·爱迪生

凯文·特雷西在纽约长老会医院做神经外科住院医师的时候，有一个名叫珍妮丝的11个月大的婴儿被送进医院。当时她全身3/4的部位被烫伤，起因是一场意外，一锅沸腾的煮面水泼在婴儿身上。医疗小组设法稳定住她的病情。3周后，特雷西在一间装饰着彩带和气球的房间里为珍妮丝庆祝一周岁生日。她的家人表情轻松，面带微笑，婴儿也高兴得不得了。一天后，珍妮丝的器官出现衰竭。[14]她的血压急剧下降，身体抵挡不住致命的免疫反应（即感染性休克），身体中充满了一种叫肿瘤坏死因子（TNF）的炎症物质。最终，珍妮丝死在这位年轻外科医生的怀里。

特雷西以前也失去过患者，但这次他无法释怀。TNF是一种细胞因子，是一种促进疼痛、肿胀、温暖和发红的化学信使，是炎症的主要成分。当它第一次感觉到感染时，我们的免疫系统会部署细胞因子，向其他免疫细胞发出信号，让它们参与有限的任务。一旦感染得到控制，人体就会产生抗炎细胞因子，返回基地，以此启动免疫反应。

但珍妮丝从未被感染过。这就是说不通的地方。为什么婴儿的白细胞会分泌这么多 TNF？是什么导致了她的免疫系统失控？

特雷西搁置了自己充满希望的外科职业生涯，转而从事免疫学领域和无休止的小鼠研究。他的研究使他开始挑战医学上的一个绝对真理：疾病的细菌理论，可以追溯到 19 世纪 60 年代法国化学家路易斯·巴斯德。根据对变质食物的实验，巴斯德得出结论，认为疾病来自我们身体以外的微生物。因此，我们的免疫系统能够让我们保持健康，也就是说，它起着纯粹积极的保护作用。

自身免疫病的突破：了解迷走神经的力量

当凯文·特雷西博士第一次发现细菌理论的漏洞时，他开始寻找答案。到底是什么原因导致免疫系统攻击而不是保护身体？他在 20 世纪 90 年代中期的某项动物研究中发现了一条线索，那项研究关注的是迷走神经的力量。

什么是迷走神经？迷走神经从大脑底部——大致与耳朵平行——穿过颈部、胸部和腹部，然后通过数千束纤维到达每个主要器官，能够控制呼吸、吞咽和说话，还将大脑与我们的“第二大脑”肠道联结起来。你是否有过“直觉”或“忐忑”？你有没有深呼吸让自己冷静下来？不管你知不知道，你的迷走神经控制着你的情绪状态。

特雷西想知道：迷走神经可能是慢性炎症中缺失的环节吗？我们能通过侵入神经系统来治疗疾病吗？这里有一个突破：电脉冲能帮助患者康复吗？

1998 年，特雷西用麻醉的小白鼠来验证他的假设。他用手持式手术工具，用一根带电的电线触碰小鼠的迷走神经，结果小鼠的炎性细胞因子被降至健康无害的水平。对特雷西来说，那是一个无比美妙的灵感乍现的时刻，推动了他所说的“生物电子医学的诞生”。

什么是生物电子医学？

自从古埃及人站在带电的鲇鱼上缓解关节疼痛以来，“电疗法”就一直伴随着我们。（我希望你不要在家里尝试这种方法，那些鱼可以产生高达450伏的电压！）一些更知名的生物电子医学例子包括心脏起搏器和人工耳蜗。我相信你一定听说过深度大脑刺激，就是植入电极来减少帕金森病患者的震颤。1997年，美国食品药品监督管理局批准迷走神经刺激疗法用于治疗癫痫，几年后又批准用于治疗抑郁症——这是现代医学最引人注目的突破之一。

但在特雷西博士之前，没有人证明神经系统与免疫系统有联系。事实上，这个想法是异端邪说。此外，神经被固定在组织内，它们如何与游离的白细胞沟通呢？然而，动物实验证明，这些信号能被接收到，响亮而清晰。这就表明，电会调动人体自身的机能来对付各种疾病。（颇具《未来的冲击》的意味！）

在接下来的11年里，作为范斯坦医学研究所所长和SetPoint Medical公司联合创始人，特雷西与他的团队合作，以更好地了解神经免疫途径，或者他所说的“炎症反射”。事实证明，人体是一个巨大的电路板，神经元在器官间蜿蜒进出，以调节免疫反应。迷走神经被用来识别过度炎症，并向大脑发送警报，然后将大脑的电反应传递到我们的脾脏，那里是白细胞的服务站。

我们把“疾病的细胞因子理论”归功于特雷西，该理论阐明了自身免疫的概念。细菌理论并没有错，但不够全面。我们应当感谢巴斯德，不过对我们健康的一些最大威胁来自我们身体内部。

应当感谢特雷西和其他开拓性的科学家，我们发现一些最好的解决方案来自同一个地方。

我们在遭到破坏的地方变得更强大。

——欧内斯特·海明威

早在 20 世纪 80 年代，特雷西就在开发生物制剂方面发挥了重要作用。所谓的生物制剂，指的是那些大量销售、以细胞为基础的药物，如阿达木单抗和利妥昔单抗。现在他想将这些药物淘汰。在特雷西看来，生物制剂太宽泛了。虽然它们比类固醇或化疗更安全、更有针对性，但它们是终生药物，在对抗肺炎、糖尿病、高血压和淋巴瘤的过程中仍然会削弱免疫系统。正如特雷西指出的，生物制剂“在服用它们的患者中甚至有一半都不起作用”。

生物电子医学的美妙之处在于，它瞄准的是一束特定的神经纤维，其目标是免疫系统已经失控的组织或器官，而不是其他地方。这种疗法通过全面抑制细胞因子的水平来缓解炎症，但并没有消灭任何一种细胞因子。免疫系统得以保持完整，可以继续战斗下去：可以说只有收获，没有损失。

2011 年，特雷西启动了一项针对类风湿关节炎患者的概念验证试验。类风湿关节炎是一种猖獗而顽固的疾病，缩短了 130 多万美国人的生命。（根据华盛顿大学医学院 2018 年的一项研究，患有类风湿关节炎的人患心脏病的可能性是常人的两倍多。）最初的结果令人震惊。在接受迷走神经刺激的两周内，受试者报告疼痛减轻，肿胀部位消肿，磁共振成像显示骨侵蚀实际上已经被逆转。8 个患者中有 6 个病情逐渐好转。一位刚来时连铅笔都拿不动的女患者很快就能骑行 10 英里。

一位刚来时连铅笔都拿不动的女患者很快就能骑行 10 英里。

2017 年，凯利·欧文斯在临床试验网站 clinicaltrials.gov 上看到了一则针对克罗恩病的早期生物电子学试验的通知。（顺便说一句，在此我想把这个资源推荐给那些患有疾病却没有找到有效治疗方法的人。实验疗法不能保证疗效，但你可以通过参加合法试验给自己一个机会。）

这项研究是由凯文·特雷西在阿姆斯特丹的同事进行的。前往欧洲这样的小事能阻止凯利吗？根本不可能。她和丈夫肖恩卖掉了他们的汽车，“还有家里所有没钉在地板上的东西”（凯利原话）。他们从朋友、家人和众筹服务平台 GoFundMe 上筹集资金，然后带着凯利的拐杖和轮椅，去荷兰住了 5 个月。

在 45 分钟的手术中，外科医生将一个拇指大小的驱动装置植入凯利的胸部。这是一个“微调节器”，可以传达迷走神经的语言：一种以极小的毫安剂量发出的电脉冲模式。这个装置是由一块小磁铁激活的，凯利每天将磁铁放在胸前 4 次，一次 1 分钟。疗效几乎立竿见影。手术当晚睡觉时，凯利意识到她不需要止痛药了。两周后，她去看医生时迟到了。她不假思索地跑上了两段楼梯，然后低头看了看仍在楼梯下面的丈夫，发现他站在那里，目瞪口呆。

该试验招收了 16 名克罗恩病患者，其中没有一人对传统疗法有反应。尽管研究对象的数量很少，结果却令人印象深刻。利用生物电子学，8 个人取得了巨大的进步：炎症明显减轻，活动能力增强，住院人数减少。这 8 个人中有 4 个人病情一直在缓解，几乎没有或完全没有残留疾病，也没有副作用。

凯利就是这 4 名患者中的一个。她发炎的结肠已经痊愈，她可以毫无顾忌地吃沙拉，她的关节也消肿了。如今，她在椭圆机上锻炼，能徒步数英里。目前，她全职担任纽约曼哈塞特范斯坦医学研究所教育与推广主任，工作之余，只要有时间，她就会出去远足。荷兰之行三年后（截至 2020 年中），凯利没有了任何症状，身体也不再感到疼痛，所有的药物都停了。凯利已经重置了自己的免疫系统，恢复到她 12 岁时的状态，那时她还没有开始这场历时 15 年的战争。

凯文·特雷西是第一个承认生物电子学不是治疗自身免疫病的灵丹妙药的人，至少目前还不是。寻找最佳“剂量”的工作仍在进行中。有些试验对象几乎没有进步。特雷西怀疑，不同的克罗恩病患者可能受益于针对不同神经纤维束的脉冲，就像不同类型的乳腺癌对不同的生物制剂产生反应一样。

作为摩尔定律的一个典型例子，SetPoint Medical 公司的第二代植入物有铅笔橡皮擦那么大，直接固定在迷走神经上。集成电池有 10 年以上的使用寿命，并通过无线项圈充电。医生通过 iPad 应用程序控制电剂量。随着技术的进步和科学试验规模的扩大，生物电子医学有望帮助数百万患者。特雷西相信，它有一天会取代化学药物和生物药物，并且风险更低，成本更低。这项技术消除疼痛的潜力——不仅是背部疼痛，而且是全身疼痛——是惊人的。（请记住，我们在第十一章讨论了多种无痛生活的解决方案。）

为了表达对“赋予我第二次生命的人”的感激之情，凯利·欧文斯送给特雷西一件礼物：她的粉色手杖。目前，这根手杖还陈列在这位科学家的办公室里，和他装裱起来的文凭、牌匾以及一堆堆关于他这一震撼世界的发现的论文放在一起。

凯利确信，她再也不需要拐杖了。

接下来，让我们来看第二个强大的工具，它在治疗最棘手的自身免疫病方面显示出更大的近期前景。

工具2：利用干细胞治疗自身免疫病

这些微小的细胞（干细胞）可能有潜力帮助我们了解，
甚至治愈一些最具破坏性的疾病。

——奥巴马

美国第 44 任总统

虽然生物电子学对各种自身免疫病的测试仍处于相对早期的阶段，但有一种疗法已经进入美国食品药品监督管理局的高级试验阶段。[15] 该疗法是由西尔维乌·伊泰斯库博士首创的，我很荣幸在梵蒂冈联合治疗大会上认识了他。作为 Mesoblast 公司首席执行官和哥伦比亚大学医学中心移植免疫学前负责人，伊泰斯库博士发现，你的身体（你的骨髓）中本来就有一个非类固醇、抗炎症药物储藏室——我们称为干细胞。在对抗自身免疫病的过程中，早期证据表明，所有这些细胞可能都需要一些强化。

原生干细胞也被称为间充质前体细胞，是人体最通用和最有效的构建单元，可以分化成骨骼、软骨、肌肉或脂肪，以及我们需要的任何东西。人体受伤后，干细胞在两个方面至关重要：一是它们能让炎症保持在正常健康的范围内；二是能修复受损组织。问题是——对此你现在已然知道，随着年龄的增长，干细胞数量越来越少，特别是在患有类风湿关节炎等慢性疾病的人的身上。伊泰斯库解释说，我们的干细胞大军一旦筋疲力尽，就会出现“一个引爆点，此时免疫性疾病疯狂肆虐，而你自己却没有足够的干细胞来控制免疫反应”。

Mesoblast公司的解决方案是补充身体需要，高浓度的干细胞会直达合适的部位，无论是血液、膝盖还是心肌。该公司从健康的成年捐赠者那里收集细胞，进行培养并大规模扩增，然后将其注射到患者体内。虽然不同的细胞亚型与疾病的炎症“特征”相匹配，但两步疗法本质上是一样的——伊泰斯库称为“活载体”中的“一包好东西”。

当注射的干细胞嗅出来自受伤组织的信号时，它们会进入行动模式并释放第一拨抗炎细胞因子，接下来是第二拨，也就是恢复期，干细胞分泌生长因子来构建新的血管，改善循环和氧气供应。正如我在第二章向你描述的，这就是干细胞解决我肩袖撕裂和椎管狭窄的方法——不需要手术。它们清除炎症，刺激身体自愈。

虽然干细胞在一两个月后就会离开机体，但其分泌的生长因子可能会循环一年或更长时间。这些抗炎分子是Mesoblast公司的秘密武器。它们重新校准人体的免疫恒温器，使其适应自然环境。因为它们不会抑制免疫系统，所以不会增加感染或恶性肿瘤的风险。

而且，Mesoblast公司的专有药物可以直接使用，不需要定制。我们的免疫系统不会将这些细胞标记为“异物”，因此，捐赠者和接受者不需要匹配。

再说一次，这正是发生在我身上的事情！

在高级试验中，Mesoblast 公司追求的不是单一目标，而是一箭三雕。该公司首个获得批准的产品在对抗伊泰斯库所称的“所有炎症之母”——移植物抗宿主病（GVHD）——方面取得了显著进展。移植物抗宿主病是血癌化疗后骨髓移植的一种危险并发症。这些移植患者大多是儿童。即使使用类固醇作为缓冲，其中一半也会受到捐赠者骨髓的攻击。免疫反应非常强烈，移植患者的死亡率高达 90%。截至 2020 年中，美国还没有针对 12 岁以下儿童的经批准的治疗方法。

Mesoblast 公司已经完成的 3 期试验，包括每周 4 次静脉注射一种名为 Remestemcel-L 的产品。这项试验是在对类固醇没有反应的儿童身上进行的，这些儿童正处于死亡的边缘，但 69% 的儿童达到了 6 个月的存活点。干细胞缓解了他们的病情。[16] 就这样，GVHD 的竞争环境发生了变化。

Mesoblast 公司的其他疗法在最近的研究中也显示出巨大的前景，有望很快获得美国食品药品监督管理局的批准。其中包括：

- 类风湿关节炎：在一项对生物制剂无效的类风湿关节炎患者的安慰剂对照 2 期试验中，36% 的患者在一次干细胞注入后显示出显著的临床改善，安慰剂组则没有。[17]
- 终末期心力衰竭：这些患者的一年死亡率超过 50%，这意味着有一半人在一年内死亡。在过去，这些患者只有两种选择：一种是需求远远超过供应的心脏移植；另一种是机械泵装置，这种装置常常会使患者因胃肠出血而再次住院。伊泰斯库认为，晚期心力衰竭“完全与炎症有关”，与炎症细胞因子失控有关。在另一项 2 期试验中，Mesoblast 公司一种名为 Revascor 的细胞药物被注射到患者的心脏肌肉中，导致胃肠道出血病例减少了 76%，住院率减少了 65%。[18]
- 腰痛：美国有超过 300 万人患有顽固性腰痛，这是一种慢性疾病，占所有阿片类药物处方的一半以上。许多人被劝导进行侵入性的、昂贵的脊柱融合手术，这种手术至少有一半会

> 失败。[19] 虽然通常的诊断是"退行性椎间盘疾病"，但伊泰斯库确信这种痛苦的根源是炎症，具体来说，是一种涉及内生神经和血管的自身免疫反应。

在一项3期试验中，在将Mesoblast公司的干细胞注射到有问题的椎间盘后，60%的患者报告说12个月后疼痛变得很轻甚至消失了，54%的患者报告24个月后疼痛消失了。[20] 这种疗法在日本已经获得有条件的批准，正在快速进入市场。再生医学不是融合或移除有问题的椎间盘，而是治愈它。西达赛奈医疗中心脊柱中心外科教授玄裴表示："我们正在迅速接近腰痛治疗的拐点。"[21]

在一项 3 期试验中，在将 Mesoblast 公司的干细胞注射到有问题的椎间盘后，60% 的患者报告说 12 个月后疼痛变得很轻甚至消失了。

我在撰写这部分内容的时候，数百种自身免疫病中没有一种的治疗方法获得了批准。但正如你在本章看到的，我们有足够的理由保持乐观。目前我们所处的阶段可能比大多数人认为的更接近突破性干预措施。就像凯文·特雷西的生物电子学和伊泰斯库博士的间充质干细胞一样，这些创新的解决方案旨在帮助我们的系统自我纠正——重置我们的免疫反应，而不是抑制它。

人们普遍认为1型糖尿病是一种可以控制但无法治愈的疾病，但事实上，针对1型糖尿病患者，哈佛大学道格拉斯·梅尔顿博士正在移植实验室培育能产生胰岛素的β细胞，并通过修改表观基因组使其免受敌对免疫细胞的攻击。他的目标其实就是治愈疾病。[22]

这里还有一个例子，是CAR-T细胞癌症疗法带来的副产品。科学家正在提取工作懈怠的免疫细胞，对其进行重组，使其能够履行职责，然后重新注入患者体内。[23]

最后，洛杉矶的西达赛奈医疗中心正在使用虚拟现实"分散注意力"疗法来缓解慢性、严重的疼痛，这是自身免疫病令人最难以忍受的一个方面。在该中心最近的一项研究中，每天使用虚拟现实头盔 30 分钟的患者报告的疼痛明显低于对照组。虚拟现实是如何起效的？答案是，人类不擅长多任务处理——这不在我们的进化日程上。沉浸式的 3D 体验让大脑充满了太多的多感官输入，疼痛感根本挤不进去。[24]

工具3：血浆的力量

我们的下一个方法是利用“年轻血液”的力量，我们在关于心脏病和中风的第十七章和第十八章简要提到了这项技术。你听说过“异种共生”吗？让我这样解释一下：如果把一只年轻小鼠和一只年老小鼠的循环系统连接在一起，年老小鼠在生物学上会变得更年轻！ HBO 电视网的电视剧《硅谷》对这一概念进行了讽刺：一位科技界亿万富翁付钱让一名年轻人成为他的“血童”，并将年轻人的血浆作为长寿促进剂。

撇开道德问题不谈，至少对小鼠来说，恢复活力的影响是令人震惊的。这只老龄鼠的组织和器官——甚至皮毛——重获新生，变得异常年轻。后续的研究也证实了这一发现，并表明反向操作也成立：给年轻小鼠注入年老小鼠的血液，生物钟就会向前转，加速衰老。[25]

那么异种共生到底是如何运作的？这方面的理论并不缺乏。哈佛大学医疗团队始创的 Elevian 生物科技公司正专注于开发一种名为 GDF11 的蛋白质。这是一种“年轻血液”因子，随着年龄的增长，血清中的“年轻血液”因子会逐渐消失。他们用它来治疗心脏病和中风。另一种观点认为，衰老会产生大量促炎分子，从而使身体处于“永远待命”的警报模式，导致免疫系统超负荷运转。日积月累，这种过度紧张的状态使身体更容易患上中风、心脏病和神经退行性变性疾病——人和小鼠都是如此。

这时血浆就派上用场了。什么是血浆？血浆是血液中的液体成分，里面不含血细胞，但富含数百种不同的蛋白质，而且有自身免疫问题的人的血浆，还含有引起疾病的自身抗体。这个概念很简单，至少在理论上是这样的：如果我们能排出促炎分子，我们就能延缓甚至阻止衰老进程，对吗？这是加州大学伯克利分校生物工程师伊琳娜和迈克尔·康博伊组成的梦之队想要解决的问题。

在他们2005年的开创性研究中[26]，他们将两只基因完全相同的近亲繁殖小鼠的循环系统连接起来——一只年老，一只年幼。对老龄鼠来说，这就像一次无与伦比的终极温泉疗养。5周内，其体内休眠的老化干细胞开始再次分裂，修复肌肉和肝细胞，体内炎症消退。从细胞水平上看，年老的小鼠变得相当年轻，而年轻的小鼠则明显变老。

如今，由于一项新的突破，我们或许可以在不需要吸血鬼或血童的情况下获得这些返老还童的好处。研究人员正在探索一种被称为“治疗性血浆置换”（TPE）的概念，以复制康博伊的研究结果，减缓人类衰老的影响。治疗性血浆置换将老化的血浆分离出来，再向患者注入他们原来的血细胞，并补充主要由新鲜白蛋白（血浆中的主要蛋白质）和盐水组成的血浆置换液。这样一来，血液中的炎性因子就被筛除了。TPE已被证实对重症肌无力、格林-巴利综合征等自身免疫病患者或多发性硬化复发患者有帮助。[27]最近，著名的白蛋白替代治疗阿尔茨海默病研究表明，TPE能使阿尔茨海默病患者的认知下降速度减缓66%。[28]

尽管TPE究竟是如何起作用的目前还没有定论，但这种疗法疗效迅速，安全性高，再生效果显著，可能会在未来的再生医学领域发挥重要作用。

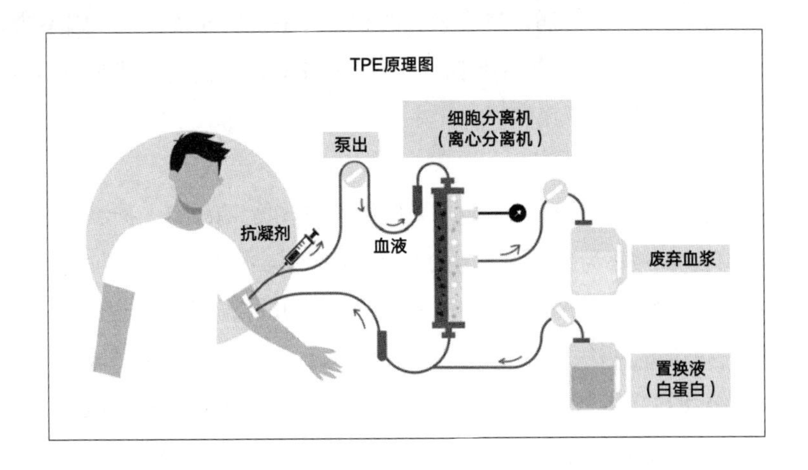

工具4：分子剪刀——一种潜在的自身免疫病的治疗方法

我们的下一个突破性技术可能会改变自身免疫病、炎症和新冠病毒感染的面貌！没错，我说的是新冠病毒感染。你可能想知道这几者有什么共同之处。它们涉及我们免疫系统中最常见的白细胞——中性粒细胞。当中性粒细胞在你皮肤受损后帮助修复伤口时，它们实际上会从细胞核中释放 DNA，就像蜘蛛侠织网诱捕敌人一样。这团 DNA 被称为中性粒细胞外陷阱（NETs），黏附并帮助愈合伤口——类似于一种生物绷带。当中性粒细胞接到信号在错误的时间或错误的地点释放它们的 NETs 时，问题就开始出现了。

- 问题 1：NETs 似乎是导致全身自身免疫病的根本原因之一，如狼疮、克罗恩病、银屑病、类风湿关节炎，这是因为中性粒细胞释放 NETs 的时机或地点不合适。
- 问题 2：由新冠病毒激活的 NETs 能导致血液凝结。在新冠病毒感染大流行的早期，感染的一个不良副作用是血液凝结问题，新冠病毒感染患者的小血管中会形成血栓，原因不明。现在我们知道原因就在于这些 NETs，它们将红细胞聚集成团，阻塞了血管。[29]

那么你的身体是如何摆脱这些危险的 NETs 的？有没有一种解决方案，可能影响这种被称为炎症的普遍的潜在疾病？事实证明，波士顿一家名为 Neutrolis 的生物科技公司（我和彼得都是该公司的投资人）已经开发出了几种很有前途的疗法，包括一种正在进行的新冠病毒感染临床试验。[30]

该公司在马克斯·普朗克研究所和哈佛医学院两位年轻免疫学家的领导下，发明了一项技术——一种可以切割游离的 DNA 的分子剪刀，可以将由 DNA 组成的 NETs 切成小块。NETs 被切碎后，它们的碎片就会从身体中被清除。其意义何在？这样可以显著消减炎症，阻止新冠病毒感染患者血管内出现危险的血液凝结现象。

工具5：抗炎饮食

告诉我你吃什么，我就会告诉你你是什么样的人。

——让·安泰尔姆·布里亚·萨瓦兰

19 世纪法国律师、散文家，低碳水化合物饮食之父

应对自身免疫病的次优方法是利用现有最强大的诊断和治疗手段。但最好的办法是从一开始就避免生病。无论哪种情况，头号敌人都是慢性炎症——这并不完全是坏消息。我们对自己的基因组无能为力，但我们可以做很多事情来阻止对我们身体造成严重破坏的炎性毒素。

这需要相应的计划和努力，但我们都可以采取积极的措施来保护我们的免疫系统。你可以从压力管理开始：压力会增加多发性硬化复发的风险，长期高压与类风湿关节炎的发作和恶化有关。[31] 我们将在本书最后一章谈到需要注意的事项时详细讨论这个问题。

抑制或预防自身免疫病的一个特别有效的工具是抗炎饮食。营养研究依赖于自我报告的数据，通常不太可靠，尤其是当它试图将饮食和疾病联系起来时。关于某些食物的研究，包括乳制品和红肉，可以说铺天盖地。即便如此，正如《哈佛女性健康观察》所引用的，人们对以下两个列表有着相当强烈的共识：

引起炎症的食物	对抗炎症的食物
精制碳水化合物（白面包、甜点）	橄榄油
	绿叶蔬菜

含糖饮料（汽水）	颜色鲜艳的蔬菜
加工肉类（热狗、香肠）	多脂鱼（野生鲑鱼、鲭鱼）
油炸食品（炸薯条）	大多数水果
人造奶油和起酥油	坚果和种子
	绿茶

我相信你可以看到这 5 项关于自身免疫病的最新突破对对抗这种使人衰弱的疾病是多么宝贵。尽管其中许多进展还处于相对早期的阶段，但迄今为止的回报却非常令人鼓舞。如果你或任何你关心的人正在与这些疾病做斗争，你现在掌握了正确的方案，可以与医生进行讨论。通过控制压力和饮食，我们可以在很大程度上缓解甚至预防这一 21 世纪的重大健康威胁。

我们已经知道了如何应对炎症，因而下一章我们将探讨影响美国和全世界无数人的两大疾病——肥胖和 2 型糖尿病。这两种疾病的根源，以及最有希望的解决方案，都与生活方式有关。

测试你的炎症年龄

为了控制和缓解慢性炎症，我们首先需要学习如何判断它的程度。免疫健康和个性化营养公司 Edifice Health 发明了世界上第一个诊断测试，可以测试出人们的“炎症年龄”（iAge）。它建立在斯坦福大学千人免疫组项目的数据基础上，该项目使用人工智能和机器学习来锁定最重要的血液生物标志物。结论是什么？衡量我们炎症水平和炎症年龄的最佳指标大约包括 7 500 种蛋白质。Edifice Health 公司将这一庞大的集合浓缩成一个由 5 种蛋白质生物标志物组成的核心小组，它们的预测能力令人吃惊，能在身体衰弱前 7 年得出预测结果。即使在目前健康的人群中，它们也可以预测心血管衰老、动脉僵硬度和心脏厚度。Edifice Health 公司的血检和炎症年龄指标也能精确地指出未确诊的患有自身免疫病的人。

目前，这项技术已经开始运行。检测一次的费用是 250 美元，或者你可以每月支付 60 美元获得订阅服务。但 Edifice Health 公司并没有止步于此。一旦知道了你的炎症年龄，你将如何改善自己的健康？除了生活方式指导，Edifice Health 公司还将提供个性化的补充剂以改善客户的炎症状况，目前个性化补充剂正在由一家机构审查委员会进行研究。

21

糖尿病和肥胖：战胜双重威胁

如何应对潜伏在眼皮底下的两种流行病

“糖胖病”可能是人类历史上最大的流行病。

——保罗·齐迈特博士

糖尿病和肥胖是危险的双胞胎，二者正相互勾结，制造有史以来最严重的一种流行病。“糖胖病”在世界上比较富裕的地区肆虐横行，而且随着越来越多的人采用不健康的西方生活方式，这种流行病已开始蔓延至许多发展中国家。让我直接问你几个问题：你或你真正关心的人是否超重或肥胖？你是否因自己在健身方面没有达到你所渴望和应得的进步而感到沮丧？你或你的家人目前是否正在应对糖尿病这一现代健康威胁？

恕我直言，我们这里讨论的与你的外表无关。我在这里关注的是增强你的健康，优化你的生命力，从而让你生活得幸福快乐。因此，本章将带你了解我们整个社会目前所面临的最新情况，以及我们是如何走到这一步的。为什么要这么做？因为我们需要了解哪里出了问题，以便修正和避免这些错误。

最重要的是，我们将为你提供一些简单而高效的工具，帮助你改变目前的状况，减肥，预防甚至逆转糖尿病。许多人，包括许多医生，已经开始相信糖尿病只是一种需要适应的状况——一种残酷的必然。但这一领域的顶尖专家已经展示了如何扭转局面。我们将与你分享他们行之有效的成功策略。

你在这一章将了解的解决方案十分简单明了——尽管与生活中的大多数事情一样，要达到你想要的目的，需要知识、动力和决心。一句话，不管你是什么情况，我们都会有所涉及。本章将向你介绍一些关键的工具和见解：

- 由肥胖加速引发的各种疾病，1 型糖尿病和 2 型糖尿病之间的区别，什么是前驱糖尿病以及为什么它很重要。
- 如果你是中等体重或轻微超重，每天减少 300 卡路里的热量摄入（大约每天一个百吉饼）可以显著改善你的心脏代谢健康。
- 应对肥胖挑战的困难不在于我们的基因，也不在于意志力薄弱。你会认识到真正的罪魁祸首是我们的饮食环境，并了解到我们该如何应对这种环境。
- 2 型糖尿病实际上是可逆的，产生胰岛素的胰岛细胞可以恢复活力和功能。
- 最后，我将向你介绍两种前沿的减肥药，它们可以从根本上改变你的生活：一种是名为 Plenity 的纯天然减肥药，已被美国食品药品监督管理局批准为控制食欲和体重的新药，已被证明平均可减重 22 磅；另一种是名为 Wegovy 的特效减肥药，已于 2021 年 6 月上市。

但首先，让我们认识一下我们处境的严峻性和紧迫性……

了解有关肥胖的数据

尽管我们一直嚷嚷着想要保持身材，但如今肥胖的人越来越多，数量超过以往任何时候。世界卫生组织警告说：“不断升级的超重和肥胖流行病正席卷全球，蔓延至世界许多地区。如果不立即采取行动，无数人将遭受一系列严重健康问题的折磨。”据世界卫生组织统计，自 1975

年以来，全球肥胖人口增长了3倍。全世界近40%的成年人体重超重，肥胖者超过13%。如果这还不够糟糕，再看一下这组数据：5~19岁的儿童和青少年，肥胖或超重者超过3.4亿人。

美国是高收入国家中肥胖率最高的国家，也是世界上肥胖率增长最快的国家之一。美国疾病控制与预防中心的数据显示，2018年，美国成人肥胖率超过42%，较2000年以来的30%有所上升。20岁及以上的美国人大约74%目前不是超重就是肥胖。这种现象应当引起我们的重视，我们需要静下心来仔细思考一下对策。

为了让你了解体重有多重要，让我们以新冠病毒感染为例。2020—2021年，新冠病毒感染患者死亡的首要因素是年龄（平均年龄为80岁）。第二个因素是肥胖。研究表明，78%死于新冠病毒感染的人超重或肥胖。[1]肥胖会给免疫系统和心脏带来压力，容易导致糖尿病，所以肥胖加剧死于新冠病毒感染的风险也就不足为奇了。

如何判断自己是否肥胖

体重指数（BMI）的计算方法是用体重（千克）除以身高（米）的平方。但一定要认识到，BMI毕竟是由一位数学家在19世纪30年代发明的，因此并不是一种理想的测量方法，至少不够理想。据宾夕法尼亚大学的研究人员称，体重指数没有考虑肌肉质量、骨密度、整体身体构成，也没有考虑种族和性别差异。比如，假如你是一个健美运动员，只有1%的体脂，但你的体重指数很可能让你贴上重度肥胖的标签！

我要和你分享的内容并不完全准确，但应该能让你有个大致的概念。如果我们留意自己的身体，大多数人都能知道自己是否超重。举个例子，如果你是一名身高5英尺9英寸的普通男性，超重是170~190磅，肥胖是200~260磅，严重肥胖是270磅以上。

如果你是一名身高5英尺4英寸的普通女性，超重是150~160磅，肥胖是180~230磅，严重肥胖是240磅以上。同样，因为BMI计算方式的原因，这些数据都不精确。现在请你瞪大眼睛坐稳了，看看你能否透过数学上的云山雾罩，读懂下面这个句子。

体重指数（BMI）的计算方法是用体重（千克）除以身高（米）的平方。健康的 BMI 区间为 18.5~25，超重为 25~30，肥胖为 30~34，重度肥胖为 40.1 以上。

还有许多其他方法可以衡量体重对健康的影响，如腰围、腰臀比、皮褶厚度和双能 X 射线吸收法（DEXA）骨密度扫描。这并不是说我们需要完全摆脱 BMI。BMI 仍然是监测体重变化的一种有用的方式。但我想强调的是，BMI 只是众多数据中的一个，并不能给你提供完整的信息。

由于 3/4 的美国人超重或肥胖，这个国家的整体健康状况只会越来越差。一个由医学专家组成的顶尖团队预测，到 2030 年，美国近一半的成年人将达到肥胖水平，近 1/4 的人将患有美国疾病控制与预防中心所说的“中度”肥胖——这是一种更高水平的肥胖，距离“重度”肥胖只有一步之遥。这份发表在《新英格兰医学杂志》上的报告一针见血地指出，美国人的超重现象极其严重，非常危险，而且每况愈下。

如何判断自己是否肥胖？肥胖在医学上被定义为 BMI 在 30~34。根据美国疾病控制与预防中心的说法，中度肥胖是 BMI 在 35~39，而重度肥胖则是 BMI 在 40 或 40 以上。用不太专业的术语来说，重度肥胖相当于超重 100 磅。另一个令人震惊的发展是，现在的儿童肥胖比以往任何时候都多。美国疾病控制与预防中心的数据显示，自 1990 年以来，2~5 岁儿童的肥胖率增加了一倍多，6 岁以上儿童的肥胖率几乎增加了两倍。现在，美国青少年肥胖人数超过 20%。[2] 超过 1/5 的孩子面临肥胖的危险！这很荒唐，对吗？我们竟然要开始关心孩子的肥胖问题。

不幸的是，事实证明，肥胖是 2 型糖尿病的头号预测因子，而近几十年来，2 型糖尿病的发病率急剧上升。[3] 当身体对胰岛素反应不正常时，就会发生 2 型糖尿病。目前，它已成为美国位列第七的与疾病相关的死亡原因。除了是 2 型糖尿病的头号诱因，肥胖还与所有主要的死亡原因有关，包括心脏病、癌症和中风。[4] 根据世界卫生组织的数据，总体而言，肥胖是北美和欧洲位列第二的早死风险因素，仅次于吸烟。

事实上，肥胖对健康的危害有多大，怎么强调都不为过。根据哈佛大学陈曾熙公共卫生学院的说法，“超重，尤其是肥胖，几乎会损害方方面面的健康，从生殖和呼吸功能到记忆和情绪”。[5] 例如，在一项涉及30多万人的21项研究的荟萃分析中，肥胖参与者比体重正常的参与者患冠状动脉疾病的风险高81%。哈佛大学陈曾熙公共卫生学院还引用了一些研究，表明肥胖会增加患多种疾病的风险：

- 缺血性发作风险增加64%。
- 哮喘风险增加50%。
- 阿尔茨海默病风险增加42%。

在一项涉及30多万人的21项研究的荟萃分析中，肥胖参与者比体重正常的参与者患冠状动脉疾病的风险高81%。

此外，肥胖与多种癌症有直接联系，包括乳腺癌、子宫癌、胆囊癌、结肠癌、食管癌、胰腺癌、肝癌、甲状腺癌和肾癌。[6]

肥胖与多种癌症有直接联系，包括乳腺癌、子宫癌、胆囊癌、结肠癌、食管癌、胰腺癌、肝癌、甲状腺癌和肾癌。

既然如此，你该怎么做呢？该如何开始呢？首先，你需要知道肥胖是可以预防的，不是100%，但几乎可以做到全面的有效预防。2型糖尿病也是如此。对那些已经在遭受肥胖或糖尿病痛苦的人来说，有关如何自我治疗（以及互助）的科学从未如此清晰。

最令人兴奋的是，来自英国的新证据表明，2型糖尿病是可逆的。没错，是可逆的。突破性的研究正在打破人们普遍认为的2型糖尿病是一种终身疾病，会随着时间的推移而恶化的观点。

这项研究表明，我们的身体具有强大的再生能力——我们的身体实际上想要再生，想要恢复活力。我们生来就具有这种能力。具体来说，减肥可以使胰腺中的关键胰岛素分泌细胞（被称为 β 细胞）恢复活力。再生这些细胞实际上可以缓解 2 型糖尿病。

因此，当谈到减轻体重和糖尿病的负担时，许多方面都是关于再生我们的胰腺或 β 细胞的。在这个再生和修复的旅程中，我们应该从哪里开始？当然是从饮食开始。在很大程度上，人如其食。

饮食环境中诱人的危险

糖现在是世界上最普遍的食品，几乎每一种加工食品都添加了糖，
因而限制了人们的选择，人们对糖几乎避无可避。
在美国 600 万种包装食品中，大约 80% 都添加了高热量的甜味剂。
——罗伯特·勒斯蒂格博士

我们面临的肥胖挑战是基因方面的原因，还是意志力的丧失，抑或缺乏锻炼（其实，在过去几十年里，锻炼率一直在上升）？专家说以上原因都不是。那真正的罪魁祸首是什么？是我们的饮食环境。食物可以说随时随地，无处不在。美国国家体重与健康中心主任、医学博士斯科特·卡亨说："饮食环境能准确预测我们的饮食习惯。在美国，最不健康的食物是最美味的食物、最便宜的食物、分量最大的食物、最容易买到也最有趣的食物。"

正如你可能已经注意到的，食物现在出现在以前从未出现的地方：加油站、玩具店、药店，甚至书店。各种各样的食物和饮料让我们眼花缭乱，其中绝大多数都经过了深度加工。更糟糕的是，越来越多的食物被过度加工（超加工）。这类食物最近被认为是导致肥胖、2 型糖尿病、心血管疾病、癌症，以及其他疾病的危险因素。

许多此类产品还添加了糖或其他甜味剂，如高果糖玉米糖浆，这些物质会导致肥胖、2 型糖尿病和非酒精性脂肪肝等疾病。研究人员发现，果糖还会引发炎症，从而干扰免疫系统的正常功能。[7] 与此同时，这些成分甚至出现在号称健康的食物，如格兰诺拉麦片、酸奶和果汁饮料中。

是的，许多伪装成健康食物的食品和饮料本身就有问题，根本无从解决问题。为什么？因为低脂通常意味着高糖。正如我在第一章提到的，你真的需要任命自己为自己健康的首席执行官，教育自己做出明智、独立的决定，同时始终保持合理的怀疑态度。

另一个挑战是，我们经常出去吃饭，而人们在餐馆吃饭时通常会多摄入 20%~40% 的卡路里。2015 年，有记录以来，美国人在餐馆的消费首次超过了在食品杂货店的消费，这意味着我们做饭的次数减少了[8]，也意味着我们摄入的卡路里比以往任何时候都多。据估计，现在美国人平均每天摄入的热量超过 3 600 卡路里，比 1961 年的平均 2 880 卡路里增长了 24%。我们应该摄入多少卡路里？《2015—2020 年美国饮食指南》规定，女性每天应摄入约 2 000 卡路里，男性每天应摄入约 2 500 卡路里，尽管这一要求可能会因年龄、身高和运动状态等因素而有所不同。

更疯狂的是，根据美国疾病控制与预防中心的数据，如今餐馆食物的分量是 20 世纪 50 年代的 4 倍。下面是一些例子：

- 1995 年，百吉饼的平均直径为 3 英寸，含 140 卡路里；据美国国立卫生研究院的数据，到 2015 年，仅仅 20 年后，百吉饼的体积和热量就是之前的两倍多。
- 芝士汉堡的平均热量从 333 卡路里增加到 590 卡路里。
- 汽水从平均 6.5 盎司 82 卡路里飙升至 20 盎司 250 卡路里！

我们把一切都放大了——包括我们自己！

最后那个例子——汽水平均量的增加，不仅在美国，而且在全世界都是如此。这反映了最大的问题所在：液体糖味道诱人。

目前，美国饮食中热量和添加糖的最大来源是甜饮，也被称为含糖饮料，包括从汽水和水果饮料到运动饮料和能量饮料等各种饮料。平均而言，含糖饮料每天会给美国人的饮食增加 200 卡路里的热量。当你喝含糖饮料时，你会在几分钟内将糖分吸收到血液中。这就像注射毒品一样。

不出所料，研究表明，每天喝一到两杯含糖饮料的人比那些一个月喝不到一杯含糖饮料的人患 2 型糖尿病的风险高出 26%！[9] 我建议你养成我在 20 岁出头时养成的习惯——不喝汽水。可以试着喝柠檬水。这是改变健康状况最简单的方法之一。等过上一段时间之后，你就不会再想喝汽水了。

虽然把汽水从你的饮食中剔除是保护你健康的最快最简单的方法，但请不要用果汁代替汽水。果汁里的糖分和卡路里含量与汽水相当，甚至更高，运动饮料和能量饮料也是如此。除了含有卡路里和甜味剂，许多饮料还含有未经美国食品药品监督管理局评估的物质，更不用说高剂量的咖啡因了。这些饮料已被证明会导致血压迅速升高，十分危险。[10]

好了，现在让我们把注意力转向食物中另外一个罪魁祸首：超加工食品。此类食品含有工业食品生产中常见的成分，如氢化油、高果糖玉米糖浆、调味剂和乳化剂等。

研究人员现在认为，通常含有糖、盐、脂肪和卡路里的超加工食品会增加患 2 型糖尿病、高血压和心血管疾病的风险。听到这一研究结果，你有何感想？

《英国医学杂志》2018 年的一项研究还发现，超加工食品的消费量每增加 10%，人们患癌症的风险就会增加 12%！如你所料，超加工食品被设计得让人几乎无法抗拒。资深营养学专家沃特·威利特医学博士在哈佛大学陈曾熙公共卫生学院一场题为“为什么我们吃得过多：饮食环境与肥胖”的讨论中曾说道：“食品公司通过大量的调查研究，以确定食品的最佳咸度、最佳甜度以及最佳口感。”

但你知道吗？说到食物，你必须提高认识才能免于上当。假设你要赶去参加晨会或送孩子去学校，于是你买了一个格兰诺拉麦片作为快速方便的早餐，并且觉得这样很健康，对不对？因为毕竟里面有麦片，肯定错不了。其实你错了！即使包装上印有“营养谷物”和“麦片”的标记，超加工的格兰诺拉麦片仍然含有糖、玉米糖浆和防腐剂。一旦认识到其中的诡计，你就更容易避开这些鬼鬼祟祟的陷阱。

更健康的早餐应当是：一碗燕麦片，外加一点儿牛奶和新鲜水果。这听起来可能稀松平常，而且比格兰诺拉麦片要费事，无法在车里快速吃完。但这就是重点！这些微小的改变——比如把早餐换成一碗全麦燕麦粥，或者吃一个苹果——可能看起来微不足道，无法改变什么，然而，日积月累之后效果惊人。

你很快就会发现，改变早餐的饮食只是几个简单的调整之一，另外还有短时间的“无糖挑战”、快步走、适量增加纤维的摄入等，这些可以帮助你减肥，增加能量，摆脱糖尿病的可怕威胁。

同样重要的是，你还可以升级自己的饮食环境，使其真正支持你为改善饮食方式而付出的努力。首先，你要清理掉家里所有不健康的食品（和饮料），怎么样，能做到吗？在你去买食物之前，一定吃好吃饱，这样当你穿行在货架间的时候就不会感到饿了。你可以储备一些新鲜的水果、蔬菜和全麦面包，而不是白面包（精粉面包）。当你饿了或想吃零食的时候，可以在家里吃点儿健康食品，这对你战胜肥胖有巨大的帮助！

但首先，我们需要多谈谈为什么这些微妙的变化比我们大多数人意识到的更重要。

糖尿病 + 肥胖 = 糖胖病

2 型糖尿病的风险随着体重指数的增加呈几何级数增加。

——斯科特 · 卡亨

医学博士，美国国家体重与健康中心主任

近几十年来，美国诊断出的 2 型糖尿病患者数量呈爆炸式增长，从

1980 年到 2014 年几乎翻了一番。根据美国疾病控制与预防中心的数据，“超过 3 400 万美国人患有糖尿病（约 1/10），其中 90%~95% 的人患有 2 型糖尿病”。预计到 2030 年，这一数字将激增到近 4 000 万……到 2060 年将超过 6 000 万。

在我们进一步讨论之前，我想确保我们清楚不同形式的糖尿病之间的一些重要区别。1 型糖尿病，以前被称为青少年糖尿病，是一种自身免疫病，患病后胰腺不能产生足够的胰岛素——一种调节许多代谢过程的激素，可以使人体细胞从葡萄糖中获得所需的能量。在美国，这种疾病占糖尿病病例的 5%~10%，所以不是很常见。根据青少年糖尿病研究基金会的数据，每年被诊断出来的新病例大约有 6.4 万例。

相比之下，2 型糖尿病，以前被称为成人型糖尿病，占美国所有糖尿病病例的 90%~95%，其特点是胰岛素抵抗、高血糖和相对缺乏胰岛素。此外，还有一个特点是 β 细胞功能下降，β 细胞的主要作用是产生和释放胰岛素，以此来控制血糖水平。

我猜你也听说过前驱糖尿病这个词，甚至很有可能你或你的亲戚朋友中有人患有此病。为什么这么说？因为在美国，估计有 8 800 万成年人（超过 1/3）患有前驱糖尿病。什么是前驱糖尿病？前驱糖尿病的特点是由于胰岛素抵抗，血糖水平高于正常水平，但其水平还不足以高到被认定为糖尿病。

虽然前驱糖尿病通常会导致 2 型糖尿病——尤其是那些肥胖甚至超重的人，但大约 85% 的前驱糖尿病患者并不知道自己患有糖尿病。前驱糖尿病经常发现不了，这一点其实更令人不安，因为这也会引发其他严重的健康问题，包括心脏病和中风。应该怎么做呢？简单的血糖检测就能告诉你你是否患有前驱糖尿病，所以明智的预防措施是问问医生你是否应该检测血糖。

你的第一个突破：假以时日，卡路里的微小变化将改变你的能量、活力和健康。

要完成我们对卡路里的所有限制，你需要 5 种药物。

——威廉·E. 克劳斯

医学博士，杜克大学医学和心脏病学系教授

《柳叶刀》杂志发表过一项为期两年的研究，研究结果显示，在中等体重或略超重但健康的受试者中，平均每天摄入热量减少 12% 的人（仅 300 卡路里）在心脏代谢健康方面有显著改善。这比一个百吉饼、一个星巴克司康饼、一个能量棒或一杯加糖咖啡所含的卡路里要少。

每天只要少摄入 300 卡路里的热量就可以让人减重减脂，改善胆固醇和甘油三酯的水平，降低血压，控制好血糖，减少炎症。我的朋友，这真是个好消息！还有什么其他的小干预能在如此少的努力下产生如此巨大的改善？

这项研究的主要作者、杜克分子生理学研究所心脏病学部医学教授威廉·E. 克劳斯博士说："没有任何一种药物能做到这一切。要完成我们对卡路里的所有限制，你需要 5 种药物。"

而现在每天只需要少摄入 300 卡路里，简直令人难以置信，对吧？只要上午不吃甜甜圈、下午不喝卡布奇诺冰咖啡或晚上不在电视机前吃薯片，你就能提高你所有的新陈代谢指标。如果这还不够，看看这个，它也会让你感觉更好：每天成功减少 300 卡路里热量的研究对象反馈说，他们的生活质量在各方面都有所改善，比如精力更充沛，睡眠质量更好，心情也变好了。换言之，这种生活方式的微小改变在生命力方面带来了巨大的收益！

每天成功减少 300 卡路里热量的研究对象反馈说，他们的生活质量在各方面都有所改善，比如精力更充沛，睡眠质量更好，心情也变好了。换言之，这种生活方式的微小改变在生命力方面带来了巨大的收益！

我很喜欢这一研究结果，因为每天减少 300 卡路里的热量并不需要很大的努力或毅力，但此举能给生活的许多方面带来意想不到巨大的回报！这是我为写《钱：7 步创造终身收入》一书采访亿万富翁投资者时学到的重要经验。亿万富翁与众不同的一点是，他们总是在进行下行面小、上行面大的非对称式下注。适度减少每日卡路里摄入量的想法是一个非凡的赌注，可以为你的健康带来巨大的好处。

超重和有患 2 型糖尿病风险的人该怎么办呢？结果表明，减肥，即使是看似微不足道的减肥，也能让患有胰岛素抵抗或前驱糖尿病的超重人群受益匪浅。卡亨博士说："幸运的是，即使体重减轻一点点也能改善血糖控制，而适度的减肥通常能预防或改善 2 型糖尿病。即使体重只下降 3%~5%，也能改善胰岛素作用和血糖控制。"

事实上，具有里程碑意义的被称为"糖尿病预防计划"的美国国立卫生研究院的研究发现，患有糖耐量减低的超重成年人，只需要减掉 5%~7% 的体重（对 200 磅的人来说就是减掉 10~14 磅），每周进行 150 分钟的中等强度运动（比如每天快步走 20 分钟左右），就可以将他们患 2 型糖尿病的风险降低 58%。[11] 同样，这也是一个简单易行却效果显著的解决方案。虽然改变生活方式和服用二甲双胍（一种流行的治疗糖尿病的药物）都能降低高危人群的糖尿病发病率，但生活方式干预"明显比二甲双胍更有效"。

该计划被证明非常有效，因此许多社区现在都在向 2 型糖尿病高危人群提供基于该计划的其他精心制订的生活方式干预计划。饮食中的碳水化合物是餐后血糖水平的主要决定因素，一些临床研究表明，低碳水化合物饮食可以改善血糖控制。在这项研究中，我们验证了一种假设，即低碳水化合物饮食会促使肥胖和 2 型糖尿病患者在 24 周内的血糖控制得到较大的改善。

糖尿病预防计划详情

实验设计和方法

84 名患有肥胖和 2 型糖尿病的社区志愿者被随机分为低碳水化

合物生酮饮食（每天碳水化合物 < 20 克；LCKD）和低血糖、低热量饮食（每天体重维持饮食 < 500 千卡；LGID）两组，每组都接受小组会议、营养补充和运动建议，主要结果是通过血红蛋白 A1c 测量血糖控制。

实验结果

49 名（58.3%）受试者完成了研究。两种干预措施都改善了血红蛋白 A1c、空腹血糖、空腹胰岛素，都减轻了体重。与 LGID 组相比，LCKD 组在血红蛋白 A1c（-1.5% vs-0.5%，$p = 0.03$）、体重（-11.1kg vs-6.9 kg，$p = 0.008$）和高密度脂蛋白胆固醇（+5.6 mg/dL vs 0 mg/dL，$p < 0.001$）方面有更大的改善。在LCKD组中，95.2% 的受试者减少或取消糖尿病药物治疗，而 LGID 组中的这一数据则为 62%（$p < 0.01$）。

结论

饮食调整可以改善 2 型糖尿病志愿者的血糖控制，减少 / 取消药物治疗。与血糖指数较低的饮食相比，低碳水化合物饮食能够更好地改善血糖控制，并更频繁地减少 / 取消药物治疗。采用低碳水化合物干预措施调整生活方式可以有效改善和逆转 2 型糖尿病。

减肥可以使胰岛细胞再生

2 型糖尿病是一种可逆的疾病，可以持续缓解。

——罗伊 · 泰勒博士

在人们的记忆中，“终身、慢性、进展性疾病”一直是医生和患者对 2 型糖尿病的普遍观点。但如今英国的研究人员证明，事实并非如此。

糖尿病缓解临床试验（DiRECT）的最新发现令人瞩目，这一结果发表在《柳叶刀》杂志上，并在美国糖尿病学会 2019 年的科学会议上做了展示。概括起来就一句话：在相对较短的时间内减掉大量体重实际上可以逆转 2 型糖尿病。该研究的资深作者、英国纽卡斯尔大学医学和代谢学教授罗伊·泰勒医学博士说："2 型糖尿病患者现在可以选择，而不是被判无期徒刑。"

非但如此，研究人员不仅证明了逆转是可能的，而且断定恢复 β 细胞（胰腺中产生胰岛素的细胞）正在迅速成为治疗糖尿病的"圣杯"。事实上，这项试验结果挑战和颠覆了关于 2 型糖尿病的两个最基本、最普遍的观念：这种疾病无法逆转；在糖尿病发病过程中受损的 β 细胞永远消失不见了。

很长一段时间以来，所有人都认为，一旦 β 细胞因肥胖而受损，它们就彻底完蛋，永远消失了。但实际情况呢？泰勒博士和他的同事证明，β 细胞仍然存在，它们只是因为肝脏和胰腺中多余的脂肪而无法发挥作用。泰勒说："这些 β 细胞并没有死亡，它们只是在过度营养的代谢压力下进入了生存模式。"所谓的过度营养其实是对过多食物和脂肪的委婉说法。

其中的关键在于，身体去除脂肪之后，β 细胞就会再生，开始产生胰岛素，糖尿病就消失了。此外，你还能大幅降低患上一系列严重并发症的风险，如心血管疾病、肾衰竭、阿尔茨海默病、截肢、阳痿、抑郁和失明等。我不知道用什么样的科学术语能描述如此简单的干预手段——这种手段可以从诸多至关重要的方面治愈你的身体，但在我看来就一个词：太棒了！

那么，人们需要减掉多少体重才能使他们的 2 型糖尿病得到缓解？最小的魔法值是 22 磅。但大多数病情得到缓解的人减掉的体重更多——至少 33 磅。

减重的效果非常惊人。例如，泰勒博士说，当参与者减重约 33 磅时，心血管疾病的风险就会直线下降。更重要的是，他补充说，在对 DiRECT 试验的患者进行的为期两年的随访中，"减重组"的 149 名患者"没有出现新的癌症"。这一结果非同一般。

该试验有何意义？泰勒说："如果人们减掉 22 磅，并坚持两年，他们就有 2/3 的机会摆脱 2 型糖尿病。”

说实话，DiRECT 的体重管理计划听起来可能很残酷，但泰勒博士很高兴地发现，他的研究参与者认为这种饮食方案“非常可以接受”，他们的饥饿感“在最初的 36 小时后”就消失了。在这一计划中，先是以奶昔饮食的形式限制热量摄入，每天摄入的热量总计约为 825 卡路里，持续约 12 周，在接下来的 6 周里，逐渐重新引入固体食物。

让我们以艾伦·图图为例，他在 52 岁时参加了这项研究。大约一年前，他去医生那里进行常规体检，被诊断出患有 2 型糖尿病。他还记得当医生告诉他这个消息时，他感到非常震惊。图图询问医生：“你确定吗？没搞错吗？”因为毕竟他的生活比较规律，就是工作、养家。当然，这些年来他的体重增加了，但并不严重。图图回忆说：“我当时感觉很正常。”

图图回忆说，在当地的糖尿病诊所，他听到了千篇一律的回答，“就像那名医生说的那样，‘你得了糖尿病，面对现实吧，只能带病生存，治不好，没有希望’”。

图图住在英格兰的森德兰，当他听说在纽卡斯尔附近进行的 DiRECT 试验时，仍然感到愤愤不平。但他的态度很快就从“为什么得病的是我？”，变成了“为什么我不去参加试验？”。此刻，沮丧变成了希望，同时还有康复的决心。当他告诉当地糖尿病诊所的一名医生这项试验时，医生说：“好吧，祝你好运。不过你可能会失败。”但图图决心要证明这名医生错了。

在开启体重管理计划时，图图的体重是 216 磅。对于 5 英尺 10 英寸的身高来说，这意味着他的体重指数为 31，刚刚超过肥胖线。刚开始节食很困难，但图图很快就适应了，熬过了圣诞节和新年，饮食没有超过日常节食规定。该计划结束时，他体重 187 磅，总共减了 29 磅，可以说减重成功！

成功减重对图图的健康产生了显著的影响。他的空腹血糖水平降到了正常范围。6 个月后，仍然没有糖尿病症状。现在过去 7 年多了，情况依然如此。尽管图图承认他并没有减掉所有多余的体重，但他减掉的体重足以让他免于患上糖尿病。

图图一直没有反弹的秘诀是什么？他说，他现在按时吃饭，并且养成了早起的习惯。图图说：“我喜欢在早上七点半左右开始工作，所以一般我五点起床，遛遛狗，然后回家吃早饭。早饭很有规律，一碗燕麦粥，一杯牛奶和一些坚果或新鲜水果。”午餐是豆汤。下午六点左右早早吃晚餐，晚餐主要是鸡肉或鱼肉配蔬菜。

在采取任何此类干预措施之前，你应该首先与医生沟通，也可以读一下泰勒博士最近的著作《远离糖尿病》(*Life Without Diabetes*)，此书提供了他关于如何通过饮食改变来逆转 2 型糖尿病的更多详细建议。

到底是什么让你发胖：碳水化合物还是脂肪？

自 1950 年以来，每 10 年，人们摄入的脂肪、糖、肉类和卡路里都在增加——平均每人脂肪增长 67%，糖增长 37%，肉类增加 57 磅，热量增加 800 卡路里。

——迪恩·欧宁胥博士

如果不深入研究一个最重要的话题——什么东西不能吃，我们就无法走得更远。答案是什么？精制碳水化合物，它也是许多所谓的低脂肪“健康食品”的主要成分。近几十年来，此类食品已经变得无处不在，并在很大程度上导致了肥胖和糖尿病的流行。

碳水化合物有什么问题？它们会导致血糖激增，从而提高胰岛素水平。高水平的胰岛素（又名“脂肪储存激素”）能促使身体将卡路里储存为脂肪。

现在，最重要的一点是要记住，深度加工或精制的碳水化合物——如精麦粉、白面包和面食——不是你的朋友，无论你多么喜欢它们。事实上，它们在体内的作用就像糖一样。

塔夫茨大学弗里德曼营养科学与政策学院院长、医学博士达理乌什·莫扎法瑞安警告说："精制碳水化合物是隐藏的糖。"他补充道："吃彩虹糖增加的体重与吃玉米片、白面包或百吉饼增加的体重是完全相同的。"

粉碎糖尿病的实用游戏计划

深度加工的碳水化合物是食品供应中质量最低的成分之一，
是当今美国饮食相关疾病的主要原因。
——大卫·路德维希博士

在结束这一章之前，我想留给你两个简单而有效的解决方案，可以帮助你战胜肥胖和糖尿病的双重威胁。同时，请记得回顾第十二章的内容，进一步主动深入了解植物性饮食与定期锻炼和间歇性禁食相结合所带来的巨大好处。

解决方案 1：从根本上减少糖的摄入

本书合著者、我的好友彼得·戴曼迪斯说话从来不拐弯抹角，他曾直言不讳地宣称"糖是毒药"。你不相信吗？不妨登录 youtube.com/c/RobertLustigMD 查看勒斯蒂格博士的演讲。如果你想看视频改善自己的健康状况，了解糖对我们身体的毁灭性影响，我强烈建议你听一听勒斯蒂格博士的 TEDx 演讲。

《不吃糖的理由》作者加里·陶布斯总结说："有足够的证据让我们认为糖很可能属于有毒物质，因此我们应当就如何最好地平衡可能的风险和益处做出明智的决定。不过，要知道到底有何益处，有必要看一下没有糖的生活是什么感觉。"这正是彼得当年决定要做的事情。

2020 年，彼得和他的 20 多个 Abundance 公司成员以及我的

Platinum Partner Group 公司合作，组建了一个 WhatsApp 团队，完成了一个为期 22 天的“无糖挑战”活动，这意味着他们在这段脱糖期内不能吃任何添加糖，只能吃非常有限的碳水化合物。这项挑战是在全球糖瘾影响方面的思想领袖吉列尔莫·罗德里格斯·纳瓦雷特博士的指导下进行的。

结果如何呢？彼得的妹妹、侄女以及他手下很多员工都参加了这一活动，事后他说：“这是我做过的最有影响力的事情之一。我的精力比以前更充沛了，对降压药的需求明显减少，体重也减轻了大约 5 磅。”

是什么让此次活动变得如此简单可行？其秘密就在于多人一起联动，每一餐都记录在案。彼得说：“WhatsApp 团队里的 24 个人互相发送饮食、减肥的照片，互相鼓励。团体支持让这件事变得简单而有趣。”

如果你有严重的体重问题，为什么不着手用 22 天的时间从你的饮食中消除糖这种成分呢？根据我的切身体会，我可以告诉你，你会发现你的精力和力量产生了根本性的转变。为什么不今天就开始呢？但是在开始这项挑战之前，你一定要咨询一下医生，确认它是否适合你。

解决方案 2：改变饮食，转向高质量食物

我们已经讨论了很多不该吃的东西。但是应该吃些什么呢？路德维希博士等专家提出的一个核心原则是，我们需要强调高质量的食物。该原则适用于碳水化合物和脂肪。这看起来可能有悖直觉，但健康的脂肪实际上可以帮助稳定血糖。路德维希在他的畅销书《总觉得饿？》中宣称：“降低胰岛素水平的最快方法是用脂肪代替加工过的碳水化合物。”什么样的脂肪？可以考虑橄榄油、鳄梨、坚果、富含脂肪的鱼（像野生鲑鱼、北极红点鲑、大西洋鲭鱼和沙丁鱼），甚至一些全脂乳制品（如无糖酸奶）。路德维希写道：“富含脂肪的食物会让你有饱腹感，而且它们不会像大多数加工过的碳水化合物那样引发胰岛素升高和崩溃。没有胰岛素的高低起伏，你的血糖会更稳定，你的身体可以获得储存在脂肪细胞中的燃料。”

至于碳水化合物，可以考虑不含淀粉的蔬菜；所有的绿叶蔬菜，包括新鲜的沙拉蔬菜；还有豆类，水果和全谷物。全谷物有时被称为“慢碳水化合物”，是健康饮食的关键组成部分，部分原因是，它们比精制谷物需要更长的消化时间，血糖升高速度相对缓慢。

考虑一下用高质量的“全谷物”(粗粮）代替低质量的“白谷物”(精粮)，“全谷物”有糙米、藜麦、法老小麦和钢切燕麦等（因此，早餐用燕麦代替盒装的加糖谷物)。如果你想更进一步，可以吃一些古老的谷物，比如荞麦、大麦、菰米和斯佩耳特小麦，这些更有营养。

这里还有一个非常简单实用的宝贵见解！全谷物提供了一个额外的好处：纤维，一些营养学家称其为被忽视的超级食品。

《糖尿病及其并发症杂志》的一项荟萃分析发现，谷物纤维（也就是来自全谷物的纤维）可以预防 2 型糖尿病。世界卫生组织对 40 年研究的回顾发现，每天摄入 25~29 克谷物纤维对健康至关重要，可以降低患上 2 型糖尿病、中风、冠心病和结直肠癌的风险。

两项针对肥胖的突破性技术

既然你已经了解了什么该吃什么不该吃，也就能够很好地避免或消除超重或肥胖带来的许多有害影响。但我还想让你了解两项巧妙的突破性技术，如果将其与明智的生活方式结合起来，你就拥有了对抗糖尿病和肥胖的强有力的新武器。

首先，总部位于波士顿的生物技术公司 Gelesis 研发出了一种名为 Plenity 的纯天然药物，它能在你吃东西之前让你产生饱腹感，以此减轻你的食欲。其原理是什么？ Plenity 是一种高吸水性水凝胶，由纤维素（来自植物和蔬菜，尤其是黄瓜）与柠檬酸（也来自植物）结合而成。Plenity 的研发灵感源于自然，基本上是模仿吃生蔬菜（如黄瓜）的效果。因此，与我们料想中的许多其他和节食有关的药物相比，Plenity 这种药物的危险副作用和毒性最小，甚至为零。

在午餐和晚餐前20~30分钟，你只需将3粒Plenity胶囊连同两杯水一起吞服即可。这些胶囊中的微小水凝胶颗粒在吸收周围的水分之后，在你的胃里膨胀大约100倍，因而你会觉得很饱，这样就不容易吃得过多。

美国食品药品监督管理局已经批准将Plenity用作一种体重管理工具，可以通过处方提供给体重指数为25~40的超重或肥胖的成年人，在美国这一群体大约有1.5亿人。

Plenity的效果如何？在一项涉及436名超重或肥胖成年人的临床试验中，结果令人印象深刻。[12]患者每天服用2次，一次3粒，同时辅以合理的饮食和每天约30分钟的适度运动。在6个月里，服用Plenity胶囊的那组59%的人平均减掉了10%的体重——大约22磅！由于饮食和运动的益处，服用安慰剂组的患者体重也减轻了。但服用Plenity那组的效果要好得多。

即使这种药物安全可靠纯天然，你也需要与医疗服务提供者沟通，他们可以开具Plenity处方，并直接把药送到你的家门口。我还要强调的是，辅以运动和饮食，Plenity的效果更佳，换句话说，我们应当将其作为整体健康生活方式的一部分，而不是权宜之计。

Wegovy是我渴望让你了解的第二项突破性技术。这是最近美国食品药品监督管理局批准的一种药物，有可能改变你或你所爱之人的生活轨迹。这听起来可能有点儿夸张，但正是发生在杰弗里·黄身上的事情。

对许多正在与体重做徒劳抗争的人来说，没有什么比走进医生的办公室之后却被告知他们需要控制饮食以降低糖化血红蛋白（HbA1c）——一种用于诊断糖尿病的葡萄糖测量指标——更令人沮丧的了。黄先生遇到的就是这种情况，他已经到了不敢亲自去看医生的地步，只能通过电话咨询。

为什么会这样？杰弗里·黄体重380磅，他对自己的体重感到羞愧，害怕走进医生候诊室时却发现自己坐不下任何椅子，而且厌倦了坐在医生的办公室里听那些关于健康饮食的说教，他又不是没有尝试过那些手段！

黄觉得自己陷入了一个无路可逃的恶性循环。丢了工作，婚姻破裂，现在他的两个女儿和她们的母亲住在一起。43 岁时，他发现自己孤苦伶仃，成了无业游民，整天郁郁寡欢。

2021 年 1 月，一名医生警告杰弗里·黄，他的糖化血红蛋白水平为 11.6%，而糖尿病的诊断界值为 6.5%。黄已经远远超出这一界限，因而医生认为，黄肯定会因糖尿病引起的危险的、致命的并发症而住院。

当医生告诉他有一种叫索马鲁肽的新药（销售时的商标名为 Ozempic）时，黄对此表示怀疑。医生从这种新药中看到了一些令人震惊的效果，例如糖化血红蛋白水平下降了 50%，体重减轻了 50 磅。更重要的是，这些显著的改善用时很短，有时只需要几个月。

黄的医生给他寄了一些索马鲁肽注射笔，他用这些注射笔每周给自己注射一次这种开创性的药物。一开始使用剂量较少，然后慢慢增加。在这之前，黄经历了世上几乎所有药物的副作用。但你知道吗？索马鲁肽没有对他产生任何副作用。

6 个月后，当黄先生听到自己最新的糖化血红蛋白水平时，惊讶得说不出话来，禁不住询问他是否错拿了其他患者的化验结果。但那就是他的化验报告！他的糖化血红蛋白水平已经下降到 7.5%，血糖现在得到了很好的控制。令人难以置信的是，他竟然减掉了 65 磅！体重开始骤降的时候，黄明显感觉自己步履轻盈，身轻如燕，不但有了运动的愿望，并且运动能力也恢复了，整个人焕然一新。

那天离开医生的办公室时，杰弗里·黄暗暗发誓，他一定要赢回自己的家人，让妻子和女儿们知道她们还有一个值得信任的丈夫和父亲。他决心证明自己有能力照顾好自己，改变自己的生活。

奇怪的是，索马鲁肽最初并不是用来减肥的。事实上，时至今日它仍然被认为是一种治疗 2 型糖尿病的药物。但最初的研究表明，它对超重或肥胖的成年人也很有效。在一项研究中，每周注射一剂索马鲁肽，持续注射近 18 个月之后，患者平均体重减轻了 15%。更令人印象深刻的是，1/3 的参与者体重减轻了 20%。[13] 这与你对减肥手术的预期相当，只不过后者是一种风险更大、侵入性更强的干预手段。

这一结果非常惊人，以至2021年6月，丹麦制药巨头诺和诺德公司获得美国食品药品监督管理局的批准，将索马鲁肽作为一种减肥药生产。目前，这种药以Wegovy的名字作为一种处方药上市销售，适用于肥胖或超重且至少患有一种与体重有关的疾病（如高血压）的成年人。

Wegovy的工作原理是什么？它模仿了一种名为GLP-1的激素，有助于在你吃完饭后降低血糖水平，减缓你的胃排空食物的速度，阻断一种导致肝脏释放糖的激素，让你感觉不那么饥饿。

在服用这种药物之前，你显然需要和你的医生讨论所有的风险和好处。同样需要强调的是，它不是什么神，根本无法替代健康饮食和定期锻炼！和Plenity一样，Wegovy也是被设计用来作为健康生活方式的辅助工具，如健康饮食和定期锻炼。

我希望读到这里你会感到振奋不已，元气满满，因为正如你看到的，你可以做很多事情来控制你的体重，改善你的健康，无论你是超重、肥胖，或者只是担心自己的身体会出问题。重要的是一定要认识到，些许的改变可以带来巨大的回报。还记得吗？如果你坚持每天少摄入300卡路里（也就是少吃一个百吉饼），那么天长日久，这种影响将非常巨大。想象一下如果再多些改变，那么效果肯定更好。

但最好的消息是，我们现在确凿无疑地知道，得了2型糖尿病并不等于被判了无期徒刑。我们有选择、有知识、有力量来预防，甚至逆转这种疾病，让它从我们的生活中彻底消失，永远不再回来。

接下来，让我们把注意力转向一个非常不同但同样紧迫的挑战：随着我们年龄的增长，如何保持甚至提高我们的认知和心智。让我们一起探索在抗击阿尔茨海默病和痴呆的战争中取得的最新突破。

22

阿尔茨海默病：根除这头威胁健康的野兽

简言之，大脑的寿命应该与人类的寿命一致。

——梅里尔·科默

《与陌生人慢舞》作者，这本书记录了她的丈夫与阿尔茨海默病的斗争经历

在本书这一部分的所有巨大挑战中，最令人生畏的莫过于阿尔茨海默病，它是痴呆的主要形式，仅在美国就有近600万例，全世界至少有5 000万例。[1] 其他退行性疾病残酷无情，剥夺了人们的独立、尊严和对生活的热情。但阿尔茨海默病变本加厉，让这场盗窃大案更加猖獗。它偷走我们的计划能力和思辨能力，破坏我们的语言、记忆和逻辑思维能力，劫掠人们的身份，夺走他们现有的和曾经拥有的一切。如果我们失去了清晰思考的能力，那么我们如何知道自己是谁？

阿尔茨海默病导致的美国死亡人数超过乳腺癌和前列腺癌的总和，目前已成为美国位列第六的死亡原因。肺炎是阿尔茨海默病患者常见的死亡原因，因为吞咽能力的丧失意味着食物和饮料可能会进入肺部，引起感染。阿尔茨海默病患者的其他常见死亡原因包括脱水和营养不良。这是一种残忍的死亡方式。

65岁以上的人大约有10%会患上阿尔茨海默病。在85岁以上的人群中，这一比例超过1/3。[2] 对患者、对他们所爱之人以及对整个社会来说，这种代价无比惨烈。

但今天，我们有充分的理由保持乐观！正如你将在本章看到的，新一代医学先驱拒绝让阿尔茨海默病这头野兽继续在人类中肆虐。他们正在另辟蹊径，尝试新的临床模式，如分子药理学、免疫学、神经外科，

甚至基因疗法，这些可能在未来 5 年或更短的时间内被广泛应用。如果其中一两个方法如他们所料取得了成功，那么一切都将发生改变。痴呆可能很快就会失去其可怕的破坏力。

更重要的是，我们所有人今天都可以采取具体措施，比如稍微改变一下生活方式、加强认知训练等，从而大大提高常年保持思维清晰的概率。通过一种最近才获得美国食品药品监督管理局批准的药物，我们将更有可能避开阿尔茨海默病以及较轻但更常见的被称为“轻度认知功能损害”（MCI）的疾病的阴霾。简言之，我们有理由相信，痴呆不会被写入人类的未来。如今，顶尖的科学家相信，在即将到来的新常态中，随着年龄的增长，我们将保持甚至增强我们的心智能力。

目前，经美国食品药品监督管理局批准的、可以控制这些症状的药物有 5 种[3]，可以治疗这种疾病的药物只有一种——渤健公司的阿杜那单抗。阿杜那单抗在 2021 年迅速获得批准，但其疗效要到 2030 年才能显示出来，因此引发了不少争议。

但在这条漫长、曲折、痛苦的隧道尽头，却出现了一盏远光卤素灯。

在本章中，我们将向你介绍一些正在向阿尔茨海默病发出挑战的杰出的原创思想家。他们抛弃了旧有的假设，转而寻找上游因素，比如神经炎症，这些因素可能会促进两种导致大脑斑块的特殊蛋白质的形成，即淀粉样蛋白和 τ 蛋白。最重要的是，他们并不满足于减缓人们丧失记忆、神志不清的速度（阿尔茨海默病的特征），而是寻求一种彻底的治疗方法。

我们将与你分享一些科学技术方面令人兴奋的新进展和你可以积极使用的方法，包括一些与药物无关的非侵入性手段。因为有史以来第一次，应对阿尔茨海默病的合法的突破性解决方案即将出现。其中包括：

- 一项简单的血液检测，可以在症状出现前几年预测阿尔茨海默病，准确率高达 96%[4]，使人们能够采取保护措施，补充蛋白质水平，保持低淀粉样蛋白水平，一些专家认为此举可以预防阿尔茨海默病。

- 新药研发平台，已经确定了 50 多种防止危险蛋白质生根发芽的药物，以及一家名为 Marvel Biome 的公司，该公司正在利用微生物群的力量对抗神经退行性变性疾病。
- 一种旨在清除大脑毒素的新系统，该系统已被证明可以改善输入年轻小鼠血浆的老年小鼠的认知能力。
- 一种阿尔茨海默病疫苗，该疫苗已进入晚期临床试验阶段，可以缓解病情发展，并且几乎没有副作用。3~6 个月注射一次 Vaxxinity 公司的疫苗就可以训练免疫系统对抗阿尔茨海默病，减少大脑淀粉样蛋白的沉积，增强心智功能。
- 一种迷幻蘑菇的混合物，信不信由你，这种混合物可以训练真菌对阿尔茨海默病等神经退行性变性疾病的治疗效果。猴头菇可以改善痴呆患者的认知能力，而且味道像龙虾！
- 一些简单但有效的措施，你可以采取这些措施来促进大脑健康，其中包括充足的睡眠（可以自然清除淀粉样蛋白）、社会交往（可以将阿尔茨海默病的风险降低 1/2）以及锻炼等等（我将解释为什么在降低阿尔茨海默病风险方面，快步走比成天到健身房撸铁更有效）。
- 一种新兴的治疗方法，该方法可能是所有治疗方法中最有希望的。人们普遍认为，一旦人的大脑开始退化，记忆和认知功能就永远丧失了。然而，加利福尼亚大学旧金山分校对动物的新研究表明，大脑并没有像之前认为的那样永久性地丧失基本的认知能力和记忆。相反，这些资源只不过是受到限制、遇到阻塞，通过重新连接大脑各部分之间的通信，它们就可以恢复。我们将探讨 13 种治疗阿尔茨海默病的前沿方法，这些方法有可能让我们根除阿尔茨海默病这头野兽。

根除阿尔茨海默病

我不是说"治愈"阿尔茨海默病，我说的是根除。
——鲁迪·坦齐博士

鲁迪·坦齐博士是世界上研究阿尔茨海默病的领先科学家和先驱之一，他是麻省总医院遗传学和衰老研究室的主任，也是麦坎斯大脑健康中心神经学副主任兼联合负责人。我们对这种难以捉摸的阿尔茨海默病的大部分了解都是建立在鲁迪的研究基础之上的，他是治疗阿尔茨海默病基金研究领导小组的主席。鲁迪在职业生涯初期发现了阿尔茨海默病的基因，即 β-淀粉样蛋白基因。随后，他在发现导致早发家族性阿尔茨海默病的后续基因方面发挥了关键作用。对鲁迪来说，这样的成功例子不胜枚举。他是一个多面手，因为他现在既负责阿尔茨海默病基因组计划，也在寻找确切的微生物（细菌、病毒、真菌），这些微生物活跃在阿尔茨海默病患者的大脑中，引发淀粉样变——这是阿尔茨海默病的一个标志。

鲁迪出生在罗得岛普罗维登斯郊区的克兰斯顿，父母都是意大利人。年轻时他发现大多数同龄的孩子都没有上大学，但鲁迪一直怀揣着远大的理想。虽然一度很想追求自己对音乐的激情，但是最终他还是决定追随对科学的兴趣。他在罗彻斯特大学主修微生物学，并进入亨利·塔博尔实验室，在那里他的职业生涯开始腾飞。

当其他同专业的大学生还在上生物学入门课的时候，鲁迪已经在如饥似渴地阅读有关最新的 DNA 机制和分子遗传学的自然科学论文。他喜欢把自己想象成一个有远见卓识的人，不允许自己被现有的规则和公式束缚，也不怕把科学带到从未到达的地方。在塔博尔实验室，他从事细菌基因图谱的研究，在那里，他像海绵一样吸收知识，周围往来的都是分子生物学的先驱。

在申请读研究生之前，鲁迪在詹姆斯·古塞拉医生的实验室做技术员。在那个时候，技术人员很少能有自己的项目。但是，规则对鲁迪来说根本算不了什么。在向古塞拉医生请求一个属于他自己的小项目后，他的任务是构建与唐氏综合征有关的21号染色体的第一个完整基因图谱。鲁迪很快意识到，唐氏综合征患者很容易患上阿尔茨海默病。他告诉古塞拉医生，他正在研究阿尔茨海默病的基因β-淀粉样蛋白。鲁迪乐观积极的心态为他的成功奠定了基础，这一点你很快就会看到。

在哈佛大学读研究生期间，鲁迪开始了对淀粉样蛋白基因的疯狂研究。这一目标看似雄心勃勃，实则几乎不可能实现。人们告诉鲁迪和他的导师，他们纯粹是疯了，要浪费数年时间去寻找一个根本不存在的基因，淀粉样蛋白只是大脑中的垃圾。但是鲁迪的内心却无比笃定。经过多年的实验，他成功地克隆出了这种基因，并发现了淀粉样前体蛋白基因。

鲁迪对分子遗传学和神经科学的热情丝毫不减，因此他选择留在哈佛，成了哈佛大学医学院的教授，并最终成为麻省总医院遗传学和衰老研究室的主任。在那里，他巩固了自己作为阿尔茨海默病研究前沿领导者的声誉，并与人联手，共同发现了前两个早发性家族阿尔茨海默病基因 PSEN1 和 PSEN2。

接下来，让我们来看看这13种可能的解决方案——这些工具能够驯服阿尔茨海默病这头野兽。你应当为自己或自己所爱之人考虑，因为现在，或是将来，这些人可能会患上痴呆或阿尔茨海默病。

工具1：γ-分泌酶调节剂

在过去的20年里，鲁迪一直在研究一种叫γ-分泌酶调节剂的药物。你可以这样想这种药物：立普妥对高胆固醇的作用，就是γ-分泌酶对大脑的作用。在阿尔茨海默病中，神经炎症会导致大脑功能和健康的丧失。作为大脑中的“管家”细胞，小胶质细胞与神经炎症有关。几千年来，它们的功能就是清除有毒的外来物质。问题是这些细胞仍然假设你的寿命是35年。神经细胞在形成斑块和缠结时死亡，因此小胶质细胞获得信号，清除大脑的这一部分以“保护”你。

但这是如何导致我们丧失记忆力、心智以及个性的？提到阿尔茨海默病，这些东西都让我们谈虎色变。由于小神经胶质细胞在“管家”中过于尽职尽责，导致大脑大量退化，造成神经炎症，从而导致认知能力下降。作为市面上唯一一种治疗阿尔茨海默病的药物，γ-分泌酶调节剂可以去除大脑中的淀粉样蛋白斑块，但问题是，这并不能恢复患者的认知能力。这就像扑灭一场已经摧毁了整个森林的大火。但了解这些斑块在阿尔茨海默病中的作用为药物开发开辟了一个黄金时代。

工具2：一种测试药物的新方法，速度快了100倍，价格降至原来的百分之一

同样令人惊讶的是，鲁迪还发明了一种测试这些候选药物的方法。他称为“培养皿里的阿尔茨海默病”：一个索引卡大小、96孔的培养皿，里面有一个人造大脑。据《纽约时报》报道，它将“使药物发现的速度提高10倍，成本降至原来的十分之一”。在实践中，根据鲁迪的说法，这种方法使药物发现速度快了100倍，价格降至原来的百分之一。在这些培养皿中，他们在一种类似于大脑的凝胶状基质中培养了神经元和神经胶质细胞。植入阿尔茨海默病基因后仅4周，一个典型的斑块就形成了。几周后，淀粉样蛋白导致形成典型的缠结。现在他们有了一个平台，用来筛选每一种药物，并测试每种药物对淀粉样蛋白和缠结形成的作用。

到目前为止，他们已经确定了51种存在于安全天然产品中的药物，可以阻止淀粉样蛋白的产生。鲁迪现在提出了一种领先的γ-分泌酶调节剂临床试验候选药物。这些是减少大脑中有毒淀粉样蛋白的更安全的替代品。这些调节剂能切断负责形成阿尔茨海默病淀粉样β–肽前体的γ–分泌酶，首先阻止危险蛋白质的形成。鲁迪的团队还发现了几个与淀粉样蛋白清除有关的基因。在我撰写本章时，他们计划将这些γ–分泌酶调节剂纳入临床试验。

工具 3：作为常规筛查的一部分，检测脑淀粉样蛋白可以让你今天采取行动

还记得鲁迪说过，他想的不是治愈阿尔茨海默病，而是要根除它吗？在他的设想中，未来每个人都要接受脑淀粉样蛋白水平检测，作为常规健康筛查的一部分。一个简单的血液检测就可以告诉你你的淀粉样蛋白水平和其他生物标记物，它们要么是保护性的，要么可能使你易患阿尔茨海默病。了解自己的淀粉样蛋白水平可以让你补充必要的营养，以增强你缺失的保护性蛋白质，或保持低淀粉样蛋白水平。在目前这样一个世界里，绝大多数人不需要一些昂贵得离谱的药物来逆转淀粉样蛋白累积对大脑造成的损害。你所要做的就是每天服用低剂量的药物，比如治疗胆固醇的立普妥，来维持大脑健康。

工具 4：微生物群的作用

但鲁迪并没有就此止步。他还帮助创立了另一家公司——Marvel Biome 生物科技公司。这家公司的定位是研究另一个改变游戏规则的节点：微生物在治疗神经退行性变性疾病方面的作用。人体肠道中大约有 8 000 种、数千亿个细菌。Marvel Biome 公司发现大脑和肠道之间的关系是双向的。阿尔茨海默病患者的肠道微生物群存在紊乱现象。在一项研究中，当研究人员改变小鼠的饮食时，他们发现淀粉样蛋白和神经炎症显著减少。具体来说就是，他们发现了 6 种可以防止氧化应激的细菌。我们的想法是分析这些细菌，找出其中哪些代谢物是有益的，让人们可以加以利用。他们目前正在进行临床试验，希望能很快将这种简单的解决方案带给大家。

工具 5：用 CD33 驯服小胶质细胞

想听一些难以置信的事情吗？根据尸检研究，大约 30% 的老年人

的大脑中含有相当多的淀粉样蛋白或τ蛋白，或者两者都含有，这足以表明他们患有阿尔茨海默病，尽管他们死前并没有表现出这种疾病的症状。不知你是否还记得爱情喜剧片《当哈利遇到莎莉》中出现在纽约熟食店的那句经典台词，当梅格·瑞恩大声表演性高潮，向比利·克里斯托证明自己的观点时，邻桌的一位老妇人说："给我来一份她吃的东西。"有科学家相信，只要他们能给我们其余人的大脑提供一种保护性物质，就像保护那30%的人的大脑功能那样，我们就都可以避免阿尔茨海默病，无论大脑中有无斑块。鲁迪说："大脑中即使出现大量斑块和缠结，也不一定患阿尔茨海默病。现在的挑战是要弄清楚其中的原因。"

2019年，鲁迪的一位同事报告了一名来自哥伦比亚麦德林的女性的奇特病例。这名患者身上出现一种基因突变，产生了天文数字的淀粉样蛋白，如果换作其他任何人，肯定会患上早发性阿尔茨海默病。然而，这位抵抗力超强的女性却一直没有患上这种病。她的秘诀是什么？这可能得益于一种极其罕见的ApoE3基因，这种基因可以阻止τ蛋白在大脑中扩散。

同样，鲁迪发现基因CD33的突变形式可以保护人们免受阿尔茨海默病的侵袭。它能阻止大脑的"宫殿守卫"免疫细胞（小胶质细胞）失控。小胶质细胞通常具有保护作用，清除死亡细胞和其他脑碎片。但在没有任何警告的情况下，它们可以变成杀手，引发严重的神经炎症，用鲁迪的话来说就是，"（它）杀死的神经元比斑块和缠结多10倍"。大多数抗炎药物要么不能到达大脑，要么风险太大，比如可能引发溃疡、中风等，无法长期使用。但鲁迪联合创立的波士顿初创公司AZTherapies正在完成一项旨在驯服小胶质细胞的3期试验。该研究对600多名早期阿尔茨海默病患者进行测试，测试使用的是两种常见且耐受性良好的药物的改造版本：布洛芬和哮喘药物色甘酸。AZTherapies公司的混合物有可能减缓阿尔茨海默病的发展，而且，如果在健康人刚出现病理迹象时就服用这种药物，它实际上可能会预防这种疾病。

工具6：改变生活方式

与此同时，鲁迪一直反复强调生活方式对改善大脑健康和预防阿尔茨海默病的巨大作用。以下是他推荐的6种方法，他用6个首字母的缩略词“SHIELD”来代表它们：

- 睡眠（Sleep）：首先，充足的睡眠至关重要。鲁迪称睡眠为“精神牙线”，因为睡眠会自然清除淀粉样蛋白。
- 控制压力（Handle Stress）：控制压力也很关键，因为压力会导致体内皮质醇的释放，皮质醇会导致神经炎症，杀死神经元。
- 互动（Interaction）：社会互动至关重要，对老年人来说更是如此，因为它可以将阿尔茨海默病的风险降低一半。
- 锻炼（Exercise）：锻炼是改善大脑健康最重要和被研究最多的方法之一。最近的研究表明，锻炼实际上会诱导神经发生，即新神经元的诞生。
- 学习（Learning）：学习新事物，比如一门语言、一种乐器，能刺激神经元的生长。智力刺激实际上可以导致大脑中形成新的突触。
- 饮食（Diet）：低糖饮食对健康很重要，因为糖会导致炎症。

工具7：实验技术Arethusta——清除大脑中的毒素

在试图了解阿尔茨海默病的病因时，神经生物学家道格·埃塞尔认为，我们不妨将这种致命疾病视为管道方面出了问题。当衰老的大脑无法排出日积月累的蛋白质残渣时，数十亿的神经元就会死亡，大脑皮质——负责认知、记忆、语言和意识的部分——会逐渐消失。可以这样想，所有的大脑中都含有淀粉样蛋白和τ蛋白，就像浴室下水道里总有大量脏东西一样，但只有在管道被堵塞时才会出现问题。埃塞尔在离开学术界、辞去一份大有前途的工作后，于 2017 年创办了 Leucadia Therapeutics 生物科技公司。他表示，解决办法是采用神经外科疏通手术，这是一种低风险手术，可以让管道重新通畅起来。

在身体的大部分部位，身体垃圾——死细胞、发炎分子、问题蛋白球——会被淋巴处理系统清除掉。但是大脑在血脑屏障的缓冲下，依赖于另一种保洁服务：脑脊液。这种天然的清洁剂渗透到大脑皮质的间隙，并向外渗透到内侧颞叶和海马，这是记忆的所在地，在那里可以发现早期阿尔茨海默病的迹象。在健康的大脑中，这种液体会将淀粉样蛋白斑块和 τ 蛋白缠结清除到两眼之间一个多孔的、骨质的、一角硬币大小的筛状板里。一旦穿过筛状板，碎屑就会从我们的鼻腔排出，没有任何危害。

Leucadia Therapeutics 生物科技公司的 CT 扫描显示，筛状板随年龄的增长而增厚。在某些情况下，一层骨状面纱可能会完全覆盖板孔。埃塞尔说，由于无处可去，蛋白质碎屑就像干涸小溪里的枯叶一样在大脑中堆积。（他认为头部受伤甚至鼻子骨折可能会加速这一过程，这有助于解释为什么前拳击手和足球运动员会“被打昏”。）在对雪貂的实验中（雪貂是研究人类阿尔茨海默病的理想动物），该公司发现，阻断筛状板会杀死附近大脑区域 40% 的神经元。5 个月后，筛状板被阻断的雪貂在迷宫中的行进速度比未被阻挡的雪貂慢得多。埃塞尔说：“这告诉我们，我们的研究方向是正确的。”

Leucadia Therapeutics 公司设计了一种专门的 CT 扫描，以确定患者的筛状板是否阻塞得太厉害，以致大脑有轻度认知功能损害的风险，或者木已成舟，已经患上阿尔茨海默病。埃塞尔告诉我们：“通过观察脑脊液的清除能力，并将其与记忆测试相结合，我们认为我们可以在认知障碍出现之前，提前几年预测出谁会患上阿尔茨海默病，以及患病的具体时间。”然而，就其本身而言，这种预测测试并没有多大意义。埃塞尔的目标是，“为此做点儿什么：不仅仅是告诉人们他们可能在 8 年或 10 年后患上阿尔茨海默病，而且要给他们提供解决方案”。

此时就该 Arethusta 登场了。Arethusta 是一种新的实验技术，用于恢复脑脊液流动和清除大脑中的毒素。该技术以希腊神话中的一位女神Arethusta的名字命名，她变成一条地下小河，从而得以逃离贪婪好色的河神。Arethusta是一种安全、简单的分流术，可以在半麻醉过程中通过鼻子植入，从而创造一条“隐藏的小河，让人们即使患有轻度认知功能损害，也能逃离阿尔茨海默病”。接下来需要做的就是进行临床试验，然后获得美国食品药品监督管理局的批准，这是埃塞尔预测的一种逆转轻度认知功能损害和阻止阿尔茨海默病发展的方法。

工具8：血浆治疗

同时，小规模的初步研究表明，血浆可能是减轻阿尔茨海默病症状的有效方法。考虑到循环系统和大脑之间的联系，这并不奇怪，因为每天有超过1 000升的血液流经大脑。

治疗性血浆置换是将患者的血浆——一种运输蛋白质和营养物质的淡黄色液体——与捐献的血液制品进行交换，以滤除毒素。

在动物研究中，将年轻健康小鼠的血浆输注到患有阿尔茨海默病的小鼠体内后，患病小鼠的认知能力得到改善。[5]当322名阿尔茨海默病患者多次输注浓缩血浆后，他们认知能力下降的速度减慢了。老年人是否能从血浆置换中获益？时间会告诉我们。

工具9：小分子化合物ISRIB——记忆是否有可能被恢复？

加利福尼亚大学旧金山分校的研究人员发现，一种实验性药物可以提高小鼠的记忆力和思维灵活性。[6]经过几剂小分子化合物ISRIB的治疗，老龄小鼠恢复认知能力的情况胜过年轻小鼠。研究人员提出了一种不同寻常的可能性：“老化的大脑并没有像人们普遍认为的那样永久失去基本的认知能力，这些认知资源仍然存在，只不过被细胞压力的恶性循环以某种方式阻塞住了。”加利福尼亚大学旧金山分校生物化学和生物物理系教授彼得·沃尔特博士解释说。他的实验室在2013年发现了

ISRIB。

在2020年的一项研究中，科学家发现，在为期三天逃离水迷宫的训练中，接受小剂量ISRIB注射的老年小鼠表现得和年轻小鼠一样好，而且明显超过了与自己同龄但没有接受该药物注射的小鼠。旧金山湾区一家名为Calico的公司致力于揭开衰老的生物学面纱，目前该公司已获得ISRIB的使用许可。我们有理由认为，这种药物可以有效治疗痴呆和阿尔茨海默病，以及与年龄相关的认知能力下降。就目前而言，它可以称得上啮齿动物的青春之泉，但假以时日，肯定也可以应用于人类。

工具10：Vaxxinity公司——治疗阿尔茨海默病疫苗的开发者

我们知道正确的目标，我们知道越早干预疾病越好。

因此，疫苗提议在现在比以往任何时候都更有意义。[7]

——胡美美

Vaxxinity公司联合创始人兼首席执行官

《时代》周刊将胡美美列入“2019年百人榜”，这给了她极高的赞誉：在创业科技领域，“取得突破性进展不需要博士学位”。作为哈佛大学培养的一名律师，美美在纽约一家精英律师事务所表现出色，并在麦肯锡咨询公司担任管理顾问，之后重返家族企业，致力于前沿医学研究。胡美美的母亲王昌义是一位传奇生物化学家和免疫学家，在三位诺贝尔奖获得者的带领下，她研发了一种改变游戏规则的技术，然后与人共同创立了联合生物医学公司。她最著名的成就是针对人和牲畜的免疫疗法，包括一种疫苗，能抑制公猪的睾酮，使其更健康（也更美味）。美美和她的丈夫卢·里斯（现在是该公司的执行主席）此后创办了一家子公司Vaxxinity，我的合著者彼得是该公司的联合创始人兼副主席。他们的工作给我留下了深刻的印象，于是我成了公司的早期投资者。美美告诉我们，他们利用常毅的平台技术，目的非常明确：“开发疫苗，利用人类自身免疫系统的力量来治疗和预防阿尔茨海默病和帕金森病等重大疾病。”

在本书就要写完之时，Vaxxinity 公司开发的代号为 UB-311 的阿尔茨海默病疫苗，即将进入大规模有效试验阶段（2 期或 3 期），此前的试验已经证明，该疫苗可以安全有效地利用人体免疫系统制造针对并清除这些畸形淀粉样蛋白的抗体。根据美美的说法，Vaxxinity 公司的早期临床数据表明，在所有四项认知和功能测试中，与安慰剂相比，该疫苗使疾病的发展速度最高可减缓 50%。[8] 此外，通过最先进的功能性磁共振成像和 PET（正电子发射体层摄影）技术，“发现 UB-311 可以增加大脑连接，并减少所有 8 个大脑测试区域的淀粉样蛋白沉积”。而且，该药物的安全性似乎很好，没有出现其他单克隆抗体治疗中出现的药物引起的脑肿胀病例，脑肿胀可能产生严重的副作用，如神志不清、精神状态改变，甚至昏迷。

就像麻疹疫苗或新冠疫苗会激发免疫系统产生针对特定病毒的抗体一样，UB-311 疫苗也会产生针对淀粉样蛋白斑块的抗体，使你的身体能够形成类似于美国食品药品监督管理局刚刚批准的渤健公司阿杜那单抗的抗体。不同之处是，UB-311 似乎比阿杜那单抗更安全，更有效，也更方便。

目前，Vaxxinity 公司正在追求一种全新的研究角度。首先，致力于尽可能早地预防阿尔茨海默病，在症状出现之前很久就采取措施。其次，对淀粉样蛋白级联假说采取了更有选择性的“金发姑娘”原则。Vaxxinity 公司团队认为，主流科学出现了方向性错误，研究的是错误的淀粉样蛋白类型：要么是爱罗斯·阿尔兹海默首次观察到的完整的黏性斑块，要么是没有聚集在一起的单个分子。

根据一些专家的说法，“刚刚好”的目标是介于两者之间：小的淀粉样低聚物簇，数量为 2~8 个分子。“这些是杀死神经元的淀粉样蛋白的形式。”卢·里斯告诉我们。疫苗会训练免疫系统去摧毁它们。

Vaxxinity 公司的治疗方法是一种简单的肌肉注射，类似于流感疫苗，其中含有特殊设计的抗原，淀粉样蛋白模拟物，可以唤醒免疫系统。美美说，和任何优质疫苗一样，“这种疫苗能训练身体对抗疾病”。

到目前为止，PET和磁共振成像显示，Vaxxinity公司的阿尔茨海默病疫苗减少了脑淀粉样蛋白沉积的数量。最重要的是，它在现实生活中改善了患者的认知能力和日常心理功能的得分。该疫苗出色地通过了安全测试。

事实上，根据美美的说法，如果一切进展顺利，在本书出版后不久，Vaxxinity公司的游戏改变者可能很快就会进入3期试验。他们的计划是给患有阿尔茨海默病的人每季度注射一次，给脑部扫描显示有淀粉样蛋白沉积初步迹象的人每年注射一次或两次。美美表示，她觉得有“道德义务”让阿尔茨海默病疫苗比阿杜那单抗每年5.6万美元的价格更便宜，这与大型制药公司和生物技术公司的典型定价结构截然不同。她说：“我们每年可以以每剂几美元的价格生产数百万剂。”其目标是以比单克隆抗体低得多的价格出售，让每个需要它的人都能用得起。

值得指出的是，Vaxxinity公司疫苗平台的应用远不止于治疗阿尔茨海默病。卢·里斯说：“我们的目标是利用Vaxxinity平台改变许多慢性疾病的治疗方式。”其中包括帕金森病、偏头痛、过敏、骨质流失（骨量减少）、肌肉流失（肌肉减少），以及新冠病毒感染等。“我们正在把Vaxxinity公司打造得更像苹果或特斯拉这样的科技公司，而不是制药公司，”里斯继续说，“我们的目标是开创下一次生物革命，广泛颠覆慢性疾病领域，用一种更便宜、更容易的技术治疗疾病。”

Vaxxinity公司针对偏头痛和高胆固醇血症的疫苗目前正进入早期1期临床试验，而针对帕金森病的疫苗在迈克尔·J. 福克斯基金会的大力支持下，正在进入2期临床试验。

我之前从未公开谈论过这件事——我的生父患有阿尔茨海默病，到了最后他已经不认识我了。对我和整个家庭来说，那种痛苦无以复加。就在那时，我暗自发誓，要尽我所能找到治疗这种疾病的方法，这样我就不会成为别人的负担，可以尽情享受天伦之乐。这就是我成为Vaxxinity公司最早一批投资者的原因。我想帮助提供资金，推动这些突破，并将其提供给全世界所有需要的人。对我来说，这场斗争是个人的。

工具 11：信不信由你——蘑菇的非凡力量

当谈到神经发生最意想不到的影响物时，蘑菇可能会拔得头筹。真菌是自然界中最难以捉摸，也最容易被忽视的再生生物之一，它拥有自己的王国，种类超过 150 万种（是植物的 6 倍多），具有非凡的网络智能。真菌的根网络被称为菌丝体，比我们大脑的神经通路还要多，并通过电解质以几乎相同的方式发送信号。然而，与我们的大脑不同的是，菌丝体可以永远存活，只要它有生长所需的食物。事实上，地球上最古老和最大的生物是一种真菌，它范围覆盖数千英亩[①]，繁衍了数千年。作为一种强大的自然再生力量，真菌已经促成了各种各样东西的出现，从救命的青霉素，到新型农药和杀虫剂，再到使大脑神经再生的化合物。然而即便如此，我们至今也没有触及真菌基因组的皮毛。

但这与大脑健康有什么关系？让我向你介绍保罗·史塔曼兹，世界上最重要的真菌学专家和先驱之一。保罗与人们想象中的英雄不大一样，他首次发现蘑菇的药用和生态秘密是在 1974 年。当时他还是一名伐木工，对森林非常熟悉，当然这种熟悉与林地生态研究无关，而是与森林砍伐有关。有一次，保罗的哥哥约翰偶然来到保罗工作的华盛顿达灵顿林场，给他讲了很多有关生长在树林里的蘑菇的事情，这激发了保罗的兴趣，尽管他以前从未注意到这些蘑菇。在发表了 45 篇论文、获得 26 项专利和申请 29 项专利之后，保罗对真菌的痴迷再未停止。（事实上，网飞上有部引人入胜的纪录片，名叫《蘑菇的力量》，你可能也觉得这部片子很有意思。）

保罗最新成立的 MycoMedica Life Sciences 公司推出的产品 Stamets Stack 是一种神经再生诱导成分的混合物，包括猴头菇、裸盖菇素和烟酸。Stamets Stack 可能有多种适应证，包括阿尔茨海默病和痴呆、神经炎症、帕金森病、颅脑损伤、抑郁、焦虑、疼痛和成瘾等。

让我们从第一种蘑菇猴头菇开始。猴头菇煮熟后味道像龙虾或虾，

① 1 英亩≈4 046.86 平方米。——编者注

日本生物化学家川岸弘和博士发现它能刺激神经再生。1993 年，他意识到猴头菇可以诱导神经生长因子（NGF）的合成，这是一种促进神经存活和增殖的蛋白质。小规模临床试验发现，猴头菇汤可以改善痴呆患者的身体和认知能力。从那以后，这种蘑菇在治疗阿尔茨海默病方面继续显示出良好的疗效。

Stamets Stack 中的第二种关键成分是什么？裸盖菇素。虽然迷幻药在 20 世纪 50 年代和 60 年代是精神病学研究的先锋，能帮助酗酒患者保持清醒，治疗晚期癌症患者的临终焦虑和抑郁，还有其他一些治疗应用，但随着尼克松对毒品宣战，研究资金迅速被切断。然而，今天，裸盖菇素正强势回归。2013 年，在一项动物模型研究中，裸盖菇素被用作一种实验成分，研究发现，使用裸盖菇素治疗的小鼠能生长新的神经通路，从而克服恐惧条件下的刺激反应。

从那以后，由保罗的 Microdose.me（最大的迷幻药医学数据库，搜集自 1.4 万多名参与者）生成的微剂量数据显示，裸盖菇素是一种非同寻常的成分。除了从数据上看能显著降低焦虑和抑郁，微量给药现在已经显示出在恢复阿尔茨海默病、帕金森病和轻度认知功能损害者精细运动能力方面取得了突破性成果。

Stamets Stack 正朝着成为治疗抑郁症和类似病症的合法药物的方向发展。保罗预测，这将为真菌的神奇治愈特性扩展到包括阿尔茨海默病在内的其他神经退行性变性疾病铺平道路。

迷幻分子如何潜在地改变心理健康

我们始终可以肯定的一件事是，人类必将克服逆境。伴随新冠病毒感染大流行而来的二次危机是心理健康危机。据《柳叶刀》报道，大约 1/3 的新冠病毒感染幸存者会患上焦虑或抑郁。[9] 药物滥用和自杀企图也有所增加。我们都知道一些大型制药公司争相研发新冠疫苗，而我作为早期投资者的一家初创企业一直在努力改革这类心理健康疾病的治疗方式。

Cybin 是一家专注于将“迷幻药转化为治疗药物”的生物制药公司，该公司发布的临床前研究结果证明，其新开发的新型氘化裸盖菇素配方（一种改良分子）在治疗精神健康方面与口服裸盖菇素相比具有多重优势。

正如我们之前所揭示的，约翰斯·霍普金斯大学的突破性研究表明，口服裸盖菇素在治疗精神健康障碍方面非常有效，但局限性也比较明显，特别是起效缓慢，治疗周期长，以及患者反应存在差异。

Cybin 公司独家制造和销售的分子新药解决了口服裸盖菇素面临的挑战和局限性。在多物种临床前研究中，该公司的 CYB003 项目已经证明：

- 与口服裸盖菇素相比，新药不稳定性降低 50%，表明有可能对 MDD（临床抑郁症）和 AUD（高风险抑郁症）患者使用更准确的剂量。
- 与口服裸盖菇素相比，新药剂量减少 50%，表明有可能在保持同等功效的同时减少副作用，比如恶心。
- 与口服裸盖菇素相比，新药起效时间缩短 50%，表明有可能缩短治疗周期，降低患者间差异，提高安全性，优化患者体验，同时降低成本，扩大应用范围。
- 与口服裸盖菇素相比，新药的大脑渗透力几乎是原来的两倍，表明有可能减少不稳定的治疗反应，降低剂量，并减少副作用。[10]

从以下结论来看，CYB003 中的氘化裸盖菇素类似物有可能减少患者、提供者和支付者的时间和资源负担，并提高可扩展性和可获得性：

- 更快的起效时间相当于更短的临床治疗周期；
- 更短的治疗周期意味着更多可提供的临床治疗资源和可治疗的患者数量；
- 更可预测的剂量效应可以创造更安全、更有效的患者反应；
- 减少外周接触可降低恶心的风险；
- 更好的大脑渗透性意味着达到临床效果所需的总剂量更低。

道格解释道："虽然裸盖菇素的益处让我们所有人都大受鼓舞，但如果我们要将迷幻药转化为对有需要的患者的治疗，我们需要透明、公开地讨论其局限性。目前的大多数临床研究都基于裸盖菇素。我们已经采取了必要的步骤，尽可能释放迷幻剂的强大益处，并创造出数据所显示的超级分子。"

工具 12：保护听力

预防痴呆最有效的方法之一是使用助听器，如果你需要。相信我，这很重要！从17岁开始，我一直在主持各种大型活动，至今已有45年。这45年来，我常年身处体育馆，身边音乐轰鸣，像摇滚乐现场一样，不是短短的两三个小时，而是每天持续12个小时，每周5天以上，每个月重复多次。几年前，我患上了耳鸣，耳朵里一直嗡嗡作响。在餐馆或喧闹的房间里，我几乎听不到人们的谈话，而且这种情况变得越来越令人沮丧。但我肯定不想在59岁的时候就戴助听器——那是为老年人准备的，对吧？

但后来我研究了更多关于听力丧失对神经系统的影响，发现当耳朵处理信息的水平不如以前时，大脑处理信息的方式也会发生变化。这可能是认知功能受损的单行道：功能性磁共振成像显示，大脑会超负荷工作来弥补听力损失。[11] 于是我改变了态度，接受了听力学家斯泰西·奥布赖恩的检查，而她也证实了这个问题。她告诉我："导致痴呆的不仅仅是听力损失，但听力损失如果得不到治疗就会导致痴呆。"

当我看到一些用人工智能技术制造的隐形听力设备时，我的虚荣心立即被抛到了一边。这种设备可以将说话人的声音实时传到我的耳朵里——真是太棒了。我不仅可以听得更清楚，用手机时不用戴耳机，而且我的耳鸣安静下来了。所以，注意一下自己的身体：如果你觉得自己可能听力有问题，立即检查一下，然后获得所需要的技术。目前不少设备都极为炫酷，可能让你不经意间偷听到别人的谈话！

根据《柳叶刀》痴呆预防、干预和护理委员会的研究，以下是你可以改变或尽量避免的12件事，这些事导致了整整40%的痴呆病例。[12] 按重要性排序，这12件事分别是：

- 听力损失：8.2%。
- （年轻时）教育水平低：7.1%。
- 吸烟：5.2%。
- 抑郁：3.9%。
- 社交孤立：3.5%。
- 颅脑损伤：3.4%。
- 空气污染（包括二手烟和燃木壁炉）：2.3%。
- 高血压（收缩压高于130）：1.9%。
- 缺乏运动：1.6%。
- 糖尿病：1.1%。
- 过度饮酒（每天3杯以上）：0.8%。
- 肥胖（BMI大于30）：0.7%。

工具13：定制电子游戏有益于大脑健康

如果你想更积极主动地一辈子保持头脑清醒，我们可以推荐另一种选择：持续、系统地锻炼大脑。然而，并非所有的脑力锻炼都同样有用。数据显示，填字游戏和数独游戏并不能防止轻度认知功能损害或阿尔茨海默病，但另一方面，学习一门新语言或练习钢琴似乎确有益处。[13] 你喜欢玩游戏吗？如果喜欢，那么你很幸运。一些最有效的抗痴呆工具可能是由精英神经科学家设计的专门的电子游戏。除了能防止认知能力下降，这些电子游戏还显示出帮助健康人保持思维敏捷甚至变得更加敏捷的潜力。

利用电子游戏“锻炼大脑”的依据是神经可塑性，这为对抗阿尔茨海默病的战争提供了希望。简言之，这意味着成人的大脑是一个不断发展的过程，从未停止进化。我们前额皮质的“灰质”，也就是负责做出决定、解决问题的区域，可以随着时间的推移而扩展。我们可以在七八十岁甚至更老的时候长出新的神经元，修补我们的大脑回路。该领域的领头人、加利福尼亚大学旧金山分校的神经学家亚当·加扎利说：“神经可塑性在老年时期很明显。”

加扎利的早期发现之一是，处理空间注意力（在视觉混乱的场景中发现物体）的回路与短期工作记忆的回路重叠。在其中一个方面努力，就能推动另一个方面的发展。一组不同年龄的成年人接受为期几天的训练，在训练中，当一个预先设定的目标出现在屏幕上时，他们就要按下iPad上的一个按钮，结果发现，他们的工作记忆力提高了20%。更令人印象深刻的是，70岁的人在与25岁的人的较量中表现出色。老年人的潜在神经回路完好无损，只需要一些高强度的活动就可以恢复原状。

随后，加利福尼亚大学旧金山分校的科研团队与美国知名游戏开发商LucasArts合作开发了一款3D电子游戏，以改善“认知控制”，即在微秒内切换注意力焦点的能力。20岁之后，人们一心多用的能力会不断下降。但玩过加扎利“神经赛车手”游戏后（一共训练12期，每期1小时。玩家使用操纵杆驾驶一辆虚拟汽车，同时观察路牌），60~85岁的人能够像未经训练的20岁年轻人那样，同时进行多项任务。加扎利告诉我们，这是首次证明定制游戏可以成为“增强认知能力的强大工具”。目前，他们正在研制一款最新的神经赛车游戏，作为阿尔茨海默病的诊断方法和血管性痴呆、抑郁症和孤独症的治疗方法。2020年，美国食品药品监督管理局批准该游戏用于治疗患有注意缺陷多动障碍的儿童。[14] 这些儿童现在可以“边玩游戏边治疗”，根本不需要服用像安非他明那样的药物！

他们的工作记忆力提高了20%。更令人印象深刻的是，70岁的人在与25岁的人的较量中表现出色。老年人的潜在神经回路完好无损，只需要一些高强度的活动就可以恢复原状。

根据一项独立分析，最好的大脑训练计划应该以空间注意力和“处理速度”，即我们的神经回路将信号从一个神经元传递到下一个神经元的速度为目标。专家指出，其中一家出类拔萃的公司是 BrainHQ 的开发者 Posit Science。其应用程序由一些医疗特惠计划免费提供，也可以进行订阅。Posit Science 公司首席执行官亨利·曼克表示：“认知训练的确有效，现在是时候将其推广应用了。”

但是训练大脑能降低患阿尔茨海默病的风险吗？在南佛罗里达大学神经生物学家杰里·爱德华兹领导的一项为期 10 年的研究中，健康的老年人（平均年龄 74 岁）被分为一个对照组和三个干预组。在为期 6 周的 10 次训练和 1 年和 3 年后的一些强化训练之后，第一个小组学到了记忆策略，第二个小组接受了关于推理策略的指导，第三个小组接受了计算机化的大脑训练，即“旨在提高视觉注意的速度和准确性，包括分散注意和选择性注意练习”。[15] 等到 10 年后研究结束时，在那些完成了 15 次以上 1 小时训练的受试者中，在记忆和推理组中患痴呆的人数几乎和对照组一样多，而对照组什么都没做。但是大脑训练小组患痴呆的风险降低了 45%——全部训练时间不到 20 小时。想象一下，如果人们像在跑步机上跑步那样频繁地训练大脑，会有什么样的可能性！

高压氧疗法

强大的表观遗传治疗时代已经到来

保罗·G. 哈奇

医学博士，急诊医学和高压医学科医学系临床教授，路易斯安那州立大学
高压医学奖学金办公室前主任，新奥尔良大学医学中心高压医学系前主任

高压氧疗法（HBOT）被误解和诋毁了 359 年（本书英文版于 2022 年出版），现在被认为是人类已知的最普遍的表观遗传疗法。自 1662 年问世以来，HBOT 一度令医学界感到困惑不解，但目前已被应用于 130 多项医疗诊断。[16] 这期间既有神奇的治疗记录，也有认为其治疗效果有过分夸大之嫌的言论。医生们在让患者进行任何治

疗之前肯定都想弄清楚该治疗的作用机制，但长期以来，他们一直无法解释 HBOT 的作用机制……现在终于出现了转机。

HBOT 一直被用来治疗潜水员疾病、炎症和创伤，通过生长新组织来治愈伤口。为了生长新组织，必须刺激每个细胞的细胞核分裂和繁殖。2008 年，戈德曼博士采集了人体内反应性最强的细胞，即排列在所有最小血管上的细胞，对其进行单一 HBOT 试验，并测量了这些人体细胞 46 条染色体上所有 1.9 万个蛋白质编码基因的活性。[17] 在 24 小时结束时，我们 1.9 万个基因中有 8 101 个（40%）通过一次 HBOT 治疗被打开或关闭。被打开的最大的基因组是生长和修复激素基因和抗炎基因。被暂时关闭的最大的基因组是促炎基因和编码细胞死亡的基因。359 年来，每次患者进入高压舱，他们都在抑制炎症，刺激组织生长，阻止细胞死亡，而且这样做不是通过改变 DNA 密码，而是通过影响作为基因守门人的蛋白质来实现的。从本质上说，HBOT 是一种表观遗传疗法，最终的结果是治愈。

除了表观遗传效应，HBOT 还通过对干细胞的广泛影响来治愈伤口。HBOT 已被证明可以刺激骨髓中干细胞的增殖，将骨髓干细胞释放到我们的循环系统中，使释放的干细胞成熟，在损伤部位归巢、植入干细胞并使之成熟，以及脑内干细胞向脑损伤部位的增殖、迁移和成熟。HBOT 结合了干细胞和 HBOT 基因对伤口和炎症的调节作用，因而现在可以用来治疗身体任何部位，包括新老伤口。

传统上，HBOT 一直被用来治疗长期糖尿病足伤口、癌症患者的辐射伤口和其他肢体伤口，以及急性伤口，如挤压伤和皮肤移植、拉皮失败的整形外科伤口，很明显，手臂、面部或腿部的伤口与肝脏、骨骼或大脑的伤口没有区别。[18] 在过去的 50 年里，HBOT 已经被证明是颅脑损伤最有效的治疗方法。

在严重脑外伤后的最初几天内进行几次 HBOT 治疗，可使颅脑损伤死亡人数减少 50%，这一抢救率在历史上仅有青霉素可与之媲美。[19] 自 2012 年以来，在慢性轻度颅脑损伤中，HBOT 已被证明是持续脑震荡症状患者最有效的治疗方法。

人们已经意识到身体的创伤，尤其是大脑的创伤，可能是各种各样的原因造成的，比如化学品、外伤、血流不足、缺氧、食品添加剂、杀虫剂、除草剂（如橙剂）、血液中的气泡、全身麻醉、有毒气体、各种类型的压力（身体的、情绪的、心理的、性的、战斗的等）、分娩并发症、感染等，因此现在很容易理解为什么越来越多的科学证据表明，HBOT 可以治疗痴呆、轻度认知功能损害和血管性痴呆。[20]

鉴于我们的基因是 HBOT 活动的最大目标之一，HBOT 是一种表观遗传疗法，衰老根植于我们的基因，而 HBOT 又在应对大脑衰老方面显示出效果，因此有人提出，HBOT 可能具有再生抗衰老的效果，并且可能影响寿命，这种说法是可以理解的。

对于 HBOT 来说，这是一个全新的世界，在我过去 35 年的行医实践中，它一直如此。我最初在 1989 年试图确定 HBOT 反应性诊断，现在已经治疗了近 100 种疾病，其中大部分是神经系统疾病。在过去的 18 年里，我发现这种疗法的成功取决于所用的氧气和压力的精确剂量，不同的氧气和压力水平会激活不同的基因簇。

虽然所有的生命体都对大气压和氧气的变化很敏感，但每个患者和他们的疾病都有自己的特点，对适合他们的高压氧和压力剂量都会产生反应。这种有 359 年历史的治疗方法，即高压氧疗法，根据患者的情况因人而异确定剂量，已经成为未来的基础生物学治疗方法……

这就是为什么托尼邀请我来撰写这段关于高压氧治疗的短文。2017 年，托尼联系我，告诉我他这两年记忆出现问题，时常感到疲劳，思路混乱。他身边最亲密的助手和同事都非常担心他的健康和认知能力。托尼曾因食用大量鱼类而被诊断为汞中毒，并进行过排毒，但问题仍然存在。在这些年中，他在美国和全球 8 个不同的机构接受了有限的高压氧治疗，但疗效并不明显。

2017 年 4 月，我在新奥尔良对托尼的身体状况进行了评估，并在单次 HBOT 治疗前后分别对他进行了单光子发射计算机体层摄影（SPECT）脑成像。影像显示，在选择的 HBOT 剂量下，脑血流量显著增加。由于托尼无法在新奥尔良停留 8 周，于是我的工作人员跟着托尼满世界飞，在洛杉矶、斐济、澳大利亚、巴拿马、纽约、荷兰等演出地为他治疗。到第 26 次治疗时，他感觉明显好转，并接受了干细胞治疗。之后，又经过 9 次能刺激干细胞植入的 HBOT 治疗（见前文），托尼再次登上世界之巅。

2017 年之后，我和我的员工继续定期为托尼治疗。和他接受的许多其他治疗一样，HBOT 使托尼恢复了活力，并帮助他实现了破纪录的超人表现。

心态至上

我思故我在。

——勒内·笛卡儿

17 世纪法国数学家，哲学家

我们在本章讨论了很多内容，我们想告诉你的是，对于医学界曾经最令人恐惧和最大的挑战之一，现在已经涌现出很多解决方案，也有很多解决方案即将出现。现在你了解了 13 种尖端发展趋势，这样你就知道如何预防阿尔茨海默病和痴呆，以及如果你或你爱的人开始出现症状时你会用到何种工具。我希望你能调整心态，对未来几年我们在预防、控制和管理阿尔茨海默病方面的工作保持乐观。

简单快速地回顾一下，我们了解到，血液检测可以在症状出现之前预测阿尔茨海默病。我们看到，向老年人体内注入年轻人的血浆可能会阻止他们认知能力的下降。我们发现，在大学实验室发现的一种药物可以提高小鼠的记忆力，有望最终应用于人类。我们看到，临床试验中的阿尔茨海默病疫苗已经显著减缓了疾病的发展，而且有很多其他附加效果。

不言而喻，一个新时代正在到来。我很感激能活在这样一个充满希望的时代，只要活着，我们就会一直保持耳聪目明，思维清晰。

到目前为止，我们已经对保持灵活的头脑、敏捷的思维和强大的记忆力有了新的认识，让我们转到本书的最后一部分，关于长寿和心态。在本书中，我们已经了解了无数不可思议的工具，可以帮助我们过上最美好的生活。在最后几章，我们将了解一下当前汹涌澎湃的科技浪潮，它对未来健康的意义，以及为什么控制好心态至关重要。心态和情绪不仅影响我们的健康，而且影响我们的生活质量。

在下一章，我将把你交给我的合著者彼得·戴曼迪斯，由他与你分享即将到来的所有指数级突破，以及可能引导我们实现长寿的力量。然后我将与你一起进入最后一章，讲述如何利用思维的力量创造最非凡的生活质量，然后做出一些决定来改变你的生活体验。所以，让我们翻到下一页，继续阅读，发现长寿和指数级技术的力量……

第五部分
长寿、心态和决定

长寿、心态和决定的力量将帮助你控制自己的思想、身体和情绪，从而提高整体生活质量。在这一部分，你将了解到：

- 长寿和指数级技术的力量——这部分内容由我的合著者彼得·戴曼迪斯提供。
- 安慰剂的力量：我们的心态如何治愈我们的身体，以及在对抗抑郁、焦虑和创伤后应激障碍方面的最新突破。
- 决定的力量：学习创造和维持非凡人生最重要的工具。学会快乐、幸福、感恩、真实地生活。

23

长寿和指数级技术的力量

加速发展的技术和充足的资本是如何推动人们追求健康长寿的

彼得·戴曼迪斯

我不想通过进入名人堂而获得永生，我想通过不死而获得永生。

——威廉·德·摩根

很难记起与几个世纪前相比，我们今天的世界有多么不同寻常，也很难记起我们取得了多大的成就，尤其是在经历了两轮新冠病毒感染大流行之后，在电视、广播和报纸上不断出现负面新闻轰炸之后。

也许是为了让你对我们在 2020 年所经历的一切感觉好一点儿，历史提供了一些有价值的比较，提醒在应对流行病方面我们已经取得了多大的进展。考虑以下几点：

- 1347 年至 1351 年，人类历史上有记录以来最致命的流行病——腺鼠疫，在欧亚大陆和北非造成 7 500 万至 2 亿人死亡，导致英国 30%~50% 的地区家破人亡，哀鸿遍野。但人类一直没有找到治愈方法。
- 1918 年的大流感（也被称为西班牙流感）是近代历史上最严重的流行病，是由一种带有禽源基因的 H1N1 病毒引起的。据估计，大约有 5 亿人——世界人口的 1/3——感染了这种病毒。全球至少有 5 000 万人死亡，其中美国死亡人数约 67.5 万。时至今日，这种病毒仍在我们身边，这也是我们每年接种流感疫苗的原因。

如果这两件事成为我们当今社会的头条新闻，我们的政府将陷入瘫痪，我们的金融市场将变成一片废墟。但事实上，我们今天所面临的问题看起来就像加利福尼亚的晴天一样，十分平常。

我们忘记了在 20 世纪仅仅 100 年的时间里，世界取得了多么大的进步，忘记了今天的科学和技术力量是如何让人类相对快速地摆脱了第一次新冠病毒感染大流行的浪潮，造成的死亡和经济影响只占很小一部分。mRNA 疫苗、全球高速数据连接、超级计算机和全球供应链等技术使得科学能够在不到 12 个月里完成疫苗的研发、测试和投入使用。与此同时，指数级技术的融合使亚马逊、谷歌和办公通信软件 Slack、Zoom 等的发展成为可能，使得全球业务的发展相对有增无减。

就像这些指数级技术改变了我们检测、预防和治疗流行病的方式一样，这些技术现在也为我们提供了抗击衰老的工具。

预测未来最好的方法就是自己创造未来

本书的大部分内容都集中在生命力、力量、能量和疾病治疗等几个方面，但是，我们中有些人正在积极追求健康长寿，希望能够超越公认的老龄极限，活过 100 岁，同时还能保持认知能力、行动能力和审美能力。对此，我们又该怎么办？这种想法可取吗？有可能实现吗？这就是本章的主要内容。举例来说，我们将向你解释：

- 为什么我们偏颇地认为我们的健康生活只能规划到 80 岁，为什么我们可以期望更多。
- 人工智能、传感器和生物技术等指数级技术是如何改变今天的健康技术革命的。
- 大量投资于长寿领域的资金是如何加速相关突破性技术发

展的。

- 为什么更长的人类寿命不会导致地球人口过剩，为什么长寿对人类的未来至关重要。
- 最后，在这一章的结尾，我们将介绍两位最杰出的长寿科学家的真知灼见，告诉你应该追求什么样的健康寿命。

在深入讨论上面的细节之前，我想先介绍一下我个人的一些具体情况，正是这些因素让我在过去 10 年和未来 10 年里专注于与长寿相关的研究、投资和创业。我想和你分享我为什么如此兴奋，以及为什么你也应该如此。

我是两个希腊移民哈里和图拉的儿子。从我出生那天起，他们就希望我成为一名医生（我父亲是一名妇产科医生）。虽然医学很有趣，但我是阿波罗计划时代的孩子，出生于20世纪60年代，对太空充满热情。阿波罗计划向我们展示了人类可以实现的目标，而“科学纪录片”《星际迷航》向我展示了人类的未来。

虽然我对太空充满热情（当时它就是我的一切），可我还是向父母保证我会去医学院上学。我也确实去了医学院，而且是哈佛医学院。想来我也比较幸运，虽然哈佛很难进，但想退学就更难了！谢天谢地，因为在读医学院的第四年，我经营着两家与太空相关的机构（一所大学和一家发射公司），几乎没有去上过课。

到了 20 世纪 80 年代末，我对美国国家航空航天局的短视感到极度失望。再加上太空计划的缓慢发展，以及 1986 年“挑战者号”航天飞机事故，一切都停止了。记得当时我在想，为了真正体验我所渴望的太空未来，我需要做两件事：一是要活得更久；二是要帮助加速人类太空飞行的发展。

我第一次与太空有关的努力，是与人共同创办了国际空间大学（ISU）。这所学校的总部位于波士顿肯德尔广场一家百吉饼店的楼上，面积不大，500 平方英尺。正是在那里，我与我的共同创始人托德·霍利和鲍勃·理查兹一起，做着伟大的太空梦。也是在那里，我第一次认识了墨菲定律，即悲观主义和失败主义的宣言：“如果事情有出错的可能，它就一定会出错。”托德曾开玩笑地把这句话贴在墙上，因为他知道这句话对我的干扰有多大。为了反击这种精神上的冒犯，我在白板上写道：“如果事情有出错的可能，那就去改正！（让墨菲定律见鬼去吧！）”并在这句话上面写下几个大字“彼得定律”。

从那之后我积累了28条“彼得定律”，其中一些是我自己创造的，一些是借鉴他人的。这些定律支配着我的生活，并且有趣的是，它们也影响了我在长寿领域的观点和努力。下面简单列出几条：

某件事在真正取得突破之前，一直是个疯狂的想法。

如果赢不了，那就改变规则。

如果你认为不可能，对你来说就是不可能。

预测未来的最好方法就是自己创造未来。

虽然国际空间大学已经从一间500平方英尺的办公室发展到位于法国斯特拉斯堡价值1亿美元的校园，但真正加速我开拓太空前沿梦想的是XPRIZE。当我对自己未来的航空前景感到迷茫无助之际，1993年，我读到了查尔斯·林德伯格的自传《圣路易斯精神号》，得知他1927年从纽约飞往巴黎的那次著名飞行是受到了酒店经营者雷蒙德·奥泰格提供的2.5万美元奖励的吸引，奖励首次从奥泰格在法国的出生地到纽约新家之间实现直飞的飞行员。

读到这里我突然想到，也许，只是也许，一笔1 000万美元的巨额奖金可能会激励工程师和企业家建造一艘宇宙飞船，把我们送上太空。由于不知道我的赞助人会是谁（类似奥泰格奖、普利策奖或诺贝尔奖那样），于是我把它命名为XPRIZE奖，用“X”代替最终赞助人。1996年5月18日，在没有任何奖金，也没有任何参赛队伍的情况下，我在圣路易斯拱门下宣布了这项奖金高达1 000万美元的比赛。

5年后，一位颇有眼光的企业家阿努什·安萨里和她的家族开始为比赛提供资金。最终，来自7个国家的26个团队报名参加了比赛。

2004 年 10 月 4 日，由微软联合创始人保罗·艾伦资助、传奇航空航天设计师伯特·鲁坦领导的莫哈韦航天公司的团队，驾驶他们的飞行器“太空船一号”（SpaceShipOne）连续两次飞行到 100 公里的高度，以获得 1 000 万美元的安萨里 XPRIZE 奖。之后，正如希望的那样，导火索一经点燃，商业航天工业开始发展。17 年后的 2021 年，我们看到了 XPRIZE 的成果：理查德·布兰森爵士（他为维珍银河公司申请到了使用太空船一号的权利）和杰夫·贝佐斯（借助其创立的蓝色起源公司）已经商业化地复制了这些 XPRIZE 太空航行，打开了太空旅游市场。

自 2004 年以来，XPRIZE 基金会已经设计并推出了超过 2.5 亿美元的奖金，另外还有 2 亿美元正在开发中，涵盖了从能源、水、食品到医疗保健、海洋和环境等话题。为了资助这些奖项，我们吸引了一群杰出的远见者、实干家和赞助者——我们称其为创新委员会。我们有意选择那些不能在一夜之间完成的挑战，选择那些陷入困顿、没有得到足够重视的课题。我们在 XPRIZE 上的目标很简单：给创新者一个目标，让他们去追逐、去解决、去征服，最终让最聪明的头脑高速运转。

每年，我都会带领创新委员会进行一次“冒险之旅”，探索不同的主题，集思广益，探讨新的奖项概念。在过去的几年里，我们的旅程主要集中在人工智能、3D 打印技术、虚拟现实以及增强现实等方面。2018 年，我们集中研究长寿与再生医学两个主题，并为此前往梵蒂冈城，借势之前已经计划好的名为“联合治疗”的活动。该活动由医学博士罗宾·史密斯组织，由教皇主持。托尼在本书的第一章介绍过此次行程。

不朽的道德

梵蒂冈会议持续了 3 天，聚集了来自世界各地的顶尖科学家和思想家，涵盖了你在前几章读到的许多主题。但毫无疑问，此次活动中我最喜欢的会议，也是我参加的会议，是一场名为“不朽的道德”的讨论。

讨论由美国有线电视新闻网医学主播桑贾伊·古普塔博士主持，参与者包括我、拉比爱德华·赖希曼博士、老戴尔·伦隆德、神父尼坎科·奥斯特里科博士和美国国立卫生研究院主任弗朗西斯·柯林斯博士。

在讨论开始时，古普塔博士请拉比赖希曼介绍了一下《旧约全书》中关于人类衰老和长寿的历史背景。

拉比赖希曼说：“亚当活了 930 岁，玛士撒拉活了 969 岁，亚伯拉罕活了 175 岁……摩西死时 120 岁。在摩西之后，人类的寿命被设定为最长 120 岁。”

拉比赖希曼继续讲述他对《圣经》的研究：“当挪亚洪水泛滥之时，上帝宣布人类最多能活 120 岁。不过这并没有立即发生。人类的寿命大约用了 750 年才从大约 900 岁逐渐减少到 120 岁。”

拉比赖希曼引用了以色列当代科学家兼物理学教授内森·阿维泽尔的著作，他从正统犹太视角撰写了《圣经》中的首五卷。阿维泽尔的解释是，在这一时期，神的干预引入了缩短寿命的特定基因，这些基因需要几代人的时间才能增殖并缩短人类寿命。

“这可能是因为我们正试图识别上帝在那个历史阶段引入的那些基因，现在将其逆转以再次实现长寿。”赖希曼解释道。

不管我们是否接受《圣经》的解释，关于人类进化的科学记录都讲述了一个关于寿命的非常不同的故事，与长寿无关。

在 100 万年前的早期人类时代，我们的祖先在 12 岁或 13 岁时进入青春期，在实行节育之前，很快就会怀孕。等到 28 岁的时候，他们已经是祖父母了。因为食物总是短缺，为了物种的延续，最好的结果就是祖父母早死，这样就不会占用新生儿需要的食物了。所以，早期人类的平均寿命只有 28 岁左右。柯林斯博士在梵蒂冈会议上发言说：“衰老不仅仅是系统的衰竭，还是一个程序化的过程。进化可能是为了让特定物种的寿命不会永远持续下去。老年人必须让路，这样年轻人才有机会获得资源。”

快进到中世纪，人类的平均寿命已经增长到35岁。到了1900年初，平均寿命增加到40岁左右。如今，人类平均寿命接近80岁。

那么，我们为什么会衰老和死亡？人类预计能活多久？虽然我们在前面几章已经谈到这一点，但它仍将是接下来几页的重点。

接近“长寿逃逸速度”

20世纪80年代末，我还在医学院念书时，几乎没有时间看电视，只是偶尔会偷偷地看一集《星际迷航》，但很少会坐在沙发上发呆。不过我清楚地记得，一个周日的下午，我对一部以“长寿的海洋生物”为主题的纪录片产生了兴趣，我发现弓头鲸可以活200多年，格陵兰睡鲨可以活400年或500年。

我记得自己当时想，既然它们能活那么久，为什么我们不能？

作为一名工程师，我认为其中要么是硬件问题，要么是软件问题。

正如我们在本书前面看到的，我们刚刚进入一个可以纠正那些硬件和软件问题的时代，因为我们新创造出来的工具可以读取、写入和编辑生命软件，生长器官，修改我们身体的生物硬件。

我的好朋友雷·库兹韦尔提出一个名为“长寿逃逸速度”的概念。这是一个十分有趣的概念：在不久的将来，你每活一年，科学就能将你的寿命延长一年以上。一旦出现这种情况，我们就可以开始思考真正的长寿了。

根据雷的预测，我们将在未来10~12年达到长寿逃逸速度。哈佛医学院的乔治·丘奇教授也认同同样的时间框架。“指数级技术提高了DNA和基因治疗的读、写和编辑的速度，并降低了成本，现在也应用于衰老逆转，”丘奇在我最近的长寿白金旅行中说，“今天，由于科学进步，我们每活4年，生命就会增加1年。但我认为，逆转衰老方面的进展可能意味着，在未来一到两轮临床试验的范围内，我们将在10年或20年内达到长寿逃逸速度。”

这意味着什么？我们能把人类的健康寿命延长到 120 岁以上，超过《圣经》规定的上限吗？人类能永生吗？我恳求你想想，如果能健康地多活 30 年，你会做些什么。

正如我们将在本章看到的，丘奇博士谈到的那些指数级技术，如人工智能、CRISPR、基因治疗、DNA 读写、机器人、数字制造、传感器和网络等技术正在加速发展，并且越来越专注于人类健康。尽管许多科学家对延长健康寿命的观念持保守态度，但我仍然相信，我们会发现许多延长寿命（或逆转衰老）的技术，其速度比大多数人认为的要快。如果真能如此，那么我们所有人都应当保持健康，避免事故，以便迎接即将到来的技术突破。套用雷·库兹韦尔关于这个主题的书《奇妙的旅程》（*Fantastic Voyage*）里面的话来说，这意味着我们需要努力“活得足够长，以便永远活下去”。这就是你应该利用本书中重点介绍的工具、平台和公司的原因，它们可以帮助你保持最佳的健康状态，检测到最早阶段的疾病。现在，让我们来看看那些加速发展的技术，它们使未来的发展速度比我们想象的要快得多。

延长寿命的指数级技术

2005 年，我的朋友、未来学家雷·库兹韦尔撰写了一本以指数级或“加速”技术为主题的奠基之作《奇点临近》。正如比尔·盖茨所言：“雷·库兹韦尔是我所知道的最擅长预测人工智能未来的人。他有趣的新书设想了这样一个未来——信息技术飞速发展，使人类能够超越生物学上的限制，以我们无法想象的方式改变我们的生活。”

我所说的“指数级技术”，指的是任何一种功效加倍而价格定期下降的技术。摩尔定律就是一个经典的例子。1965 年，英特尔创始人戈登·摩尔注意到，集成电路上的晶体管数量每 18 个月就增加一倍。这意味着，每过一年半，计算机的功能就会提升一倍，而成本却保持不变。

当时摩尔认为这种现象非常惊人，他预测这种趋势可能会持续下去。果然，至本书写作时的 55 年中，与 20 世纪 70 年代的超级计算机相比，你口袋里的智能手机体积小了千分之一、价格便宜了千分之一、功能强大了 100 万倍。摩尔定律得到了现实的验证。

而且这种趋势没有减速！

尽管有报道称摩尔定律即将消亡，但在 2020 年，摩尔定律仍在继续，没有丝毫减弱的趋势。预计到 2023 年，一般价值 1 000 美元的笔记本电脑将拥有与人脑相同的计算能力（大约每秒 10^{16} 次）。25 年后，同样价值的 1 000 美元的笔记本电脑将拥有与目前地球上所有人类大脑的总和同等的计算能力。

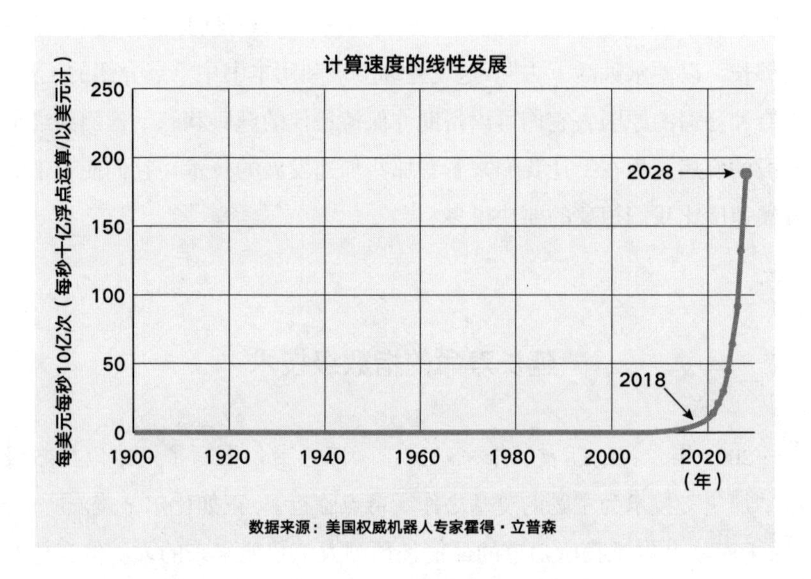

更重要的是，以这样的速度发展的不仅仅是集成电路。20 世纪 90 年代，雷·库兹韦尔发现，某项技术一旦数字化，或者它一旦可以用计算机代码 1 和 0 来编程，就会跳上摩尔定律的马背，开始以指数级加速发展。目前正在以这种速度加速的技术包括一些我们迄今为止所设想的最具潜力的创新：量子计算机、人工智能、CRISPR、基因测序 / 写入、机器人技术、纳米技术、材料科学、网络、传感器、3D 打印、增强现实、虚拟现实、区块链等等。

虽然这些技术在我们眼前加速，但我们很难领会其含义，也很难理解变化的速度。究其原因，这与我们大脑感知变化的方式有关。30 万年前，人类在非洲大草原上进化，那是一个局部的、线性的世界。那时候，活动空间极为有限，人类的活动地点和自己的村庄最多只有一天的步行距离。数百年，甚至数千年来一直如此，没有任何变化。这种情况就这样一代一代延续下来。因此，我们的大脑进化到现在只能感知线性世界，凭直觉领悟线性世界，与线性世界互动。我们都是线性思考者。

如果采取线性方式走 30 步，那就是 1 步，2 步，3 步，4 步，5 步……走到最后大约会走 30 米。但如果我让你采取指数方式走 30 步，其中指数是简单的倍增，那就是 1 步，2 步，4 步，8 步，16 步，32 步……以此类推，最终你会走出 10 亿米之外，换句话说，你将环绕地球 26 圈！

预测指数增长并不直观。

那么，为什么我要在这一章讨论所有这些数字呢？因为涉及延长健康寿命和整体寿命的技术都是指数级的，它们对我们生活的影响并不那么直观。我希望你能明白，在短短一二十年里，很多事情可能会发生。

下面这几点你最好能记住：

- 将某物翻 10 番，你会得到 1 000 倍的增长。
- 将某物翻 20 番，你会得到 100 万倍的增长。
- 将某物翻 30 番，你会得到 10 亿倍的增长。

懂得这种指数级增长力量的企业家已经创建了当今这个星球上许多十分成功的公司：谷歌、脸书、亚马逊、苹果、特斯拉、太空探索技术公司、腾讯、微软、阿里巴巴、网飞等等。

让我们思考一下下面这个有趣的实验……你把家里的孩子们叫过来，给他们两个选择：

- 选择 1：在接下来的 30 天里，每天给他们 1 美元。
- 选择 2：第一天给他们 1 美分，第二天给他们 2 美分，第三天给他们 4 美分，以此类推。

很有可能，他们会选择第一个。

不劳而获地得到 30 美元，相当不错了。

但如果他们选择第二个，从 1 美分开始，到最后一天就能赚到 1 000 万美元。

这才是我们谈论的重点！

这种指数级的力量正在推动世界范围内生物技术的变化。让我们来看几个例子。

基因组测序的指数级增长

考虑一下基因组测序的成本和速度。由美国国立卫生研究院支持的“人类基因组计划”花了 13 年时间和约 30 亿美元才完成对第一个基因组（你体内的 32 亿个字母）的测序。如今，每个基因组的测序成本不到 1 000 美元，耗时不到 1 天。两年内，使用因美纳公司的最新机器，成本会降至 100 美元，1 小时内就能完成。令人难以置信的是，基因组测序的成本正在以摩尔定律 1/5 的速度降低。

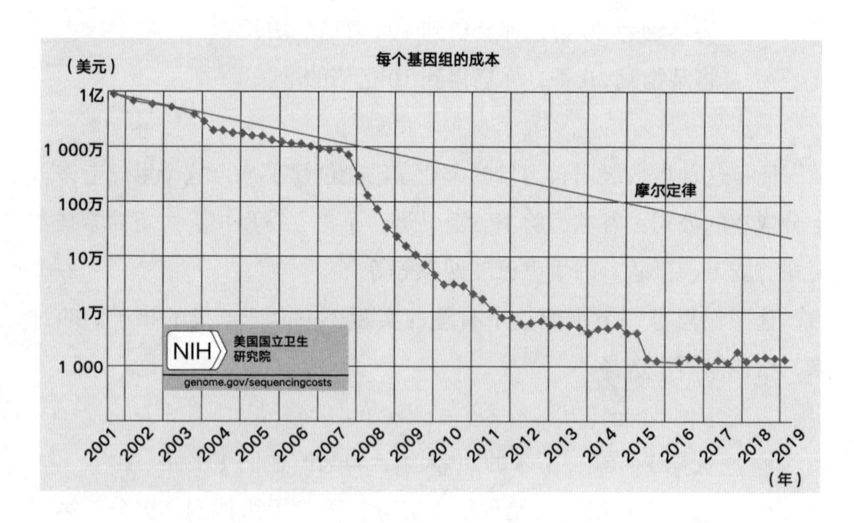

存储能力的指数级增长

以数据存储为例，它对当今基因组学领域至关重要。32 亿个基因组碱基对相当于 725 兆字节的数据，或 0.75 吉字节的存储空间。在 1981 年，如果你要存储你未压缩的基因组，一个 1 吉字节的硬盘存储需要花费 50 万美元。如今，它的价格降到了五千万分之一，每吉字节不到 1 美分。

计算能力的指数级增长

计算能力发展如何呢？ 1971 年，英特尔推出了它的第一个计算机芯片——英特尔 4004。该芯片有 2 300 个晶体管，每个 1 美元。如今英特尔不再告诉你其芯片上有多少个晶体管，但最近的酷睿 i9 拥有 70 亿个晶体管，每个晶体管的成本不到百万分之一美分。这意味着，在 45 年的时间里，性价比增长了 270 亿倍。

但这种趋势并没有减速。2021 年，Cerebras Wafer Scale Engine-2 创造了新的世界纪录，成为最大的集成电路芯片，单边 8.5 英寸长，容纳了令人瞠目结舌的 2.6 万亿个晶体管。

通信能力的指数级增长

如果你有一部智能手机，那么你手中的计算能力比 30 年前地球上大多数政府拥有的计算能力都要强大，你的通信能力也胜过 30 年前世界各地的首席执行官和国家元首，不但成本低，质量高，而且信号无处不在，几乎不存在盲区。现在的情况是，我们将这种计算能力和通信能力视为理所当然，偶尔遇到通话中断就想骂我们的电信服务商。

数字通信一直是指数级增长的典型标志之一，一代又一代的通信都以百倍的速度在增长。例如，当 4G 移动服务在 2009 年推出时，其运行速度是 100Mbps。10 年后，也就是 2019 年，5G 开始部署，其速度达到了 10Gbps（快了 100 倍）。当 2019 年首次推出 5G 时，用户数量为

1 300 万。到 2025 年，5G 用户基数预计将增长到 28 亿。但该领域的发展还不止于此。2020 年 8 月，来自大阪大学和新加坡南洋理工大学的一个团队宣布了一种新的手机芯片的设计，该芯片可能成为 6G 的基础，速度有望达到 5G 的 100 倍，快到能在一秒内下载 142 小时的网飞视频。

这些地面网络有望在未来 5 年内连接地球上的每一个人，包括我们 80 亿人中的所有人。它们将成为健康科学的生命线，因为这些高带宽、低成本的连接使每个人都能上传健康数据，或者从医疗人工智能那里获得支持，无论你住在哪里。

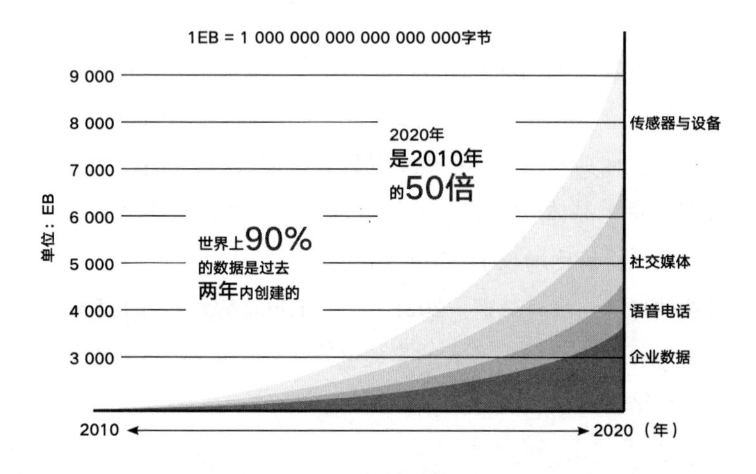

不仅仅是人被连接起来，地球上的每个设备和传感器都被连接起来，这就是所谓的物联网。物联网设备已经以前所未有的速度成倍增长，2020 年达到 350 亿台，到 2025 年将超过 750 亿台。目前，每秒有 127 个新设备接入互联网。从健康角度来讲，每个人都能利用体内和体表的传感器，实时监测他们的健康和生理状况，测量血糖、血压、小分子 RNA（心脏病发作预警指标），或者他们的睡眠质量。最终，所有这些数据将被上传到人工智能设备，该设备可以监测你的确切健康状况，并为你提供建议。

今天，我们已经开发出亚马逊语音助手 Amazon Alexa、苹果智能语音助手 Apple Siri 和谷歌即时助手 Google Now。将来我们所有人都会有自己的人工智能，类似于《钢铁侠》中的智能管家贾维斯。这些个人人工智能将搜集和监测我们的健康数据，使我们最终成为“自己健康的首席执行官”。

人工智能、神经网络和蛋白质折叠

这项计算工作代表了蛋白质折叠问题上的惊人进展，
该问题是生物学上 50 年来遇到的重大挑战。
这种情况发生的时间比许多业内人士预计的要早几十年。
它将在许多方面从根本上改变生物学研究，这着实令人兴奋。
——文卡·拉马克里希南教授
诺贝尔奖得主，英国皇家学会主席

也许这 10 年改变我们生活的最重要的指数级技术是人工智能。在人工智能领域，机器学习率先出现，它利用算法分析数据，并对世界做出预测。亚马逊和网飞公司就是根据这种方式建议你应该买什么东西，看什么电影的。随后出现的是神经网络，这是受人类大脑生物学的启发而产生的。这些分层回路能够从非结构化数据中进行无监督学习。只要在互联网上释放一个神经网络，系统就会完成剩下的工作。

神经网络在过去的 5 年里取得了惊人的成功。2016 年 3 月，谷歌的阿尔法围棋以四比一击败了世界围棋冠军李世石。围棋的游戏树复杂度为 10^{360}，这是顶级智者才能玩的棋类游戏。在那场胜利几个月后，深度思考公司升级训练方式，将阿尔法围棋升级为一个名为阿尔法元（AlphaGo Zero）的神经网络。2015 年至 2016 年，阿尔法围棋学习了人类之前玩过的数千盘围棋游戏的数据，学会了如何在每个可能的位置上下出精妙的招数，进行有效的攻防。另一方面，阿尔法元从零开始，在没有任何数据的情况下学会了围棋。它所依赖的是“强化学习”——从本质上讲是通过自娱自乐、反复参悟学会的。

2017 年中，阿尔法元从几条简单的规则开始，只花了 3 天时间就打败了它的长辈阿尔法围棋，也就是打败李世石的那个系统。3 个星期后，它痛殴世界上最优秀的 60 名棋手，轻松胜出。总的来说，阿尔法元仅用 40 天时间，就成了地球上无可争议的最厉害的围棋选手。

但是，这些与健康和长寿有什么关系？这就要谈到 Alphafold 这项技术。

从 20 世纪 80 年代开始，在攻读工程和医学学位时，我一直在跟踪一个特殊的超级计算问题。这个问题如果得到解决，将会给医学界带来革命性的变革。被称为生物学重大挑战的“蛋白质折叠问题”提出：给定一个氨基酸序列，你能预测最终的三维蛋白质结构吗？

这个问题为什么很重要？因为蛋白质可能是人体内最重要的一类分子，对生命至关重要，几乎支持其所有功能。它们是由氨基酸链组成的大分子，蛋白质的功能在很大程度上取决于其独特的 3D 结构。一旦折叠，蛋白质就会执行一系列任务，包括催化代谢反应、DNA 复制、对刺激做出反应、为细胞和有机体提供结构，以及将分子从一个位置运输到另一个位置。酶和抗体是蛋白质，胰岛素、胶原蛋白、弹性蛋白和角蛋白也是蛋白质。

如果我们能从氨基酸序列中准确地预测蛋白质结构，那将为低成本、精确的药物开发开辟一条全新的道路。

早在 1994 年，为了监测这个超级计算机蛋白质折叠问题的进展，人们开创了一项名为“蛋白质结构预测关键评估（CASP）”的竞赛，一年举办两次。但是直到 2018 年，此项活动进展缓慢，乏善可陈。随着阿尔法元取得成功，深度思考公司的团队将他们的神经网络转向蛋白质折叠，将最新的神经网络称为 Alphafold。

Alphafold 首次参加 CASP 竞赛时，在 43 个潜在的蛋白质折叠问题中，对了 25 个，而获得第二名的队伍只对了可怜的 3 个。Alphafold 的预测有多精确？其精确度令人难以置信，不超过一个原子的宽度（或 0.1 纳米）！

苹果公司董事长兼谷歌母公司 Alphabet 旗下长寿公司 Calico 首席执行官阿瑟·莱文森，针对深度思考公司的成功说过这样一句话：

“Alphafold 是几十年才会出现一次的科技进步，能以惊人的速度和精度预测蛋白质结构。这一飞跃表明，计算方法正在改变生物学研究，并有望加速药物发现过程。”

人工智能与药物研发

除了预测蛋白质的结构，如果人工智能能够在一夜之间产生针对任何疾病的新药，为临床试验做好准备，那么会怎么样？如果它能够研发出一种特别适合你的药物呢？想象一下，利用机器学习和 50 名科学家一起完成制药行业用 5 000 人的大军都做不到的事情？

这就是利用人工智能研发药物的前景，这是一个价值数十亿美元的机会，能够帮助世界各地数十亿人。

为了说明这一机会到底有多不可思议，让我们来看看全球制药市场，这是适应速度最慢、最单一的行业之一，2019 年收入超过 1.25 万亿美元。2021 年，仅排名前十的制药公司预计就将创造超过 3 550 亿美元的收入。与此同时，目前将一种新药推向市场，成本需要超过 25 亿美元（有时高达 120 亿美元），时间需要 10 年以上，而且进入第一阶段临床试验的药物有 90% 永远不会到达患者手中。

但是现如今，医疗领域的药物正日益丰富。随着人工智能与从基因表达到血液检测等各个领域的海量数据集的融合，新型药物的研发成本将会降到原来的百分之一，研发速度提升 100 倍，目标也将更加精准。

据我所知，我和彼得投资的这一领域最热门的创业公司之一是 Insilico Medicine 药物研发公司，由其首席执行官亚历克斯·扎沃龙科夫博士创立并领导。2014 年，扎沃龙科夫开始思考他是否可以使用大量的数据集和人工智能来大幅加快药物研发过程。他听说了人工智能领域的一种新技术，即生成对抗网络（GANs）——通过使两个神经网络相互对抗（对抗性），系统可以从最小的指令开始，产生新的结果（生成性）。研究人员一直在使用生成对抗网络来做一些事情，比如设计新的物体，或创造独一无二的人脸模型，但扎沃龙科夫希望能将其应用到药理学上。他设想生成对抗网络可以让研究人员口头描述药物属性，“这种化合物应该在浓度为 Y 时抑制蛋白质 X，而且对人体的副作用最小”，然后人工智能可以从零开始构建分子。

为了把他的想法变成现实，扎沃龙科夫在马里兰州巴尔的摩市的约翰斯·霍普金斯大学校园里成立了 Insilico Medicine 药物研发公司，准备大干一番。他解释说：“我们花了 3 年时间努力工作，才开发出研究人员可以通过这种方式进行互动的系统。但我们成功了，这让我们得以重新设计药物研发过程，最终获得潜在药物靶标的爆炸式增长和更高效的测试过程。人工智能让我们用 50 人就能完成一家普通制药公司用 5 000 人才能完成的工作。”

这一结果将一度长达 10 年的战争变成了一场只有一个月的小规模冲突。例如，在 2018 年底，Insilico Medicine 药物研发公司在不到 46 天的时间内就制造出了新的分子，这不仅包括最初的研发，还包括药物的合成及其在计算机模拟中的实验验证。

现在，他们正在利用这个系统寻找治疗癌症、衰老、纤维化、帕金森病、阿尔茨海默病、肌萎缩侧索硬化、糖尿病和许多其他疾病的新药。同时，他们还处于使用人工智能在临床试验前预测结果的早期阶段。如果实验成功，这项技术将使研究人员能够从传统的测试过程中节省大量的时间和金钱。

但是，即使这些人工智能能力非同寻常，它们也可能无法与这 10 年来纳米技术和微型机器人领域的发展相媲美——它们能够进入我们的身体进行修复。

微型机器人和《神奇旅程》

1966 年获得奥斯卡奖的科幻电影《神奇旅程》讲述了一群潜艇船员的冒险故事，他们被缩小到用显微镜才能观察到的大小，然后被植入一位受伤的科学家的身体里，以修复他的大脑损伤。

60 年后的 2016 年，一家名为 Bionaut Labs 的初创公司在以色列成立，该公司将上述构想的一个版本转化为科学事实，制造并演示了比一粒米还小的遥控微型机器人，它们在人体中穿梭，将治疗药物送到精确的位置。

这一点为什么很重要？因为我们今天在医学上面临的许多问题在本质上都是局部的。以脑癌、肺癌或卵巢癌为例，遗憾的是，我们用化疗这样的方法来治疗这些局部癌症，结果会影响整个身体，造成严重的副作用。

Bionaut Labs 公司首先寻求用这些直径小于 1 毫米的微型机器人来彻底改变治疗中枢神经系统疾病的方法。这些名为 Bionauts 的微型机器人由定向磁力远程控制其有效载荷。例如，一旦进入靠近肿瘤的脑组织，Bionauts 就会被磁力触发释放其有效载荷，其准确性与外科医生的准确性不相上下，后者的标准偏差在 1 毫米范围内。

今天，Bionauts 能够以前所未有的精确度提供生物制剂和小分子治疗。未来几代的这种设备可以提供电刺激、热消融或放射性斑块来治疗其他疾病。在未来的日子里，随着这些微型机器人的体积逐渐缩小到纳米级，智能化程度进一步提升，它们可能会引领未来，正如 K. 埃里克·德雷克斯勒在其重要著作《创造的引擎：纳米技术的未来》（*Engines of Creation:The Coming Era of Nanotechnology*）中所描述的那样：届时，万能装配器（也就是可以一个原子一个原子地建造物体的微型机器）将被用作医疗机器人，帮助清理毛细血管，治疗癌症，以及修复任何损伤。

在近期内，Bionauts 将主要用于阿尔茨海默病、亨廷顿病和神经胶质瘤的早期诊断与治疗。这种微型机器人可以提供持续的监控，以阻止这些疾病和许多其他疾病的发展，这就是我和彼得通过 BOLD Capital Partners 投资这家公司的原因。

技术的加速加速度

现在你已经了解了计算、人工智能、传感器、网络和机器人的力量，这种力量将疾病治疗转变为预防保健。对大多数读者来说，实现逆转衰老或“长寿逃逸速度”的想法听起来像科幻小说。但我希望你能记住一点，它可能不会比我们在过去几十年里取得的其他非凡进步更疯狂，如智能汽车、FaceTime 视频通话软件上的全球免费视频通话，或者利用人工智能准确预测蛋白质折叠、运行谷歌地图导航、进行“深度造假”（deep fakes）以及科学诊断，也可能没有埃隆·马斯克和杰夫·贝佐斯要在未来 10 年带我们去火星和月球的计划疯狂。虽然我们的线性人类思维擅长做出短期预测，但我们大大低估了长期可以实现的目标。

当然，上述讨论的指数级技术并没有停滞不前，因为我们还没有达到人类科技的顶峰。我们的创新速度实际上正在加速。正如我前面提到的，唯一不变的是变化。

从 1950 年到 1960 年的 10 年进步与 2010 年到 2020 年的 10 年进步是不一样的，其中的原因是多方面的。第一个原因是上面讨论的计算能力的指数级增长，即摩尔定律。第二个原因是加速发展的各种技术的融合，比如人工智能和机器人技术，或者人工智能和基因治疗技术。第三个原因是三种具体力量的结合：节省时间、成本降低、资本充裕。让我们快速看一下这三种力量，分析一下它们为什么重要。

第一种力量是节省时间。创新需要时间和精力，需要研究人员或企业家将可用的时间集中在应对科学挑战上。在过去的几十年里，我们利用时间的方式发生了很大的变化，其中变化最大的可能是，我们可以利用谷歌立即得到任何问题的答案。相比之下，以前你需要开车去图书馆，希望能从出版的书中找到你需要的数据。此外，即时全球通信、网上购物（头天在网上找到并订购所需的产品，第二天就能送货）等也能节省时间。当然，由于 2020 年新冠病毒感染疫情的原因，人们已经接受利用 Zoom 等视频软件进行线上联系，不会再为了 1 小时的会议千里迢迢花一整天从洛杉矶飞到纽约。

所有这些都对创新速度产生了影响。随着节省下来的时间越来越多，发明家、企业家以及那些知名的车库动手达人，将有更多的时间去试验、失败、改进、再失败、再改进，最终取得成功。技术缩短了创新研发所需的时间，增加了创新者用于研发的时间。这是一种技术的加速加速度的力量，但它不是唯一的一种。

我们的第二种力量是技术与服务成本的降低。虽然初创公司和研究人员获得的资金越来越多，但每一美元的影响也在加速。这意味着，与 10 年前相比，同样多的研究投资现在可以做的事情更多。

关于这一点，恐怕没有比本书前面提到的 DNA 测序成本更好的例子了。这里再提醒你一下：人类基因组计划花了 13 年的时间对单个人类基因组进行测序，于 2003 年 4 月完成，耗资大约 30 亿美元。如今，Illumina 公司最新一代的测序仪能够在 1 小时内完成基因组测序，费用仅为 100 美元，换言之，速度提高了 87 600 倍，成本降低到三千万分之一。因此，如果你在基因组学领域工作，那么你的政府研究资助或最后一轮融资现在比以往任何时候都能发挥更大的作用，洞察力加速涌现，技术突破层出不穷。

其他数十个领域也经历了与基因测序类似的价格变化，比如访问云上的超级计算机，接近无限的、免费的数据存储，以及利用 Zoom 视频软件进行的免费全球视频会议，等等。除此之外，3D 打印、传感器、相机、加速度计等研究工具的尺寸缩小为原来的千分之一，价格降为原来的百万分之一。

我们的第三种力量，也是最后一种力量，是充裕的资本。没有什么比真金白银更能加速技术创新了，尤其是海量的现金。资金越多，人力资源、设备、试验就越多，也能承受更多失败，最终取得突破。

现在比以往任何时候都要“资本充裕”。正如《经济学人》指出的，企业在 2020 年（新冠病毒感染疫情期间）筹集的资金比人类历史上任何时候都多。或许这方面最好的例子就是风险投资的故事。风险投资是初创公司资金的传统来源，帮助诞生了许多家喻户晓的公司，比如苹果、谷歌、亚马逊和优步等。2020 年，美国风险投资公司向初创公司投资了 1 562 亿美元，相当于那一年每天投资约 4.28 亿美元。这一创纪录的投资总额高于 2019 年的 1 365 亿美元。而且，正如人们可能预期的那样，生物技术行业经历了巨大的年同比增长，从 2019 年的 172 亿美元投资增长到 2020 年的 998 笔交易共 274 亿美元的历史最高投资，这在很大程度上是受疫苗开发和新冠病毒治疗方面的医学突破推动的。

无论你怎么想，这个资本空前充裕的时代都在大规模加快创新速度，为各种疯狂的想法和“登月计划”提供资金。

海量资金投入

为了强调资本充裕这一点，也为了给你增加信心，让你相信我们可能在接下来的 10 年或 20 年达到长寿逃逸速度，这里有必要分享一些开创性的风险基金和政府项目的故事，这些基金和项目每年都在向该领域投入数十亿美元。许多风险基金，比如 BOLD Capital Partners（我自己的基金）、Prime Mover Labs、Khosla Ventures（我和托尼都是其投资者）、Section32、Kitty Hawk Ventures、Google Ventures、Founders Fund、Arch Ventures、Longevity Vision Fund、RA Capital、OrbiMed、LUX Capital 和 Hevolution Foundation 等等，每年在这一领域累计投入数十亿美元。

Longevity Vision Fund 的执行合伙人、《长寿的科学与技术》（*The Science and Technology of Growing Young*）一书的作者谢尔盖·扬说：“我的使命是为全世界带来负担得起的、可获得的医疗保健和长寿服务，从而对 10 亿人的生活产生积极影响。”

还有一只管理资金达 30 亿美元的基金，名为 Prime Mover Labs（PML），由戴金·斯洛斯运营，托尼·罗宾斯是该基金的合伙人之一。戴金说：“PML 投资于突破性的科学发明，这些发明可以改变数十亿人的生活。我们每年在长寿领域投入大约 2 亿美元，以延长人类家庭的寿命和质量。”

此外，还有 Khosla Ventures 风险投资公司和 OrbiMed 投资公司。前者管理着140亿美元的资金，而后者的190亿美元专门用于医疗保健。

推动这个领域向前发展的也不全是私人资金。拜登政府在这方面的做法值得肯定。他们仿照美国国防部高级研究计划署（ARPA），提出成立 65 亿美元的高级健康研究计划局（ARPA-H）。ARPA 在 20 世纪 60 年代建立了美国阿帕网，即今天全球互联网的前身。根据该计划，ARPA-H 将致力于为阿尔茨海默病、癌症和糖尿病等疾病提供突破性的治疗方法。

也许抗衰老领域中最杰出（也是最新）的参与者之一就是 Hevolution 基金会，这是一家总部设在沙特阿拉伯利雅得的非营利性组织，是由沙特阿拉伯王国和阿拉伯联合酋长国的领军人物合作成立的，其初始预算允许它们每年至少投入 10 亿美元，以实现其“延长健康寿命，造福全人类”的愿景。

为了管理好该基金会，领导层聘请了该领域一位才华横溢、富有远见的资深专家——医学博士马哈茂德·汗担任其首席执行官。马哈茂德曾担任百事可乐前副董事长兼首席科技官、武田制药公司全球研发总裁，最近还担任生命生物科学公司（大卫·辛克莱旗下公司之一）的首席执行官，是长寿领域的一位重量级人物。

马哈茂德说：“无论年龄、地域或经济条件如何，每个人都有权活得健康幸福。我们将衰老视为人类最大的机遇，希望推动科学在健康寿命方面取得重大突破。为了实现这一目标，Hevolution 基金会将资助科学研究，加速研发对抗衰老的疗法，并将投资与该研究相关的公司。”

无论如何，海量资本正在加速健康寿命和逆转衰老技术的发展。虽然一些人认为，在生命的最后几年里身体健康、不受痛苦折磨是件好事，但也有一些人担心地球上人口增多的后果，担心“人口过剩的幽灵”。

寿命的延长会导致地球人口过剩吗？

在接下来的二三十年里，地球将面临大规模的人口崩溃……

文明可能在呜咽声中毁灭。

——埃隆·马斯克

太空探索技术公司和特斯拉公司创始人

20 世纪 80 年代，保罗·埃尔利希出版了一本名为《人口炸弹》的书，引发了全世界对人口过剩的担忧。作者说，太多人挤在太狭小的空间里，将消耗太多的地球资源。除非人口减少，否则我们所有人都将面临"垂死星球"上的"大规模饥荒"。联合国最初估计，到 2100 年，世界人口达到顶峰，高达 109 亿。

直到今天，每当我公开谈论长寿和逆转衰老时，许多人都会表达他们对人口过剩的担忧。但过去几十年的数据描绘了一幅截然不同的画面：到 21 世纪末，很可能会出现人口不足的社会问题。

2021 年，世界上最负盛名的医学期刊《柳叶刀》质疑了联合国人口统计学家的预测，他们预测全球人口将在 2064 年达到峰值 97 亿，到 2100 年下降到 88 亿。

这比 40 年前的预测少了 20 多亿人。

事实证明，全球生活水平的提高和生育率的下降产生的结果与人们的预期刚好相反，我们很可能会因为人口不足而陷入危机。总体而言，人口越少意味着工作的人越少，人口将趋向老龄化，给年轻的劳动人口带来更沉重的负担。

总生育率是人口学家用来衡量出生数量的一个指标。人口更替率，也就是每一代家庭的平均子女数量，大约为 2.1。

下面的图表讲述了一个迷人而充满希望的故事。70 年前，全球平均生育率为 5.05。当时的一些国家，如卢旺达、肯尼亚和菲律宾，生育率高于

7。中国的生育率略高于 6，而印度略低于 6。世界上只有一个国家的生育率低于 2，那就是欧洲的卢森堡。相比之下，美国 1950 年的总生育率为 3.03。

但自那以后，情况发生了很大变化。今天，世界上大约 80% 的人口生活在生育率低于 3 的国家。截至 2020 年，全球平均生育率下降了一半以上，降至 2.44。目前，一些国家的生育率明显低于更替水平，美国为 1.77，伊朗和泰国等国的妇女平均只生育 1.6 个孩子。

是什么导致了这种前所未有的衰退？简言之，主要有三个原因：妇女赋权、儿童死亡率下降和儿童养育成本上升。

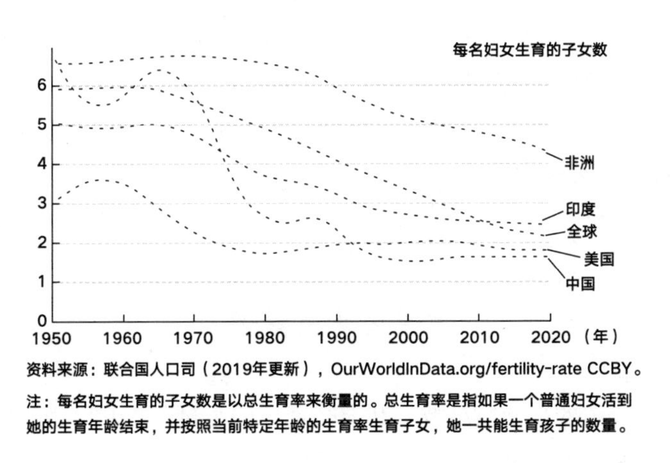

资料来源：联合国人口司（2019年更新），OurWorldInData.org/fertility-rate CCBY。

注：每名妇女生育的子女数是以总生育率来衡量的。总生育率是指如果一个普通妇女活到她的生育年龄结束，并按照当前特定年龄的生育率生育子女，她一共能生育孩子的数量。

全球新冠病毒感染疫情似乎加速了这一人口不足的趋势。从历史上看，通常灾难发生 9 个月后出生的婴儿数量激增，一些人想知道是否会出现新冠病毒感染婴儿潮。

但实际情况要复杂得多。

许多人现在对自己的财务安全更不确定。疫情期间的儿童保育工作一直比较困难，因为父母与大家庭的联系遭到阻隔，而大家庭原本是养育新生儿的重要支持。

数据反映出这些趋势。诊所报告说，要求开节育处方的人越来越多。此次疫情改变了人们对孩子的看法，甚至可能比我们想象的更早地让世界接近人口不足的局面。

早在 2021 年 4 月，当我为 1 亿美元的 XPRIZE 碳减排项目的启动采访埃隆·马斯克时，我询问他对人口问题的担忧。马斯克摇摇头说："在接下来的二三十年里，地球将面临大规模的人口崩溃……文明可能在呜咽声中毁灭。"

因此，我们比以往任何时候都更需要提高生育能力，延长健康寿命。如果无法延长健康寿命和生育窗口期，我们很可能会面临劳动力严重短缺的问题。因此，健康长寿不仅能让我们有更多的时间与所爱的人在一起，实现我们的人生梦想，而且可以为社会带来巨大的经济价值。

2021 年，来自哈佛大学、牛津大学和伦敦商学院的研究人员已经证明了延长健康寿命能够创造出多大的经济价值。

仅仅将老龄化延缓 1 年，就能为全球经济贡献超过 38 万亿美元。

这仅仅是 1 年。不妨想象一下将健康寿命延长 10~20 年所带来的经济效益和社会价值。

长生不老的梦想

这里介绍的是指数级技术和充裕资本的力量，将其应用于健康和长寿之后，这套工具可以让许多阅读本书的人实现长寿逃逸速度的目标——如果他们愿意。

你能活多久？120 岁是不是意味着坐在轮椅上流口水？这 10 年或下一个 10 年可能发生什么？

在这一章的结尾，我将重点介绍两位朋友的研究和预测工作。你之前在书中已经见过这两位了，他们是哈佛医学院的衰老生物学与健康科学专家乔治·丘奇博士和大卫·辛克莱博士。

2020 年 12 月，辛克莱博士主笔，在《自然》杂志发表了一篇里程碑式的论文，并登上杂志封面。这篇文章的标题是《时光倒流：重新编程视网膜细胞可以逆转与年龄相关的视力下降》。

辛克莱博士对这篇已发表的论文的重要性是这样总结的："这篇论文的主要观点是，我们发现在我们可以访问的细胞中有一种年轻信息的备份，它使我们能够重新启动细胞，即使是在活体动物中。在《自然》杂志的那篇论文中，我们发现，我们可以重新启动小鼠眼睛的细胞，使它们恢复活力，让时光倒流。小鼠的视觉系统不只是看起来更年轻，而是确实变得更年轻了。事实上，这个年轻信息的备份给了我很大的希望，我觉得我们也可以在其他器官和组织中进行这种操作。”

“在过去的 5 年里，这个领域已经取得了长足的进步，我们现在可以公开谈论逆转衰老的想法。现在这是最热门的研究课题之一，全世界数百个实验室都在研究这一课题。这是一场全球淘金热，人们都想看看我们可以对哪些组织和器官进行表观遗传重组，使它们更年轻。”

当被问及逆转衰老如何在人类身上起作用时，辛克莱描述了这样一个场景：有人在 60 岁左右的时候，使用 4 种山中因子中的 3 种进行治疗，以表观遗传方式重新编程他们的身体。（山中伸弥博士因明确了 4 种能够产生诱导多能干细胞的因子的用途而获得 2012 年诺贝尔生理学或医学奖。）经过治疗之后，从皮肤到大脑和肝脏，他们的一切都将恢复活力，将生物学年龄逆转几十年。然后，当你在几十年后“变老”时，再接受一次恢复活力的治疗，并不断地重置身体系统。辛克莱继续说：“我们不知道我们可以重置一个人的年龄多少次，但如果不能多次重置，我会感到惊讶。”

当被问及时间表时，辛克莱博士回答说：“我希望我们能在未来两到三年内完成概念验证。如果进展顺利，我们将在美国食品药品监督管理局允许的范围内尽快行动。”

辛克莱博士和他的同事正在研究什么组织的重新编程？他迅速地列出一份清单：“肝脏、脾脏、肌肉、肾脏、听力系统、大脑。我的一位同事对小鼠的海马进行了重新编程，结果这些小鼠恢复了记忆。”

本章和本书前面提到的另一位逆转衰老领域伟大的思想家是多产科学家和企业家乔治 · 丘奇博士。他的研究和预测工作，以及辛克莱博士的贡献，让我对未来几十年的发展心怀敬畏且充满乐观。

丘奇说：“逆转衰老研究的策略是测试单一治疗方法对各种疾病的疗效，这些疾病除了碰巧是同一物种的衰老疾病，没有任何共同之处。如果一种单一的治疗方法可以逆转多种与年龄有关的疾病，你就有了一种逆转衰老的方法。这正是博士后研究员诺厄·戴维森在小鼠身上所证明的。”

我们在第十七章讨论过，戴维森博士和丘奇博士共同创办了 Rejuvenate Bio 公司，旨在治疗 6 种不同的犬类衰老疾病。丘奇说：“早期结果非常积极，我们希望在未来几年内批准这些用于狗的逆转衰老治疗。如果一切顺利，我们将在未来几年开始人体临床试验。”

当被问及根据目前逆转衰老科学的发展状况，人类能活多久时，丘奇博士回答说：“我认为没有上限，我认为问题在于，我们能多快到达那里。一切都指向这样一个事实，即指数级技术增长在生物学中尤其有效，而生物学现在是一门信息科学。今天活着的一些人很可能看不到人类年龄的上限。今天我们中的一些人很可能会看到 150 岁或 200 岁（的年龄），到那时，我们的技术将非常先进，肯定会继续向前发展。”

25 年前，我的太空飞行梦想似乎进展得十分缓慢，不过当时 1 000 万美元为飞行而设的安萨里 XPRIZE 推动了我们现在才有的私人太空飞行产业的发展。出于同样的目的，为了稳步发展，并希望尽快加速逆转衰老领域的发展，今天我与顶尖科学家（包括大卫·辛克莱，乔治·丘奇和谢尔盖·扬）合作，设计并资助 1 亿美元的逆转衰老大奖 Age Reversal XPRIZE（迄今为止已投入 5 500 万美元）。我们的目标是激励尽可能多的团队证明所需的技术，使我们每个人的寿命至少延长 25%。

这就是目前的状况。将来，CRISPR、基因疗法、干细胞、替代器官、人工智能和许多其他指数级技术都有可能延长现在社会所认为的典型人类健康寿命。我们能活到摩西的 120 岁吗？似乎有可能。但能否活到亚当的 930 岁、玛士撒拉的 969 岁呢？假如科学成功实现长寿逃逸速度，阅读本书的很多人就有可能看到那一天的到来。

就我个人而言，我正在尽我所能保持活力和健康，以迎接未来几十年即将到来的指数级变化。其中至少包含了前面章节所有的建议，内容涉及饮食、锻炼、睡眠、补充剂以及上传年度诊断报告等。但也许你能做的最重要的事情就是养成长寿的心态——生活得更充实、更有激情、更有目标。没有人能比托尼·罗宾斯更好地引导我们了解心态和决定的力量，以及如何创造卓越的生活品质了。

24
心态创造卓越生活

纵使身处无边黑暗，我们也必须心向光明。

——斯坦利·库布里克

美国传奇电影制作人

如果你一直坚持读到这里，那就恭喜你了，因为现在你已经掌握了大致情况：再生医学令人兴奋的曙光正引领我们走向更健康、更有活力的生活；有关健康寿命革命的洞察力和突破正在改变医学的方方面面，从 3D 替代器官到用我们自己的改良细胞战胜癌症的活性药物；CRISPR 和基因疗法让我们能够重新设计我们身体的功能；我们每天都在接近答案，很快就能弄清楚为什么我们会变老，以及我们如何能很快让“时光倒流”。

但仍有一些关键问题需要回答：我们如何充分利用延长后的健康寿命？更长久、更有活力的存在本身就是目的吗？最重要的是，我们如何找到满足感？

答案很简单：岁数并不是最重要的。让我们回到本书开篇时的梵蒂冈会议。在关于长寿的一次讨论会上，彼得·戴曼迪斯问观众：“如果可以，你们当中有多少人希望活到 120 岁？”结果他对现场观众的反应感到很惊讶。从当时举手的情况来看，大约 2/3 的人不想活到 120 岁，而这些人正是从事人类年轻化行业的人！

为什么人们缺乏热情？我想这是因为我认识的大多数人都喜欢长寿的想法，但轮到自己时，我们想要的不仅仅是生命的长度，我们寻求的是卓越的生活品质。毫无疑问，其中健康是基础。人们可能身体健康，但是仍然无法实现他们渴望的生活质量。这是为什么？因为他们没有把握好自己的心态。他们还没有学会如何充分利用他们在地球上的时间，在这种情况下无论活多久都没用。此次漫长而神奇的阅读之旅即将结束，在本书的最后这部分，让我们一起看一个关于健康、疗愈和活力的工具，它也是所有工具中最强大的。

没错，这个工具就是你的心态！

假如你现在就要死了，假如死神就在你家门口，如果可能你肯定会与之周旋，对吧？比如，你成功地争取到了多活一个星期，那么你会如何度过这一个星期？你会一味地哭哭啼啼、担心、抱怨、后悔吗？你会因为一些令人失望的陈年往事而感到沮丧和愤怒吗？你会在痛苦中走向人生终点吗？

还是说，你会选择带着爱和欢笑离开这个世界？你会把这最后的时光花在你爱的朋友和家人身上——给予、回忆、分享你最真诚、最亲密的情感？你会努力从自己所剩的每一分钟里挤出全部的快乐吗？

不管如何选择，都由你来决定。我们无法预测我们还能活多久，但我们完全可以控制余生所求。这就是本书最后两章的主题——心态的力量以及如何实现理想心态。

安慰剂的力量

大脑很强大，你比你认为的更有控制力。

——斯科特·刘易斯

正念治疗师

这里有一个关于心态的有趣而典型的例子：安慰剂效应。什么是安慰剂？安慰剂是无害的“药物”或用于测试治疗效果的程序。但如果你认为安慰剂没有真正的作用，你就错了。

许多人都听说过这种情况：处于癌症 3 期或 4 期的患者病情突然自

行缓解，癌症消失得无影无踪。你还记得金妮——我前女友的母亲，那个只剩下 9 个星期生命的女人吗？ 40 多年后，她依然健在。有些人认为这些看似神奇的现象是祈祷灵验了，也有一些人认为是饮食的改变带来了截然不同的结果。但有两件事我们可以肯定：

- 传统医学无法解释到底发生了什么。
- 大脑中蕴含着治愈身体的力量。

安慰剂等同甚至超越真实药物作用的例子不胜枚举。通过调动大脑额叶，安慰剂可以对疼痛、药物副作用甚至退行性疾病产生巨大的作用。让我们快速回顾一下这一惊人现象的历史，让你看看大脑到底有多强大。

- 安慰剂效应是在第二次世界大战期间由一位叫亨利·比彻的麻醉师发现的，当时他在德军轰炸中用完了吗啡。[1] 为了减轻一名士兵的疼痛，比彻的护士在急切中给伤兵注射了一针盐水，却告诉对方给他注射的是强力止痛药。让比彻感到震惊的是，盐水减轻了士兵的痛苦，使他免于休克。战后，比彻回到哈佛医学院，他率先对新药进行了“对照”临床研究，其中一些受试者会在不知不觉中服用安慰剂。通过减去安慰剂对照组的改善情况，研究人员可以确定某种药物是否真的有效。
- 哈佛医学院的一项偏头痛研究发现，安慰剂几乎和实际药物一样有效。更令人震惊的是，在这项研究中，科学家清楚地将安慰剂进行了公开标记，也就是说患者知道他们没有得到药物治疗！[2] 正如首席研究员指出的那样：“安慰剂效应不仅仅是引发积极思考……还能在大脑和身体之间建立更强的联系，使其协同工作。”[3]
- 并非所有的安慰剂都是一样的。“干预”越大，影响就越大。

安慰剂的“剂量”越高，也就是药片越大，效果就越好。[4] 安慰剂效应可以通过安慰剂的外在性质来增强或减弱：一般来说，服用的安慰剂数量越多，效果越好；胶囊比药片的效果更好；注射比胶囊的效果更好。[5] 一个更有力的例子是所谓的安慰剂“假”手术。这意味着患者被麻醉，然后被切开，但没有进行修复手术。然而，患者却相信自己做了手术。[6]

- 在哈佛大学的一项研究中，100 名医学院学生被招募来测试两种药物：一种是“超级兴奋剂”红色药丸，一种是“超级镇静剂”蓝色药丸。在学生们不知情的情况下，实验人员有意调换了药物——红色药丸实际上是一种巴比妥酸盐，蓝色药丸是苯丙胺。即便如此，那些服用了“超级兴奋剂”的受试者也因为他们的期望而感觉受到刺激，而那些服用了“超级镇静剂”的受试者则感到很疲劳。[7] 这就是大脑的力量！受试者的期望实际上压倒了药物的作用，逆转了药物的影响，产生的效果与药物通常产生的效果完全相反。
- 我敢打赌，下面这个例子会让你大吃一惊：休斯敦退役军人医学中心的一项试验招募了 180 名患有严重骨关节炎的受试者。其中 2/3 的患者接受了关节镜下的膝关节手术，另外 60 人接受的是假的“安慰剂手术”。两组患者都进行了相同的术前准备，并且整夜护理他们的护士并不知道谁真正做过手术。结果怎么样呢？进行安慰剂手术的患者报告的疼痛减轻和功能改善与真正接受手术的患者一样多。一年后，安慰剂组在走路和爬楼梯方面比手术组表现更好。[8] 实验结果令人如此震惊，于是美国退役军人事务部责令医生停止做此类手术。[9]

其实，不一定非要服用糖丸才能达到这种效果。只需要改变你的观点就可以延长你的寿命！根据俄亥俄州的一项研究，对衰老持积极态度的中年人比持消极态度的人平均多活 7 年。[10] 耶鲁大学的一项研究发现，积极关注老龄化的老年人从致残健康问题中完全康复的可能性高出 44%。[11]

在一项关于身心联系的开创性研究中，我的朋友、哈佛大学心理学教授埃伦·兰格博士，带着一群上了年纪的男人去新英格兰一处偏僻的休养所，但在这期间要了点儿小手段：酒店进行了改造，恢复到 20 年前的样子，包括杂志、电视节目、电影等所有可见的线索。埃伦要求受试者要表现得好像他们真的穿越到了过去。[12] 当他们讨论 20 年前的"当前"事件时，他们用的是现在时态。（如果谁使用过去时态，谁就会被罚学跳埃米纳姆的舞蹈。）在为期 5 天的"逆时针"实验结束时，这些人在记忆力、听力、视力、握力、关节灵活性和姿势方面都有明显改善，关节炎也减轻了许多。根据实验前后照片的对比，他们甚至看起来更年轻了。[13]

事实证明，关于衰老的文化刻板印象，无论是好是坏，都会成为自我概念和自我实现的预言。积极的态度可以预防痴呆，即使是在有高危 ApoE4 基因的人群中也是如此。[14] 这些研究的共同线索是什么？积极的心态可以逆转衰老进程！还记得那句话吧：你觉得自己年轻，你就年轻！科学告诉我们这是真的！

想要更多的证据吗？在埃伦教授最近的一项研究中，一组酒店房间清洁工被告知，他们的日常工作符合美国卫生局关于积极生活方式的要求，而对照组没有得到这一信息。4 周后，第一组的收缩压、BMI 和体脂率都降低了，而对照组没有任何改善。[15] 正如埃伦教授写的那样："很明显，心态对健康有很大的影响。"[16]

现在你已经知道，你的大脑可以模拟手术或药物，或者能让你感觉年轻 10 岁，接下来就是要控制大脑思维，但很少有人能做到这一点。问题就出在这里：没有目标的头脑往往会产生恐惧。不幸的是，我们在新冠病毒感染疫情期间看到了这种现象。根据美国疾病控制与预防中心的数据，新冠病毒感染患者的第二大死亡风险因素（仅次于肥胖），是"与焦虑和恐惧相关的疾病"。[17] 对新冠病毒感染患者来说，恐惧比严重糖尿病、慢性肾病、慢性阻塞性肺疾病或心脏病更致命。[18] 这听起来很疯狂，对不对？但美国疾病控制与预防中心证明这是真的。

我们已经注意到，我们的大脑经过 200 万年的进化，早已学会"要么战斗，要么逃跑"，这样才能保护我们不受剑齿虎的伤害。剑齿虎早已不在了，但我们的大脑仍然会过分渲染每一次“危机”：它担心别人对我们的看法；或者担心我们没有足够的钱财；它把人生路上的小颠簸当成了生死攸关的大事。但事实上，我们不需要配合这样的模式，我们可以在这头恐惧怪兽长大并摧毁我们的生活、家庭和社会之前将其干掉。

我们的身体是药剂师，我们可以把期望转化为药物。

——诺曼·卡曾斯

美国作家，记者，教授

我们已经知道，思维可以使我们健康，但它们也可以使我们生病。不仅如此，它们还能产生恐惧的传染效应。神经免疫学是研究神经系统和免疫系统如何相互作用的科学，该领域最早的一位英雄人物是加州大学洛杉矶分校的教授和畅销书作家诺曼·卡曾斯。他被诊断出患有一种罕见的自身免疫性炎症性关节炎，名为“强直性脊柱炎”。这种病到了晚期，会导致脊柱完全融合，让人极度衰弱和痛苦。

卡曾斯没有坐在家里苦熬苦等，而是决定用欢笑来治愈自己，不让诊断结果限制自己积极乐观的生活。他发现，只要开怀大笑 10 分钟，他就能从痛苦中解脱 2~3 个小时。为了减轻疼痛、睡个好觉，卡曾斯会尽可能多地观看喜剧电影，而不是一味地吃药。许多年后，医生发现他的关节炎已经停止发展，没有进一步恶化。他们对这一结果感到困惑，认为当年卡曾斯一定是被误诊了，病情已经自行好转了。然而，卡曾斯知道真正起作用的是什么。

这是心理神经免疫学（PNI）领域最著名的病例之一。心理神经免疫学研究的是我们的思维（心理）如何改变我们的大脑（神经），进而影响我们的免疫系统。卡曾斯的生活和工作意义重大，现在加州大学洛杉矶分校设立了诺曼·卡曾斯心理神经免疫学中心。

我在 20 岁出头的时候，有幸见到了诺曼·卡曾斯。他参加了我的一次活动，甚至在现场还健步如飞！在我早期的一次 PowerTalks 访谈中，他分享了思维是如何让我们健康或生病的（这一点同美国疾病控制与预防中心的发现是一致的）。他讲述了自己的著作《一种病症的剖析》中的一个故事，强调心态的力量。在洛杉矶的一场橄榄球比赛中，有几个人病倒了，出现了食物中毒的症状。经过核实，给他们看病的医生发现这几个人都从看台旁两个自动售货机中的一台买了可口可乐。这名医生不禁猜想，是可口可乐中的糖浆被污染了，还是机器的铜管被腐蚀了？但在查明原因之前，他不希望其他人感染这种疾病。于是医生通过公共广播系统描述了患者的症状，并警告现场所有人不要再喝可口可乐了。

结果，没过几分钟，整个橄榄球球场变成了呕吐的海洋，包括许多没有去那两台机器买可口可乐的人也吐了。5 辆救护车穿梭不停，把人们都送到了附近的医院。那天晚些时候，他们发现自动售货机的可口可乐里没有有毒物质。医院里的人们一听到这个消息，立马就不吐了。此次事件不能怪这些人，他们没有任何问题。卡曾斯称这种现象为“集体诱导催眠”——一种完全由人的心理引起的急性生理反应。

毫无疑问，恐惧会导致呼吸急促，体温上升，甚至呕吐。所以，无论你是在应对新冠病毒感染、流感，还是去医院接受治疗，心态都是至关重要的。由于我们生活在一个恐惧已成为文化标准的世界中，我们应该不惜一切代价避免风险，因此大多数人让恐惧占据了他们的生活。但现实是，生活充满风险，甚至风险极大，但没人能够摆脱！因此，我们必须学会引导和控制自己的心态。一旦你能够控制好自己的心态，你就不仅会让自己更健康，也会让自己更快乐，这将彻底改变你的生活质量。

情感家园和三个决定

我不想被自己的情绪左右。我想利用它们，享受它们，支配它们。

——奥斯卡·王尔德

19 世纪爱尔兰诗人，剧作家

不知你注意到没有，世界上有些地方的人，包括美国在内，他们居住的地区很有可能每隔三四年就被飓风或龙卷风摧毁一次。每当你在电视上看到这种情况，看着他们收拾残垣断壁、重建家园时，你都会感受到他们的痛苦，然后这种情况再次发生！接二连三！当你看到这一幕的时候，尽管内心同情他们，但你可能会问自己：为什么那些人不搬家？为什么？因为那里就是他们的家，是他们从小就熟悉的家。他们不想离开熟悉的环境，即使那里即将发生一场灾难。

比这略差一点儿的是，我们都有自己的情感家园。无论身处顺境还是逆境，我们都一直愿意回到那里。外部环境可能是积极的，也可能是消极的，但我们会利用情感家园到达我们最熟悉的情感境界。有一件最重要的事你要记住：你的生活质量取决于你习惯性情绪的质量。你的情感状态决定了你的生活品质。

如果你有三个漂亮的孩子和一个非常爱你的伴侣，但你总是担心和焦虑，那么你的生活会变得焦虑不安。如果你在工作中取得了巨大的成功，却总是缺乏信心，没有成就感，你的生活就会缺乏安全感。再比如，如果你有 10 亿美元，却总是感到沮丧和愤怒，你的生活就算不得富裕，而是十分贫穷，充满了沮丧和愤怒。作为一个经历过童年虐待的人，我知道负面情绪是如何成为一个人的习惯的。如果没有意识到这些习惯，我们就会创造一个环境，引导我们回到自己已经习惯的情绪中去。没人想过悲伤的生活，但对很多人来说，悲伤是他们的习惯状态。你的情绪模式像影子一样跟随着你……直到你有意识地主动与之划清界限，并彻底改变。

有一天，在夏威夷，我在一个为期 10 天的团体活动（我以前经常称其为“掌控生活”）中清楚地认识到了情感家园的力量。参加活动的人来自世界各地，光语言翻译就有 6 种。我们聘请加拿大太阳剧团的设计师设计开幕式，开幕式做得活力四射、精彩纷呈，其中有欢快的鼓乐表演、漫天飞舞的五彩纸屑和令人难以置信的高能场面。就在群情沸腾的第一个晚上，我从礼堂后面 40 英尺高的天花板上利用滑索瞬间穿过人群。我排练了整整一周，但当我降落到舞台上时，现场的人们陷入狂热，我通过耳麦示意大家安静。那一刻，我的灵魂控制了我的大脑，不禁脱口而出："活着！人们什么时候真正开始活着？"我停顿了一下，继续说："当他们面对死亡的时候。"

我本来不打算说此类话题，但停顿了很长一段时间后，我问道："如果你知道这是你生命中的最后一周，并且无法离开这个岛，你会怎么生活？你会放弃什么？你会做什么？你会给谁打电话？你会发自肺腑地与他们分享什么？剩下这些天你会怎么度过？你会感谢谁？你会原谅谁？你会向谁表达你的爱？你会花费多少精力从你剩下的每一刻中挤出所有的快乐？"

那天晚上，我们在午夜时分才结束活动。等我回到房间时，已经是夏威夷当地时间凌晨两点半了。半小时后，就在我刚要睡着时，电话铃响了，我接起电话，听到对方说："快打开电视！一架飞机刚刚撞上了世贸中心的双子塔。"

我打开电视，调到美国有线电视新闻网频道，看到了 2001 年所有活着的人都记得的那一幕。我知道参加此次活动的来宾有 40 多人在世贸中心工作，那里有他们的朋友和同事。于是我给我的团队打了电话，商议好第二天早上在得到更多消息之后，帮助这 40 多人化解危机。之后我试着接着睡觉，却又接到一个电话。这次打来电话的人说："肯定是恐怖袭击，又有一架飞机撞上了另一座塔。"从那一刻起，我的眼睛再没离开电视屏幕，满脸惊恐地看着南塔倒塌。我知道目睹这些画面的人都不会忘记当时的情形。

北塔倒塌时，大约是夏威夷时间的凌晨四点半。我能听到人们的哭喊和尖叫声，还有我房间外传来的争吵声。参加此次活动的有数千人，他们来自各行各业，来自 30 多个国家，涉及世界上所有的宗教——可以肯定的是，他们对这一极端情况的反应非常不同。当我大着胆子来到走廊与人们交流时，我目睹了人类的所有情感。有些人害怕得浑身发抖，也有人愤怒得几乎说不出话来。信不信由你，还有的人在庆祝。我知道那天我需要把所有人团结起来，在完全疯狂的情况下，为了更大的利益而团结一致。具有讽刺意味的是，那天课程的主题本该是"情感掌控"。我怎样才能利用这个机会向在这场可怕的悲剧中丧生的人们表达悲痛之情，同时也为我们如何为他人服务创造一种平衡？

在同你分享我的做法之前，让我先花点儿时间与你分享我 11 岁那年住在加州的那段时光。那是一段极其痛苦的经历，但它也让我踏上了寻找答案的道路，最终让我能够在“9・11”恐怖袭击事件这一关键的日子里帮助身处夏威夷的这些思想各异的听众……

那天是感恩节，我 11 岁，和我第四个父亲在一起。他失去了工作，我们家一贫如洗，节日晚餐我们只吃了咸饼干和黄油。母亲和父亲吵了起来，互相伤害，说了些永远无法收回的话。我的弟弟妹妹哭作一团，我试图保护他们，免受父母恶斗的波及。

就在此时传来了敲门声。在一片混乱中，我打开房门，发现一个高个子陌生人站在我面前，手里提着两大袋食品杂货，身边的地上甚至还放了一只冻火鸡和一只空锅。那人问：“你爸爸在家吗？”我说：“等一下。”我高兴极了，立马跑回去告诉父亲：“门口有人找你！”父亲说：“你自己去开门招呼就行了。”我说：“我开门了，爸爸，但他想和你谈谈。”我很激动，屏住呼吸，想看看父亲会多么高兴。但当打开门看到那些食品时，他勃然大怒，高声嚷道：“我们不接受施舍！”说完试图把门关上。但那个人拎着杂货袋，身体靠前，用脚把门弹开了。当父亲想再次关门时，那人身体又向前靠了靠，说道：“先生，这不是施舍。有人知道您家日子不好过，他们想让您家过一个美好的感恩节。我只是个送货的。”我父亲看起来想给那人一拳。他一把抓过食品袋子，扔到地板上，然后气冲冲地走了。

那件事成了我人生的转折点。为什么？因为它促使我思考这样一个问题：为什么我父亲不高兴？我非常感激那份意外的礼物，可他为什么不感激呢？我很困惑，也很难过。我花了很长时间才弄明白。多年以后，我意识到我们的生活由三个决定掌控。就在你读这个故事的时候，你正在做这些决定。我们关于如何做出这些决定的选择决定了我们的生活质量。我们做的第一个决定是……

第一个决定：我要关注什么？

无论你关注什么，不管它是真的还是假的，你都会感觉到，因为关注等于感觉。如果你关注最坏的情况，你会感到害怕和紧张；如果你关注最好的情况，你会感到自信。再说一遍，真假与否并不重要。我们关注的东西让我们产生感觉。我知道我父亲那天一心想的是什么，因为他一直在发牢骚，说我们不接受施舍，说我们没有吃的不是他的错。他很生气，但最重要的是，他很伤心。很显然，他真正在乎的是他辜负了他的家人。当他专注于此时，他对自己和自己的生活感到越来越愤怒。

但当时我的感觉不一样，因为我的关注点完全不同：*我们终于有吃的了！太棒了！太令人惊讶了！*记住，如果你关注最坏的情况，你就会感觉最糟。如果你总是想着别人如何利用你，你就会感到痛苦和怨恨，不管到底发生了什么。记住，关注点在哪里，能量就在哪里。有些人总是关注问题，结果目光所及皆是问题。但如果你关注的是成绩，那么目光所及皆是成绩！

第二个决定：这意味着什么？

一旦我们把注意力集中在某件事上，我们的大脑就不得不做出另一个决定，那就是：这意味着什么？这一选择直接决定生活质量。因为一旦我们的大脑专注于某件事，我们就会赋予它意义。这种意义无论是积极的还是消极的，都会从根本上影响我们的生活。例如，当你生活中出现重大问题时，只有你可以决定赋予它什么具体意义：上帝是在惩罚我还是在锻炼我？还是说这个问题是上帝赐予我的礼物，目的是让我成长？

在与他人的互动过程中，你可能会问自己：这个人是在侮辱我，指点我，还是关爱我？你选择的意义将从根本上改变你的感觉和你的决定。不妨这样想，如果你认为一段关系即将结束，而不是开始，结果会怎样？你会有不同的反应吗？那是肯定的！如果你认为与伴侣的关系即将结束，你对待伴侣的方式肯定就会不同！

还有最重要的一点你要记住：如果我们能掌控自我，我们就是自己意义的创造者。否则，我们只能让外部世界告诉我们什么是好，什么是坏，什么是可怕，什么是恐怖，而这通常不是那种积极的意义，对吧？归根结底，我们的生活由我们关注的事物和我们赋予它们的意义所掌控。事实上，意义等同于情绪，而情绪等同于生活质量。或者让我换一种说法，我们体验的不是生活，你和我体验的是我们所关注的事物以及我们赋予它们的意义，所以一定要谨慎选择。

第三个决定：我要做什么？

我们每时每刻都在做前两个决定：我要关注什么？这意味着什么？再说一次，意义创造情绪，而我们的情绪决定了第三个也是最重要的决定：我要做什么？这是决定你生活成败的选择，要么积极采取行动，要么逆来顺受。但请记住，行动不会凭空发生，而是由前两个决定（关注和意义）决定的。脱离意义的情绪强烈地影响着我们采取的行动。如果一个人对工作中的某件事感到愤怒，而另一个人却因同一件事受到鼓舞，你认为他们会以同样还是不同的方式做出反应？当遭遇极度失望时，有人会感到沮丧气馁，但有人会奋起抗争，改变现状。我们都知道，这两种人在生活中取得的成就肯定截然不同。所以，这些是我们每时每刻都在做的决定。问题是，大多数人都是无意识地做出这些决定的。因此，我们的生活失败或成功，取决于我们在这方面养成什么样的习惯。

多年以后，我意识到我和父亲对当年加州的那个感恩节有着截然不同的感受。我父亲关注的是他没有照顾好他的家庭。他从这种关注中得到的意义是，他这个人毫无价值。我怎么知道他是这样想的？因为他一遍又一遍地小声说了出来。最后，他做出决定并付诸行动，此后不久，他离开了我们的家庭。那是我一生中最痛苦的经历之一。我爱他，就像他是我的生身父亲一样。

当时我关注的是有人给我们带来了食物。之前我父亲总是说，没有人会关心别人。从我们住的地方和镇上的贫民区来看，他说得没错，情况的确如此。但那天的经历彻底改变了我的那种观念。因为有个陌生人主动帮助我们一家，并且做好事不留名。那次经历改变了我的一生。为什么？因为它让我心中产生了一种非常不同的意义，这可能是我此时此刻为你写作的原因之一。我想到了陌生人之间相互关心的意义，如果有陌生人关心我和我的家人，那么我也应该关心陌生人。我当时立即做了一个决定：有朝一日我会为另一个家庭做同样的事，找到我的回报方式。这让我的整个人生轨迹都改变了。

所以你看，改变我人生的并不是经历本身，而是我理解它的方式。我本可以只接受食物，或者期待再有其他人帮助我们，或者只是感激对方，再无其他行动。但我没有这样做，我决定把这种关爱传递下去。所以，当我 17 岁的时候，我打电话给附近一家教堂。当时，从工作或经济上来讲，我不算很成功，但凭着积攒下来的一点点积蓄，我肯定能在感恩节为另一个家庭提供一些食物。因此，我打电话给当地的教堂，询问是否有两个家庭确实需要食物，但可能太爱面子而不愿寻求帮助。就像当年我父亲一样。

我借了一个朋友的货车，穿上旧牛仔裤和 T 恤，带着两个篮子前往食品杂货店，在里面装满了两家人的食物。那是我一生中最激动人心的一次购物之旅！把东西装好后，我准备了两张纸条，上面写着："这是来自朋友的礼物。每个人都有困难的时候。所以，祝你和你的家人过个快乐的感恩节。将来有一天如果你有了能力，还请想办法帮助另一个家庭，把这种关爱传递下去。"落款处我写道："一个爱你的朋友。"当时我也知道这两个家庭所住的地方很多人讲西班牙语，于是我让一个朋友在纸条背面用西班牙语写了同样的内容。

我不会告诉你那天的所有细节，但送食物的活动彻底改变了我。在其中一个家庭里，父亲一周前刚刚离开，家里没有钱也没有食物。这家一共有 4 个男孩，都不到 10 岁。看到有人关心他们，他们显得极为喜悦和兴奋，而我也觉得无比开心。

自此以后我就迷上了这种活动，一发而不可收。第二年我决定为 4 个家庭提供食物，第三年是 8 个，然后我让我的小公司和员工都参与进来。后来，我每年为 100 万人提供食物，然后是 400 万人。今天，在我与“供养美国”慈善组织的合作中，我承诺为需要帮助的人提供 10 亿份餐食，每年 1 亿份。到目前为止，我们已经连续 7 年做到了这一点，并且提前一年半完成了 8.5 亿份餐食的捐赠。事实上，本书将为“10 亿餐挑战”公益活动贡献 2 000 万餐，其余收入将全部捐赠给顶尖的研究人员。希望当你读到本书的时候，我们已经接近 10 亿餐的目标了！

我为什么要告诉你这个故事？因为如果你能通过做出更好的决定来掌控自己的心态，有时候你生活中最糟糕的一天可能就会变成你生活中最美好的一天。想想看，如果我从未遭受过痛苦，我还会像现在这样热衷于为人们提供食物吗？很可能不会。生活的意义在于，利用生活给予我们的一切，不要发牢骚，不要抱怨，也不要指责那些伤害过我们的人。问题最核心的一点是：当生活给你带来痛苦和折磨时，你只是一味在受苦吗？还是说你能从中找到一种成长的方式，并通过它进一步找到服务他人的方式？我的核心信念是，生活中发生的一切都对我们有利，我们需要做的是在挑战中找到好处。

> 如果你能通过做出更好的决定来掌控自己的心态，有时候你生活中最糟糕的一天可能就会变成你生活中最美好的一天。

记住，心态可以治愈身体，也可以伤害身体。正如安慰剂研究证明的那样，大脑甚至可以克服药物的影响，让身体做出相反的反应，例如，在服用被包装成“超级兴奋剂”的巴比妥酸盐后，你的反应速度会加快。同样，我们的思想可以改变我们的情绪，从而改变我们的生活质量，这并不难理解。

在刺激与回应之间有个空隙，让我们有权选择如何回应，

而我们的回应决定了我们的成长与自由。

——维克多·弗兰克尔

作家，神经学家，精神病学家，哲学家，大屠杀幸存者

让我们回到夏威夷，看一下“9・11”恐怖袭击事件那天我在酒店里遭遇到的人性的缩影。那天早上太阳升起时，我听到走廊里回荡着惊讶和怀疑的尖叫声，看到人们的反应各不相同。伤心的人真的悲恸欲绝，忧心忡忡的人从未如此担心过，看护人员试图安慰周围的人。有些人对另一些人说，“9・11”恐怖袭击事件是美国的报应，是世界末日的开始。

我必须做个决定。那天早上大家都认为我们应该取消当天的活动，在这种情况下我们还要继续吗？美国已经关闭了领空，电话也打不出去。我把参加活动的 2 000 人召集到一个房间里，对他们说：“听着，我们不能离开这个岛，所以让我们关注一下我们能做的事。”我们的第一步行动是献血。但我也清楚，我们的参与者需要处理一下他们的感受，因为我看到了各种各样的情绪。

我做的第一件事是请在场的每个人写下他们对那三个核心决定的答案：当他们第一次听到飞机撞击双子塔的时候，他们关注的是什么？这对他们意味着什么？他们决定做什么？然后我让大家 5~6 人为一组，其中有男有女，来自不同的国家。接下来我逐个小组转悠，听他们分享他们的情绪——结果让我终生难忘。当走近第一组时，我听到一个口音很重的女人非常愤怒，她情绪激动，讲话声音很大。过了几分钟，我打断她说：“女士，我知道你很生气，我也理解。但我能问你个问题吗？”

“什么问题？”

“我只是好奇，所以我想问你，你多久生一次气？”

“你这是什么意思？”

“我的意思是，你是一个月生一次气，一周生一次气，还是一天生好多次气？”

她瞪着我问：“这是什么问题？”

我回答说：“你的反应告诉我，你生气的次数可能比你意识到的要多。”

那位女士说：“嗯，我确实经常生气，控制不了自己。”我问她生气对她意味着什么。她看着我，开始紧张地说话，然后嘴角浮现出一丝微笑，说道："其实，对我来说，生气就像飞机燃油，能带给我能量。"

我不由得暗暗点头。多么有趣的回答啊！但这只是一次互动，不足以看出其中的规律。于是我来到下一组，看到一位来自纽约的护士正在失声痛哭，嘴里不停地说："我感到很内疚。我应该在现场救人，现在却被困在这个岛上。我感到很内疚！"她不停地说自己很内疚，听了几分钟后，我打断了她的话，问道："女士，我能问你一个问题吗？你多久会产生一次内疚的感觉？"

她问："什么意思？"

我又问："是一年一次，一个月一次，一周一次，还是一天多次？"

女人停顿了一下，然后说："我想我一直都感到内疚。"她因工作太忙没有足够的时间照顾孩子而感到内疚，因没有足够的时间护理患者而感到内疚，为自己不是一个好妻子而感到内疚。就像第一个女人陷入愤怒那样，这名护士身陷内疚。

经过十几次这样的接触，我逐渐形成了我生命中最重要的一种见解。这个房间里的每个人都利用"9・11"恐怖袭击事件回到了他们自己的情感家园，回到了他们早已习惯的地方。对世贸中心的袭击是一个极端的外部触发因素，使他们回到了最初的情绪模式。不管外部世界发生了什么，我们都将事件解读为一种回归情感的方式。我们一定要意识到，我们的情绪不是基于我们的灵魂、心灵或精神，它们只是模式和情感习惯的产物，并不比手指敲打桌面这样的身体习惯更重要……但它们肯定会对我们的生活产生更大的影响。

那天我到底学到了什么？我了解到，在压力之下，愤怒的人会更愤怒，悲伤的人会更悲伤，快乐的人会寻找快乐。在极其困难的情况下，有爱心的人专注于帮助别人。一旦意识到我们的情感家园决定了我们的关系、职业、育儿方式，甚至我们接受或拒绝的亲密程度，实际上我们就可以开启一种不同的生活。

一旦开始为自己的生活经历承担百分之百的责任，而不是责怪他人，我们就能意识到一个真理，这能彻底改变我们的生活：无论生活带给了我们什么，我们都应当决定我们的关注点，确定其中的意义，决定我们要做什么。如果有意识地坚持这样做，我们就能彻底改善我们的生活质量。

在夏威夷那个改变人生的上午，我询问了另一位来自纽约的女士，她的男朋友在她参加我们的活动之前向她求婚，可她拒绝了，理由是她的前男友在几年前被绑架杀害，她还没有从中走出来。结果这位女士的男友生气地对她说："如果你去参加那个活动，我们之间就结束了。"

当这位女士站在观众面前讲述她的故事时，她的双手不停地颤抖。你可以看到她脸上的泪痕，从得知事情发生的那一刻起，在活动开始前的几个小时里，她就一直在流泪。她看着我说："我想给你播放一段音频。在昨晚的研讨会上，你谈到了死亡，谈到了你所爱之人，谈到了死亡之前想和他们分享的内容，因此在那之后，我意识到我真的爱他。但因为纽约那边时间太晚了，我决定给他留个语音，等他上班时可以收到，这样就不会吵醒他了。在留言中，我没说别的，只是告诉他我有多爱他，我想嫁给他，并为由我引起的所有不快向他道歉。"

说到这里这位女士深吸了一口气，又开始哭了起来。她边哭边说："我在他位于世贸中心顶端的办公室的语音信箱中给他留言。他今天一大早给我打电话，但我睡过去了，没听到。"说到这里这位女士拿出一台小录音机，说道："我想放段录音给大家听一下。"

然后现场所有人都听到一个男人的声音："亲爱的，我简直无法告诉你你的信息对我意味着什么，现在我终于知道你真的像我爱你一样爱我。不过，我有个坏消息要告诉你。大楼着火了，火势太大，我出不去，被困在楼里了。"这时他的声音有些嘶哑："我要死了，亲爱的。但我想让你知道，你的留言让我成了世界上最幸福的人。"他又停顿了一下，你可以听到他声音里的哭腔。"亲爱的，我相信你一定在想，上帝怎么能对你做两次这样的事？他怎么能夺走两个你爱的的人？我无法回答这个问题。但我想对你说的是，我爱你，我希望你在未来要大胆地去爱，毫无保留地去爱。亲爱的，我永远爱你！"

当我们听到留言结束的声音时，整个房间哭声一片，包括我自己。但并不是每个人都有相同的反应。一个名叫阿萨德·雷兹维的巴基斯坦年轻人站起来说："我希望能握着你的手说声对不起，但这是报应。"那天早上，他告诉人们，他唯一的遗憾就是没有登上其中一架飞机。他被基地组织招募过，他的父亲把他救出来，送他去美国上大学。你可以想象，当他说"这是报应"时，房间里顿时爆发出一片震惊与愤怒之声。

接下来的互动有视频，如果你想看，可以看，但现在我只简单总结一下：一个犹太男子站了起来，他的家人住在被以色列占领的曾属巴勒斯坦的土地上。他曾在世贸中心工作，那天他的 30 多个最亲密的朋友都死了。你可以想象这两个情绪激动的人之间那种剑拔弩张的紧张气氛。但我们通过一个半小时的活动，让他们两人走出外部世界，看看每个人有多痛苦。他们都把关注点从他们自己或他们的同胞遭受了什么，转移到他们能做些什么让大家团结起来。他们将其中的意义从仅仅关注自己，转向如何让自己成为解决方案的一部分。在近 2 个小时后，他们像兄弟一样拥抱在一起。两个来自不同世界的人找到了联系的方法。之后，他们把所有的基督徒、犹太人和穆斯林聚集在房间里，开始制订一项计划，以增进对中东地区的了解。后来，阿萨德写了一本书《我的圣战：一个穆斯林男子从仇恨到爱》。如你所见，如果改变我们关注的事物，我们就能改变事物对我们的意义，以及我们的行为方式。这是我们改变生活的唯一途径。

改变世界从改变自己开始。

——甘地

我们都在"9 · 11"恐怖袭击事件中领悟到了人生中最重要的一课，在场的人永远都不会忘记。

然而，这三个核心决定的适用场景并不仅仅局限于重大事件，它们还适用于小事。以日常生活中的小事为例：你有没有和你在乎的人——比如你的丈夫、妻子、男朋友或女朋友——约好晚上七点共进晚餐，但当你七点准时来到约会地点时，却发现对方没来？面对这种情况，你会关注什么？你有什么感觉？你将做何反应？当我在活动现场问人们这个问题时，他们通常会说自己很生气，或者很沮丧，或者很担心。你不觉得这很有趣吗？同样的场景，截然不同的反应。

然后我又问，如果到了七点半，对方还没到，你会怎么办？他们既没有打电话，也没有发信息，就是一直没有出现。这时观众中有人会说："我十分生气。"或者，你会听到有人说他们十分担心。为什么处于同一情况下的两个人会有截然不同的感受？两人都在等一个迟到了30分钟、迟迟没有出现的同伴。只不过感到生气的那个人所关注的不仅仅是对方没及时赴约这一事实，而且将其理解为对方总是迟到或"不重视"自己。或者，他们的脑海里想象的是他们的伴侣正在和别人鬼混。即使事实并非如此，这种想法也会让他们疯狂愤怒。我说得对吧？在这种情况下，等对方赶到的时候，他们会做什么？这么说吧，这顿晚餐肯定不太愉快。

但如果换一种思路，不是关注他们没来这件事，而是开始关注对方可能发生了什么。比如可能遇到突发事件，甚至可能受伤！此时，他们的情绪转化为担忧和关心。等伴侣到来时，他们会表现出体贴和关心。

注意，同一件事、相同的环境，却让人产生不同的体验。其中所有的转变都是内心关注点和所涉及的意义的转变。如果对方不是你的伴侣，情况会如何？如果你自己的固有模式让你愤怒、担忧、紧张或沮丧，那该怎么办？请记住，也有一些模式会让你感到感激、有趣、欢喜和勇敢。你只需要改变自己的习惯就可以了。也许是时候从一个情感家园搬到另一个情感家园了，或者是时候升级你的情感家园了，让它变得更美丽、更丰富、更充实。

不用药物治好抑郁

我很早就知道，我们的大脑具有一种不可思议的能力，可以根据我们的期望改变我们体内的生物化学，治愈疾病，因此，像注射生理盐水、做假手术这样的安慰剂才会起作用。正如我们前面介绍的，我们的思想可以明显改变我们的身体，进而改变我们的情绪。有时我们试图改变某些事情，却没有成功。过了一段时间，我们会觉得事情无法改变，转而开始觉得是自己有问题，我们无法改变。一旦有了这种想法，它就会成为心魔——情况真的几乎无法改变。

你们中有多少人认识服用抗抑郁药但仍然抑郁的人？我在举办活动的过程中，一直在问这个问题，无论身处世界哪个地方，无论是 1 万人的礼堂还是 3 万人的体育场，结果 80% 以上的人都会举手。这怎么可能？因为抗抑郁药在麻痹人们的情绪方面非常有用，却不能解决根本问题。真正的根源在于人们的关注、意义和行动模式。我们的关注和意义模式深刻地影响着我们的生活方式。下面我给你举个例子，你可以自己测试一下。我经常用这个简单的小测试向观众提问：

- 我们都有很多关注的模式，但你更倾向于关注自己生活中所拥有的，还是所缺失的？当然，我们大多数人会两者兼顾。当你在工作或生活中试图解决问题时，关注自己所缺失的是有益健康的，但如果这变成一种习惯模式就不那么健康了。如果你总是关注缺失的事物，你怎么能心情舒畅呢？根本不可能！这就是那么多富有的人仍然不快乐的原因。
- 你倾向于关注自己能控制的事情还是不能控制的事情？在我的活动中，更多的人关注的是他们能够控制的事情，这就是他们最初来找我们的原因。他们想要控制自己的思想、身体、情感、工作、生活和事业。但是感到抑郁的人无一例外地把更多的时间花在他们无法控制的事情上，相信我，有很多事情是我们根本无法控制的。如果习惯性地关注那些我们无法控制的事情，我们就会感到极度无所适从。在新冠病毒感染疫情封控期间，你完全能够想象出有多少人专注于他们无法控制的事情，经历着各种悲伤、愤怒、孤独或抑郁。
- 你更倾向于关注过去、现在还是未来？人们通常三者都会关注，但是你会把大部分时间花在哪个方面？抑郁的人经常关注过去，对无法改变的决定或事件感到后悔。或者他们可能会关注当前的挑战，并将其投射到未来。不管医生给你开的是什么药，只要你关注的是你自己缺失的、无法控制的、对过去的遗憾或对未来的焦虑，你就肯定会生气、沮丧、抑郁。

我们如何解决这些问题呢？越来越多的人被诊断出患有抑郁症，“抑郁症是继背痛之后世界范围内第二大致残原因”。[19] 他们通常会服用抗抑郁药物，这类药物药效强劲，往往副作用很大，会引发焦虑、躁动、失眠和攻击性。在年轻人和青少年中，抗抑郁药物已被证明会增加自杀风险，这是青少年死亡的第二大原因。[20] 事实上，制药公司被要求在盒子的侧面贴上警告标识，提醒患者这些药物可能会使人滋生自杀的想法。在某些情况下，治疗到最后结果更糟，还不如不治。而且，对许多人来说，药物根本不起作用。

根据斯坦福大学医学院博士后阿里尔·甘兹博士的研究，元研究（结合和分析所有可发现的结果的研究）显示，对任何抗抑郁药物都有反应的患者不到抑郁症患者总数的一半，即使这些药物与治疗相结合，其效果也不比安慰剂好多少。即便如此，正如甘兹博士告诉我们的，他们的症状平均也只是减少了 50% 左右：“患者并没有走出抑郁，走向快乐。他们只是从抑郁走向不那么抑郁。”许多人持续接受这些治疗数年，有些甚至是数十年。显然，这并非什么好结果。

由于新冠病毒感染疫情封控的原因，抑郁症呈指数级增长，这促使一些科学家去寻找其他治疗方案。在约翰斯·霍普金斯大学进行的一项对照研究中，24 名患有严重抑郁症的患者接受了两种治疗，一种是使用“神奇”蘑菇中的迷幻成分裸盖菇素，另一种是支持性心理治疗，为期 4 周。一个月后，这个实验疗法产生了前所未有的效果：54% 的人在 30 天后被宣布病情缓解，其中有人完全摆脱了抑郁！[21] 根据约翰斯·霍普金斯大学心理学副教授艾伦·戴维斯博士的说法：“我们所看到的效果是市场上传统抗抑郁药临床试验所显示的效果的 4 倍。”[22]

不过，其中存在一个问题。裸盖菇素的化学成分与麦角酸二乙基酰胺（LSD）相似，被归类为一级管控物质，没有被批准用于治疗，因而许多人在犹豫是否使用致幻剂来尝试改变。尽管如此，该实验结果仍然令人振奋，科学家和立法者正在评估如何向前推进。

在过去的几十年里，我采用各种方法帮助成千上万人消除了他们的抑郁模式，并且对活动的影响进行了广泛的追踪。你可能看过网飞的获奖纪录片《托尼·罗宾斯：我不是你的导师》。在这部纪录片中，一个电影摄制组跟踪拍摄了我 6 天 6 夜，其间我一直在解决几个有自杀倾向和 / 或患有抑郁症的人的问题。或者，你可能看过一些我和我杰出的搭档、顶级治疗师兼作家克洛·麦德尼斯一起制作的视频，其中展示了治疗干预的效果。罗宾斯 – 麦德尼斯培训核心 100 和核心 200 现在在加州被用作 LMFT（持照婚姻家庭治疗师）、LCSW（执业临床社会工作者）和 LPCC（执业专业临床顾问）执照的公认继续教育学分。目前发行的视频有 100 多部，包括那些用来帮助培训心理学家和精神病学家的视频课程。虽然我不是一名执业治疗师，但视频中展示的互动和策略为医疗保健专业人员提供了宝贵的“现实学习经验”。

现在，大量研究人员都在寻找治疗抑郁症的非药物方法，而在两年前，斯坦福大学医学院斯奈德遗传学实验室的一个研究团队找到了我们的组织。该团队成员包括阿里尔·甘兹博士、迈克尔·斯奈德博士、本杰明·罗尔尼克博士，以及来自应用科学与性能研究所的雅各布·威尔逊博士。他们在我的“与命运约会”活动中进行了一次独特的试验。这项活动是为期 6 天的沉浸式项目，我每年都会举办。尽管这些年来我们已经成功举办了数千次，但并没有在临床环境中进行过研究，因而顶多算趣事逸闻。甘兹博士想看看是否有科学证据支持这些例子。与使用裸盖菇素但不使用药物的研究结构相似，她的团队在活动之前对 45 名参与者进行了评估，其中许多人患有临床抑郁症，并在 30 天后进行了随访，以测量结果。一部分受试者还组成了一个对照组，该小组没有参加活动，但使用了一种被称为感恩日志的心理学工具，为期 30 天。

试验结果令人难以置信。感恩日志组一度改善了他们的抑郁、焦虑和压力水平。然而，在实验开始一个月后，这些益处减少了，受试者又回到他们之前的抑郁程度。但对参加“与命运约会”活动的那组人来说，好处依然存在。一个月后，所有最初抑郁的参与者病情都得到了缓解（不再抑郁了！）。此外，在研究开始时，17% 的受试者有过自杀的想法。在“与命运约会”活动一个月后，没有一个受试者报告有自杀的想法！

研究结果发现，与之前使用裸盖菇素的研究相比，不再抑郁的人的比例增加了一倍。（研究结果来自斯坦福大学遗传学实验室团队。）正如你所记得的，它的效果是市场上药物的 4 倍，研究表明，我们的活动比药物的作用更大！这怎么可能呢？这些人真正改变了他们关注的模式，改变了他们的信仰和价值观，最重要的是，他们改变了他们决定做的事情。随着意义的改变，他们的情绪和行为也发生了改变。活动结束 30 天后，在没有药物或副作用的情况下，他们的病情缓解率为 100%。正如甘兹博士所说，这种经历“改变了他们看待世界的基本信念框架”。

我做研究快 20 年了，发表了近 300 篇论文，
可我还从未见过这种情况！结果绝对令人难以置信。
——应用科学与性能研究所雅各布 · 威尔逊博士

研究人员对结果感到震惊。正如甘兹博士在研究结束后的播客采访中告诉我的那样，其影响超出她的想象——效果远远超过标准护理药物的功效，甚至超过裸盖菇素的成功率。这些数字令人惊讶，于是甘兹博士决定将自己的数据提交给由外部研究人员组成的团队进行盲评，结果得到了证实。

事实上，结果令人印象非常深刻，以至斯坦福大学的研究团队针对我周末的项目“释放内在的力量”展开了第二次合作研究。他们想要更好地了解在我的活动现场发生的强烈情感变化背后的生理、生化和心理事件。这项研究结果现在发表在《生理学与行为杂志》上。[23] 该研究将受试者分成两组，其中一组参加了我为期 4 天的团体活动“释放内在的力量”，另一组被置于控制环境中，学习的内容相同，只不过采取的是传统的密集讲座的形式，授课者是一位有着 15 年以上大学教学经验的优秀教师。

研究人员对受试者在活动之前，以及活动之后的24小时和30天内，对已知会影响情绪状态的高级心理学和行为学原理的知识进行了测试。结果发现，受试者的认知能力提高了 300%，能够重新训练他们的信念和态度，重新安排需求状态的优先级，并增加了内在动机和成就感。

这些效果是传统讲座形式的 3 倍多，并在 30 天后得以维持。研究还发现，我能够从根本上改变受试者的生理状况，包括比对照组多燃烧 2 000 多卡路里和 206% 的生理输出。我们还发现，受试者体内已知的能提高学习能力的激素增加了 159%。更有趣的是，在我的活动结束后，受试者的睾酮与皮质醇的比例增加了 139%（稍后我会与你分享更多这方面的信息）。对专家来说，这被认为是一个准备就绪的指标，反映了一个标志性的生化成就。[24]

除了研究现场活动，应用科学与性能研究所（一家研究世界上最优秀人物的实验室，曾经研究过超级碗和斯坦利杯冠军、奥运会运动员以及各行各业的数千名终身受试者）还测试了我在 2020 年 7 月新冠病毒感染疫情期间举办的虚拟活动“释放内在的力量”中产生相同影响的能力。这项研究调查了虚拟活动在接下来一年内的影响。

先介绍一下当时的背景，新冠病毒感染疫情暴发后，全世界的人都被困在家里。于是我在佛罗里达的棕榈滩建了一个最先进的工作室，这样我就可以在全封闭期间与人们联系。工作室里装有 20 英尺高、50 英尺宽、环绕 180 度、最高分辨率的大屏幕。我与 Zoom 以及其他公司合作开发技术，这些技术让我可以像现场活动一样看到每个人并与他们互动。

在这项研究中，应用科学与性能研究所测量了我体内的生物化学指标，包括我的皮质醇（应激激素）和睾酮水平，以及我的心率变化。与此同时，他们对来自世界各地的抽样人群进行了测量，他们是来自 90 个不同国家的 2.5 万多人中的一部分，这些人在我们的 Zoom 体育场参加了为期 4 天的虚拟活动，但他们实际上是在自己家里体验这次活动的。然而，当他们在整个周末抽取唾液样本来评估活动对记忆和学习的影响时，对虚拟参与者的生物化学影响与他们参加现场活动时是相同的。

我们已经讨论过人们在疫情期间的孤独感和疏离感。根据应用科学与性能研究所对我们的活动进行的这项研究，对照组的焦虑感增加了28%。但是该研究所发现，参加我们活动的人焦虑感减少了38%——不仅仅30天之后是这种感觉，11个月之后也是如此！

正如应用科学与性能研究所的雅各布·威尔逊博士告诉我的那样："我做研究快20年了，发表了近300篇论文，可我还从未见过这种情况！结果绝对令人难以置信，尤其是对一场虚拟活动来说。"

我为什么要告诉你这些？因为我想让你回顾一下本书这一章的核心内容：你有权力决定自己的关注点，决定事情的意义，决定自己应该做什么。如果你能有意识地做出这些决定，能够寻找积极的关注点和积极的意义，并采取积极的行动，我可以保证，你的生活肯定会发生改变。这并不能保证你的生活一定会很完美，生活不可能完美。但我可以保证，你肯定会有机会感恩生活，感恩它带来的种种挑战，有机会在纷繁的世界中逐渐成长。我们无法控制一切，但我们可以控制最重要的事情：事物对我们的意义、我们的情绪以及我们的行动。是的，我们可以控制我们的关注点、我们的感觉和我们的行为。如此一来，我们绝对可以提高我们的生活质量。

所以，请记住，不管发生什么事，我们的心态决定了我们是生病还是健康，是痛苦还是快乐，是恐惧还是坚定与感恩。在我们的活动中，我们不会粉饰世界上存在的威胁或障碍，也无法让世界成为一个"安全"的地方，但我们可以改变人们的信仰体系和感觉，可以帮助他们改变他们的情感家园，让他们开始生活在能够掌控的情感中——开始看到什么是他们能控制的，什么是他们不能控制的。要想拥有美好的生活，我们必须掌握外部世界和内部世界这两种游戏规则。我们无法控制外部世界，但我们可以影响它，我们可以塑造和控制我们的思想、感觉、情绪和行动。一旦人们重新控制了自己的思想和情绪，回报就是巨大的。

根据甘兹博士在斯坦福大学的助手本杰明·罗尔尼克的说法，人们在“与命运约会”中的经历不仅降低了他们的抑郁程度，而且帮助他们“最大限度地感恩、快乐、幸福和得到性满足”。此言非虚！

实话告诉你，我对这些结果没有感到丝毫惊讶，因为我举办这些活动已经44年了，看到此类活动影响的次数多得数不清。即便如此，我也很激动，因为这种严谨的、基于数据的方法证实了心态的力量。如果你想亲身体验，来参加我们的活动吧。你可以先从观看网飞的视频《托尼·罗宾斯：我不是你的导师》开始，大致了解一下情况。接下来，让我们转向最后一章，这是你用以改变生活的最重要的工具，也是我们此次阅读之旅的最后一课，名字叫……决定的力量。

25

决定的力量

如何真正创造和体验非凡的生活品质

如果审视一下自己的生活状态，看一下我们热爱的事物以及我们不满意的事物，我们会有很多方式来看待、评价我们的经历，或者为我们的经历辩解。我们经常会把所有好事都归于自己，但又会毫不犹豫地把那些不公正、“不好”的事情以及与我们预期不符的事情归于他人。为了做到这一点，我们必须忽略这样一个事实，即人们的生活并非基于发生在他们身上的事情，传记并不是命运。

你所要做的就是花一点儿时间阅读一些历史上最杰出的名人的自传，比如领袖、科学家、社会学家、商界奇才等。你会发现，那些天生拥有一切——所有的爱、支持、教育资源、财富——的人往往会多次进出戒毒所。而那些在身体上、精神上和情感上遭受过沉重打击，遭受过生活不公，命运多舛的人，往往会产生一种渴望，想要打破过去的限制。

这些人不会逆来顺受。相反，他们会想方设法，利用生活给予他们的一切勇往直前，不但促成个人成长，而且随着他们的成长和发展，他们还会利用内在的力量、技能和洞察力帮助沿途的其他人。像奥普拉、纳尔逊·曼德拉和维克多·弗兰克尔这样的杰出人物，他们克服重重困难，按照自己的意愿，活出了自己希望的样子。是什么造成了这种区别？我想告诉你的是，决定我们生活质量的不是我们的条件，而是我们的决定。

如果我们想知道为什么我们处于目前的生活状态，不妨回头看一看我们以前的决定。你能否记得自己在过去的 5 到 10 年里做过的某个决定？如果现在回头想想，如果你当初做出的是不同的决定，那么你现在的生活是否会完全不同？你肯定能想起自己的这种决定！有时做决定很困难，你必须克服恐惧或承担风险。有时，决定看似微不足道，最终却可能导致重要的结果。比如当初决定去哪里上学，结果在那里你遇到了一生的至爱。或者当初选择了某个职业，结果这个职业引领你走向一个全新的方向，或者让你生活在这个国家或世界的某个不同的地方。

极端压力挑战

如果你正在地狱中前行，不要停，继续前行。

——温斯顿·丘吉尔

我们很多人都有这样的错觉，认为有些人就是比其他人更幸运——他们并没有像我们一样面临巨大的挑战。但根据我的经验，我有幸在我的活动中与来自 195 个国家的数千万人接触过，也为一些商界、政界、体育界和金融界最成功的领军人物提供过私人咨询，其中既包括为人父母者，也包括我们社会中遭遇最大挑战的人，我可以告诉你，我们所有人的生活都有一个共同点。不管信仰如何，不管多么聪明、多么有魅力，不管在商业或金融方面多么成功、多么优秀，每个人都会在人生的某个时刻经历极端的压力，而且可能不止一次。没有人能逃得过。

你是不是很高兴自己读到了如此正能量的一章？但事实就是如此。我们有一种错觉，认为有些人不会经历极端的挑战，或者我们是唯一遭遇不公正待遇的人，这只是一个以自我为中心的谎言。事实上，无论多么不希望这种事情发生，我们都会失去某个家庭成员或某段我们珍视的关系。我们会失业，或者政府会做一些事情，让你的企业倒闭，就像新冠病毒感染疫情期间发生的事情那样。你会遭到抢劫，或者你的房子可能会遭遇火灾，或者毁于自然灾害。你的家人可能会被诊断出患有“绝症”，如果出现这种情况，也许本书中会有答案，可以让你扭转局面，就像其他人做过的那样。

我是凭经验告诉你这些的。我曾经被诊断出大脑里有个肿瘤。当时正是我职业生涯的早期，我一度处于破产的边缘，但不知为什么，我还是挺过来了。我结束了一段多年的恋情，经历了埋葬三个父亲和一个母亲的痛苦。我的家曾被烧毁，我也曾失去我认为不可替代的东西。当然，没有什么东西是不可替代的，除了你的灵魂和你利用生活带给你的一切来创造美好生活的能力。

极端的压力肯定会在你的生活中出现。因此，拥有非凡的生活品质（过自己想过的生活）的真正关键并不是希望自己运气好，什么坏事都不会发生，而是培养一种心理和情感力量，让你有足够的韧性，利用生活带给你的一切来创造更美好的世界。因此，如果你能接受极端压力的存在，真正的关键就是，当压力来临时，你决定做什么？

因此，拥有非凡的生活品质（过自己想过的生活）的真正关键并不是希望自己运气好，什么坏事都不会发生，而是培养一种心理和情感力量，让你有足够的韧性，利用生活带给你的一切来创造更美好的世界。

温斯顿·丘吉尔有句名言："如果你正在地狱中前行，不要停，继续前行。"如果你能做到这一点，我可以根据我的经验告诉你，在经历过很多次极端压力之后，你会收获只有极度的痛苦才能教会你的三个宝贵的经验，而且前提一定是，在你不放弃的情况下。如果你能克服这些极端压力，你会发现：

- 你比自己想象的要坚强。
- 谁是你真正的朋友和家人。因为一旦遇到麻烦，虚情假意就会消失。这是一个宝贵的教训。
- 克服痛苦会让你在心理和情感上得到免疫。在经历了最紧张的时期之后，生活中所有的正常挑战相比之下都显得微不足道了。你会变得更强大，可以更充实地生活，不管外部世界发生什么。换句话说，你会利用压力，而不会让压力利用你。

如此说来……我们的问题是什么？

我认为我们最大的问题是，我们认为自己不应该存在问题。到底什么是问题？其实，问题都是相对的……

举例来说，下班回家路上你发现车辆排起了长龙，到家肯定会很晚。大多数人会有什么反应？他们会感觉压力很大，因为他们无法控制交通。他们关注自己无法控制的东西，关注缺失的事物，关注那些他们应该准时回家后要做的事情。他们认为这就是问题，他们的情绪可能会变得异常激动。

但如果此时汽车突然过热，无法重新启动，你被困在公路中央，这时该怎么办？你必须想办法把车弄到路肩上，否则后面的司机会冲你按喇叭。此时此刻，这又成了问题所在。

现在你必须拿出手机打电话求助，但是手机没有信号！所以你必须步行 1 英里到下一个出口，去加油站找电话。可是在步行的过程中你不小心绊了一跤，伤了脚踝。现在，交通是问题吗？汽车过热是问题吗？都不是。

你打电话叫车，他们带你去医院，在那里照 X 射线，打石膏。然后你听到手机上的留言——来自你一生至爱的留言，只听对方说："我们分手吧。"现在，交通是问题吗？汽车过热是问题吗？受伤的脚踝是问题吗？都不是。

几经周折，你终于回到家，发现医生给你发了一条信息，说他需要和你讨论一下你的磁共振成像。你打去电话，结果发现自己得了癌症。现在，交通是问题吗？汽车过热是问题吗？受伤的脚踝是问题吗？结束的恋情是问题吗？显然都不是！

这就是生活中的挑战。我们的"问题"与我们所期望的完全不同，都是因为视角的原因，对不对？有些问题比其他问题要严重一些，但归根结底，问题是健康的生命迹象，是我们在思想、情感和精神上成长的挑战。我们无法摆脱它们，但我们可以在解决问题的过程中变得更强大、更聪明、更优秀。我们必须学会克制失望。有些人被失望摧毁，而另一些人受失望驱动——这是一种选择。每当听到人们说他们在受苦时，或者当我开始感到压力过大，或者有些事情涉及生死时，我都试图提醒自己，受苦不在于事实，而在于对事实的感知。举例来说，你因为你母亲的去世而极度悲伤或消沉。当然，这是人之常情，是一种自然反应。可是，如果你在数年后仍然感到沮丧，那么你不是因母亲的去世而悲伤或沮丧，你悲伤是因为你认为她不应该去世。记住，让你痛苦的不是你母亲去世这个事实，而是你对这个事实的看法。

> 受苦不在于事实，而在于对事实的感知。

之前我们讨论过，我们是意义的创造者。我们可以决定我们的关注点，决定事情的意义，以及最终采取什么行动。但如果我们不是有意识地这样做，我们的生存大脑就会占据主导地位，我们会发现自己陷入一种挫折、愤怒或恐惧的模式，无法实现突破，找不到成长的道路。我们都需要成长，不仅仅是为了我们自己，也是为了那些我们最关心的人，我们应该成为他们爱和力量的载体。

两大技能造就卓越的生活品质

那么，我们要如何创造非凡的生活品质？我们需要掌握两个世界：外部世界和内部世界。我称其为成功的科学和实现的艺术。

成功的科学是如何把梦想变成现实。虽然这不是本书的主题，却是我一生中花了大部分时间通过我的作品、活动和私人咨询向人们传达的东西。但我要证明的第二项技能更为重要，那就是掌握实现的艺术。请注意，我并没有说实现的科学，因为它的确是一门艺术——人与人之间的差异可能截然不同。有些人能盯着墙上彩色方框般的艺术品端详半天，并愿意花 5 000 万美元买下来。而有人则认为那些人疯了，因为他能在日落或孩子的微笑中找到同样的快乐。很明显，你越容易感到满足，你就越容易被满足。但除了你的个体差异，还有一个秘密，那就是理解有一天我从一位印度杰出人士那里学到的一课。

受苦还是不受苦，这是个问题

下面向你介绍一下我自己生活中发生的一些变化。我一直在寻求个人的成长，所以我一直在探索不同的观念，希望能达到一个全新的水平。几年前，我前往印度拜访我的一位好朋友克里希纳吉，他同样对如何获得卓越的生活品质这类问题很感兴趣。我这位朋友知道，多年来我一直向人们传达这样一种观念：如果你想要非凡的生活，你需要生活在非凡的精神和情感状态中。我谈论的是如何处于巅峰状态，创造巅峰表现。如果你能保持精力旺盛或“精力充沛”的状态，那么你能更轻松地处理问题，更快地找到解决方案。你会更乐于与人相处，在生活和人际关系中也会发现更多激情。相比之下，我们大多数人放任自流，养成了一种“精力不足”的习惯，处于糟糕的精神状态。在这种情况下，我们的大脑会感觉迟钝，即使是很小的问题也会引发极度的沮丧、愤怒、担忧或恐惧。

克里希纳吉和我分享了掌握快速改变自己状态的方法是多么重要，我在所有的活动中也是这样和大家分享的。我们不是说说而已，而且会训练自己。但之后他问了我一个问题：“你知道你是怎么谈论巅峰状态或精力充沛的状态的吗？如果我们称之为完美状态呢？”完美状态包括所有的高能状态，如爱、快乐、幸福、欣赏、感激、玩耍、乐趣、活力等。我回答说这种说法是可行的。然后克里希纳吉又问：“如果我们把所有的低能状态都称为痛苦呢？”我停顿了一下，不禁笑了起来。我知道他想说什么。这些低能状态包括沮丧、愤怒、悲伤、孤独、抑郁、恐惧和担心等。

我停顿了片刻。我不喜欢受苦，我可能和你一样，为自己算是一个成功人士而自豪，因而不会只是一味坐在那里“受苦”。每当出现问题的时候，我们就会解决问题，扭转局面，对吧？但我还是会意地笑了起来。成功人士从不害怕，不是吗？是的！我们只是感到“有压力”！

“压力”是成功者对“恐惧”的称呼。我终于明白克里希纳吉的意思了。是的，我有时会感到沮丧和压力。所以根据这个定义，我会很痛苦，尽管我不喜欢受苦。这一点很好，因为它给了我一个不同的思考标准。说起来很容易，每个人都会感到沮丧、愤怒、悲伤、担心，事实也的确如此。但你我并不是一般人，我们想要更高品质的生活。如果我们能训练我们的思维方式，让自己生活在完美状态中，那会怎么样呢？

我问克里希纳吉：“你想说什么？”他回答：“很简单，我已经决定，我的人生精神愿景，也就是每天渴望的生活方式，就是无论发生什么，都要努力让自己生活在完美的状态中！即使被泼冷水，即使遭遇不公，即使受到委屈，即使感到失望。”他接着说：“托尼，你总是说要克服自己的失望情绪，我这里说的也是这个意思。”我回应道：“你知道的，那种感觉的确很美妙。如果你每天都能这样生活，并不是说你永远不会有坏情绪，但你肯定不会长时间受坏情绪的影响，你会让自己摆脱它们。”通过有意识地选择并努力生活在完美状态中，我这位朋友相信，他不仅可以更好地享受生活，而且可以将更多美好的事物传递给他的妻子、孩子以及整个世界。

我转向克里希纳吉，说道：“这是一个绝妙的精神愿景，现在我要盗用它。”他笑着回应道：“没关系，反正我也盗用了你很多东西。”说完开怀大笑。想想看，如果你能说到做到，不管发生什么，包括不可避免的不公、挑战、失望和挫折，你都能努力生活在完美状态中，那么你的生活会是什么样子？如果你摆脱了不好的情绪状态，坚持新的标准，努力用完美状态迎接生活，那么又会怎样？

我过去常常说服自己，每当我生气、沮丧或难过时，我的思维会变得更快，我能更快地解决问题。事实也的确如此。但我最近意识到，当处于完美状态时，我也能更快地解决问题，同时还能更好地享受生活，更乐于和我爱的人在一起。我意识到这一点千真万确。我们因为目光短浅，紧盯眼前发生的事情而错过了生活中的很多美好。人生苦短，何必受苦！你同意吗？

然而，问题在于，许多人相信，总有一天会有某个人或某件事让他们快乐。但我发现，通往“某一天”的道路往往通向一个“并不存在”的小镇。即使到时候发生了让你开心的事，这种快乐会持续下去吗？况且如果事情没有按你的意愿发展，你根本就不会开心！

我举个例子。你有没有过这样的经历，为了某个目标，你付出了多年的努力，几经周折，最后终于实现了，然后你说：“费这么大劲儿，就为了这个？”这种情况甚至比失败更糟糕！如果失败了，多数成功人士会振作起来，继续努力，直到实现目标。但如果你成功了，却仍然不开心，那就是我所说的“彻底玩儿完”！

也许你在生活中有过这种经历：你获得了成功，并且为此感到非常高兴。你现在能想到这样一个例子吗？当时那种满足感持续了多久？5年？1年？6个月？6周？6天？……6个小时？当我在活动中问到这个问题时，90%的人属于6小时到6周的范畴。为什么？那是因为我们人类不会因成功而停滞不前，那样我们会变得迟钝无聊。宇宙中的万物都受制于两个基本真理：宇宙万物要么成长，要么死亡……宇宙万物要么发展，要么被进化淘汰。这些不是我的法则，而是普遍真理。你同意吗？

最重要的决定

你能做的最重要的决定就是认定人生苦短，不应该受苦，无论发生什么，都要珍惜和享受生命的礼物。我们错过了太多美好的事物，因为我们太纠结于自己的思想，而不是我们的心灵、灵魂和精神。

很多人沉迷于他们得到的或没有得到的东西，当他们得不到自己想要的东西时，他们就会心烦意乱。我开始意识到，在我自己的生活中，我要想快乐相当困难，因为我名下有100多家公司，数千名员工，遍布世界各大洲，在这种情况下，你认为现在在世界某个地方有人把事情搞砸的可能性有多大？如果我把他们“搞砸”事情定义成他们做的事情与我设想他们应该做的事情不同，那么很可能现在某个地方正在发生这种事情！（顺便说一下，我认为错误的行为可能实际上是成功的突破口，但我们都有自己的期望，不是吗？）

所以，如果你唯一能开心的时候就是每个人都按照你希望的方式行事的时候，不管是你的孩子、配偶、同事，抑或你自己，那么你一定很难保持一种完美、快乐和充实的状态。在这种情况下，你很容易一不小心就变成那种把所有时间都花在社交媒体上的人，专门攻击那些言行不讨自己喜欢的人。这是多么荒唐的做法啊！不要要求生活适应我们，而应当是我们适应生活。人性之美部分在于其多样性。如果你想了解宇宙或上帝的想法，或者无论你是怎么想的，你都可以前往森林，在那里你会有所发现。每棵树，每片叶子，每只动物，每片雪花，都是不一样的。我们也有一些共同之处，但正是这些差异和多样性让生活变得丰富多彩。

所以我朋友的建议非常棒。不管周围发生什么，一定要生活在完美状态中。其本质就是要发现美，发现值得感恩的事物，发现值得欣赏的东西，然后解决你的问题。想想看，还有什么比亿万富翁更少见呢？他们中的一些人每天都生活在完美状态中，即使生活不顺心，即使事情不公平。

我在撰写《钱：7 步创造终身收入》时，采访了世界上 50 多位最成功的亿万富翁金融巨头，结果发现其中真正一直很快乐的人只占少数。我说的快乐不是那种假装出来的快乐，而是生活在感恩、欣赏的状态中，能够在问题和挑战中发现意义。

于是，我做了一个改变我人生的决定。我认为，当解决问题时，光有成就感是远远不够的。我决定从此以后每一天都要生活在完美状态中，不管发生什么事。这是一种心理训练，是一种日常练习，很难做到尽善尽美，却是你应当追求的终极标准，因为它的回报是我无法用语言描述的。这意味着无论发生什么，你的生活都将有意义，因为你发现了美，并使它成为你想要的一切。

对大多数人来说，认定自己有多幸福，你就有多幸福。

——亚伯拉罕·林肯

如果我们相信生活中发生的一切都对我们有利，而不是针对或为难我们，那么无论遇到什么问题都无关紧要。我们的责任是发现其中的好处，而且我们通常也能够发现。你能否想起自己生活中发生的某件可怕的事情，你永远都不想再经历一次？或者你关心在乎的人经历过类似的事情，但是当你回首往事时，你却从中发现了更深层次的意义？经历过那件事之后，你变得更坚强，更有同情心，更有爱心，还是想出了解决方案，在更高层次上取得了成功？你理解、认可我的意思吗？

既然如此，那么还等什么？一定要相信，生活中所有的事情都是最好的安排，所有的事情都有更深层次的意义。想一下，如果生活在完美状态中，你的生活将会是什么样子？这一切都始于你今天就可以做出的决定，就是现在，就在你合上这本书之前，无论发生什么，你都要想方设法保持美好的心态……不是因为事情都如你所愿，也不是因为每个人都按照你认为的方式行事，而是因为你可以在瞬间摆脱消极状态，在任何事情中都能发现美好的一面。你可以解决任何需要解决的问题，你会不断成长，不断进步。

把期望换成感恩

在我们即将结束此次阅读之旅，开启下一段人生旅程之时，请允许我再强调一次，生活中能对我们产生深刻影响的决定并不多，决定自己与谁共度一生也许算是一个。然而我认为，决定如何过好每一天是最重要的决定，它将影响我们的整个人生以及所有我们深爱之人。

大多数人一直为生活所苦，因为他们的期望没有得到满足。科学技术让我们变得越来越没有耐心，我们的手机已经成了即时回答和即时满足的工具。我们动辄求助谷歌，随意上网搜索，很快就能得到我们想要的东西。你有没有见过有人因为短信或网站传输速度不够快而用手指使劲地戳手机？你甚至可能想对那个人大喊：“等一下！看在上帝的分儿上，别着急！它先要发射到卫星上去！”

在过去的30年里，直到新冠病毒感染疫情暴发之前，我每年都会在美国和澳大利亚往返飞行好几次。如今，我有幸拥有自己的飞机，这有点儿像在空中拥有一间高速办公室。不管怎么说，这样一来就不会耽误工作了！但我依然清楚地记得，当我乘坐飞往澳大利亚的商业航班时所经历的恐惧，当时我心中一直惴惴不安，心想在接下来的 14 个小时里，没有电子邮件和短信与外界联系，我可怎么过？！而且，当我落地的时候，还有一整天的工作等着我。在开始一整天的工作之前，我还要处理那 14 个小时里所有的工作！

后来有一天，奇迹发生了。当我乘坐澳洲航空公司飞往悉尼的航班时，机长自豪地宣布他们这架飞机接入了国际互联网。顿时，我周围的人开始欢呼鼓掌，互相击掌相庆！虽然我没有兴奋得站起来欢蹦乱跳，但必须承认，我内心也在鼓掌叫好。飞机上的所有人都拿出手机、平板和笔记本电脑，开始回复邮件、短信，登录 Slacks 软件和社交媒体！

但是，你猜仅仅 9 分钟之后发生了什么？刚才所有人的狂喜突然消失得无影无踪。发生了什么事？你猜对了，网络连接断开了！断开多长时间？在接下来的整个飞行过程中一直没有网络——可能这么多年过去了仍然没有网络连接！

你觉得乘客们会有什么反应？我们都崩溃了！前一分钟，我们还都兴高采烈，可下一分钟，大家就开始咒骂航空公司和它们糟糕的技术。

最让我惊讶的是：我们的观点改变得如此之快。9 分钟前，我们还觉得那是一个奇迹，现在却成了一种期望！我们满脑子想的都是航空公司侵犯了我们不可剥夺的上网权利，尽管这一权利几分钟前根本就不存在。

处于愤怒中的我们立即失去了飞行的兴趣，不再觉得我们像鸟儿一样在空中飞行，也不觉得在几个小时内穿越地球有什么了不起的，也不像以前坐飞机那样看看电影或者睡上一觉。为什么？因为此时我们心中产生了期望。

期望能摧毁幸福——无论是对我们的人际关系，对我们的孩子，还是对我们的工作，都是如此。期望是今天许多人不快乐的原因，即使我们生活在一个如此物阜民丰的世界里。期望也是我们在这个世界上如此偏狭的原因，因为我们希望每个人都按照我们期望的方式思考、行动、做人做事。我们应该如何应对这个问题？把期望换成感恩，在那一刻，你的整个人生都会改变。

我们这样思考一下，如果你问某人："你今天过得怎么样？"通常有三种主要的反应模式：

- "哦，今天相当不错。"为什么如此回答？因为这一天过得如他所愿。
- "简直令人难以置信，这是我生命中最棒的一天。"这是因为事情进行得比他预期的要好。
- "糟透了！"你猜对了，这是因为事情没有像他希望或预期的那样发展。

这三种回答都基于期望。重复一遍：如果这一天达到了你的期望，它就是美好的一天；如果这一天超出预期，你就会欣喜若狂；如果这一天比你想象的糟，那就是糟糕的一天。如果你坚持这种模式，你的生活就会变成情绪的过山车，完全被外部世界控制。如果我们的幸福感如此脆弱，建立在外部世界对我们期望的满足上，那么大多数人的幸福都不会长久，也无法保证高品质的生活。

有没有什么解决办法？设法感激生活给予你的一切。这并不意味着你只能将就下去，无论发生什么都逆来顺受。如果你不喜欢现状，那就感恩你所拥有的，然后想办法利用它来创造更美好的生活。这需要你相信一个简单的道理——无论发生什么，包括最艰难的挑战和问题，都是为了达到某个目的。我们的责任是要找到这个更深层次的目的，并利用其中的意义。

首先，我鼓励你现在就为自己做出这个决定。其次，花点儿时间给自己写张便条，告诉自己为什么无论如何你都想生活在完美的状态中，为什么人生苦短不应当受苦。为什么明明生活之美就在旅程之中，却非要寄希望于未来？也许你可以把这张便条送给某个你尊敬的人，一个能督促你践行整个决定的人。再次，当你发现自己处于一种痛苦的状态时，运用我的 90 秒法则。

你在哪里发现的？
我一直在到处寻找呢！
我自己创造出来的！
幸福

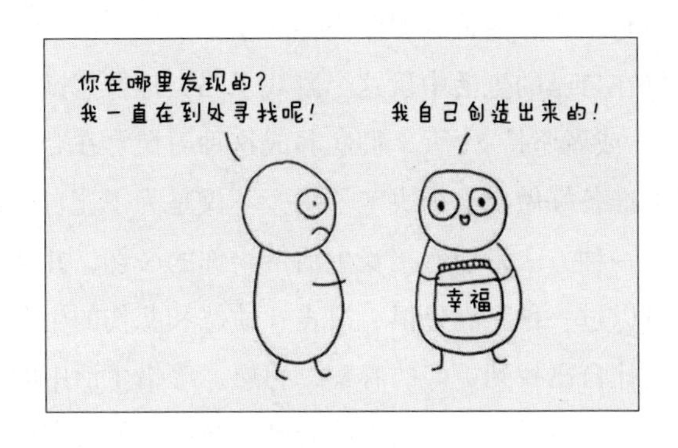

当我感到压力越来越大的时候，我就会采用 90 秒法则。先慢慢地、深深地吸一口气，然后全部呼出，随之把情绪释放出来。我给自己 90 秒去感受任何显露出来的负面情绪，并将其释放出来。然后我再用 90 秒专注于当下情况的好处，思考这个挑战将如何让我成长。我专注于生活中的美好事物，以便使事物保持平衡。这让我能以一种新的方式看待问题——引导我找到新的答案。当我承认生活中不完美的方面时，我会问自己："我需要做什么才能让生活变得更美好？"在完美状态下，答案如潮水般滔滔不绝。在糟糕的状态下，答案则如便秘般缓慢阻滞，或者根本没有答案。

最后，我会专注于此刻我能感恩或欣赏的事情。因为无论发生什么，你仍然有爱你的人，仍然有大自然的恩赐，仍然能够呼吸。我会让负面情绪的迷雾消散，取而代之的是随机应变，随遇而安。我会放下过去，放眼现在与未来。如此一来，糟糕的状态退去，情绪恢复正常。我把整套操作当成一种游戏，但我在这方面并非天生就很擅长。起初，我只擅长处理一些小事，但有些大事处理起来需要 90 分钟或 90 小时。不过随着练习的增多，我的进步越来越大。这种游戏玩得越多，你就越得心应手，你的生活也会变得越来越好。毕竟，幸福就像肌肉，你用得越多，它就越强大。久而久之，养成习惯之后，你自然就会常怀感恩与欣赏之情，这最终会改变你的生活。对大多数人来说，通向压力的大路一直畅通无阻，可通往幸福的小路始终泥泞颠簸。如果你能养成上面介绍的这种新习惯，你就能够改变这种局面——你可以建造出一条通往幸福的高速公路，封堵通往痛苦的泥泞小径。

你准备好在自己的生活中玩这个游戏了吗？你愿意试一下，坚持这样做 10 天吗？或者坚持 21 天，彻底养成这种习惯？在今天结束这部分内容之前，你准备好做出这个决定了吗？不仅是为了让自己更健康，而且是为了找到一种方法来坦然接受生活带给你的一切，并从中发现美好的事物。你可以过一种充满恐惧、沮丧、愤怒和悲伤的生活，你也可以引导这些情绪让自己找到更好的答案，感恩、珍惜生活中的一切。这种方法并不简单，这也是大多数人无法做到的原因。但对那些这样做的人来说，它非常有效。

生活在完美状态中

如果你想生活在完美状态中，有一点你必须清楚，那就是有些事情会触发我们的负面情绪。昔日的经历、痛苦或挑战常常会触动我们，带我们进入生存大脑，在那里我们开始对挫折、恐惧、愤怒、悲伤或一些使我们失去力量的情绪组合做出过度反应。我在举办各种活动时，传授了很多非常实用的工具，但在此我只简单介绍其中的三个，希望能对你有所帮助，有所影响。

工具 1：能量医学——科学的解压剂

第一种工具适用于患有严重创伤的人。你可能听说过能量医学，一套情绪释放技术（EFT），也被称为敲击疗法（tapping）。这种技术结合了中国古代的穴位按摩和现代心理学，包括轻敲身体的经络端点，比如下巴、眉毛或锁骨。与此同时，你要背诵特定的冥想词，了解你的情绪，并将其释放出来。在很多情况下，即使你认为自己已经摆脱了某件事，但其实那种情绪或能量仍然被困在你的身体里。

虽然这个工具已经问世几十年了，但直到最近，我们才获得了一些可靠的科学证据，证实它的确能够降低压力水平，平复大脑，改善睡眠，提高注意力和效率，强化免疫系统。在美国心理学会发表的一项研究中，受试者接受敲击治疗一个小时之后，唾液皮质醇（应激激素）下降了43%。[1] 事实上，超过125项研究发现，敲击疗法可以有效治疗焦虑、抑郁、创伤后应激障碍和慢性肌肉疼痛等疾病。[2] 情绪释放技术甚至可以抑制人们对碳水化合物和垃圾食品的渴望！[3]

我有一个好朋友叫尼克·奥特纳，20多年前我把这种技术教给了他。从那以后，他逐渐成为这方面的顶尖专家。我们曾一起合作，帮助那些经历极度创伤的幸存者，其中包括经历桑迪胡克小学枪击案和科罗拉多州奥罗拉市《蝙蝠侠前传3：黑暗骑士崛起》首映式枪击案的家庭。

我们甚至还一起开发了一款应用程序。我的那部分公司利润都捐给了“供养美国”慈善组织，所以在你让自己感觉更好的时候，你实际上也是在帮助需要帮助的人。

工具2：启动——让自己处于巅峰状态

第二个工具名为“启动”，是我每天早上用来开启自己一天生活与工作的方法。我不想在这里做过多解释，只说一点，启动过程只需10分钟，可以在你开启一天的活动之前，让你思维更敏捷，情绪更饱满，精神抖擞地开始新的一天。整个过程只需要10分钟，所以没有理由不这么做。如果你连10分钟都没有，那还活个什么劲儿！是不是这个道理？

工具3：为极度焦虑或创伤后应激障碍患者提供的绝佳解决方案

从美国空军退伍后的几年里，埃文·穆恩从早到晚始终处于要么战斗、要么逃跑的模式。他的心率不断升高，整个人神经过敏，提心吊胆，很容易受到惊吓，好像随时都有可能发生什么可怕的事情。渐渐地，他的自信心丧失殆尽，甚至连朋友都不愿见了，他的脑子里时时刻刻都想着他在阿富汗的经历，甚至在梦中他也经常看到飞行员在战斗中牺牲的场景，那种创伤时刻萦绕在埃文的心头。

为了减轻痛苦，埃文开始酗酒。他在给我的信中说："我对大多数事情都失去了兴趣，一切似乎都索然无趣。提到我的感觉，我顶多可以说每天我都像在糨糊里醒来。尽管我可能有过短暂的逃离时刻，但那种浑身黏糊糊的感觉从未被真正洗掉过。"

你知道每天有 22 名美国退伍军人自杀吗？[4] 他们中许多人都曾在伊拉克、阿富汗或越南战场服过役，回国后患上了创伤后应激障碍。这是一种慢性的、使人衰弱的、可能摧毁生命的疾病，也是最难治疗的疾病之一。标准的治疗方法包括抗抑郁药物、认知行为疗法（改变患者的思维过程）和"暴露疗法"等。所谓的暴露疗法，就是让患者重新经历最初引发创伤的事件。但是，所有的疗法都不理想，疗效也不可靠，有的需要常年治疗，有的会产生严重的副作用，甚至有的疗法上述缺点占全了！

我以前接触过此类退伍军人，其中一位老兵在多次前往伊拉克和阿富汗的任务中失去了 32 位战友。他戴着墨镜来参加我的活动，因为他的创伤后应激障碍非常严重，光线都能对他造成刺激。他睡不着觉，夜间盗汗已持续多年。我花了两个半小时帮助他。事实上，他上了美国有线电视新闻网的节目并接受了采访，电视台还播放了这名退伍老兵在治疗前后 6 个月的变化，疗效非常显著。虽然我知道我可以提供帮助，但问题是每天都有 22 名退伍军人自杀，因此我决心找到一个可以推广的解决方案。

好消息是，现在有一种治疗创伤后应激障碍的新方法：简单、安全、快速的注射疗法，多年来一直用于缓解神经疼痛或循环系统问题，十分有效。[5] 最近，在三家美国军队医院进行的一项对照研究中，100 名现役军人接受了两周一次的星状神经节注射。星状神经节是位于喉部两侧的神经组织，连接杏仁核[6]，是大脑中决定战斗或逃跑的中枢。这是一种门诊手术，几乎没有任何副作用，只会出现暂时性的声音嘶哑。

8周后，采用实际阻断治疗的小组治疗效果是那些接受虚假安慰剂治疗的小组的两倍。他们的抑郁、苦恼、焦虑和疼痛都得到了缓解，身体和精神功能也有了显著改善。[7]这种方法的成功率达到了85%[8]，胜过许多标准的护理药物。我承诺通过这个项目资助150名退伍军人，其中一个就是埃文·穆恩。以下是他写给我的关于他所谓的“奇迹”治疗的内容：

“罗宾斯先生，我写信给你是想告诉你，注射之后，一切都改变了。生活中的色彩更鲜艳了，我的噩梦消失了，生活似乎充满了希望。我觉得自己好像沐浴在温暖的海洋里，一整天都感到平和、快乐。进入社交场合感觉如沐春风，轻松自然，我开始喜欢认识新朋友，愿意更多地了解他们。最重要的是，我发现自己笑起来像个孩子，而且整天都面带微笑。我能切实感觉到自己活在当下。刚刚注射完之后，我就能回去和我的孩子和妻子待在一起，我的感觉是，整个世界都发生了变化。这才仅仅是个开始，我已经迫不及待地想看到接下来会发生什么。”

一年后，埃文又写信给我，告诉我现在他开始主动帮助其他退伍军人，协助他们通过这种治疗获得他们需要的帮助。

专家认为，我们还需要对这种疗法进行长期研究。但到目前为止，我们可以肯定地说，星状神经节阻滞术给所有遭受创伤的人带来了新的希望，让他们的未来充满光明，等待他们的将是丰富多彩的美好生活。如果你知道有人需要帮助，这种疗法值得一试。

通向自由的路径

走出监狱大门、迈向自由的那一刻，我清楚，
若不能抛下痛苦与怨恨，即使出了监狱，心灵也得不到自由。
——纳尔逊·曼德拉

我知道，一直生活在完美的状态中听起来像不可能完成的任务，尤其是当我们正经历挑战的时候。最后，让我给你举三个例子，这三个人都曾经历过不公和痛苦，完全有理由生气、悲伤甚至愤怒。但实际上，这三个人选择生活在完美的状态中，选择去发现任何事物中的美好，并设法利用生活给予他们的一切让自己不断成长，服务社会。这些人不是受害者，他们不仅改变了自己，而且感动了全世界。

20 世纪 90 年代初，我有幸拜见了纳尔逊·曼德拉。当时他刚从南非监狱获释不久，刚刚当选南非总统，之前一直被囚禁了 27 年。有机会见到这位传奇人物，我很想知道他是如何度过那段艰苦岁月的。于是我问他，他是如何在如此恶劣的环境中挺过来的——牢房潮湿、狭小，只有一张草席当床。但很显然，我这个问题问得很有问题。我们起身时，曼德拉总统从椅子上站起来，目光灼灼地盯着我说："我不需要硬挺过来，而是早有思想准备。"

随后，我们开启了一段我终生难忘的对话。曼德拉告诉我，在监狱里，他明白自己的生活可以朝着两个方向中的一个发展——无论他选择哪条道路，都有自身的意义。他可能会死于狱中，这将引发一场革命，他认为这场革命可以让他的国家变得更好。或者他可能活下来，这意味着他需要放下痛苦，准备领导南非前进——不仅是黑人，而且是整个国家。于是，曼德拉自学了白人狱卒所说的南非荷兰语。他希望能用南非人民自己的语言与他们交流，这样他们就能从他的声音中感受到真情实意。在他忍受的所有痛苦中，他在彻底宽恕中发现了完美状态。他告诉我："我弄明白了一个道理，我应当发自肺腑地感激卫兵的看守，也应当好好享受狱中的每一天。"这是多么惊人的感恩能力啊！这是多么完美的生活状态啊！曼德拉超越了自己的困境，转而专注于如何服务他人，以及如何超越自己。在他的领导下，这个国家发生了翻天覆地的变化。

无论在什么情况下，你都不必成为世界闻名的偶像才能决定享受自己的生活。

山姆·伯恩斯在做 TED 演讲时年仅 17 岁。他对观众说："我的生活非常幸福……我不会浪费精力自怨自艾，我身边都是我想要与之在一起的人，我一直在不断前进。"

山姆的观点之所以引人注目，是因为他生来就患有早老症，这是一种罕见的基因疾病，能使衰老的速度提高 8 倍。早老症阻碍儿童的成长，使他们在生理上提前衰老，这就是为什么它经常被称为本杰明・巴顿病。从生命的最初几年开始，这种疾病很快就会导致一系列与衰老有关的疾病：关节僵硬、视力和听力丧失、肾衰竭、动脉粥样硬化等。通常来说，早老症儿童会在 13 岁之前死于心脏病或中风。

面对如此悲惨可怕的命运，山姆・伯恩斯勇敢地面对每一天，没有丝毫恐惧或胆怯。他没有把精力浪费在担忧上，而是将其运用到生活中。山姆是马萨诸塞州高中的一名优等生，渴望成为一名细胞生物学家，同时还是一位杰出的行进乐队打击乐手。在与美国国立卫生研究院院长弗朗西斯・柯林斯相识并成为朋友后，山姆不屈不挠的精神激发了一项研究，并促成了一项突破性的发现：早老症是由 DNA 密码中的一个致命的拼写错误引起的。这种突变会使身体产生大量早衰蛋白，一种能削弱细胞核的有毒蛋白质。2012 年，莱斯利的团队在一项临床试验中发现了一种抗癌药物，可以减缓早老症的侵袭，延长山姆的生命。他们接下来进行的研究——发现了另一种药物雷帕霉素——让世界对心血管疾病和衰老过程有了新的认识。

山姆在他的 TED 演讲中给出的最后一条建议是："如果可以，千万不要错过派对。"他很高兴能在国际平台上分享他的个人哲学，但他真正期待的是第二天晚上学校的返校舞会。只要有好玩的事，山姆就会冲在最前面。

一个月后，山姆去世了——英年早逝，令人痛心。但在此之前，他向我们展示了如何让自己的生活过得辉煌、非凡、有意义。去世时山姆的体重只有 50 磅，但他留下了一份如山般厚重的遗产——生活在完美状态中。他的 TED 演讲在优兔上的浏览量超过 3 300 万。山姆坚决不让任何事物破坏我们在地球上每一天的美好生活，坚定不移地把每时每刻都活得淋漓尽致。无论在什么情况下，他都在不断前进。

不久前，我很幸运地遇到了一位与山姆志趣相投的女士，名叫爱丽丝・赫茨－索默。我在爱丽丝 107 岁的时候采访了她。近 70 年前，纳粹谋杀了她的母亲，并把她和她的儿子关进了集中营。爱丽丝是欧洲著名的音乐会钢琴家，被俘后被迫在囚犯管弦乐队演奏。纳粹告诉她，她必须表现出兴高采烈的样子，否则他们就会当着她的面杀死她儿子。纳粹把她的表演拍成电影，试图让世人相信他们善待犹太人。但在现实生活中，集中营条件非常恶劣。爱丽丝睡在冰冷的泥地上，竭尽全力想让儿子开心，尽管他们几乎没有任何食物。

然而，爱丽丝拒绝让痛苦成为自己生活的主宰。她举办了 100 多场音乐会，当她被迫为纳粹表演时，发生了一些美好的事情。音乐声在院子里回荡，传到营房那里，里面饥寒交迫、疾病缠身的囚犯如同听到天籁。每当爱丽丝演奏钢琴的时候，很多人说那种感觉就像上帝在身边一样。在最痛苦的处境中，音乐成了生命之美的延伸。爱丽丝告诉我，囚犯们渴望听到音乐声，音乐能让他们从痛苦中解脱出来，就好像有人把他们从地狱般的集中营带到了生命中最美的天堂。通过为他人服务，爱丽丝不仅在纳粹集中营活了下来，而且找到了一种感恩当下、享受生活的方式。

多年以后，爱丽丝写了一本书，书名说明了一切——《地狱里的伊甸园：爱丽丝·赫茨 - 索默的一生》。这是一本我极力推荐的书。但在我们的采访过程中，让我深感震撼的是爱丽丝的那种一切皆美好的人生态度。当时她已经 107 岁了，独自生活，平日里仍在游泳、弹琴。居民楼里的人经常听到爱丽丝的琴声，就像 70 年前集中营里的情形一样。

爱丽丝对一切都心存感激。她谈到了生活是多么美好，谈到了她是多么感激她的儿子能熬过那段时间，谈到了她在 80 岁时从癌症中活了下来，现在已经 107 岁了——她不停地感叹无比美好的生活！爱丽丝甚至赞美了现场那只漂亮的麦克风，以及我的妻子！抛开外部环境，一心寻找美好，那么生活就是美好的。

最后一个例子

说到这里，我希望这能提醒你摆脱我们很多人都有的一种错觉——

我们总是偏执地以为，只有如何如何，我们才能幸福。让我给你举最后一个有力的例子……

在世界各地旅行期间，我经常问人们这样一个问题：生活中可能发生的最好的事情是什么？得到的最常见的回答是中彩票！如果你问人们可能发生的最糟糕的事情是什么，很多人可能会说是身体截瘫。但在一项著名的研究中，研究对象包括数十名彩票中奖者和因事故而瘫痪的人，你猜哪一组更快乐——是彩票中奖者还是截瘫患者？我敢打赌，你一定猜是截瘫患者，但你错了。你现在可能会说是那些幸运的彩票中奖者更快乐，但你还是错了。

事实上，彩票中奖者总体上并不比一分钱没中的对照组更快乐。当然，他们手里的钱是比以前多了，但怀揣各种目的、不断从他们手里讨要钱财的人也多了。而截瘫患者怎么样呢？他们在 0~5 分的等级量表中将自己的幸福感评定为中等以上。[9] 经历过惨烈的事故之后，你的心态会发生改变。如果你重新学会移动手指，那种感觉就像一个奇迹，这就会成为快乐的理由！什么事情都不能想当然。当我们在生活中发现更重要的意义时，我们就能从思想、情感和精神上治愈创伤。这是上苍赋予人类的终极礼物。

终极礼物

活在当下，活得充实！体验一切美好，照顾好自己和朋友。

玩得开心、疯狂，不走寻常路。恣意潇洒，活出精彩。

无论怎样都是生活，所以不妨享受这个过程。

——托尼·罗宾斯

在这洋洋洒洒数百页的文字中，我们介绍了大量的基础知识和工具。我希望本书可以作为一部实操手册，一个终极资源，可以提高你的健康寿命。同时我希望当面临真正的挑战时，你可以随时翻阅这本书。

但在你阅读完最后一页之前，我希望你真的能花点儿时间认真思考一下，告诫自己不管发生什么，一定要努力生活在完美状态中。

完美状态其实不是完美，它比完美还要好，是一种不拘小节、活泼调皮、充满乐趣的状态，对自己和他人都很慷慨，不把自己看得太重，努力让生活变得更好，让生活充满快乐、幸福和意义，找到你想为之服务的人或事，不要局限于自身，这才是美好生活的真正含义——为他人服务，让生活充满爱。

最后，你还记得你的思想和情感的创造力吗？你还记得你只差一个决定就能改变自己的生活了吗？如果你不喜欢自己的身体，那就改变它。如果你不喜欢你的工作或职业，那就改变它。如果你不喜欢你的人际关系，首先改变自己，然后改变关系。决定是所有行为之母。本章即将结束，但在稍后“七步行动计划，实现持久成效”部分，你有机会对所学内容做出一些决定。我已经将其分解为七步行动计划，其中包括决定你想要什么样的身体、情感和生活，同时要清楚你所处的位置。

你需要进行自我教育，不断学习最先进的工具，从而增加你的能量、力量和活力，并有望延长你的寿命，提高你的生活质量。本书介绍了大量工具，你会使用哪些？

你需要审视一下自己的生活方式。在完成这七个步骤之后，你会拿出一个行动计划。归根结底，改变生活的不是信息，而是行动。你不需要把书中提到的每一件事都做一遍，只需要挑出几件你要坚持做下去的事情，然后做出决定，立即去做。

我一直教导人们，关键在于行动。切记，千万不要光说不练。你可以打个电话，发个短信或电子邮件，或安排一次会面，什么都行，反正一定要行动起来。

最后，请记住这三个你每天都在做的决定，并做出正确的选择：

- 我要关注什么。它将决定你在生活中的经历。
- 这意味着什么。它将决定你的感受。
- 我要做什么。它将决定你的结果。

记住，正是这些做出决定的时刻决定了你的命运。因此，请好好选择，现在就做出选择。

当我开始写这本书的时候，我想象着你能读到最后这些话，因为我知道这意味着你已经阅读了本书大部分内容，其中包含了你自己或别人在未来可能需要的答案。我要感谢你和我一起完成了这段旅程，感谢你坚忍不拔的精神，感谢你付出的时间和精力，而这两者正是你能与所有人分享的最有价值的事物，我非常珍惜。

我衷心希望，本书不仅触动了你的思想，而且触动了你的心灵，这样你就能更好地照顾你自己和你爱的人。也许你会考虑进行几项健康检测，或者将书中介绍的你认为值得养成的新习惯列出来。这样，当挑战来临时，你已经做好了准备。

如果本书帮助你减轻了恐惧，发现了更多快乐，帮助你治愈了自己，让你勇往直前，我们在一起的时间就没有被浪费，你会有所收获。所以现在，真正的旅程开始了！我希望有一天能有幸见到你，希望届时你可以告诉我，你从本书中得到的收获。在我们再次相遇之前，或者在我们的人生轨迹交叉之前，我祝愿你和你的家人健康长寿，活力四射，生活幸福。

托尼·罗宾斯

七步行动计划，实现持久成效

既然你已经踏上了这段非凡的旅程，并且已经接触到这些不可思议的工具，可以增强力量、提高疗效、增加活力、延年益寿，那么你肯定不希望自己仅限于学习这些知识而不采取行动。正如我那位极具创造性的老师吉姆·罗恩常说的那样："让学习引导行动，创造非凡的生活。"

本书洋洋洒洒几百页，内容繁杂，为了便于你更好地理解和实践，我们总结了下面七个行动步骤，你可以据此制订简单的行动计划，从而改变自己的生活。记住，一定要咨询医生，这样他们才能帮助你确定什么行动对你最有利。

第一步：决定并获取你需要的信息

1. 决定你希望自己的身体达到什么水平。你真正想要的结果是什么？你想要更多的能量？更多的活力？更多的力量？更灵活？你想让你的身体恢复生机？想要焕发青春？

2. 获取你需要的信息。检查自己的身体，这样你就可以通过以下方式最大限度地提高精力：

- 了解你的身体系统中是否存在危害健康的有毒金属。
- 了解你的激素是否处于平衡状态，这会对你每天的感觉产生巨大影响。
- 最好是做一些能让你和家人放心的事情，比如去做个 GRAIL 血液检测，再做个全身磁共振成像，这样你就可以确定不必担心癌症了。GRAIL 检测甚至可以在家里完成，只需要简单地验血就可以。
- 如果条件允许，考虑安排一次冠状动脉CT血管成像（CCTA）检测，这样你就可以确切地知道你的心血管健康状况，以及需要做些什么才能在未来几年保持强壮和健康。
- 考虑进行阿尔茨海默病检测，这样你就能知道自己是否有遗传倾向，同时也能制订新的生活方式计划，从而降低患病风险。如果介入时间足够早，本书有各种各样的工具可以发挥作用。
- 确定你希望哪位或哪些家人和朋友去接受检测，关注他们的健康状况，并帮助他们最大限度地提高生活质量。
- 最后，如果你想找点儿乐子，你可以发现自己的生物学年龄。正如我之前提到的，我很激动地发现，我的实际年龄是 62 岁，但生物学年龄只有 51 岁。我想你会对自己的生物学年龄感到吃惊。如果它不是你所希望的，你可以用本书提供的大量方法使之改变。

第二步：回顾你在书中收获的知识

如果你已经读完本书，那就恭喜你了，因为你肯定受益匪浅。但知识并不是力量，只是潜在的力量。你可以决定目前你想要使用哪些工具，将来想要跟踪关注哪些工具。

- 为自己或为家人，你想要关注干细胞方面的技术吗？
- 你想实施辛克莱博士的 4 种活力成分，帮助逆转衰老吗？或者利用 NMN 补充剂的力量？

- 或者，是否有一些你想要跟踪的技术，以备不时之需？可能是治疗骨关节炎的 Wnt 通路？
- 在你的家人或你认识的人中，你想与谁分享你在六大疾病——心脏病、中风、癌症、炎症和自身免疫病、糖尿病和肥胖、阿尔茨海默病——中所学到的知识？
- 你会跟踪基因治疗和 CRISPR 以及它所产生的一些转变吗？
- 你知道谁患有帕金森病或严重成瘾症，不需要脑部手术就能通过聚焦超声技术缓解症状吗？

把你想要采取行动的事情和你想要跟踪关注的事情列一个清单，这样，如果你或任何你认识的人需要帮助，你就会马上找到答案，与他们分享，他们就可以咨询自己的医生。所以，给自己列张简洁的清单，同时保存好这本书，在需要的时候你可以随时回头查看，充分利用这里的资源。

第三步：最大化你的能量和再生能力

思考一下第十章中的哪些方面可以帮助你加速提升能量、力量和活力，或者帮助你从可能面临的挑战中恢复过来。

- 你会通过激素优化疗法来提高自己的能力吗？
- 肽是你可能想要考虑的成分吗？有没有什么肽可以提升你的免疫系统、性欲和活力？
- 你有没有考虑服用哪些药物级别的补充剂，可以让你在一天开始时充满能量，或者让你在晚上安然入睡？
- 或者，你是否考虑利用 NAD3 或其他类似 NMN 的产品来最大化地提升你的能量和活力？

第四步：制订无痛苦的睡眠和生活计划

记住，除了饮食和锻炼，健康的第三个支柱是睡眠。睡眠会深刻地影响你的饮食和锻炼状态。因此说来，你的计划是什么？你能安排好 7 个小时的睡眠时间，并用人工智能设备跟踪睡眠情况吗？你是否会做出一些改变，让自己更容易进入深度、宁静的睡眠，让自己充满活力？

如果你或你所爱之人的身体感到疼痛，你想用哪一种工具来消除痛苦？ PEMF 机器吗？皮特·伊格斯库的技术？拮抗松弛术？缓解治疗，以释放你的组织和神经？你会做一些东西来支撑你的背部吗？比如一个简单的背撑。

第五步：设计最长寿的生活方式

你想要努力完成的 3~5 件事是什么？你不可能把它们都完成的。你认为哪些事情能带来最大的变化？

- 决定多吃粗茶淡饭，减少糖分摄入？或者决定进行一次为期 10 天的胃肠净化活动，打破以往的饮食模式，重置身体系统？
- 你会每天减少 300 卡路里的热量摄入，也就是少吃一个百吉饼，从而看到身体的显著变化吗？你想采用美国食品药品监督管理局的新工具，比如 Plenity 胶囊，来抑制自己的食欲吗？或者采用 Wegovy 药物，阻断产生饥饿感的激素？
- 如果你患有前驱糖尿病或糖尿病，或者你认识此类患者，你想利用有关糖尿病那一章中的哪些工具来做出改变，从而让自己或他人摆脱这种疾病的困扰？
- 你甚至可以决定减少咖啡因的摄入量，并将每天的饮水量增加到体重的一半（以盎司为单位），从而增加体内的水合作用。你是否打算练习帮助你放松和活动淋巴的呼吸模式，比如 1：4：2 的呼吸模式？
- 你是否会改变饮食环境，在身边放一些新鲜食材，不放置包装食品和加工食品，这样食欲就不会被触发？
- 你是否会利用冷与热的能量对身体进行健康的刺激，帮助你远离疾病，延长健康寿命？

这一切都是在为你设计长寿的生活方式，给你的健康带来最大的益处。

第六步：生命在于运动——你的健身计划是什么？

运动可以降低 40% 患癌症的风险，45% 患中风的风险，50% 患糖尿病的风险。

- 你愿意每周锻炼 10 分钟，利用 OsteoStrong 公司研发的那种锻炼技巧吗？
- 你会和比利·贝克三世一起制订一个你的专属计划吗？你可以免费开始你的设计。
- 你想通过虚拟现实技术，通过 Black Box 虚拟现实健身系统，让锻炼变得有趣吗？你甚至都没有意识到自己是在健身，因为你在玩游戏。

第七步：控制你的思想

你会通过启动来创建每天只需要 10 分钟的练习吗？

你想利用情绪释放技术和敲击疗法的力量吗？

你认识患有严重焦虑或创伤后应激障碍的人吗？或许你可以把退伍军人成功使用注射疗法的消息告诉他们。

最重要数值的是，你是否会变得更加清醒，不让恐惧占据上风，知道思维和心态可以让你生病，也可以让你健康，可以让你沮丧，也可以让你快乐？

你会下定决心，无论如何都要让自己生活在完美状态中，即使事情没有如你所愿？你会采用 90 秒法则来获得你应得的自由吗？

小结

无论你决定做什么，这七个步骤都是一个简单的方法，可以将你在这里学到的大量信息组合在一起。再说一遍，你不需要做书里的每一件事情，但我希望你把它当成一本指南，它可以在以后的生活中为你和你的家人提供答案。

请在每个领域挑选一些想要跟踪的项目，决定你将围绕它们采取什么行动，或者帮助谁。然后，随着这些领域的不断发展，不断扩大你的信息范围。你的知识不仅可以改变一个人的生活，在某些情况下还可以挽救一个人的生命。

致　谢

托尼·罗宾斯

本书中的一切成就都是站在灿若繁星的诸多先行者的肩膀上得来的，这些先行者包括我们有幸在书中向你介绍的那些杰出的医生和研究专家。纸短情长，我该如何表达我由衷的感谢呢？

如果你已经读完本书，我相信你现在已经意识到，这些故事中的大多数人都是在经历了某种灾难或个人危机（如失去妻子、孩子、患者、父母）后，痛心之余转而投身终身研究。他们内心深处的某种东西驱使他们超越传统的治疗和护理手段，促使他们接受不可避免的所有挑战，并且坚持不懈——在大多数情况下数十年如一日，直至最终取得突破，帮助所有需要帮助的人。因此，我首先必须感谢这些英雄。本书讲述的就是他们的真实故事。

十分感谢本书的合著者彼得和哈里里，不仅要感谢你们撰写的内容，还要感谢你们的远见卓识和毕生的努力工作。早在撰写本书之前，他们俩就一直致力于帮助、治疗和服务他人。我很感激你们愿意投入时间和精力与大众分享所有这些信息。此外，特别感谢比尔·卡普博士、马特博士和G博士，感谢你们所有人，我的兄弟们，感谢你们帮助患者康复，感谢你们无微不至的关心和付出。

接下来，我必须感谢与我们一起为这个项目做出不懈努力的图书策划、编辑、写作团队。想一想你手中这本百科全书式作品的浩繁内容吧！难怪这是一个为期 3 年的项目。为了在新冠病毒感染疫情期间完成这项工作，并采访世界上该领域最优秀的专家学者，我们有一支夜以继日工作的队伍，他们发挥了重要作用。

我必须感谢黛安娜·塞特·阿鲁萨，她担任我创意部门的负责人已有 6 年之久。在我们整个公司和我们的经营方式都在进行全面改革的同时，她一直领导着我们的团队和这项庞大的事业，以便在新冠病毒感染疫情时期向我们的受众提供数字化服务。黛安娜善于整合团队资源，能够应对处理复杂局面，保质保量完成了工作任务。她不但智力超群，创意无限，才能出众，而且她的生活方式完全符合我在本书最后一章所传授的那种“生活在完美状态中”，她在生活中积极乐观，活力四射，无论遇到什么问题都能解决，从而使这个项目的整个过程令人十分愉快。黛安娜，真的感谢你。如果没有你，这本书是不会完成的。

感谢我的得力助手玛丽·巴克海特。她每天帮我处理所有业务，包括图书装帧设计、印刷出版等所有工作。愿生命的力量与你同在，玛丽·巴克海特。相信总有一天你会完成创作，把我们的生活写进书中。你聪明伶俐，思想深刻，并且同黛安娜一样，总能超乎人们的想象，在轻松有趣又积极向上的状态中努力寻找解决方案。人生中能遇到这两位女性，我真的是三生有幸。

感谢比利·贝克三世，谢谢你，毛茛（朋友间的昵称）。你简直是上帝赐予我的礼物，你没白天没黑夜地陪着我，穿行在世界各地的黑暗时区中，与我形影不离。你让这个大家庭变得更完美，我不知道如果没有你在身边，帮助我解决问题，一直逗我开心，我该怎么办。我爱你，兄弟！

我已经在献词中感谢了我的妻子塞奇，因为我真的全心全意地爱着她。她和我在一起 22 年了（同我这个疯子在一起，想来也真难为她了！）。亲爱的，谢谢你，谢谢你对我一如既往地关爱、支持，谢谢你的大智慧和幽默感。在我眼里，你一直美丽大方，光彩照人，你知道这次任务的重要性，因而你整天陪在我身边。从一开始我们就说，这本书不仅可以改变人们的生活，而且可以拯救人们的生命，也许是他们所爱之人的生命。没有你在我身边，我不可能成功。是你让我成了这个世界上最幸福的男人，谢谢你！

对于这本书的写作团队，我由衷地感谢他们的支持：杰夫·科普朗、邦尼·罗什曼、威廉·格林、费利西娅·许博士、希拉里·毛赫特和马克·希利。

感谢雷·库兹韦尔，谢谢你为我们撰写本书的序言。更重要的是，感谢你 50 年来的巨大贡献、远见卓识和所取得的科学突破。当所有人都说再过 200 年也不可能完成人类基因组测序工作的时候，你却勇敢挑战这种不可能，完成了这一工作！你的智识无人能及，你我的友谊永恒不变。谢谢你！

非常感谢 30 多年以来一路陪我经历风风雨雨的经纪人简·米勒和香农·马文。谢谢你们始终不离不弃，谢谢你们为我所做的一切。

感谢我的公关人员兼好友珍妮弗·康奈利，她可能永远不会知道我对她有多么尊重和欣赏，她直觉准确，头脑敏锐，而且心地善良（我会一直提醒你）。非常感谢你和克林顿·赖利，谢谢你们的勤奋、坚定，感谢你们愿意陪我走遍天涯海角。

我现在有幸拥有 100 多家公司，其中大约有 14 家是我负责管理的，我之所以能够做到这一点，是因为我旗下的每一家公司都有杰出的领导者在掌舵。公司运营团队人数过多，在此无法一一列出，但我非常感谢你们的精神和工作状态，你们都能想方设法，在你们所代表的行业中不计个人得失，爱岗敬业，甘于奉献，这些行业包括生物技术公司、商业和培训公司、运动队，以及我们在斐济的度假胜地。我很高兴能够与大家合作，找到创新的方法，为全球各个行业的客户提供支持。特别感谢 Fountain Life 公司和 lifeforce.com 网站的执行团队。能有幸与你们每个人共事并向你们学习，我深感荣幸。谢谢你们！

感谢我的核心公司——罗宾斯国际研究公司，感谢公司的整个团队，以及我亲爱的朋友们，你们中的许多人已经在我身边工作了 10~30

年。我非常感谢你们每一个人，正是你们的努力才使得我们的事业乘风破浪，勇往直前。尤其要感谢你们在最近这段难以置信的时间里的聪明才智，正是你们的付出才使我腾出部分精力完成这本书。我爱你们！

我要感谢我们的首席财务官约格什·巴布拉，他付出了大量的时间与精力，帮助我们公司一直保持着与世界各地人们的接触。这家公司为员工所有，而你为我们所有人提供的支持和服务真的非常出色。谢谢你！

感谢我们的首席执行官迪安·格拉齐奥西，感谢你的杰出才能，因为不管创意有多好，都必须找到一种方式让人们了解更多内容。尽管我们的工作在这个特殊时期被叫停，但你还是在人们最需要我们的时候找到了提供服务的方法。你高尚的职业道德、令人称奇的天赋，以及为他人服务的热情，让我们成为同道中人。非常感谢你，迪安！而且很佩服你，你是个喜欢早起的人！

感谢我们整个 RRI 的领导团队，尤其要感谢我的兄弟斯科特·汉弗莱，我爱你，我的兄弟，还有你所有的Lions & Platinum Partner家族。你们是这个社区的灵魂。

感谢首席文化官凯特·奥斯汀，凯特的人品、心灵和智慧影响着我们所有人。还要感谢首席营销官达拉米·库尔特，她总是在我们需要她的时候挺身而出——感谢你杰出的才华和坚持不懈的努力。感谢所有为 RRI 付出毕生精力的人：山姆·乔治、希瑟·迪姆、莎莉·威尔逊、布鲁斯·莱文和琳达·普赖斯等，感谢你们这些年来一直不离不弃。特别感谢约瑟夫·麦克伦登三世、斯科特·哈里斯、塔德·申克和维姬·圣乔治。

感谢巡回演讲活动以及演播室的技术团队，尤其是约翰·埃伯茨和马特·墨菲，感谢所有的幕后工作人员，感谢负责社交媒体的达妮·约翰逊老师，很荣幸能与你们所有人进行合作。我永远感激你们。

当然，还要感谢我们出色的居家办公团队，他们让这个世界一周运转 8 天。感谢我们盖世无双的办公室主任布拉德利·戈登，他凭借自己独到的眼光、优雅的风度、体贴的处世方式以及发自内心的幽默把我们的工作生活安排得井然有序。感谢非常优秀的里安农·西格尔，西格尔目光敏锐，细心周到，极好地协调了不断变化的生活中的每一个细节。谢谢你，西格尔！感谢凯西·索思，你经常工作到深夜，奶昔时刻不离手，思维从来不打烊，本书从头至尾都留下了你辛勤的足迹。感谢马特·沃恩，他品位高雅，慧眼独具，发现了我们所有的宝藏。感谢其他所有居家办公的同事——感谢玛丽亚和托尼·罗德里格斯所做的一切，感谢安娜·阿尔博恩所管理的一切，感谢托德·埃里克森和达伦·沃尔什所创造的一切。是你们的共同努力让我们这个大家庭和睦共处，欣欣向荣。你们是整个大家庭不可或缺的重要组成部分。我爱你们所有人！

感谢阿贾伊·古普塔和乔希，你们是我最亲密的朋友和绝佳的合作伙伴，我总能从你们身上获得灵感。我爱你们，谢谢伙计们！

感谢我自己的神奇治疗团队，是你们让我魁伟的身体继续运转。感谢陈洁、詹姆斯·鲍曼、马斯特·斯蒂芬·古、多尼·爱泼斯坦、布赖恩·塔基、蒂姆·霍奇斯、丹尼尔·亚德加尔博士、丹·霍尔茨、罗斯·卡特博士、斯特凡妮·亨特、玛丽·安和彼得·卢卡里尼、约翰·阿马拉尔、霍普和耶恩、鲍勃·库利、艾丽丝·埃尔南德斯，谢谢你们的爱与关心！

感谢一直以来我那些卓越的榜样。我一生中最尊敬的人，不仅因为他们取得了令人难以置信的成就，而且因为他们致力于让世界变得更美好。感谢那些言必信、行必果的人：我的好友彼得·古贝尔、马克·贝尼奥夫、保罗·都铎·琼斯、史蒂夫·温、皮特布尔和瑞·达利欧。

我还要感谢“供养美国”慈善组织，感谢其在“10亿餐挑战”公益活动中的持续合作。当我第一次产生这个想法时，团队中的一些成员还有些怀疑！但8年后的今天，我们即将提前实现10亿餐的目标。我们的合作关系将继续下去，而本书也是对这个组织正在做的伟大工作的另一种形式的支持。

最后，我要感谢西蒙与舒斯特公司的同人，包括达娜·坎纳迪、斯图尔特·罗伯茨和乔纳森·卡普，感谢你们一路相伴，共同见证本书的成长，感谢长期以来你们对我的支持。

感谢我们的造物主，感谢本书提及名字的所有人以及我生活中没有提及名字的所有人，感谢你们一直支持我，支持我完成这项使命，让我能永不停止我的追求，为生命中有幸遇到、关心和服务的所有人带去福音。

彼得·戴曼迪斯

很高兴有机会感谢我在 PHD Ventures 公司的团队，感谢他们在此次生命力之旅中对我的支持。

首先，我要感谢医学博士费利西娅·许，她是我个人公司 Strikeforce 中的一员，她医学知识渊博，写作能力出色，帮助我和托尼进行了大量采访，完成了大量的初稿。接下来要感谢的是我的办公室主任埃丝特·康特，她统筹协调、合理安排我的疯狂日程，保证所有活动如期举行。还要感谢 Abundance Platinum Longevity 公司的执行董事克莱尔·阿代尔，阿代尔出色的写作和组织能力为本书提供了精彩的内容和采访，贯穿全书。感谢德里克·多林和阿贾·斯卡拉穆奇，他们是 Strikeforce 公司的前员工，在本书项目启动初期为我提供了帮助。最后，感谢我出色的营销和视听团队成员泰勒·多纳休、乔·罗斯-华盛顿和格雷格·奥布莱恩，他们的出色表现帮助我们向世界传达了我们秉持的“充满希望、丰富多彩的健康未来”的理念！

参考文献

01 生命力：人类最重要的天赋

1. John J. McCusker, "How Much is That in Real Money? A Historical Price Index for Use as a Deflator of Money Values in the Economy of the United States: Addenda et Corrigenda," *Proceedings of the American Antiquarian Society* 106, Iss. 2 (January 1, 1996), 327–34, https://www.americanantiquarian.org/proceedings/44525121.pdf.
2. Jon Gertner, "Unlocking the Covid Code," *New York Times Magazine*, March 25, 2021, https://www.nytimes.com/interactive/2021/03/25/magazine/genome-sequencing-covid-variants.html.
3. Suzana Herculano-Houzel, "The Human Brain in Numbers: A Linearly Scaled-Up Primate Brain," *Frontiers in Human Neuroscience* 3, no, 31 (November 2009), https://doi.org/10.3389/neuro.09.031.2009.
4. Glenn Rein, Mike Atkinson, and Rollin McCraty, "The Physiological and Psychological Effects of Compassion and Anger," *Journal of Advancement in Medicine* 8, no. 2 (Summer 1995), 87–105, https://www.issuelab.org/resources/3130/3130.pdf.
5. Monica Van Such, Robert Lohr, Thomas Beckman, and James M. Naessens, "Extent of Diagnostic Agreement Among Medical Referrals," *Journal of Evaluation in Clinical Practice* 23, no. 4, 870–74, https://doi.org/10.1111/jep.12747.
6. Elizabeth Zimmermann, "Mayo Clinic Researchers Demonstrate Value of Second Opinions," Mayo Clinic News Network, April 4, 2017, https://newsnetwork.mayoclinic.org/discussion/mayo-clinic-researchers-demonstrate-value-of-second-opinions/.
7. Patrick Radden Keefe, "The Sackler Family's Plan to Keep Its Billions," *New Yorker*, October 4, 2020, https://www.newyorker.com/news/news-desk/the-sackler-familys-plan-to-keep-its-billions.
8. Josh Katz and Margot Sanger-Katz, " 'It's Huge, It's Historic, It's Unheard-Of': Drug Overdose Deaths Spike," *New York Times*, July 14, 2021, https://www.nytimes.com/interactive/2021/07/14/upshot/drug-overdose-deaths.html.
9. Jan Hoffman, "Purdue Pharma Is Dissolved and Sacklers Pay $4.5 Billion to Settle Opioid Claims," *New York Times*, September 17, 2021, https://www.nytimes.com/2021/09/01/health/purdue-sacklers-opioids-settlement.html.
10. Rachel Sandler, "The Sacklers Made More Than $12 Billion in Profit from OxyContin Maker Purdue Pharma, New Report Says," *Forbes*, October 4, 2019, https://www.forbes.com/sites/rachelsandler/2019/10/04/the-sacklers-made-12-to-13-billion-in-profit-from-oxycontin-maker-purdue-pharma-new-report-says/.

11. Jan Hoffman, "Drug Distributors and J&J Reach $26 Billion Deal to End Opioid Lawsuits," *New York Times*, July 21, 2021, https://www.nytimes.com/2021/07/21/health/opioids-distributors-settlement.html.
12. Rita Rubin, "Pfizer Fined $2.3 Billion for Illegal Marketing," *USA Today*, September 3, 2009, https://www.pressreader.com/usa/usa-today-us-edition/20090903/283038345573224.
13. Beth Snyder Bulik, "The Top 10 Ad Spenders in Big Pharma for 2019," *Fierce Pharma*, February 19, 2020, https://www.fiercepharma.com/special-report/top-10-advertisers-big-pharma-for-2019.
14. Ruggero Cadossi, Leo Massari, Jennifer Racine-Avila, and Roy K. Aaron, "Pulsed Electromagnetic Field Stimulation of Bone Healing and Joint Preservation: Cellular Mechanisms of Skeletal Response," *Journal of the AAOS Global Research and Reviews* 4, no. 5 (May 2020), https://dx.doi.org/10.5435%2FJAAOSGlobal-D-19–00155; Food and Drug Administration, "FDA Executive Summary: Prepared for the September 8–9, 2020, Meeting of the Orthopaedic and Rehabilitation Devices Panel: Reclassification of Non-Invasive Bone Growth Stimulators," 2020, https://www.fda.gov/media/141850/download.
15. Daniel Yetman, "What You Need to Know about the Stem Cell Regenerating Gun for Burns," *Healthline*, April 17, 2020, https://www.healthline.com/health/skin-cell-gun.
16. Food and Drug Administration, "What Are the Different Types of Clinical Research?", January 4, 2018, https://www.fda.gov/patients/clinical-trials-what-patients-need-know/what-are-different-types-clinical-research.

02 干细胞：大自然的修复工具

1. Devon O'Neil, "No More Knife: The Stem-Cell Shortcut to Injury Recovery," *Outside*, March 10, 2014, https://www.outsideonline.com/health/training-performance/no-more-knife-stem-cell-shortcut-injury-recovery/.
2. Jef Akst, "Donor-Derived iPS Cells Show Promise for Treating Eye Disease," *Scientist*, April 30, 2019, https://www.the-scientist.com/news-opinion/donor-derived-ips-cells-show-promise-for-treating-eye-disease-65817.
3. Kevin McCormack, "Stem Cell Treatment For Spinal Cord Injury Offers Improved Chance of Independent Life for Patients," *Stem Cellar: The Official Blog of CIRM*, July 18, 2018, https://blog.cirm.ca.gov/2018/07/18/stem-cell-treatment-for-spinal-cord-injury-offers-improved-chance-of-independent-life-for-patients/.
4. Charlotte Lozier Institute, "Fact Sheet: Adult Stem Cell Research and Transplants," November 21, 2017, https://lozierinstitute.org/fact-sheet-adult-stem-cell-research-transplants/.
5. Technische Universität Dresden, "Blood Stem Cells Boost Immunity by Keeping a Record of Previous Infections," *ScienceDaily*, 13 March 2020, https://www.sciencedaily.com/releases/2020/03/200313112148.htm.
6. Solveig Ericson (Study Director) for Celularity Incorporated, "A Multi-Center Study to Evaluate the Safety and Efficacy of Intravenous Infusion of Human Placenta-Derived Cells (PDA001) for the Treatment of Adults with Moderate-to-Severe Crohn's Disease," U.S. National Library of Medicine: ClinicalTrials.gov, July 22, 2020, https://clinicaltrials.gov/ct2/show/NCT01155362.

7. Daniel Yetman, "What You Need to Know About the Stem Cell Regenerating Gun for Burns," *Healthline*, April 17, 2020, https://www.healthline.com/health/skin-cell-gun.
8. Food and Drug Administration, "FDA Warns About Stem Cell Therapies," FDA Consumer Updates, September 3, 2019, https://www.fda.gov/consumers/consumer-updates/fda-warns-about-stem-cell-therapies.
9. Trang H. Nguyen, David C. Randolph, James Talmage, Paul Succop, and Russell Travis, "Long-Term Outcomes of Lumbar Fusion Among Workers' Compensation Subjects: A Historical Cohort Study," *Spine* 36, no. 4 (February 15, 2011), 320–31, https://doi.org/10.1097/brs.0b013e3181ccc220.
10. Jiang He, Paul K. Whelton, Brian Vu, et al., "Aspirin and Risk of Hemorrhagic Stroke: A Meta-Analysis of Randomized Controlled Trials," *Journal of the American Medical Association* 280(22), 1998, 1930–35, doi:10.1001/jama.280.22.1930.

03 检测与诊断：拯救生命的技术突破

1. Hyuk-Jae Chang et al., "Selective Referral Using CCTA Versus Direct Referral for Individuals Referred to Invasive Coronary Angiography for Suspected CAD," *JACC: Cardiovascular Imaging* 12, no. 7 (July 2019), 1303–12, doi: 10.1016/j.jcmg.2018.09.018.
2. Farhad Islami, Elizabeth M. Ward, Hyuna Sing, et al., "Annual Report to the Nation on the Status of Cancer," *JNCI: Journal of the National Cancer Institute*, djab131 (July 8, 2021), https://doi.org/10.1093/jnci/djab131.
3. N. Howlader, A. M. Noone, M. Krapcho, et al., "SEER Cancer Statistics Review, 1975–2018," National Cancer Institute, based on November 2020 SEER data submission, posted April 2021, https://seer.cancer.gov/csr/1975_2018/.
4. Ron Brookmeyer, Nada Abdalla, Claudia H. Kawas, and María M. Corrada, "Forecasting the Prevalence of Preclinical and Clinical Alzheimer's Disease in the United States," *Alzheimer's and Dementia* 14, no. 2 (February 2018), 121–29, https://doi.org/10.1016/j.jalz.2017.10.009.

04 生命时光机：延缓、阻止，甚至逆转衰老

1. William F. Marshall III, "Can Vitamin D Protect Against the Coronavirus Disease 2019 (COVID-19)?," *Mayo Clinic Expert Answers*, https://www.mayoclinic.org/diseases-conditions/coronavirus/expert-answers/coronavirus-and-vitamin-d/faq-20493088.
2. Jared M. Campbell, Matthew D. Stephenson, Barbora de Courten, Ian Chapman, Susan M. Bellman, and Edoardo Aromataris, "Metformin Use Associated with Reduced Risk of Dementia in Patients with Diabetes: A Systematic Review and Meta-Analysis," *Journal of Alzheimer's Disease* 65, no. 4, 1225–36, https://dx.doi.org/10.3233%2FJAD-180263.
3. George Citroner, "Diabetes Drug Metformin May Help Reverse Serious Heart Condition," *Healthline*, April 21, 2019, https://www.healthline.com/health-news/how-diabetes-drug-metformin-can-reduce-heart-disease-risk; Pouya Saraei, Ilia Asadi, Muhammad Azam Kakar, and Nasroallah Moradi-Kor, "The Beneficial Effects of Metformin on Cancer Prevention and Therapy: A Comprehensive Review of Recent Advances," *Cancer Management and Research* 11 (April 17, 2019), 3295–313, https://dx.doi.org/10.2147%2FCMAR.S200059.

4. Richard D. Semba, Anne R. Cappola, Kai Sun, et al., “Plasma Klotho and Mortality Risk in Older Community-Dwelling Adults,” *Journals of Gerontology, Series A, Biological Sciences and Medical Sciences* 66, no. 7 (July 2011), 794–800, https://doi.org/10.1093/gerona/glr058.
5. Laura Kurtzman, “Brain Region Vulnerable to Aging Is Larger in Those with Longevity Gene Variant,” *UCSF News*, January 27, 2015, https://www.ucsf.edu/news/2015/01/122761/brain-region-vulnerable-aging-larger-those-longevity-gene-variant.
6. Nuo Sun, Richard J. Youle, and Toren Finkel, “The Mitochondrial Basis of Aging,” *Molecular Cell* 61, no. 5 (March 3, 2016), 654–66, https://dx.doi.org/10.1016%2Fj.molcel.2016.01.028.
7. Matthew Conlen, Danielle Ivory, Karen Yourish, et al., “Nearly One-Third of U.S. Coronavirus Deaths Are Linked to Nursing Homes,” *New York Times*, June 1, 2021, https://www.nytimes.com/interactive/2020/us/coronavirus-nursing-homes.html.
8. Andrea Peterson, “Final FY21 Appropriations: National Institutes of Health,” FYI: Science Policy News from AIP, February 9, 2021, https://www.aip.org/fyi/2021/final-fy21-appropriations-national-institutes-health.
9. Ananya Mandal, “Heart Rate Reserve,” *News Medical Life Sciences*, June 4, 2019, https://www.news-medical.net/health/Heart-Rate-Reserve.aspx.
10. Ekaterina Pesheva, “Rewinding the Clock,” *Harvard Medical School News and Research*, March 22, 2018, https://hms.harvard.edu/news/rewinding-clock.
11. Alejandro Ocampo, Pradeep Reddy, Paloma Martinez-Redondo, et al., “In Vivo Amelioration of Age-Associated Hallmarks by Partial Reprogramming,” *Cell* 167, no. 7 (December 15, 2016), 1719–1733, https://doi.org/10.1016/j.cell.2016.11.052.
12. A. R. Mendelsohn and J. W. Larrick, “Epigenetic Age Reversal by Cell-Extrinsic and Cell-Intrinsic Means,” *Rejuvenation Research* 2019, no. 22 (2019), 439–46, https://dx.doi.org/10.1089/rej.2019.2271.
13. Adam Bluestein, “What if Aging Could be Slowed and Health Spans Extended? A Q+A with Nir Barzilai, M.D.,” *Medium Life Biosciences*, February 19, 2019. https://medium.com/@lifebiosciences/what-if-aging-could-be-slowed-and-health-spans-extended-bc313443a98
14. Diana C. Lade, “Reaching 100: Survivors of the Century,” *South Florida Sun-Sentinel*, July 30, 2001, https://www.sun-sentinel.com/news/fl-xpm-2001–07–30–0107300116-story.html.
15. *The Science of Success Podcast*, “How to Stop and Reverse Aging with Dr. David Sinclair,” July 30, 2020, https://www.successpodcast.com/show-notes/2020/7/30/how-to-stop-amp-reverse-aging-with-dr-david-sinclair.

05 器官再生的奇迹

1. “Wake Forest Physician Reports First Human Recipients of Laboratory-Grown Organs,” Atrium Health Wake Forest Baptist news release, April 3, 2006, https://newsroom.wakehealth.edu/News-Releases/2006/04/Wake-Forest-Physician-Reports-First-Human-Recipients-of-LaboratoryGrown-Organs.
2. Kevin Daum, “Celebrate These LGBTQ Business Leaders Who Are Changing the World,” *Inc.*, June 14, 2019, https://www.inc.com/kevin-daum/celebrate-these-lgbtq-business-leaders-who-are-changing-world.html.
3. Neely Tucker, “Martine Rothblatt: She Founded SiriusXM, a Religion, and a Biotech.

For Starts," *Washington Post*, December 12, 2014, https://www.washingtonpost.com/lifestyle/magazine/martine-rothblatt-she-founded-siriusxm-a-religion-and-a-biotech-for-starters/2014/12/11/.

4. Lisa Miller, "The Trans-Everything CEO," *New York*, September 7, 2014, https://nymag.com/news/features/martine-rothblatt-transgender-ceo/.
5. Martine Rothblatt, "My Daughter, My Wife, Our Robot, and the Quest for Immortality," *TED Talks*, March 2015, https://www.ted.com/talks/martine_rothblatt_my_daughter_my_wife_our_robot_and_the_quest_for_immortality.
6. RF Wireless World, "Satellite Orbit Types: Molnya, Tundra, Low Earth Satellite Orbit," *RF Wireless World Tutorials*, https://www.rfwireless-world.com/Tutorials/satellite-orbits.html.
7. SiriusXM, "SiriusXM Reports First Quarter 2020 Results," SiriusXM press release, April 28, 2020, https://investor.siriusxm.com/investor-overview/press-releases/press-release-details/2020/SiriusXM-Reports-First-Quarter-2020-Results/default.aspx.
8. United Network for Organ Sharing, "More Deceased-Donor Organ Transplants Than Ever," October 14, 2021, https://unos.org/data/transplant-trends/.
9. Sarah Zhang, "Genetically Engineering Pigs to Grow Organs for People," *Atlantic*, August 10, 2017, https://www.theatlantic.com/science/archive/2017/08/pig-organs-for-humans/536307/.
10. Alice Park, "Why Pig Organs Could Be the Future of Transplants," *Time*, February 15, 2018, https://time.com/5159889/why-pig-organs-could-be-the-future-of-transplants/.
11. Nikola Davis, "Baboon Survives for Six Months After Receiving Pig Heart Transplant," *Guardian*, December 5, 2018, https://www.theguardian.com/science/2018/dec/05/baboon-survives-pig-heart-organ-transplant-human-trials.
12. Karen Weintraub, "Using Animal Organs in Humans: 'It's Just a Question of When,' " *Guardian*, April 3, 2019, https://www.theguardian.com/science/2019/apr/03/animal-global-organ-shortage-gene-editing-technology-transplant.
13. Karen Weintraub, "A CRISPR Startup is Testing Pig Organs in Monkeys to See If They're Safe for Us," *MIT Technology Review*, June 12, 2019, https://www.technologyreview.com/2019/06/12/239014/crispr-pig-organs-are-being-implanted-in-monkeys-to-see-if-theyre-safe-for-humans/.
14. Peter Diamandis, "Fireside with Dr. Martine Rothblatt," *Abundance 360 Summit*, May 19, 2020.
15. Roni Caryn Rabin, "In a First, Surgeons Attached a Pig Kidney to a Human, and It Worked," *New York Times*, October 19, 2021, https://www.nytimes.com/2021/10/19/health/kidney-transplant-pig-human.html.
16. Karen Weintraub, "A CRISPR Startup is Testing Pig Organs in Monkeys."
17. Brian Lord, "Bladder Grown from 3D Bioprinted Tissue Continues to Function After 14 Years," *3D Printing Industry*, September 12, 2018, https://3dprintingindustry.com/news/bladder-grown-from-3d-bioprinted-tissue-continues-to-function-after-14-years-139631/.
18. Vanesa Listek, "Dr. Anthony Atala Explains the Frontiers of Bioprinting for Regenerative Medicine at Wake Forest," World Stem Cell Summit blog, April 30, 2019, https://www.worldstemcellsummit.com/2019/04/30/dr-anthony-atala-explains-the-frontiers-of-bioprinting-for-regenerative-medicine-at-wake-forest/.
19. Antonio Regalado, "Inside the Effort to Print Lungs and Breathe Life into Them with Stem Cells," *MIT Technology Review*, June 28, 2018, https://www.technologyreview

com/2018/06/28/240446/inside-the-effort-to-print-lungs-and-breathe-life-into-them-with-stem-cells.

20. Michael S. Gerber, "One Breath at a Time," *Bethesda Magazine*, March 22, 2020, https://bethesdamagazine.com/bethesda-magazine/march-april-2020/one-breath-at-a-time/.
21. Longevity Technology, "Exclusive Profile: LyGenesis and Growing Ectopic Organs," September 25, 2019, https://www.longevity.technology/exclusive-profile-lygenesis-and-growing-ectopic-organs/.

06 强大的 CAR-T 细胞：白血病治疗的突破性发展

1. American Cancer Society, "Chemotherapy Side Effects," Cancer.Org Treatment and Support, May 1, 2020, https://www.cancer.org/treatment/treatments-and-side-effects/treatment-types/chemotherapy/chemotherapy-side-effects.html.
2. Healio Immuno-Oncology Resource Center, " 'We Have to Cure' Cancer, says CAR T Pioneer Carl H. June, MD," *HemOnc Today*, April 18, 2019, https://www.healio.com/news/hematology-oncology/20190418/we-have-to-cure-cancer-says-car-t-pioneer-carl-h-june-md.
3. Ibid.
4. Rick Weiss and Deborah Nelson, "Teen Dies Underdoing Experimental Gene Therapy," *Washington Post*, September 29, 1999, https://www.washingtonpost.com/wp-srv/WPcap/1999–09/29/060r-092999-idx.html.
5. Rand Alattar, Tawheeda B. H. Ibrahim, Shahd H. Shaar, et al., "Tocilizumab for the Treatment of Severe Coronavirus Disease 2019," *Journal of Medical Virology* 92, no. 10 (October 2020), 2042–49, https://doi.org/10.1002/jmv.25964.
6. Healio Immuno-Oncology Resource Center, " 'We Have to Cure' Cancer, says CAR T Pioneer Carl H. June, M.D.," *HemOnc Today*, April 18, 2019, https://www.healio.com/news/hematology-oncology/20190418/we-have-to-cure-cancer-says-car-t-pioneer-carl-h-june-md.
7. Ibid.
8. Amanda Barrell, "Everything to Know About CAR T-Cell Therapy," *Medical News Today*, March 23, 2021, https://www.medicalnewstoday.com/articles/car-t-cell-therapy.

07 聚焦超声技术：无切口脑外科手术

1. Focused Ultrasound Foundation, "Two Years and Countless Miles Later: Parkinson's Patient Update," November 14, 2017, https://www.fusfoundation.org/news/two-years-and-countless-miles-later-parkinson-s-patient-update.
2. Cleveland Clinic Health Library, "High-Intensity Focused Ultrasound for Prostate Cancer," July 10, 2020, https://my.clevelandclinic.org/health/treatments/16541-high-intensity-focused-ultrasound-hifu-for-prostate-cancer.
3. Maria Syl D. De La Cruz and Edward M. Buchanan, "Uterine Fibroids: Diagnosis and Treatment," *American Family Physician* 95, no. 2 (January 15, 2017), 100–7, https://pubmed.ncbi.nlm.nih.gov/28084714/.
4. "WVU Addresses Addiction Crisis with Novel Ultrasound Treatment," *WVU Today*,

March 17, 2021, https://wvutoday.wvu.edu/stories/2021/03/17/wvu-addresses-addiction-crisis-with-novel-ultrasound-treatment.

5. Lenny Bernstein and Joel Achenbach, "Drug Overdoses Soared to a Record 93,000 Last Year," *Washington Post*, July 14, 2021, https://www.washingtonpost.com/health/2021/07/14/drug-overdoses-pandemic-2020/.
6. Focused Ultrasound Foundation, "Kimberly Finds Tremor Relief for her Parkinson's Disease," YouTube channel, April 26, 2016, https://www.youtube.com/watch?v=272TzaUXg_U.
7. Michael J. Fox Foundation, "First U.S. Patients Treated in Dyskinesia Study Using Ultrasound Technology," September 24, 2015, https://www.michaeljfox.org/news/first-us-patients-treated-dyskinesia-study-using-ultrasound-technology.
8. Pam Harrison, "First Trial of Focused Ultrasound in Depression Under Way," *Medscape Medical News*, September 30, 2015, https://www.medscape.com/viewarticle/851906.
9. Focused Ultrasound Foundation, "Two Years and Countless Miles Later."
10. Karl E. Wiedamann, "Back on the Blocks: 'Focused Ultrasound Gave Me Back My Life,' " INSIGHTEC, January 9, 2018, https://usa.essential-tremor.com/back-blocks-focused-ultrasound-gave-back-life/.
11. INSIGHTECH, "Karl Wiedemann is Living Life to the Fullest," INSIGHTECH Facebook Watch page, May 28, 2019, https://www.facebook.com/watch/?v=670271436719081.
12. INSIGHTECH, "Toronto Patient Story," INSIGHTECH Vimeo page, https://vimeo.com/recsf/review/386871134/c82b4a2cac.
13. Meredith Cohn, "University of Maryland Study Uses Tiny Bubbles in Hopes of Getting Cancer-Fighting Drugs Inside the Brain," *Baltimore Sun*, October 2, 2019, https://www.baltimoresun.com/health/bs-hs-brain-disease-treatment-20191002-asp2ctwabbdqpil2qrm7l6wwei-story.html.
14. Ali Rezai (Principal Investigator for Rockefeller Neuroscience Institute and INSIGHTEC), "Exablate for LIFU Neuromodulation in Patients With Opioid Use Disorder," U.S. National Library of Medicine: ClinicalTrials.gov, August 24, 2021, https://clinicaltrials.gov/ct2/show/NCT04197921?term=NCT04197921&draw=2&rank=1

08 基因治疗和 CRISPR：颠覆疾病的治疗方式

1. National Organization for Rare Disorders, "Rare Disease Facts," https://rarediseases.org/wp-content/uploads/2019/02/nord-rareinsights-rd-facts-2019.pdf.
2. Roland W. Herzog, Edmund Y. Yang, Linda B. Couto, et al., "Long-Term Correction of Canine Hemophilia B by Gene Transfer of Blood Coagulation Factor IX Mediated by Adeno-Associated Viral Vector," *Nature Medicine* 5, no. 1 (January 1999), 56–63, https://doi.org/10.1038/4743.
3. Tracy Hampton, "DNA Prime Editing: A New CRISPR-Based Method to Correct Most Disease-Causing Mutations," *Journal of the American Medical Association*, no. 5 (February 2020), 405–06, https://doi.org/10.1001/jama.2019.21827.
4. Buck Institute, "Exploiting a Gene that Protects Against Alzheimer's," Buck Institute blog, January 8, 2019, https://www.buckinstitute.org/news/exploiting-a-gene-that-protects-against-alzheimers/.

09　奇妙的 Wnt 通路：青春的终极源泉？

1. Samumed press release, "Biosplice Therapeutics Closes $120 Million in Equity Financing to Advance Its Alternative Splicing Platform," *Yahoo! Finance*, April 15, 2021, https://finance.yahoo.com/news/biosplice-therapeutics-closes-120-million-145500773.html.
2. Samumed press release, "Samumed Closes on $438 Million in Equity Financing," *GlobeNewswire*, August 6, 2018, https://www.globenewswire.com/news-release/2018/08/06/1547385/0/en/Samumed-Closes-on-438-Million-in-Equity-Financing.html.
3. Brittany Meiling, "What's Bigger Than a Unicorn? Samumed Stuns Yet Again as Anti-Aging Pipeline Draws $438M at $12B Valuation," *Endpoints News*, August 6, 2018, https://endpts.com/whats-bigger-than-a-unicorn-samumed-stuns-yet-again-as-anti-aging-pipeline-draws-438m-at-12b-valuation/.
4. Matthew Herper, "Cure Baldness? Health Arthritis? Erase Wrinkles? An Unknown Billionaire's Quest to Reverse Aging," *Forbes*, May 9, 2016, https://www.forbes.com/sites/matthewherper/2016/04/13/the-god-pill/.
5. Breakthrough: The Caltech Campaign, "Winding Back the Clock," https://breakthrough.caltech.edu/story/winding-back-clock/.
6. Y. Yazici, T.E. McAlindon, R. Fleischmann, et al., "A Novel Wnt Pathway Inhibitor, SM04690, for the Treatment of Moderate to Severe Osteoarthritis of the Knee," *Osteoarthritis and Cartilage* 25, no. 10, 1598–1606 (October 1, 2017), https://doi.org/10.1016/j.joca.2017.07.006; Timothy E. McAlindon and Raveendhara R. Bannuru, "Latest Advances in the Management of Knee OA," *Nature Reviews Rheumatology* 14 (January 11, 2018), 73–74, https://doi.org/10.1038/nrrheum.2017.219.
7. Yusuf Yazici (Study Director) for Biosplice Therapeutics, "A Study of the Safety, Tolerability, and Pharmacokinetics of SM04690 Injectable Suspension Following Single Intradiscal Injection in Subjects with Degenerative Disc Disease," U.S. National Library of Medicine: ClinicalTrials.gov, April 23, 2019, https://clinicaltrials.gov/ct2/show/NCT03246399.
8. Darrin Beaupre (Study Chair) for Biosplice Therapeutics, "A Study Evaluating the Safety and Pharmacokinetics of Orally Administered SM08502 in Subjects with Advanced Solid Tumors," U.S. National Library of Medicine: ClinicalTrials.gov, October 15, 2021, https://clinicaltrials.gov/ct2/show/NCT03355066.
9. Canadian Cancer Society, "Chemotherapy for Brain and Spinal Cord Tumors," Cancer Information page, https://cancer.ca/en/cancer-information/cancer-types/brain-and-spinal-cord/treatment/chemotherapy.
10. Alice Melão, "Samumed's SM07883 Can Prevent Tau-Mediated Neuroinflammation, Neurodegeneration in Mice, Study Shows," *Alzheimer's News Today*, July 24, 2019, https://alzheimersnewstoday.com/2019/07/24/sm07883-can-prevent-tau-mediated-brain-damage-mice-suggesting-new-alzheimers-strategy/.
11. Biosplice Therapeutics, "Biosplice Licenses Rights to Lorecivivint, a Novel Phase 3 Osteoarthritis Drug Candidate, to Samil for the Republic of Korea," *Globe Newswire*, April 22, 2021, https://www.globenewswire.com/en/news-release/2021/04/22/2215363/0/en/Biosplice-Licenses-Rights-to-Lorecivivint-a-Novel-Phase-3-Osteoarthritis-Drug-Candidate-to-Samil-for-the-Republic-of-Korea.html.

10 终极活力药剂

1. Nelson Bulmash, "The Unknown Russian Revolution—Has the Fountain of Youth Already Been Discovered?" *Conscious Life Journal*, July 1, 2018, https://myconsciouslifejournal.com/articles/fountain-of-youth-discovered/.
2. Peptides Store, "An Interview with Professor Khavinson," 2011, https://www.peptidesstore.com/blogs/articles/15207153-an-interview-with-prof-khavinson.
3. Markus Muttenthaler, Glenn F. King, David J. Adams, and Paul F. Alewood, "Trends in Peptide Drug Discovery," *Nature Reviews Drug Discovery* 20 (February 2021), 309–25, https://doi.org/10.1038/s41573–020–00135–8.
4. Andy Chi-Lung Lee, Janelle Louise Harris, Kum Kum Khanna, and Ji-Hong Jong, "A Comprehensive Review on Current Advances in Peptide Drug Development and Design," *International Journal of Molecular Sciences* 20, no. 10, 2383, https://dx.doi.org/10.3390%2Fijms20102383.
5. Technical University of Munich, "Breakthrough for Peptide Medication," *Science Daily*, February 21, 2018, https://www.sciencedaily.com/releases/2018/02/180221122406.htm.
6. Michael Powell, "At the Heart of a Vast Doping Network, an Alias," *New York Times*, March 26, 2018, https://www.nytimes.com/2018/03/26/sports/doping-thomas-mann-peptides.html.
7. Food and Drug Administration, "Impact Story: Developing the Tools to Evaluate Complex Drug Products: Peptides," US FDA Regulatory Science Impact Story, February 5, 2019, https://www.fda.gov/drugs/regulatory-science-action/impact-story-developing-tools-evaluate-complex-drug-products-peptides.
8. Yong Qin, Fu-Ding Chen, Liang Zhou, et al., "Proliferative and Anti-Proliferative Effects of Thymosin Alpha1 on Cells Are Associated with Manipulation of Cellular ROS Levels," *Chemico-Biological Interactions*, August 14, 2009, https://doi.org/10.1016/j.cbi.2009.05.006.
9. S. John Weroha and Paul Haluska, "IGF System in Cancer," *Endocrinology and Metabolism Clinics of North America* 41, no. 2 (2012), 335–50, https://www.ncbi.nlm.nih.gov/pmc/articles/PMC3614012/.
10. Interview with Ryan Smith, February 2, 2020.
11. Ben Greenfield, "Peptides Unveiled: The Best Peptide Stacks for Anti-Aging, Growth Hormone, Deep Sleep, Hair Loss, Enhanced Cognition, and Much More!", *Ben Greenfield Fitness Podcast* transcript, https://bengreenfieldfitness.com/transcripts/transcript-what-are-peptides/.
12. Sam Apple, "Forget the Blood of Teens. This Pill Promises to Extend Life for a Nickel a Pop," *Wired*, July 1, 2017, https://www.wired.com/story/this-pill-promises-to-extend-life-for-a-nickel-a-pop/.
13. David A. Sinclair, "This Cheap Pill Might Help You Live a Longer, Healthier Life," *Lifespan*, August 15, 2019, https://lifespanbook.com/metformin-pill/.
14. Ibid.
15. Apple, "Forget the Blood of Teens."
16. C. A. Bannister, S. E. Holden, S. Jenkins-Jones, et al., "Can People with Type 2 Diabetes Live Longer Than Those Without?" *Diabetes, Obesity and Metabolism* 16, no. 11 (November 2014), 1165–1173, https://doi.org/10.1111/dom.12354.
17. Gregory J. Salber, Yu-Bo Wang, John T. Lynch, et al., "Metformin Use in Practice: Compliance with Guidelines for Patients with Diabetes and Preserved Renal

Function," *Clinical Diabetes* 35, no. 3 (July 2017), 154–61, https://doi.org/10.2337/cd15–0045.

18. R. Grace Walton, Cory M. Dungan, Douglas E. Long, et al., "Metformin Blunts Muscle Hypertrophy in Response to Progressive Resistance Exercise Training in Older Adults," *Aging Cell* 18, no. 6 (December 2019), https://doi.org/10.1111/acel.13039.
19. Dana P. Goldman, David Cutler, John W. Rowe, et al., "Substantial Health and Economic Returns from Delayed Aging May Warrant a New Focus for Medical Research," *Health Affairs* 32, no. 10 (October 2013), 1698–1705, https://doi.org/10.1377/hlthaff.2013.0052.
20. Johns Hopkins Medicine, "Hormones and the Endocrine System," https://www.hopkinsmedicine.org/health/conditions-and-diseases/hormones-and-the-endocrine-system.
21. Melinda Ratini, "DHEA Supplements," WebMD Medical Reference, February 5, 2021, https://www.webmd.com/diet/dhea-supplements#1.
22. Max Langridge, "The Truth About Using Peptides and How They Impact Your Health," *DMARGE Health*, June 30, 2021, https://www.dmarge.com/using-peptides.
23. Andy McLarnon, "Tesamoreline Can Improve Cognitive Function," *Nature Reviews Endocrinology* 8, 568 (2012), https://doi.org/10.1038/nrendo.2012.151.
24. Shin-Ichiro Imai and Leonard Guarente, "NAD+ and Sirtuins in Aging and Disease," *Trends in Cell Biology* 24, no. 8 (August 29, 20214), 464–71, https://dx.doi.org/10.1016%2Fj.tcb.2014.04.002.
25. Steve Hill, "NAD+ and the Circadian Rhythm," *Lifespan.io*, May 25, 2020, https://www.lifespan.io/news/nad-and-the-circadian-rhythm/.
26. Hongbo Zhang, Dongryeol Ryu, Yibo Wu, et al., "NAD+ Repletion Improves Mitochondrial and Stem Cell Function and Enhances Life Span in Mice," *Science* 352, no. 6292 (June 17, 2016), 1436–43, https://doi.org/10.1126/science.aaf2693.
27. University of Queensland, "Scientists Reverse Reproductive Clock in Mice," *ScienceDaily*, February 12, 2020, https://www.sciencedaily.com/releases/2020/02/200212103035.htm.
28. Timothy Nacarelli, Lena Lau, Takeshi Fukumoto, et al., "NAD+ Metabolism Governs the Proinflammatory Senescence-Associated Secretome," *Nature Cell Biology* 21 (2019), 397–407, https://www.nature.com/articles/s41556–019–0287–4.
29. Li Chen, Yanbin Dong, Jigar Bhagatwala, et al., "Effects of Vitamin D3 Supplementation on Epigenetic Aging in Overweight and Obese African Americans with Suboptimal Vitamin D Status," *Journals of Gerontology, Series A, Biological Sciences and Medical Sciences* 74, no. 1 (January 2019), 91–98, https://doi.org/10.1093/gerona/gly223.
30. H. Zhu, D. Guo, K. Li, et al., "Increased Telomerase Activity and Vitamin D Supplementation in Overweight African Americans," *International Journal of Obesity* 36, no. 6 (June 2012), https://doi.org/10.1038/ijo.2011.197.
31. E. Patterson, R. Wall, G. F. Fitzgerald, et al., "Health Implications of High Dietary Omega-6 Polyunsaturated Fatty Acids," *Journal of Nutrition and Metabolism* 2012 (2012), https://doi.org/10.1155/2012/539426.
32. Eric B. Rimm, Lawrence J. Appel, Stephanie E. Chiuve, et al., "Seafood Long-Chain n-3 Polyunsaturated Fatty Acids and Cardiovascular Disease," *Circulation* 138, no. 1 (July 3, 2018), e35-e47, https://doi.org/10.1161/cir.0000000000000574.
33. Ake T. Lu, Austin Quach, James G. Wilson, et al., "DNA Methylation GrimAge Strongly Predicts Lifespan and Healthspan," *Aging* 11, no. 2 (January 21, 2019), 303–27, https://doi.org/10.18632/aging.101684.

34. Keith Pearson, "Vitamin K vs K2: What's the Difference?" *Healthline*, September 2017, https://www.healthline.com/nutrition/vitamin-k1-vs-k2.
35. Ryan Raman, "Acetylcholine Supplements," *Healthline*, March 21, 2020, https://www.healthline.com/nutrition/acetylcholine-supplement.
36. Richard B. Kreider, Douglas S. Kalman, Jose Antonio, et al., "International Society of Sports Nutrition Position Stand: Safety and Efficacy of Creatine Supplementation in Exercise, Sport, and Medicine," *Journal of the International Society of Sports Nutrition* 14 (June 13, 2017), 18, https://doi.org/10.1186/s12970-017-0173-z.
37. Jose Antonio, Darren G. Candow, Scott C. Forbes, et al., "Common Questions and Misconceptions about Creatine Supplementation: What Does the Scientific Evidence Really Show?" *Journal of the International Society of Sports Nutrition* 18, no. 1 (February 8, 2021), 13, https://doi.org/10.1186/s12970-021-00412-w.
38. Francis Collins, "Less TOR Protein Extends Mouse Lifespan," *NIH Director's Blog*, September 10, 2013, https://directorsblog.nih.gov/2013/09/10/less-tor-protein-extends-mouse-lifespan/.
39. Bennett G. Childs, Matej Durik, Darren J. Baker, and Jan M. van Deursen, "Cellular Senescence in Aging and Age-Related Disease: From Mechanisms to Therapy," *Nature Medicine* 21, no. 12 (December 2015), 1424–35, https://dx.doi.org/10.1038%2Fnm.4000.
40. University of Texas Health Science Center at San Antonio, "First-in-Human Trial of Senolytic Drugs Encouraging," *ScienceDaily*, January 7, 2019, https://www.sciencedaily.com/releases/2019/01/190107112944.htm.
41. Matthew J. Yousefzadeh, Yi Zhu, Sara J. McGowan, et al., "Fisetin Is a Senotherapeutic That Extends Health and Lifespan," *EBioMedicine* 36 (October 1, 2018), 18–28, https://doi.org/10.1016/j.ebiom.2018.09.015.
42. Richard A. Miller, David E. Harrison, C.M. Astle, et al., "Rapamycin, But Not Resveratrol or Simvastatin, Extends Life Span of Genetically Heterogeneous Mice," *Journals of Gerontology, Series A, Biological Sciences and Medical Sciences* 66A, no. 2 (February 2011), 191–201, https://dx.doi.org/10.1093%2Fgerona%2Fglq178.
43. Alessandro Bitto, Takashi K. Ito, Victor V. Pineda, et al., "Transient Rapamycin Treatment Can Increase Lifespan and Healthspan in Middle-Aged Mice," *eLife* 2016, no. 5 (August 23, 2016), https://doi.org/10.7554/eLife.16351.001.
44. Matt Kaeberlein and Veronica Galvin, "Rapamycin and Alzheimer's Disease: Time for a Clinical Trial?" *Science Translational Medicine* 11, no. 476 (January 23, 2019), https://dx.doi.org/10.1126%2Fscitranslmed.aar4289.
45. Alex Zhavoronkov, "Women in Longevity—Dr. Joan Mannick on Clinical Development for Aging," *Forbes*, June 14, 2021, https://www.forbes.com/sites/alexzhavoronkov/2021/06/14/women-in-longevity—dr-joan-mannick-on-clinical-development-for-aging/.

11 无痛生活

1. Eric Yoon, Arooj Babar, Moaz Choudhary, et al., "Acetaminophen-Induced Hepatotoxicity: A Comprehensive Update," *Journal of Clinical and Translational Hepatology* 4, no. 2 (June 28, 2016), 131–42, https://dx.doi.org/10.14218%2FJCTH.2015.00052; Anne M. Larson, Julie Polson, Robert J. Fontana, et al., "Acetaminophen-Induced Acute Liver Failure: Results of a United States Multicenter Prospective Study," *Hepatology* 42, no. 6 (December 2005), 1364–72, https://doi.org/10.1002/hep.20948.

2. Nicole J. Kubat, John Moffett, and Linley M. Fray, "Effect of Pulsed Electromagnetic Field Treatment on Programmed Resolution of Inflammation Pathway Markets in Human Cells in Culture," *Journal of Inflammation Research* 8 (2015), 59–59, https://dx.doi.org/10.2147%2FJIR.S78631; Carlos F. Martino, Dmitry Belchenko, Virginia Ferguson, et al., "The Effects of Pulsed Electromagnetic Fields on the Cellular Activity of SaOS-2 Cells," *Bioelectromagnetics* 29, no. 2 (February 2008), 125–32, https://doi.org/10.1002/bem.20372.
3. Julieta Dascal, Mark Reid, Waguih William IsHak, et al., "Virtual Reality and Medical Inpatients: A Systematic Review of Randomized Controlled Trials," *Innovative Clinical Neuroscience* 14, no. 1–2 (February 2017), 14–21, https://pubmed.ncbi.nlm.nih.gov/28386517/; Brandon Birckhead, Carine Khalil, Xiaoyu Liu, et al., "Recommendations for Methodology of Virtual Reality Clinical Trials in Health Care by an International Working Group," *JMIR Mental Health* 6, no. 1 (2019), https://doi.org/10.2196/11973; Allison Aubrey, "Got Pain? A Virtual Swim With Dolphins May Help Melt It Away," *Shots: Health News From NPR*, August 19, 2019, https://www.npr.org/sections/health-shots/2019/08/19/751495463/got-pain-a-virtual-swim-with-dolphins-may-help-melt-it-away.
4. "Deep Tissue Laser Therapy," Genesis Performance Chiro, https://www.genesisperformancechiro.com/laser.
5. Jeanne Adiwinata Pawitan, "Various Stem Cells in Acupuncture Meridians and Points and Their Putative Roles," *Journal of Traditional and Complementary Medicine* 8(4), October 2018, 437–42, https://doi.org/10.1016/j.jtcme.2017.08.004.
6. Tsung-Jung Ho, Tzu-Min Chan, Li-Ing Ho, Ching-Yuan Lai, Chia-Hsien Lin, Iona Macdonald, et al., "The Possible Role of Stem Cells in Acupuncture Treatment for Neurodegenerative Diseases: A Literature Review of Basic Studies" *Cell Transplant* 23(4–5), 2014, 559–66, https://doi.org/10.3727/096368914X678463.
7. Ying Ding, Qing Yan, Jing-Wen Ruan, Yan-Qing Zhang, et al., "Electroacupuncture Promotes the Differentiation of Transplanted Bone Marrow Mesenchymal Stem Cells Overexpressing TrkC into Neuron-Like Cells in Transected Spinal Cord of Rats," *Cell Transplant* 22(1), 2013, https://doi.org/10.3727/096368912X655037.
8. Ying Ding, Qing Yan, Jing-Wen Ruan, Yan-Qing Zhang, et al., "Electro-Acupuncture Promotes Survival, Differentiation of the Bone Marrow Mesenchymal Stem Cells As Well As Functional Recovery in the Spinal Cord-Transected Rats," *BMC Neuroscience* 10(35), April 20, 2009, doi: 10.1186/1471–2202–10–35.
9. Haibo Yu, Pengidan Chen, Zhouxin Yang, Wenshu Luo, Min Pi, Yonggang Wu, Ling Wang, "Electro-Acupuncture at Conception and Governor Vessels and Transplantation of Umbilical Cord Blood-Derived Mesenchymal Stem Cells for Treating Cerebral Ischemia/Reperfusion Injury," *Natural Regeneration Research* 9(1), January 1, 2014, 84–91, doi: 10.4103/1673–5374.125334.
10. Yu Ri Kim, Sung Min Ahn, Malk Eun Pak, et al., "Potential Benefits of Mesenchymal Stem Cells and Electroacupuncture on the Trophic Factors Associated with Neurogenesis in Mice with Ischemic Stroke," *Scientific Reports* 8(1), February 1, 2010, 2044, doi: 10.1038/s41598–018–20481–3.
11. Genia Dubrovsky, Don Ha, Anne-Laure Thomas, et al., "Electroacupuncture to Increase Neuronal Stem Cell Growth," *Medical Acupuncture* 32(1), February 1, 2020, 16–23, doi: 10.1089/acu.2019.1381.
12. Ya-Yun Chen, Wei Zhang, Yu-Lin Chen, Shui-Jun Chen, Hongxin Dong, Yuan-Shan

Zeng, "Electro-Acupuncture Improves Survival and Migration of Transplanted Neural Stem Cells in Injured Spinal Cord in Rats," *Acupuncture & Electro-Therapeutics Research* 33(1–2), 2008, 19–31, doi: 10.3727/036012908803861212.

13. Qing Yan, Jing-Wen Ruan, Ying Ding, Wen-Jie Li, Yan Li, Yuan-Shan Zeng, "Electro-Acupuncture Promotes Differentiation of Mesenchymal Stem Cells, Regeneration of Nerve Fibers and Partial Functional Recovery After Spinal Cord Injury," *Experimental and Toxicologic Pathology* 63 (1–2), January 2011, 151–56, https://doi.org/10.1016/j.etp.2009.11.002.
14. Yi Zhu, Yaochi Wu, Rong Zhang, "Electro-Acupuncture Promotes the Proliferation of Neural Stem Cells and the Survival of Neurons by Downregulating Mir-449a in Rat with Spinal Cord Injury," *EXCLI Journal* 16 (March 23, 2017), 363–74, doi: 10.17179/excli2017–123.
15. Bin Chen, Jing Tao, Yukun Lin, Ruhui Lin, Weilin Liu, Lidian Chen, "Electro-Acupuncture Exerts Beneficial Effects Against Cerebral Ischemia and Promotes the Proliferation of Neural Progenitor Cells in the Cortical Peri-Infarct Area Through the Wnt/?-Catenin Signaling Pathway," *International Journal of Molecular Medicine* 36(5), November 2015, 1215–22, doi: 10.3892/ijmm.2015.2334.
16. Vyacheslav Ogay and Kwang-Sup Soh, "Identification and Characterization of Small Stem-Like Cells in the Primo Vascular System of Adult Animals," in *The Primo Vascular System: Its Role in Cancer and Regeneration*, Soh K.S., Kang K.A., Harrison D.K., eds. (New York: Springer, 2012) 149–55.

12 长寿的生活和饮食方式

1. Dean Ornish, J. Lin, J. Daubenmier, et al., "Increased Telomerase Activity and Comprehensive Lifestyle Changes," *Lancet Oncology* 9 (2008), 1048–57, https://doi.org/10.1016/S1470–2045(13)70366–8.
2. Dean Ornish, J. Lin, J.M. Chan, et al., "Effect of Comprehensive Lifestyle Changes on Telomerase Activity and Telomere Length in Men with Biopsy-Proven Low-Risk Prostate Cancer," *Lancet Oncology* 14, no. 11 (October 2013), 1112–20, http://doi.org/10.1016/S1470–2045(13)70366–8.
3. Larry A. Tucker, "Physical Activity and Telomere Length in U.S. Men and Women: An NHANES Investigation," *Preventive Medicine* 100 (July 2017), 145–51, http://doi.org/10.1016/j.ypmed.2017.04.027.
4. Yanping Li, An Pan, Dong D. Wang, et al., "Impact of Healthy Lifestyle Factors on Life Expectancies in the US Population," *Circulation* (April 30, 2018), https://doi.org/10.1161/CIRCULATIONAHA.117.032047.
5. X. Zhang, X. O. Shu, Y.B. Xiang, et al., "Cruciferous Vegetable Consumption Is Associated with a Reduced Risk of Total and Cardiovascular Disease Mortality," *American Journal of Clinical Nutrition* 94, no. 1 (July 2011), http://doi.org/10.3945 ajcn.110.009340.
6. H. Arem, S. C. Moore, A. Patel, et al., "Leisure Time Physical Activity and Mortality: A Detailed Pooled Analysis of the Dose-Response Relationship," *JAMA Internal Medicine* 175, no. 6 (2015), 959–67, https://doi.org/10.1001/jamainternmed.2015.0533.
7. I. M. Lee, K. M. Rexrode, N. R. Cook, et al., "Physical Activity and Coronary Heart Disease in Women: Is 'No Pain, No Gain' Passé?" *Journal of the American Medical Association* 285, no. 11 (March 21, 2001), 1447–54, https://doi.org/10.1001/jama.285.11.1447.

8. M. Yang, S. A. Kenfield, E. L. Van Blarigan, et al., "Dietary Patterns After Prostate Cancer Diagnosis in Relation to Disease-Specific and Total Mortality," *Cancer Prevention Research*, June 2015, https://doi.org/10.1158/1940–6207.
9. M.E. Levine, J.A. Suarez, S. Brandhorst, et al., "Low Protein Intake Is Associated with a Major Reduction in IGF-1, Cancer, and Overall Mortality in the 65 and Younger but Not Older Population," *Cell Metabolism* 19, no. 3 (March 4, 2014), 407–17, https://doi.org/10.1016/j.cmet.2014.02.006.
10. M. Wei, S. Brandhorst, M. Shelehchi, et al., "Fasting-mimicking Diet and Markers/Risk Factors for Aging, Diabetes, Cancer, and Cardiovascular Disease," *Science Translational Medicine* 9, no. 377 (February 15, 2017), https://doi.org/ 10.1126/scitranslmed.aai8700.
11. E. Jéquier and F. Constant, "Water as an Essential Nutrient: The Physiological Basis of Hydration," *European Journal of Clinical Nutrition* 64 (2010), 115–23, https://doi.org/10.1038/ejcn.2009.111.
12. E.T. Perrier, L.E. Armstrong, J.H. Bottin, et al., "Hydration for Health Hypothesis: A Narrative Review of Supporting Evidence," *European Journal of Nutrition* 60 (2021), 1167–80, https://doi.org/10.1007/s00394–020–02296-z.
13. Adam Hadhazy, "Fear Factor: Dopamine May Fuel Dread, Too," *Scientific American*, July 14, 2008, https://www.scientificamerican.com/article/fear-factor-dopamine/.
14. Noma Nazish, "How to De-Stress in 5 Minutes or Less, According to a Navy SEAL," *Forbes*, May 30, 2019, https://www.forbes.com/sites/nomanazish/2019/05/30/how-to-de-stress-in-5-minutes-or-less-according-to-a-navy-seal/.
15. Maria Vranceanu, Craig Pickering, Lorena Filip, et al., "A Comparison of a Ketogenic Diet with a Low GI/Nutrigenic Diet Over 6 Months for Weight Loss and 18 Month Follow-Up," *BMC Nutrition* 6 (2020), 53, https://dx.doi.org/10.1186/2Fs40795–020–00370–7.
16. Tanjaniina Laukkanen, Hassan Khan, Francesco Zaccardi, and Jari A. Laukkanen, "Association Between Sauna Bathing and Fatal Cardiovascular and All-Cause Mortality Events," *JAMA Internal Medicine*, 175, no. 4 (April 2015), 542, doi:10.1001/jamainternmed.2014.8187.
17. Setor K. Kunutsor, Hassan Khan, Francesco Zaccardi, Tanjaniina Laukkanen, Peter Willeit, and Jari A. Laukkanen, "Sauna Bathing Reduces The Risk Of Stroke In Finnish Men And Women," *Neurology* 10 (2018), doi: 10.1212/WNL.0000000000005606.
18. Masaki Iguchi, Andrew E. Littmann, Shuo-Hsiu Chang, et al.,"Heat Stress and Cardiovascular, Hormonal, and Heat Shock Proteins in Humans," *Journal of Athletic Training* 47, no. 2 (2012), 184–90.
19. Rhonda P. Patrick, "Sauna Use as a Lifestyle Practice to Extend Healthspan," *Experimental Gerontology* 154 (October 2021), 111509, https://doi.org/10.1016/j.exger.2021.111509.

13 睡眠的力量

1. Yu Fang, Daniel B. Forger, Elena Frank, et al., "Day-to-Day Variability in Sleep Parameters and Depression Risk," *npj Digital Medicine* 4 (2021), https://doi.org/10.1038/s41746–021–00400-z.
2. "Harvard Research Update," Dental Excellence Integrative Center, https://dentalexcellenceva.com/custom/pdfs/nucalmresearch.pdf.

3. Mike Kruppa, "Wearables Company Whoop Valued at $3.6bn after SoftBank Investment," *Financial Times*, August 30, 2021, https://www.ft.com/content/f3dde553–0aa1-4137-bc50–093b1003fa71.
4. Lee M. Ritterband, Frances P. Thorndike, Karen S. Ingersoll, et al., "Effect of a Web-Based Cognitive Behavior Therapy for Insomnia Intervention with 1-Year Follow-Up: A Randomized Clinical Trial," *JAMA Psychiatry* 74, no. 1 (January 1, 2017), 68–75, https://doi.org/10.1001/jamapsychiatry.2016.3249.

14 能量、机能与健康：快速达到最佳状态指南

1. Chi Pang Wen, Jackson Pui Man Wai, Min Kuang Tsai, et al., "Minimum Amount of Physical Activity for Reduced Mortality and Extended Life Expectancy," *Lancet* 378, no. 9798 (October 2011), 1244–1253, http://doi.org/10.1016/S0140–6736(11)60749–6.
2. Press Association, "Brisk Daily Walks Can Increase Lifespan, Research Says," *Guardian*, August 30, 2015, https://www.theguardian.com/society/2015/aug/30/brisk-daily-walks-reduce-ageing-increase-life-span-research.
3. Ross McCammon, "The Grateful Dead's Bob Weir is 72 and Still Working Out Like a Beast," *Men's Health*, October 24, 2019, https://www.menshealth.com/fitness/a29491632/the-grateful-dead-bob-weir-workout/.
4. Susan A. Carlson, E. Kathleen Adams, Zhou Yang, Janet E. Fulton, "Percentage of Deaths Associated with Inadequate Physical Activity in the United States," *CDC Preventing Chronic Disease* 15 (2018),17035, http://dx.doi.org/10.5888/pcd18.170354.
5. "What Women Need to Know," Bone Health and Osteoporosis Foundation: General Facts, https://www.nof.org/preventing-fractures/general-facts/what-women-need-to-know/.
6 Bazil Hunte, John Jaquish, and Corey Huck, Corey, "Axial Bone Osteogenic Loading-Type Resistance Therapy Showing BMD and Functional Bone Performance Musculoskeletal Adaptation Over 24 Weeks with Postmenopausal Female Subjects," *Journal of Osteoporosis and Physical Activity* 3, no. 146 (2015), doi: 10.4172/2329-9509.1000146.

15 美：增强外在的健康与活力

1. Tomas Chamorro-Premuzic, "Attractive People Get Unfair Advantages at Work. AI Can Help," *Harvard Business Review*, October 31, 2019, https://hbr.org/2019/10/attractive-people-get-unfair-advantages-at-work-ai-can-help.
2. Jean Eaglesham, "Mob-Busting Informant Resurfaces in SEC Probe," *Wall Street Journal*, August 17, 2015, https://www.wsj.com/articles/mob-busting-informant-resurfaces-in-sec-probe-1439766192.
3. Venkataram Mysore, "Finasteride and Sexual Side Effects," *Indian Dermatology Online Journal* 3, no. 1 (January-April 2012), 62–65, https://dx.doi.org/10.4103%2F2229–5178.93496.
4. Laura J. Burns, Dina Hagigeorges, Kelly E. Flanagan, et al., "A Pilot Evaluation of Scalp Skin Wounding to Promote Hair Growth in Female Pattern Hair Loss," *International Journal of Women's Dermatology* 7, no. 3 (June 2021), 344–45, https://doi.org/10.1016/j.ijwd.2020.11.006.

5. Glynis Ablon, "Phototherapy with Light Emitting Diodes: Treating a Broad Range of Medical and Aesthetic Conditions in Dermatology," *Journal of Clinical and Aesthetic Dermatology* 11, no. 2 (February 2018), 21–27, https://pubmed.ncbi.nlm.nih.gov/29552272/.
6. K. E. Karmisholt, C. A. Banzhaf, M. Glud, et al., "Laser Treatments in Early Wound Healing Improve Scar Appearance," *British Journal of Dermatology* 179, no. 6 (December 2018), 1307–14, https://doi.org/10.1111/bjd.17076.

16 女性健康：奇妙的生殖周期

1. Anne Tergesen, "Is 100 the New Life Expectancy for People Born in the 21st Century?", *Wall Street Journal*, April 16, 2020, https://www.wsj.com/articles/is-100-the-new-life-expectancy-for-people-born-in-the-21st-century-11587041951.
2. W. Hamish B. Wallace and Thomas W. Kelsey, "Human Ovarian Reserve from Conception to the Menopause," *PLOS One* 5, no. 1 (2010), https://doi.org/10.1371/journal.pone.0008772.
3. F. J. Broekmans, M. R. Soules, and B. C. Fauser, "Ovarian Aging: Mechanisms and Clinical Consequences," *Endocrine Reviews* 30, no. 5 (August 2009), 465–93, https://doi.org/10.1210/er.2009–0006.
4. T. J. Mathews and Brady E. Hamilton, "First Births to Older Women Continue to Rise," *National Center for Health Statistics Data Brief* 152 (May 2014), https://www.cdc.gov/nchs/products/databriefs/db152.htm.
5. Vicki Contie, "Egg-Producing Stem Cells Found in Women," *NIH Research Matters*, March 5, 2012, https://www.nih.gov/news-events/nih-research-matters/egg-producing-stem-cells-found-women.
6. Richard J. Fehring, Mary Schneider, and Kathleen Raviele, "Variability in the Phases of the Menstrual Cycle," *Clinical Research* 35, no. 3, 376–84, https://doi.org/10.1111/j.1552–6909.2006.00051.x.
7. Samuel Ellis, Daniel W. Franks, Stuart Nattrass, et al., "Analyses of Ovarian Activity Reveal Repeated Evolution of Post-Reproductive Lifespans in Toothed Whales," *Scientific Reports* 8, no. 1 (August 27, 2018), 12833, https://doi.org/10.1038/s41598-018-31047-8.
8. Margaret L. Walker and James G. Herndon, "Menopause in Nonhuman Primates," *Biology of Reproduction* 79, no. 3 (September 2008), 398–406, https://dx.doi.org/10.1095%2Fbiolreprod.108.068536.
9. Tabitha M. Powledge, "The Origin of Menopause: Why do Women Outlive Fertility?" *Scientific American*, April 3, 2008, https://www.scientificamerican.com/article/the-origin-of-menopause/.
10. Regan L. Bailey, Peishan Zou, Taylor C. Wallace, et al., "Calcium Supplement Use Is Associated with Less Bone Mineral Density Loss, But Does Not Lessen the Risk of Bone Fracture Across the Menopause Transition," *JBMR Plus* 4, no. 1 (January 2020), *https://doi.org/10.1002/jbm4.10246*.
11. Cheryl Karcher and Neil Sadick, "Vaginal Rejuvenation Using Energy-Based Devices," *International Journal of Women's Dermatology* 2, no. 3 (September 2016), 85–88, https://dx.doi.org/10.1016%2Fj.ijwd.2016.05.003.
12. D. Huber, S. Seitz, K. Kast, G. Emons, O. Ortmann, "Use of Oral Contraceptives in BRCA Mutation Carriers and Risk for Ovarian and Breast Cancer: A Systematic

Review," *Archives of Genecology and Obstetrics* 301 (2020), 875–84, https://doi.org/10.1007/s00404–020–05458-w; Carlo La Vecchia, "Ovarian Cancer: Epidemiology and Risk Factors," *European Journal of Cancer Prevention* 26(1), January 2017, 55–62, doi: 10.1097/CEJ.0000000000000217.
13. F.M., Helmerhorst, J.P. Vandenbroucke, C.J.M. Doggen, and F.R. Rosendaal. "The Venous Thrombotic Risk of Oral Contraceptives, Effects of Oestrogen Dose and Progestogen Type: Results of the MEGA Case-Control Study," *BMJ* 339 (August 2009), doi: https://doi.org/10.1136/bmj.b2921.
14. Mahyar Etminan, Joseph A.C. Delaney, Brian Bressler, James M. Brophy, "Oral Contraceptives and the Risk of Gallbladder Disease: A Comparative Safety Study,"*Canadian Medical Association Journal* 183(8), May 17, 2011, 899–904, doi: https://doi.org/10.1503/cmaj.110161.

17 心脏病：修复受损的心脏

1. "Left Ventricular Assist Device," Stanford Health Care, https://stanfordhealthcare.org/medical-treatments/l/lvad.html.
2. Loffredo FS, Wagers AJ, Lee RT. Cell, 2013.
3. "FDA Clears CorMatrix ECM for Vascular Repair," *Diagnostic and Interventional Cardiology*, July 25, 2014, https://www.dicardiology.com/product/fda-clears-cormatrix-ecm-vascular-repair.
4. Jay H. Traverse, Timothy D. Henry, Nabil Dib, et al., "First-in-Man Study of a Cardiac Extracellular Matrix Hydrogel in Early and Late Myocardial Infarction Patients," *JACC: Basic to Translational Science* 4, no. 6 (October 2019), 659–69, https://doi.org/10.1016/j.jacbts.2019.07.012.
5. Barry R. Davis, "Combination of Mesenchymal and C-kit+ Cardiac Stem Cells as Regenerative Therapy for Heart Failure," *U.S. National Library of Medicine:* ClinicalTrials.gov, April 26, 2021, https://clinicaltrials.gov/ct2/show/results/NCT02501811.*6*.
6. Doris A. Taylor, B. Zane Akins, Pinata Hungspreugs, et al., "Regenerating Functional Myocardium: Improved Performance After Skeletal Myoblast Transplantation," *Nature Medicine* 4 (August 1, 1998), 929–933, https://doi.org/10.1038/nm0898–929.
7. Harald C. Ott, Thomas S. Matthiesen, Saik-Kia Goh, et al., "Perfusion-Decellularized Matrix: Using Nature's Platform to Engineer a Bioartificial Heart," *Nature Medicine* 14 (January 13, 2008), 213–221, https://doi.org/10.1038/nm1684.

18 中风：治疗脑损伤

1. Centers for Disease Control and Prevention, "Stroke Facts," https://www.cdc.gov/stroke/facts.htm.
2. "Good Vibrations: Passive Haptic Learning Could be a Key to Rehabilitation," Georgia Tech School of Interactive Computing, September 20, 2018, https://www.ic.gatech.edu/news/611757/good-vibrations-passive-haptic-learning-could-be-key-rehabilitation.
3. "Passive Haptic Learning: Learn to Type or Play Piano Without Attention Using Wearables," Georgia Tech Research Projects, https://gvu.gatech.edu/research/projects/passive-haptic-learning-learn-type-or-play-piano-without-attention-using-wearables.

4. Georgia Institute of Technology, "Wearable Computing Gloves Can Teach Braille, Even if You're Not Paying Attention," *ScienceDaily*, June 23, 2014, https://www.sci encedaily.com/releases/2014/06/140623131329.htm.
5. Loffredo FS, Wagers AJ, Lee RT. Cell, 2013.
6. David Chiu, C. David McCane, Jason Lee, et al., "Multifocal Transcranial Stimulation in Chronic Ischemic Stroke: A Phase 1/2a Randomized Trial," *Journal of Stroke and Cerebrovascular Diseases* 29, no. 6 (June 2020), https://doi.org/10.1016/j.jstrokecerebro vasdis.2020.104816.

19 癌症：打赢抗癌战争

1. National Cancer Institute, "Cancer Statistics," https://www.cancer.gov/about-cancer/ understanding/statistics.
2. Peter Moore, "The High Cost of Cancer Treatment," *AARP The Magazine*, June 1, 2018, https://www.aarp.org/money/credit-loans-debt/info-2018/the-high-cost-of-can cer-treatment.html.
3. Pankita H. Pandya, Mary E. Murray, Karen E. Pollok, and Jamie L. Renbarger, "The Immune System in Cancer Pathogenesis: Potential Therapeutic Approaches," *Journal of Immunology Research* (December 26, 2016), https://dx.doi.org/ 10.1155/2F2016/2F4273943.
4. Philipp Eissmann, "Natural Killer Cells," *British Society for Immunology: Bitesized Immunology*, https://www.immunology.org/public-information/bitesized-immunology/ cells/natural-killer-cells.
5. Sara M. Gregory, Beth Parker, and Paul D. Thompson, "Physical Activity, Cognitive Function, and Brain Health: What is the Role of Exercise Training in the Prevention of Dementia?" *Brain Sciences* 2, no. 4 (December 2012), 684–708, https://dx.doi. org/10.3390%2Fbrainsci2040684.
6. Howlader et al., "SEER Cancer Statistics Review, 1975–2018."
7. M.C. Liu, G.R. Oxnard, E.A. Klein, et al., "Sensitive and Specific Multi-Cancer Detection and Localization using Methylation Signatures in Cell-Free DNA," *Annals of Oncology* 31, no. 6 (June 1, 2020), 745–59, https://doi.org/10.1016/j.annonc.2020.02.011.
8. Guy Faulconbridge, "Britain Begins World's Largest Trial of Blood Test for 50 Types of Cancer," *Reuters*, September 12, 2021, https://www.reuters.com/business/ healthcare-pharmaceuticals/britain-begins-worlds-largest-trial-blood-test-50-types -cancer-2021–09–12/.
9. "Cancer," World Health Organization, Sept. 12, 2018, https://www.who.int/news -room/fact-sheets/detail/cancer
10. Mokhtari et al., "The Role of Sulforaphane in Cancer Chemoprevention and Health Benefits: A Mini-Review."
11. Fahey et al., "Broccoli Sprouts: An Exceptionally Rich Source of Inducers of Enzymes that Protect Against Chemical Carcinogens."
12. S. Kummel, C. Jackisch, V. Muller, et al., "Can Contemporary Trials of Chemotherapy for HER2-negative Metastatic Breast Cancer Detect Overall Survival Benefit?", *Cancer Management Research* 10 (2018), 5423–31, https://doi.org/10.2147/CMAR.S177240. See Table 2.
13. V. Prasad, "Do Cancer Drugs Improve Survival or Quality of Life?", *BMJ* 359 (2017), 4528, October 4, 2017, https://doi.org/10.1136/bmj.j4528.

14. Eric Benson, "The Iconoclast," *Texas Monthly*, November 2016, https://www.texasmonthly.com/articles/jim-allison-and-the-search-for-the-cure-for-cancer/; *Breakthrough* (2019 film), directed by Bill Haney.
15. T.N. Yamamoto, R.J. Kishton, and N.P. Restifo, "Developing Neoantigen-targeted T Cell-Based Treatments for Solid Tumors," *Nature Medicine* 25 (2019), 1488–99, https://doi.org/10.1038/s41591–019–0596-y.
16. Mark Awadalla (Study Director) for Celularity, "Natural Killer Cell (CYNK-001) IV Infusion or IT Administration in Adults with Recurrent GBM (CYNK001GBM01)," U.S. National Library of Medicine: ClinicalTrials.gov, July 14, 2021, https://clinicaltrials.gov/ct2/show/NCT04489420.
17. S.L. Goff, M.E. Dudley, D.E. Citrin, et al., "Randomized, Prospective Evaluation Comparing Intensity of Lymphodepletion Before Adoptive Transfer of Tumor-Infiltrating Lymphocytes for Patients with Metastatic Melanoma," *Journal of Clinical Oncology* 34, no. 20 (July 10, 2016), 2389–97, https://doi.org/10.1200/JCO.2016.66.7220.
18. "Prognosis," Hirshberg Foundation for Pancreatic Cancer Research, http://pancreatic.org/pancreatic-cancer/about-the-pancreas/prognosis/.
19. "Exomes in Cancer Therapy," *Grantome*, National Institutes of Health, http://grantome.com/grant/NIH/R01-CA213233–01.
20. C. Bradley, "iExosomes Target the 'Undruggable,' " *Nature Reviews Cancer* 17, no. 453 (2017), https://doi.org/10.1038/nrc.2017.54.
21. American Cancer Society, "About Prostate Cancer," https://www.cancer.org/content/dam/CRC/PDF/Public/8793.00.pdf.
22. Michael Blanding, "The Prostate Cancer Predicament," *Harvard Public Health Magazine* (Winter 2013), https://www.hsph.harvard.edu/news/magazine/the-prostate-cancer-predicament/.
23. Anna Bill-Axelson, Lars Holmberg, Hans Garmo, et al., "Radical Prostatectomy or Watchful Waiting in Prostate Cancer—29-Year Follow-Up," *New England Journal of Medicine* 379 (December 13, 2018), 2319–29, https://doi.org/ 10.1056/NEJMoa1807801.

20 炎症和自身免疫病：利用突破性技术给身体带来安宁

1. Lisa Esposito and Michael O. Schroeder, "How Autoimmune Diseases Affect Life Expectancy," *U.S. News and World Report*, August 30, 2021, https://health.usnews.com/health-care/patient-advice/slideshows/autoimmune-diseases-that-can-be-fatal.
2. Moises Velasquez-Manoff, "An Immune Disorder at the Root of Autism," *New York Times*, August 25, 2012, https://www.nytimes.com/2012/08/26/opinion/sunday/immune-disorders-and-autism.html.
3. American Autoimmune Related Diseases Association, Autoimmune Facts brochure, December 2019, https://autoimmune.org/wp-content/uploads/2019/12/1-in-5-Brochure.pdf.
4. Centers for Disease Control and Prevention, "Heart Disease Facts," CDC Heart Disease Home, https://www.cdc.gov/heartdisease/facts.htm.
5. American Cancer Society, "Cancer Prevalence: How Many People Have Cancer?", *Cancer Basics*, https://www.cancer.org/cancer/cancer-basics/cancer-prevalence.html.

6. Fariha Angum, Tahir Khan, Jasndeep Kaler, et al., "The Prevalence of Autoimmune Disorders in Women: A Narrative Review," *Cureus* 12, no. 5 (May 2020), https://dx.doi.org/10.7759%2Fcureus.8094.
7. Anarchy and Autoimmunity, "Flourishing in the Face of Autoimmunity," March 29, 2019, https://anarchyautoimmunity.com/2019/03/29/flourishing-in-the-face-of-autoimmunity/.
8. American Autoimmune Related Diseases Association, *Autoimmune Facts brochure*, December 2019, https://autoimmune.org/wp-content/uploads/2019/12/1-in-5-Brochure.pdf.
9. Donna Jackson Nakazawa, *The Autoimmune Epidemic* (New York: Touchstone, 2009).
10. "Autoimmune Diseases," Boston Children's Hospital, https://www.childrenshospital.org/conditions-and-treatments/conditions/a/autoimmune-diseases.
11. Nakazawa, *The Autoimmune Epidemic*.
12. National Cancer Institute, "Chronic Inflammation," Cancer Causes and Prevention, April 29, 2015, https://www.cancer.gov/about-cancer/causes-prevention/risk/chronic-inflammation.
13. Ben Hirschler, "GSK and Google Parent Forge $715 Million Bioelectronic Medicines Firm," Reuters, August 1, 2016, https://www.reuters.com/article/us-gsk-alphabet/gsk-and-google-parent-forge-715-million-bioelectronic-medicines-firm-idUSKCN10C1K8.
14. Michael Behar, "Can the Nervous System Be Hacked?", *New York Times Magazine*, May 23, 2014, https://www.nytimes.com/2014/05/25/magazine/can-the-nervous-system-be-hacked.html.
15. "Biologic Refractory Rheumatoid Arthritis," Mesoblast web page.
16. Mesoblast Limited, "Children Treated with Remestemcel-L Continue to Have Strong Survival Outcomes at Six Months in Mesoblast's Phase 3 Trial for Acute Graft vs Host Disease," *GlobeNewswire*, September 20, 2018, https://www.globenewswire.com/news-release/2018/09/20/1573555/0/en/Children-Treated-With-Remestemcel-L-Continue-to-Have-Strong-Survival-Outcomes-at-Six-Months-in-Mesoblast-s-Phase-3-Trial-for-Acute-Graft-Versus-Host-Disease.html.
17. "Mesoblast Cell Treatment Shows Promise in Rheumatoid Arthritis: Study," Reuters, August 8, 2016, https://www.reuters.com/article/us-mesoblast-arthritis/mesoblast-cell-treatment-shows-promise-in-rheumatoid-arthritis-study-idUSKCN10J2I5.
18. Mesoblast Limited, "FDA Provides Guidance on Clinical Pathway to Marketing Application for Revascor in End-Stage Heart Failure Patients with an LVAD," *GlobeNewswire*, August 27, 2019, https://www.globenewswire.com/news-release/2019/08/27/1906931/0/en/FDA-Provides-Guidance-on-Clinical-Pathway-to-Marketing-Application-for-Revascor-in-End-Stage-Heart-Failure-Patients-With-an-LVAD.html.
19. Jay Greene, "Health Insurers Look for Ways to Cut Costs for Back Surgery," Modern Healthcare, August 27, 2018, https://www.modernhealthcare.com/article/20180827/NEWS/180829918/health-insurers-look-for-ways-to-cut-costs-for-back-surgery.
20. Pat Anson, "Promising Results for Stem Cell Treatment of Degenerative Disc Disease," *Pain News Network*, February 12, 2021, https://www.painnewsnetwork.org/stories/2021/2/12/promising-results-for-stem-cell-treatment-of-degenerative-disc-disease.
21. Mesoblast Limited, "Durable Three-Year Outcomes in Degenerative Disc Disease After a Single Injection of Mesoblast's Cell Therapy," *GlobeNewswire*, March 15, 2017,

https://www.globenewswire.com/news-release/2017/03/15/937833/0/en/Durable-Three-Year-Outcomes-In-Degenerative-Disc-Disease-After-a-Single-Injection-of-Mesoblast-s-Cell-Therapy.html.

22. Jessica Lau, "Epidemic of Autoimmune Diseases Calls for Action," *The Harvard Gazette*, January 31, 2019, https://news.harvard.edu/gazette/story/2019/01/epidemic-of-autoimmune-diseases-pushes-researchers-in-new-direction/.
23. Michael Tenspolde, Katharina Zimmermann, Leonie C. Weber, et al., "Regulatory T Cells Engineered with a Novel Insulin-Specific Chimeric Antigen Receptor as a Candidate Immunotherapy for Type 1 Diabetes," *Journal of Autoimmunity* 103 (September 2019), https://doi.org/10.1016/j.jaut.2019.05.017.
24. Jane E. Brody, "Virtual Reality as Therapy for Pain," *New York Times*, April 29, 2019, https://www.nytimes.com/2019/04/29/well/live/virtual-reality-as-therapy-for-pain.html.
25. Harrison Wein, "Senescent Cells Tied to Health and Longevity in Mice," NIH Research Matters, February 23, 2016, https://www.nih.gov/news-events/nih-research-matters/senescent-cells-tied-health-longevity-mice.
26. Irina M. Conboy, Michael J. Conboy, Amy J. Wagers, et al., "Rejuvenation of Aged Progenitor Cells by Exposure to a Young Systemic Environment," *Nature* 433, no. 7027 (February 17, 2005), 760–764, https://doi.org/10.1038/nature03260.
27. "Plasmapheresis," National Multiple Sclerosis Society: Treating MS, https://www.nationalmssociety.org/Treating-MS/Managing-Relapses/Plasmapheresis.
28. David A. Loeffler, "AMBAR, An Encouraging Alzheimer's Trial that Raises Questions," *Frontiers in Neurology* 11 (May 2020), 459, https://dx.doi.org/10.3389/fneur.2020.00459.
29 Yu Zuo, Srilakshmi Yalavarthi, Hui Shi, et al., "Neutrophil Extracellular Traps in COVID-19," *JCI Insight* 11, no. 5 (April 24, 2020), https://doi.org/10.1172/jci.insight.138999.
30. "Neotrolis Announces Development of Enzyme for Severe COVID-19," Medical Laboratory Observer Online (LABline), August 7, 2020, https://www.mlo-online.com/disease/infectious-disease/article/21149323/neutrolis-announces-development-of-enzyme-for-severe-covid19.
31. Nakazawa, *The Autoimmune Epidemic*.

21 糖尿病和肥胖：战胜双重威胁

1. Lyudmyla Kompaniyets, Alyson B. Goodman, Brook Belay, et al., "Body Mass Index and Risk for COVID-19-related Hospitalization, Intensive Care Unit Admission, Invasive Mechanical Ventilation, and Death," *CDC Weekly* 70, no. 10 (March 12, 2021), 355–361, http://dx.doi.org/10.15585/mmwr.mm7010e4.
2. National Institute of Diabetes and Digestive and Kidney Diseases, "Overweight and Obesity Statistics," NIH Health Information, August 2017, https://www.niddk.nih.gov/health-information/health-statistics/overweight-obesity.
3. Nicola Davis, "Type 2 Diabetes and Obesity: The Link," Diabetes Self-Management, April 9, 2018, https://www.diabetesselfmanagement.com/about-diabetes/types-of-diabetes/type-2-diabetes-and-obesity-the-link/.
4. Centers for Disease Control and Prevention, "Adult Obesity Causes and Consequences," March 22, 2021, https://www.cdc.gov/obesity/adult/causes.html.

5. Harvard T.H. Chan School of Public Health, "Health Risks," Obesity Prevention Source, https://www.hsph.harvard.edu/obesity-prevention-source/obesity-consequences/health-effects/.
6. Greta M. Massetti, William H. Dietz, and Lisa C. Richardson, "Excessive Weight Gain, Obesity, and Cancer: Opportunities for Clinical Intervention," *Journal of the American Medical Association* 318, no. 20, 1975–1976, https://doi.org/10.1001/jama.2017.15519.
7. Nicholas Jones, Julianna Blagih, Fabio Zani, et al., "Fructose Reprograms Glutamine-Dependent Oxidative Metabolism to Support LPS-Induced Inflammation," *Nature Communications* 12 (February 2021), https://doi.org/10.1038/s41467–021–21461–4.
8. National Restaurant Association, "Restaurant Sales Surpassed Grocery Store Sales for the First Time," *Cision PR Newswire*, May 13, 2015, https://www.prnewswire.com/news-releases/restaurant-sales-surpassed-grocery-store-sales-for-the-first-time-300082821.html.
9. "Sugary Drinks," Harvard T.H. Chan School of Public Health: The Nutrition Source, https://www.hsph.harvard.edu/nutritionsource/healthy-drinks/sugary-drinks/.
10. Bishoy Wassef, Michelle Kohansieh, and Amgad N. Makaryus, "Effects of Energy Drinks on the Cardiovascular System," *World Journal of Cardiology* 11, no. 9 (November 26, 2017), 796–806, https://dx.doi.org/10.4330%2Fwjc.v9.i11.796.
11. The Diabetes Prevention Program Research Group, "The Diabetes Prevention Program: Description of Lifestyle Intervention," *Diabetes Care* 12, no. 25 (December 2002), 2165–2171, https://doi.org/10.2337/diacare.25.12.2165.
12. Frank L. Greenway, Louis J. Aronne, Anne Raben, et al., "A Randomized, Double-Blind, Placebo-Controlled Study of Gelesis100: A Novel Nonsystemic Oral Hydrogel for Weight Loss," *Obesity* 2, no. 27 (February 2019), 205–216, https://doi.org/10.1002/oby.22347.
13. John P.H. Wilding, Rachel L. Batterham, Salvatore Calanna, et al., "Once-Weekly Semaglutide in Adults with Overweight or Obesity," *New England Journal of Medicine* 384 (March 18, 2021), 989–1002, https://doi.org/10.1056/NEJMoa2032183.

22　阿尔茨海默病：根除这头威胁健康的野兽

1. "Dementia Fact Sheet," World Health Organization, September 2, 2021, https://www.who.int/news-room/fact-sheets/detail/dementia.
2. "As Humanity Ages, the Numbers of People with Dementia Will Surge," *Economist*, August 29, 2020, https://www.economist.com/special-report/2020/08/27/as-humanity-ages-the-numbers-of-people-with-dementia-will-surge.
3. "Alzheimer's Disease Medications," National Institute on Aging, https://order.nia.nih.gov/sites/default/files/2018-03/alzheimers-disease-medications-fact-sheet.pdf.
4. "The Search for a Cure for Dementia is Not Going Well," *Economist*, August 29, 2020, https://www.economist.com/special-report/2020/08/27/the-search-for-a-cure-for-dementia-is-not-going-well.
5. Bruno P. Imbimbo, Stefania Ippati, Ferdinando Ceravolo, and Mark Watling, "Perspective: Is Therapeutic Plasma Exchange a Viable Option for Treating Alzheimer's Disease?" *Alzheimer's and Dementia: Translational Research and Clinical Interventions* 6, no. 1 (2020), https://dx.doi.org/10.1002%2Ftrc2.12004.
6. Nicholas Weiler, "Drug Reverses Age-Related Mental Decline Within Days," University

of California San Francisco Research, December 1, 2020, https://www.ucsf.edu/news/2020/12/419201/drug-reverses-age-related-mental-decline-within-days .
7. "*TIME* 100 Next 2019," *Time*, https://time.com/collection/time-100-next-2019/.
8. *Vaxxinity, Inc. Form S-1 Registration Statement Under the Securities Act of 1933*, EDGAR, Securities and Exchange Commission, October 8, 2021, https://www.sec.gov/Archives/edgar/data/1851657/000119312521295612/d142511ds1.htm.
9. Maxime Taquet, John R Geddes, Masud Husain, Sierra Luciano, and Paul J Harrison. "6-Month Neurological and Psychiatric Outcomes in 236,379 Survivors of COVID-19: A Retrospective Cohort Study Using Electronic Health Records," *Lancet*, April 6, 2021, doi: https://doi.org/10.1016/S2215–0366(21)00084–5.
10. Alan K. Davis, Frederick S. Barrett, Darrick G. May, et al., "Effects of Psilocybin-Assisted Therapy on Major Depressive Disorder A Randomized Clinical Trial," *JAMA Psychiatry* 78, no. 5 (2021), 481–89, doi:10.1001/jamapsychiatry.2020.3285.
11. Julia Campbell and Anu Sharma, "Compensatory Changes in Cortical Resource Allocation in Adults with Hearing Loss," *Frontiers in System Neuroscience* 7 (October 25, 2013), https://doi.org/10.3389/fnsys.2013.00071.
12. Sue Hughes, "Twelve Risk Factors Linked to 40% of World's Dementia Cases," Medscape, August 3, 2020, https://www.medscape.com/viewarticle/935013.
13. Betsy Mills, "Does Music Benefit the Brain?" *Cognitive Vitality*, March 5, 2019, https://www.alzdiscovery.org/cognitive-vitality/blog/does-music-benefit-the-brain.
14. Laura Kurtzman, "FDA Approves Video Game Based on UCSF Brain Research as ADHD Therapy for Kids," University of California San Francisco Patient Care, June 15, 2020, https://www.ucsf.edu/news/2020/06/417841/fda-approves-video-game-based-ucsf-brain-research-adhd-therapy-kids.
15. Tina Meketa, "Intervention Becomes First to Successfully Reduce Risk of Dementia," *University of South Florida Health*, November 13, 2017, https://hscweb3.hsc.usf.edu/blog/2017/11/13/intervention-becomes-first-to-successfully-reduce-risk-of-dementia/ .
16. Vance H. Trimble, *The Uncertain Miracle: Hyperbaric Oxygenation* (Garden City, NY: Doubleday and Company, 1974).
17. Genevieve Gabb, Eugene D. Robin, "Hyperbaric Oxygen: A Therapy in Search of Diseases," *Chest Journal* 92, no. 6 (1987), 1074–82, doi: https://doi.org/10.1378/chest.92.6.1074; Cassandra A. Godman, Kousanee P. Chheda, Lawrence E. Hightower, et al., "Hyperbaric Oxygen Induces a Cytoprotective and Angiogenic Response in Human Microvascular Endothelial Cells," *Cell Stress and Chaperones* 15, no. 4 (2010), 2010431–42, doi: 10.1007/s12192–009–0159–0.
18. "Hyperbaric Oxygen Therapy Indications," in *The Hyperbaric Oxygen Therapy Committee Report*, 13th ed., L.K. Weaver, ed. (Durham, NC: Undersea and Hyperbaric Medical Society, 2014).
19. Holbach KH, Wassmann H, Kolberg T. "Verbesserte Reversibilität des Traumatischen Mittelhirnsyndromes bei Anwendung der Hyperbaren Oxygenierung" ("Improved Reversibility of the Traumatic Midbrain Syndrome Following the Use of Hyperbaric Oxygenation"), *Acta Neurochirurgica* 30 (1974), 247–56, https://doi.org/10.1007/BF01405583.
20. Perng Cheng-Hwang, Chang Yue-Cune, Tzang Ruu-Fen, "The Treatment of Cognitive Dysfunction In Dementia: A Multiple Treatments Meta-Analysis," *Psychopharmacology* 235, no. 5 (2018), 1571–80; Eleanor A. Jacobs, Peter M. Winter, Harry J. Alvis, and Mouchly Small, "Hyperoxygenation effect on cognitive functioning in the aged,"

New England Journal of Medicine 281, no. 14 (1969), 753–7; Amir Hadanny, Malka Daniel-Kotovsky, Gil Suzin, et al., "Cognitive Enhancement of Healthy Older Adults Using Hyperbaric Oxygen: A Randomized Controlled Trial," *Aging* 12, no. 13 (2020), 13740–61.

24 心态创造卓越生活

1. Steve Silberman, "Placebos Are Getting More Effective. Drugmakers Are Desperate to Know Why," *Wired*, August 24, 2009, https://www.wired.com/2009/08/ff-placebo-effect/.
2. Slavenka Kam-Hansen, Moshe Jakubowski, John M. Kelley, et al., "Altered Placebo and Drug Labeling Changes the Outcome of Episodic Migraine Attacks," *Science Translational Medicine* 6, no. 218 (January 8, 2014), https://doi.org/10.1126/scitranslmed.3006175.
3. "The Power of the Placebo Effect," *Harvard Health Publishing*, August 9, 2019, https://www.health.harvard.edu/mental-health/the-power-of-the-placebo-effect.
4. Karrin Meissner and Klaus Linde, "Are Blue Pills Better Than Green? How Treatment Features Modulate Placebo Effects," *International Review of Neurobiology* 139 (2018), 357–78, doi: 10.1016/bs.irn.2018.07.014.
5. Rajesh Srivastava and Aarti T. More, "Some Aesthetic Considerations for Over-the-Counter Pharmaceutical Products," *International Journal of Biotechnology* 11, no. 3 / 4 (November 2010), 267–283, http://dx.doi.org/10.1504/IJBT.2010.036600.
6. Karolina Wartolowska, Andrew Judge, Sally Hopewell, et al., "Use of Placebo Controls in the Evaluation of Surgery: Systematic Review," *BMJ* 2014, no. 348 (May 21, 2014), https://doi.org/10.1136/bmj.g3253.
7. Adam Martin, "The Power of the Placebo Effect," *Pharmacy Times*, February 5, 2018, https://www.pharmacytimes.com/view/the-power-of-the-placebo-effect.
8. J. Bruce Moseley, Kimberley O'Malley, Nancy J. Petersen, et al., "A Controlled Trial of Arthroscopic Surgery for Osteoarthritis of the Knee," *New England Journal of Medicine* 347, no. 2 (July 11, 2002), 81–88, https://doi.org/10.1056/nejmoa013259.
9. Gina Kolata, "VA Suggests Halt to Knee Operation / Arthroscopy's Effectiveness Questioned," *SF Gate*, August 24, 2002, https://www.sfgate.com/health/article/VA-suggests-halt-to-knee-operation-2805822.php.
10. Francesco Pagnini, Cesare Cavalera, Eleonora Volpato, et al., "Ageing as a Mindset: A Study Protocol to Rejuvenate Older Adults with a Counterclockwise Psychological Intervention," *BMJ Open* 9, no. 7 (July 9, 2019), https://doi.org/10.1136/bmjopen-2019–030411.
11. Becca R. Levy, Martin D. Slade, Terrence E. Murphy, et al., "Association between Positive Age Stereotypes and Recovery from Disability in Older Persons," *Journal of the American Medical Association* 308, no. 19 (November 21, 2012), 1972–1973, https://doi.org/ 10.1001/jama.2012.14541
12. "Can We Reverse Aging by Changing How We Think?" *Newsweek*, April 13, 2009, https://www.newsweek.com/can-we-reverse-aging-changing-how-we-think-77669.
13. Francesco Pagnini, Cesare Cavalera, Eleonora Volpato, et al., "Ageing as a Mindset: A Study Protocol to Rejuvenate Older Adults with a Counterclockwise Psychological

Intervention," *BMJ Open* 9, no. 7 (July 9, 2019), https://doi.org/10.1136/bmjopen-2019-030411.
14. Becca R. Levy, Martin D. Slade, Robert H. Pietrzak, and Luigi Ferrucci, "Positive Age Beliefs Protect Against Dementia Even Among Elders with High-Risk Gene," *PLOS One* 13, no. 2 (2018), https://doi.org/10.1371/journal.pone.0191004.
15. Alia J. Crum and Ellen J. Langer, "Mind-Set Matters: Exercise and the Placebo Effect," *Psychological Science* 18, no. 2 (February 2007), 165–71, https://doi.org/10.1111/j.1467-9280.2007.01867.x.
16. Catherine West, "Mind-Set Matters," *Association for Psychological Science Observer*, March 1, 2007, https://www.psychologicalscience.org/observer/mind-set-matters.
17. Lyudmyla Kompaniyets, Audrey F. Pennington, Alyson B. Goodman, et al., "Underlying Medical Conditions and Severe Illness Among 540,667 Adults Hospitalized with COVID-19," *Preventing Chronic Disease* 18 (July 1, 2021), http://dx.doi.org/10.5888/pcd18.210123 .
18. Ibid.
19. Helen Briggs, "Depression: 'Second Biggest Cause of Disability' in World," BBC News, November 6, 2013, https://www.bbc.com/news/health-24818048.
20. "Suicidality in Children and Adolescents Being Treated with Antidepressant Medications," U.S. Food and Drug Administration Postmarket Drug Safety Information for Patients and Providers, February 5, 2018, https://www.fda.gov/drugs/postmarket-drug-safety-information-patients-and-providers/suicidality-children-and-adolescents-being-treated-antidepressant-medications.
21. Alan K. Davis, Frederick S. Barrett, Darrick G. May, et al., "Effects of Psilocybin-Assisted Therapy on Major Depressive Disorder," *JAMA Psychiatry* 78, no. 5 (November 4, 2020), 481–489, https://doi.org/ 10.1001/jamapsychiatry.2020.3285.
22. Vanessa McMains, "Psychedelic Treatment with Psilocybin Shown to Relieve Major Depression," *Dome* (November/December 2020), https://www.hopkinsmedicine.org/news/articles/psychedelic-treatment-with-psilocybin-shown-to-relieve-major-depression.
23. Jacob M. Wilson, Raad H. Gheith, Ryan P. Lowery, et al., "Non-Traditional Immersive Seminar Enhances Learning by Promoting Greater Physiological and Psychological Engagement Compared to a Traditional Lecture Format," *Physiology and Behavior* 238 (September 1, 2021), https://doi.org/10.1016/j.physbeh.2021.113461.
24. Ibid.

25 决定的力量

1. P. Stapleton, G. Crighton, D. Sabot, et al., "Reexamining the Effect of Emotional Freedom Techniques on Stress Biochemistry: A Randomized Controlled Trial," *Psychological Trauma: Theory, Research, Practice, and Policy* 12, no. 8 (2020), 869–77, https://psycnet.apa.org/doi/10.1037/tra0000563 .
2. Dawson Church, Peta Stapleton, and Debbie Sabot, "App-Based Delivery of Clinical Emotional Freedom Techniques: Cross-Sectional Study of App User Self-Ratings," *JMIR mHealth and uHealth* 8, no. 10 (October 2020), https://doi.org/10.2196/18545.
3. Peta Stapleton, Evangeline Lilley-Hale, Glenn Mackintosh, and Emma Sparenburg,

"Online Delivery of Emotional Freedom Techniques for Food Cravings and Weight Management: 2-Year Follow-Up," *Journal of Alternative and Complementary Medicine* 26, no. 2 (February 2020), 98–106, https://doi.org/10.1089/acm.2019.0309.

4. Janet Kemp and Robert Bossarte, "Suicide Data Report, 2012," Department of Veteran Affairs Mental Health Services Suicide Prevention Program, 2012, https://www.va.gov/opa/docs/suicide-data-report-2012-final.pdf .
5. "Stellate Ganglion Block," Cleveland Clinic Health Library, https://my.clevelandclinic.org/health/treatments/17507-stellate-ganglion-block .
6. "Stellate Ganglion Block for PTSD," Cornell Pain Clinic blog, December 1, 2019, https://cornellpainclinic.com/stellate-ganglion-block-emerging-treatment-for-ptsd/.
7. Kristine L. Rae Olmsted, Michael Bartoszek, Sean Mulvaney, et al., "Effect of Stellate Ganglion Block Treatment on Posttraumatic Stress Disorder Symptoms," *JAMA Psychiatry* 77, no. 2 (November 6, 2019), https://doi.org/ 10.1001/jamapsychiatry.2019.3474.
8. The Stellate Institute web page, https://thestellateinstitute.com/.
9. Philip Brickman, Dan Coates, and Ronnie Janoff-Bulman, "Lottery Winners and Accident Victims: Is Happiness Relative?" *Journal of Personality and Social Psychology* 36, no. 8 (September 1978), 917–27, http://dx.doi.org/10.1037/0022–3514.36.8.917.

免责声明

本书所含观点和想法为作者一家之言，其目的是针对本书所涉主题提供大量有用材料。本书在销售时已达成共识：作者与出版商不提供与书中有关的医疗、健康或任何其他类型的个人专业服务。读者在采纳本书任何建议或从中得出结论之前，应该咨询医疗、健康或相关领域有资质的专业人士。此外，本书亦无意作为任何财务决策的依据，无意推荐某项具体投资，也无意建议出售或购买任何证券产品。

本书可能会讨论与作者有经济利益关系的几家公司和实体，当这些实体被第一次提及时，作者与其利益关系就已经公开。

作者与出版商特此声明，对于因直接或间接使用本书的任何内容而产生的任何个人或其他方面的责任、损失或风险，作者和出版商概不承担任何责任。